Mathias Jung
Kranke Medizin

Mathias Jung

Kranke Medizin

Ein Blick hinter die Mauer
des Schweigens

ECON Verlag
Düsseldorf · Wien · New York

CIP-Titelaufnahme der Deutschen Bibliothek

Jung, Mathias:
Kranke Medizin: Ein Blick hinter die Mauer des Schweigens / Mathias Jung. –
Düsseldorf; Wien; New York: ECON Verl., 1989
ISBN 3-430-15144-9

Gesetzt aus der Times, Linotype
Satz: Formsatz GmbH, Diepholz
Papier: Papierfabrik Schleipen GmbH, Bad Dürkheim
Druck und Bindearbeiten: Ebner Ulm
Printed in Germany
ISBN 3-430-15144-9

Inhalt

Vorwort

Es ist besser, eine Laterne anzuzünden,
als im Dunkeln zu jammern.

Chinesisches Sprichwort

Noch zu keinem Zeitpunkt seit dem Bestehen der Bundesrepublik Deutschland wurde über das Gesundheitswesen in unserer Gesellschaft so lange, so heftig und so kontrovers gestritten wie in den Jahren 1988/89. Zum ersten Mal in der 100jährigen Geschichte der gesetzlichen Krankenversicherung in Deutschland wurden zuvor gewährte soziale Leistungen wieder abgebaut bzw. eingeschränkt. Solange die Politiker nur über die Anbieter medizinischer Leistungen, also die Ärzte, die Zahnärzte, die Pharmaindustrie usw., herfielen, ließ dies die Bevölkerung weitgehend kalt. Erst als auch die Nachfrager, also das Patientenkollektiv, in seinen Anspruchsrechten beschnitten wurde, fegte ein Sturm der Entrüstung übers Land, und wie immer, wenn es ums Geld geht, waren die Auseinandersetzungen stark von Emotionen, Polemik und Lobbyistengeschrei geprägt.

Daß unsere Medizin krank ist, daß es in unserem Medizinbetrieb neben einer Kostenexplosion und einer dadurch verursachten Finanzierungskrise noch viel schwerwiegendere und folgenschwerere Fehlentwicklungen gibt, wird bisher noch fast ausschließlich in Insiderkreisen und auch dort noch meist hinter vorgehaltener Hand und in kleinem Kreis diskutiert.

Dieses Buch verfolgt die Absicht, die Mauer des Schweigens, die unsere Kliniken und Praxen umgibt, zu durchbrechen und auch medizinischen Laien einen Einblick in besorgniserregende Vorgänge in unserer ärztlichen Alltagswirklichkeit zu ermöglichen.

Das jahrtausendealte Grundgesetz jeder Heilkunde *Salus aegroti suprema lex* (das Wohl des Kranken hat stets oberste Priorität) gilt heute – jedenfalls in den westlichen Industriestaaten – nur noch bedingt. Wir niedergelassenen Ärzte sind als »Freiberufler« heute einem Kleinunternehmer sehr viel ähnlicher als einem dem Wohl der Menschen dienenden medizinischen Seelsorger, und unsere Krankenhausmediziner sind (noch stärker als ihre niedergelassenen Kollegen) mehr Gesundheitsingenieure als der Volksgesundheit verpflichtete professionelle Heiler.

Unserer Gesellschaft soll gezeigt werden, daß sie uns Ärzte immer mehr einklemmt zwischen die medizinische oder psychosoziale Not unserer Patienten einerseits und die immer rigider werdende Nötigung durch unsere selbstherrlich gewordene Sozialbürokratie andererseits. Aber auch die Patienten in ihrer Gesamtheit bestimmen durch ihr Verhalten Antlitz und Handlungsgrundlagen unserer Heilkunde entscheidend mit. Insoweit ist die gegenwärtige fundamentale Krise unserer Medizin in Wahrheit eine Krise unserer Gesellschaft. Denn viel unsinniger diagnostischer und therapeutischer Leerlauf wird erst in der doppelten Hilflosigkeit von Heiler und zu Heilendem geboren.

»Nur belehrt von der Wirklichkeit«, um mit Nietzsche zu sprechen, werden wir sie überwinden können. Um an der Schaffung dieser substantiellen Voraussetzung mitzuwirken, wurde dieses Buch geschrieben.

Die Doppelabsicht, mich mit kritischen Hinterfragungen an meine Kollegen, gleichzeitig aber mit medizinbiologischen Hinweisen und ärztlichen Ratschlägen an unsere Patienten zu wenden, machte stilistische Kompromisse ebenso wie vereinfachende Simplifizierungen und überspitzte Pointierungen unvermeidlich, was der differenzierten Darstellung einer ebenso schwierigen wie subtil-intimen Materie stellenweise sicher Abbruch tut, sich aber in Hinblick auf das gesteckte Ziel nicht vermeiden ließ.

Zum Schutz der Patientenidentität mußten die Personendaten der angeführten, fast sämtlich selbsterlebten Krankengeschichten verfremdet werden, nicht aber die geschilderten medizinischen Geschehnisse und Zusammenhänge. Sie sind somit, wie ich glaube, Spiegel und Abbild unserer medizinischen Gegenwartswirklichkeit.

St. Ingbert, im Frühjahr 1989

8

1

Ungewolltes Leben
Der frühe Tod im Uterus

Zwei Abtreibungen auf ein lustvolles,
knapp 20jähriges Geschlechtsleben finde
ich relativ wenig.

Jutta Ditfurth

Wenige Wochen nachdem die»Grünen«-Sprecherin mit ihrer Äußerung in einem Interview gegen das von der Bundesregierung zum § 218 geplante Beratungsgesetz in die bundesdeutschen Schlagzeilen geraten war, gaben 140 deutsche Ärzte in Hessen eine öffentliche Erklärung zu diesem Thema ab. Weiter aufgeheizt wurde die Diskussion durch die Illustrierte»Stern«, die in ihrer Nummer 5/89 das öffentliche Bekenntnis von 429 prominenten Männern, an einer Abtreibung beteiligt gewesen zu sein, abdruckte.

Die Erklärung der Ärzte:
»Aus unserer langjährigen Erfahrung mit dem § 218 wissen wir:
Es gibt keinen Mißbrauch der Notlagenindikation zum Schwangerschaftsabbruch. Frauen lassen nicht leichtfertig abtreiben, sondern mit schwerem Herzen, weil sie keinen andern Ausweg sehen. Über 40 % der Frauen, die abtreiben, haben bereits ein oder mehrere Kinder.

Zunehmend sind schwere soziale Mißstände – Arbeitslosigkeit und Wohnungsnot – der Grund für einen Schwangerschaftsabbruch.

Alle die, die vom ›Mißbrauch‹ der Notlagenindikation reden, und alle, die die gültigen Gesetze – auch durch das geplante Beratungsgesetz – wieder verschärfen wollen, wollen den Frauen, die keinen andern Weg sehen, als abzutreiben, ein schlechtes Gewissen einjagen mit der Folge, daß die psychischen Folgeschäden nach völlig legalen Schwangerschaftsabbrüchen in der letzten Zeit wieder angestiegen sind, wollen offenbar erreichen, daß wieder Frauen in Not, die es sich leisten können, ins Ausland fahren müssen und daß die anderen, die dafür kein Geld haben, wieder ihre Gesundheit aufs Spiel setzen müssen, weil sie es irgendwo heimlich machen müssen ...

Wir finden es unerträglich, daß die bayerische Justiz mit allen Mitteln versucht, Ärzte und Frauen durch fragwürdige Strafverfolgung einzuschüchtern und zu verunsichern.

Wir finden es unerträglich, daß 12 Jahre nach Inkrafttreten des heute geltenden § 218 immer noch jedes Jahr Tausende von Frauen gezwungen werden, aus Bayern und Baden-Württemberg nach Hessen und aus Niedersachsen nach Bremen zu fahren ...

Wir werden weiterhin – wie es im Gesetz steht – nach unserer ärztlichen Erkenntnis gemeinsam mit den Frauen, die sich in ihrer Not vertrauensvoll an uns Ärzte wenden, entscheiden, ob eine Notlage vorliegt, wir werden dies dann auch bescheinigen.

Wir werden wie bisher mit den Frauen gemeinsam in vertraulichen Gesprächen beraten, was in ihrer jeweilen Situation das Beste für sie ist. Richter und Staatsanwälte haben bei dieser gemeinsamen Entscheidung nach dem Willen des Gesetzgebers nichts zu suchen!«

Inzwischen haben sich bundesweit 246 Ärztinnen und Ärzte mit dem Gynäkologen Dr. Horst Theissen solidarisiert, der wegen illegalen Schwangerschaftsabbrüchen im Mai 1989 im bayerischen Memmingen verurteilt wurde. Sie bestritten zwar nicht die Gesetzesverletzung durch ihren Kollegen, vertraten aber die Ansicht, nicht Theissen habe sich schuldig gemacht, sondern der bayerische Staat, der Frauen keine Entscheidungsfreiheit lasse.

Erwähnt werden sollte, daß im März 1989 mitten im Prozeß gegen Dr. Theissen in Memmingen der 37jährige Richter Detlev Ott vom Gericht wegen Befangenheit abgelehnt wurde. Er hatte 1980 seine damals 18jährige schwangere Geliebte zur Abtreibung eines ungeborenen menschlichen Lebens ins benachbarte Baden-Württemberg gefahren.

Das Bekenntnis der Männer:

»Wir sind genauso verantwortlich für Verhütung wie die Frauen. Wir sind mitverantwortlich für das gesellschaftliche Klima, in dem Frauen, die eine Schwangerschaft abbrechen wollen, eingeschüchtert, bedroht und verfolgt werden. Wir waren selbst an einer ungewollten Schwangerschaft beteiligt und haben die Entscheidung der Frau für eine Abtreibung respektiert und mitgetragen. Schafft den § 218 ab!«

Im gleichen Januarheft des »Stern« war auch zu lesen, daß sich (bis zum Zeitpunkt des Redaktionsschlusses für diese Ausgabe) 1067 Frauen und 283 Ärztinnen und Ärzte an einer Unterschriften-Sammelaktion mit dem Motto: »Schafft den § 218 ab!« beteiligt haben.

In unserer Zeit sind wir Ärzte wie nie zuvor in der Geschichte der Menschheit und der Medizin zu professionellen Tötern menschlichen intrauterinen Lebens in großem Stil geworden. Genauer gesagt, wir sind zu Helfern all jener Frauen geworden, die selbst bleibende körperliche und/oder seelische Gesundheitsschäden in Kauf nehmen, um nicht zu einem ihnen nicht passenden Zeitpunkt oder unter ihnen nicht geeignet erscheinenden Lebensbedingungen einem Menschen das Leben zu schenken.

Die noch nicht beendete Hexenjagd von Memmingen wird ebensowenig wie das ergänzende Beratungsgesetz zum § 218 etwas daran ändern, daß in der BRD pro Jahr etwa 200 000 Menschen nach kurzem Leben im Mutterleib von uns Ärzten getötet werden. Im Interesse der betroffenen Frauen ist es in der Tat besser, daß es gelernte Mediziner sind, die die notwendigen Eingriffe vornehmen, als daß unsere Frauen wieder in dunklen Ecken von »Engelmachern« bedient werden.

Wie es bei einer Abtreibung vor 1975, dem Jahr der Freigabe des § 218 in der BRD, bei einer intrauterinen Kindestötung in der Regel zuging, sollen zwei diesbezügliche Patientinnen-Biographien noch einmal in Erinnerung rufen, um diejenigen zu warnen, die unsere Schwangeren wieder in Illegalität und Kriminalität treiben wollen:

»Ein Kind ist schon da. Es kam, als es nicht kommen sollte, noch lange nicht. Der Freund ist im Studium, ich ebenfalls, aber eine Abtreibung kam nicht in Frage . . .

Zweieinhalb Jahre später. Der mir mittlerweile angetraute junge Mann studiert weiter, ich habe das Studium aufgegeben und einen Job gefunden, der uns finanziell über Wasser hält. Mit Mutters Hilfe geht es so einigermaßen. Aber Mutter stirbt. Und ich bin wieder schwanger.

Das erste Kind schon täglich hin und her geschoben von einer Tante zur anderen; Finanzchaos, seit Mutters Unterstützung fehlt.

Ich heule nur noch. Keine Mutter streichelt mir jetzt die Tränen weg. Der zum zweiten Mal werdende Vater steht kurz vor dem Examen. Wenn dieses Kind zur Welt kommen sollte, wäre mein Job weg und nichts in Sicht, was uns über Wasser halten könnte . . . Die Pille gab es noch nicht, Kondome wollte ich nicht. Koitus interruptus erschien uns ausreichend sicher, unser Sex war dadurch aber total verklemmt, immer von der Angst überlagert, es könne zu einer erneuten Schwangerschaft kommen. Aufpassen, aufpassen und jetzt trotzdem ›guter Hoffnung‹, trotz einer schon fast pathologischen Vorsicht. Nun kommt der Trotz auf. Wut. Aufbegehren. So nicht! So kann das Schicksal nicht mit uns umgehen!

Ohne Mutter fehlte mir diesmal das moralische Rüstzeug, den Kampf erneut aufzunehmen und das Kind auszutragen nach der Devise: ›Es wird schon werden.‹ Die Moral war mir jetzt scheißegal. Ein zweites Kind, das ging jetzt nicht.

Frühschwangerschaft. Heute wüßte ich, was für ein Stadium das für das werdende Leben ist, wieviel da schon vorhanden, vorgeprägt, ausgebildet ist und ausgerichtet für den Weg ins Leben. Damals wußte ich das nicht. Ich hatte zwar Abitur, aber nicht die Kenntnisse über das Frühstadium einer Schwangerschaft. Konfuse Vorstellungen über einen Wust an Zellen und Gewebe, Schleim, Blut.

Auf in den Kampf gegen das Mißgeschick! Sprünge von der Treppe, Ausflüge auf dem Moped auf holprigen Waldwegen, heiße Bäder, schließlich die unbeschreiblichsten Manipulationen einer mir empfohlenen früheren Hebamme, die billig war; irgendwelche ominösen Pillen eines verständnisvollen Apothekers, dazwischen Gewissensbisse, Angstzustände, Weinkrämpfe. Und daneben ein studierender Mann, ein kleines Kind und ein Job, der keine Wehleidigkeit und keinen Ausfall zuließ . . . Kotz, Elend, Scheiße, es schien endlose Tage hindurch dennoch nicht zu klappen. Ein Hexenkessel voll brodelnder Gefühle. Schuldig, trotzig, verzweifelt.

Es kam ein Nachmittag mit Einsetzen von Wehen. Was dann kam, war die Hölle, die durchzuleben ich meinen schlimmsten Feinden nicht wünschen würde. Was da aus meiner Scheide quoll, schaffte mein Mann weg. Ich sah nicht hin. Ich hörte die Klospülung. Er weinte nicht weniger als ich. Dann so was wie ein Trost: ›Es war nichts Menschenähnliches.‹ Diese Feststellung machte mich etwas ruhiger.

Wegen starker Nachblutungen – so interpretierten wir das – landete ich im Krankenhaus. Zunächst Labor, Blutentnahme. Mir wird übel, ich stammle einige Worte in Richtung Laborantin, spüre einen mächtigen Druck im Unterleib, schaffe es bis zur Toilette. Was mir in diesen Minuten geschah, im Klokabinett eines Krankenhauses, war so grauenvoll, daß es mich bis zu meinem Lebensende in Alpträumen verfolgen wird. Gebückt hänge ich über der Kloschüssel. Klatsch. Ich spüre, daß sich etwas anderes entleert als Blut und Urin. Ich schaue unter mich. Ich erstarre. An einem Schleimfaden hängt ein kleines Kind. Ein Kind. Ich sehe ein Köpfchen, Füßchen, Händchen – ein niedliches Püppchen, baumelnd an einem Faden wie eine Marionette.

Ich verstehe bis heute nicht, wieso mich angesichts dieses entsetzlichen Geschehens nicht auf der Stelle der Schlag traf. Wie hypnotisiert muß ich dieses zwischen meiner Scheide und dem Wasserspiegel der Toilette baumelnde Wesen anstarren. Wie von Sinnen drücke ich die Wasserspülung, wische mit Kleenex an mir herum, damit der Schleimfaden sich löst, der Spuk ein Ende haben sollte.

Eine Klinik hat dicke Abflußrohre. Da schwimmt so ein Embryo weg wie ein Zellstoff-Fetzen. Ich richtete mich mühsam auf. Dann habe ich gekotzt, mir fast das Leben aus dem Leib gekotzt.«

Die Patientin berichtete mir, daß sie später und bis heute stets geneigt war, einen Schicksalsschlag, eine Krankheit schuldbewußt hinzunehmen als eine gerechte Strafe für ihre Abtreibung. Sie leidet heute noch unter immer wieder ausbrechenden depressiven Schüben. Kann man Tötung im Mutterleib schrecklicher erleben?

Nicht alle Frauen sind so stark wie Oriana Fallaci, die in ihrem »Brief an ein nie geborenes Kind« geschrieben hat: »Heute nacht erfuhr ich, daß Du da bist, ein Tropfen Leben, dem Nichts entkommen...« Und drei Monate später – nach durchgeführter Schwangerschaftsunterbrechung –: »Du bist tot, ich aber bin lebendig, so lebendig, daß ich nichts bereue und keine Urteile akzeptiere, und auch nicht Deine Verzeihung.«

Im zweiten Fallbericht einer Abtreibung – die Geschichte liegt auch schon etwa 15 Jahre zurück – geht es um die ungewollte Schwangerschaft einer Arbeiterfrau, ein einfach strukturiertes, vom Schicksal eigentlich stets nur gebeuteltes Geschöpf, eine Frau mit drei Kindern, die, als ein viertes sich anzeigte, rebellierte und energisch sagte: »Nein, nicht noch das!«

13

Kurz und bündig – nach anfänglichem Zögern – erzählte sie mir von den Umständen, die sie zur Abtreibung bewegten. Sie ist kein Mensch der großen Worte, aber sie hat viel Gefühl und jetzt Tränen in den Augen. Mit 14 Jahren kam sie aus der DDR nach West-Berlin. Ohne Berufsausbildung. Sie nahm gleich in einer Metzgerei einen ersten Job an, eine Putzstelle. Sie heiratete, bekam drei Kinder, mußte von Anfang an dazuverdienen, denn der Ehemann, ein gelernter Maurer, schleppte mehr Arbeitsunfähigkeitsbescheinigungen ins Haus als Geld. Er war ein Trinker.

Schließlich war sie zum vierten Mal schwanger. Diese Frau, so zierlich sie ist, hat bei der täglichen Arbeit oft Bärenkräfte, aber gegen einen Mann, der betrunken nach Hause kommt und sich auf die Halbschlafende stürzt, war sie machtlos.

Zu der Zeit war er wieder mal ohne Arbeit. Kurz zuvor hatte er einen Job in Frankfurt, wurde aber wegen ständiger Trunkenheit entlassen. In dieser Situation wieder eine Schwangerschaft. Es ging einfach nicht mehr. Von einer Bekannten stammte die Adresse eines Arztes, der »so was« machte. Bei der Absprache des Termins wurde ihr gleich telefonisch klargemacht: »Nur gegen Barzahlung.«

»Als ich in die Anmelde kam und eine Angestellte als erstes den vereinbarten Betrag – 1 200 DM – von mir verlangte, bevor ich den Arzt überhaupt zu Gesicht bekam, sah ich fassungslos in ihr teilnahmsloses, irgendwie angewidertes Gesicht und schämte mich entsetzlich. Ich kam mir vor wie der letzte Dreck.«

Sie ließ alles mit sich geschehen, angeekelt von sich selbst, von der Assistentin, von dem Abtreiber, der seine Arbeit »sauber« machte und natürlich nicht die geringste menschliche Anteilnahme zeigte. Halb bewußtlos hörte sie, wie etwas schwer in den Abfalleimer klatschte. Ihr Kind.

Sie weiß bis heute nicht mehr, wie sie nach Hause kam. »Nein«, sagte sie mir. Sie würde das nicht noch mal machen. Sie hat hinterher viel geweint. Sie zog ihre Konsequenz aus dem Ereignis: Von da ab schlief sie nie mehr mit ihrem Mann. »Wenn dir das nicht paßt«, sagte sie ihm, »dann hau doch ab.« – »Aber der haut nicht ab.«

Die professionellen Kindestöter

Uns Ärzten, ganz gleich, ob wir als Gynäkologen das »schmutzige« Geschäft der intrauterinen Kindestötungen selbst vornehmen müssen oder ob wir nur die Indikation zur Schwangerschaftsunterbrechung stellen, jedem von uns liegt – dessen bin ich sicher – jede derartige Entscheidung oder Tat schwer auf der Seele. Für uns sind auch Äußerungen und Haltungen wie diejenige der Frau Ditfurth schwer verstehbar, die mit saloppen Sprüchen den Eindruck zu erwecken versucht, als wäre eine Abtreibung die natürlichste Sache der Welt.

Diesen Eindruck erwecken auch zahlreiche Funktionäre der Organisation Pro Familia, wie das nachfolgende Zitat eines ihrer Repräsentaten (H. Krämer, Saarbrücken) zeigt:

»Kindesabtreibungen gibt es nicht. Es gibt die Abtreibung einer Leibesfrucht, den Schwangerschaftsabbruch, die Entfernung von Embryonalgewebe. Aber wir sollten aufhören, Embryos durch Ultraschallgeräte, Fötalchirurgie oder Verfassungsgerichtsurteile zu personalisieren, sie zu eigenständigen, lebensfähigen Personen hochzustilisieren.«

Ist unserer Gesellschaft wirklich damit gedient, wenn ein Mensch dieser Denkungsart in einer Beratungsstelle für schwangere Frauen sitzt? Schon seit die Welt besteht, gab es zahllose Männer, deren Interesse am Nachwuchsproblem sich auf die Zeugung oder, genauer gesagt, den nicht von einer Kindeszeugung »bedrohten« Geschlechtsverkehr beschränkte. Wie meinte doch die Düsseldorfer Kabarettistin Lore Lorenz spöttisch: »Würden die Männer die Kinder kriegen, wäre die Abtreibung längst ein Sakrament.« Beunruhigender muß aber für eine Gesellschaft sein, wenn immer mehr Frauen im gebärfähigen Alter die ihnen von der Natur mitgegebene Hemmschwelle überwinden und in ihrem Leib keimendes Leben abtöten lassen.

In der BRD wird zur Zeit jedes dritte im Mutterleib heranwachsende Kind getötet. Wegen der Dunkelziffer ist die genaue Zahl der jährlichen Abtreibungen nicht genau bekannt, Experten schätzen sie auf 200 000 bis 250 000 pro Jahr, andere rechnen aber mit »nur« 150 000 Abbrüchen. Die soziale Indikation ist dabei von 58 % im Jahre 1977 auf 87 % im Jahre 1987 angestiegen. Die medizinischen bzw. eugenischen Gründe sind von 42 % im Jahre 1977 auf 13 % im Jahre 1987 zurückgegangen. Neben den offiziellen Abbrüchen über den Instanzweg treiben nach einer Studie des Max-Planck-Instituts in unserem Land immer noch 100 000 Frauen jährlich illegal ab. Wie viele Frauen dadurch bleibende Gesundheitsschäden erleiden, ist nicht bekannt.

Bei 20 % aller Schwangerschaftsabbrüche – ob illegal oder legal – waren nach neuesten Untersuchungen $1^1/_2$ Jahre nach dem Eingriff noch bei jeder fünften Frau psychische Folgen bzw. Gesundheitsschäden nachweisbar, in Extremfällen bestanden selbst nach 20 Jahren noch Depressionen und Schuldgefühle. In liberalen Bundesländern wie Hessen und Hamburg werden mehr als 90 % aller Abbrüche in gynäkologischen Praxen und Klinikambulatorien vorgenommen, in konservativen Ländern wie Bayern und Baden-Württemberg müssen sich die Frauen in eine Klinik begeben, wobei der Krankenhausaufenthalt zwischen drei und fünf Tagen dauert, die Kosten des Schwangerschaftsabbruches verfünffachen sich dadurch.

In der Republik ereignet sich seit Jahren ein reger Abbruchtourismus insoweit, als abbruchwillige Schwangere in die Länder fahren, in denen die Unterbrechung rasch und auch ohne allzu große Bloßlegung der Intimsphäre der Frau möglich ist.

Erste Erhebungen sprechen dafür, daß unter den Frauen, die sich unter Umgehung des Instanzweges um die Beendigung einer nicht erwünschten Schwangerschaft bemühen, besonders viele aus den Bundesländern sind, die die legale Abtreibung so stark erschweren, wie es der § 218 gerade noch zuläßt. Die sogenannte soziale Indikation ist nach Veröffentlichung des Statistischen Bundesamtes in Wiesbaden mit 80 000 bis 90 000 Abbrüchen der ganz im Vordergrund stehende Abbruchgrund.

Bei einer vom Max-Planck-Institut veranlaßten Umfrage bei Richtern und Staatsanwälten waren nur jeder fünfte Richter und nur jeder vierte Staatsanwalt gegen die Notlage als Abtreibungsgrund. 43 % der Richter und 47 % der Staatsanwälte plädierten für eine Streichung des § 218 oder für die Freigabe der Abtreibung in den ersten drei Schwangerschaftsmonaten.

Die Juristen wissen sich hier mit den Medizinern einig: Je weniger illegale Abtreibungen stattfinden, um so besser für die körperliche und seelische Gesundheit abtreibungswilliger Frauen und Mädchen.

Während in Ländern wie dem Saarland, Hamburg und Nordrhein-Westfalen mit Ärzten, die Frauen illegal zu einem Schwangerschaftsabbruch verholfen haben, relativ glimpflich umgegangen wird (von einer nennenswerten Bestrafung, insbesondere mit Gefängnis, wurde Abstand genommen), drohen Gynäkologen in Bayern und Baden-Württemberg hohe Strafen, wenn sie in Not befindlichen Schwangeren außerhalb der Legalität zu helfen versuchen. Der Gynäkologe Dr. Horst Theissen wurde in Memmingen verurteilt. Aber auch die Schwangeren werden vor Gericht zitiert und bestraft. Im Fall des Dr. Theissen sind bisher 200 Frauen und Mädchen zu Geldstrafen zwischen 200 und 3 200 DM wegen Verstoßes gegen den § 218 verurteilt worden. Da in anderen Bundesländern sowohl die Ärzte wie auch die Patientinnen straffrei ausgehen, muß man von einem existierenden Zufallsstrafrecht und von »Justiz-Willkür« (Prof. Detlev Trauss) sprechen, wenn Richter im nachhinein den Frauen, die meist aus Not den Instanzweg umgangen haben, eine Notlage absprechen. Die meisten dieser jährlich 100 000 Frauen in unserem Land sind nämlich durchaus im Besitz eines ärztlichen Attestes über das Vorliegen einer sozialen Abbruchindikation. Diese Frauen müssen die Gesamtkosten für einen Abbruch, für den manche Gynäkologen 250 bis 500 DM, andere aber 1 000 DM und mehr verlangen, ausschließlich selbst bezahlen. Man geht also sicher nicht fehl in der Annahme, daß gerade dieser Personenkreis sich in großer Not oder unter großem Zeitdruck befindet, beides Umstände, die das gesundheitliche Risiko einer Unterbrechung deutlich erhöhen.

Wird der Konzeptionsschutz zu lasch betrieben?

Es nutzt niemandem, wenn von Gegnern einer liberalen Handhabung des § 218 mit Recht vorgebracht wird, in mehr als 90 % aller nicht erwünschten Schwangerschaften wären Gleichgültigkeit, Kontrollverlust während der Hingabe, Sorglosigkeit oder schwere Fehler bei der Kontrazeption der entscheidende Grund für die eingetretene, nicht erwünschte Schwangerschaft. Die Tatsache, daß bei den ungewollt schwanger gewordenen jungen Mädchen zwischen 13 und 17 Jahren sogar in 97 % aller Fälle keine vernünftige Schwangerschaftsvorsorge betrieben worden ist, legt den Verdacht nahe, daß Jugendliche auch heute noch sowohl von den Eltern als auch den Lehrern und nicht zuletzt auch von uns Ärzten bei der Sexualaufklärung im Stich gelassen werden. Aus sozialer und menschlicher Perspektive besonders bedrückend ist die durch Untersuchungen belegte Tatsache, daß viele der jungen schwanger werdenden Mädchen aus schwierigen sozialen Verhältnissen oder konfliktbeladenen Familien stammen und auf der Suche nach emotionaler Anlehnung und Geborgenheit ungewollt schwanger werden, weil ihre männlichen Partner diese Situation ausnutzen bzw. diese Mädchen zu Intimkontakten überreden oder verführen, bevor sich diese meist noch unerfahrenen Mädchen durch Einnahme der Pille schützen konnten. Als Ausdruck schwerer Konfliktsituationen und seelischer Abbruchfolgen muß wohl auch die Tatsache angesehen werden, daß in 35 bis 40 % aller Schwangerschaftsabbrüche die Beziehung zu dem Kindesvater ebenfalls in die Brüche geht.

Eine durch Zahlen belegte Tatsache ist auch, daß die Beendigung einer ungewollten Schwangerschaft nach wie vor in erster Linie ein Problem der Frauen der sozialen Unterschichten ist. Feministinnen und Organisationen wie Pro Familia wollen eine möglichst weite Auslegung des Begriffes »soziale Indikation«, also eine Abtreibung aus nicht (direkt) medizinischen Gründen; konservativen politischen und kirchlichen Kreisen kann sie nicht eng genug definiert werden.

Während in den Industrieländern dank besserer medizinischer Versorgung »nur« etwa 6 000 schwangere Frauen jährlich zu Tode kommen, liegt die Müttersterblichkeit in den armen Entwicklungsländern hundertmal höher. Dort sterben Jahr für Jahr zwischen 500 000 und 600 000 Frauen an den Folgen ihrer Schwangerschaft bzw. den biologischen und medizinischen Komplikationen des Geburtsvorganges. Am verheerendsten ist die Schädigungs- und Tötungsbilanz naturgemäß bei illegalen Abtreibungen. Weltweit werden jährlich nach Angaben des »Population Crises Committee« 54 Millionen Schwangerschaften künstlich beendet, davon nach Angaben von Dr. Maria José Aranjo von der Organisation »Sexualität und Gesundheit« allein jährlich 3 Millionen in Brasilien, wo ständig 40 % der Betten in gynäkologischen Kliniken mit Frauen belegt sind, bei denen beim Schwangerschaftsabbruch gefährliche gesundheitliche Komplikationen aufgetreten sind.

In der norwegischen Öffentlichkeit hat vor kurzem eine hitzige Auseinandersetzung darüber stattgefunden, ob man es weiter tatenlos hinnehmen könne, daß mittlerweile in Oslo bereits jede fünfte

Frau bis zu ihrem zwanzigsten Lebensjahr eine Abtreibung hinter sich hat. Wenig moralische Probleme scheinen die Japaner mit der intrauterinen Kindestötung zu haben; mit 1,2 Millionen Abtreibungen jährlich stellen sie alle anderen Nationen, selbst die mehr als doppelt so starke US-Bevölkerung (1 Million Abtreibungen pro Jahr) in den Schatten. In diesem asiatischen Land wird jetzt erst die Pille als einfacher und zuverlässiger Konzeptionsschutz eingeführt, weil man jahrelang aus schwer nachvollziehbaren Gründen im Land der aufgehenden Sonne der Meinung war, die an weißen Frauen nachgewiesene Unschädlichkeit langjähriger hormonaler Unterdrückung der Konzeptionsfähigkeit der Frau ließe sich nicht ohne weiteres auch auf gelbe Menschen übertragen.

Im Oktober 1988 hat erstmals auch die katholische Kirche wieder lautstark in die Diskussion um den § 218 eingegriffen. Der Fuldaer Erzbischof Johannes Dyba bezeichnete die Tatsache, daß es in der Bundesrepublik jährlich Hunderttausende von Abtreibungen gebe, als einen Skandal, mit dem sich die Kirche niemals abfinden werde. Der Verfassungsauftrag zum Schutz des Lebens sei schmählich verraten worden. Vor dem Hintergrund »unseres staatlich finanzierten Kindertötungsgeschäfts« müsse man sich heute fragen – meinte der Bischof –, »ob wir nicht sehr nahe an unsere eigene Vergangenheit herankommen und ob wir uns mit unserer über Leben und Tod entscheidenden sozialen Indikation nicht ganz bedenklich den Selektionen eines Vergangenen nähern würden«. Hier wie dort maße sich der Mensch die Entscheidung über Leben und Tod unschuldiger Menschenkinder an. Hier wie dort erhebe der Mensch die Hand gegen von Gott gewolltes Leben. Die Deutschen, so sagte der Geistliche sicher nicht ohne eine gewisse Berechtigung, seien »das kinderfeindlichste, das lebensfeindlichste Volk auf der ganzen Erde«.

In der Tat haben die Bundesrepublikaner derzeit mit 0,67 die niedrigste sogenannte Netto-Produktionsrate unter allen Völkern der Erde. Nur wenn dieser Quotient 1,0 oder höher liegt, bleibt eine Population konstant oder vermehrt sich, darunter nimmt ihr Bestand um so rascher ab, je niedriger dieser Quotient liegt. Wenn dieser Trend anhält, wird es im Jahre 2030 in der BRD nur noch 40 bis 45 Millionen Deutsche geben.

Dennoch muß sich die katholische Kirche von uns Ärzten vorhalten lassen, daß sie durch das Verbot jeglichen Konzeptionsschutzes – früher noch wesentlich stärker als in unserer entklerikalisierten Zeit – dazu beigetragen hat, daß in allen Ländern, in denen sie

Macht und Einfluß besaß, die Zahl der legalen und illegalen Schwangerschaftsabbrüche höher lag, als es hätte sein müssen.

Aus zuverlässigen Erhebungen geht aber auch hervor, daß ein erheblicher Teil ungewollter Schwangerschaften durch einen allzu sorglosen Umgang der Frauen mit dem hormonalen oder sonstigen Konzeptionsschutz entsteht. Von den 30 000 Mädchen zwischen 12 und 20 Jahren (darunter 2 000 unter 16 Jahren), die in der BRD jährlich ungewollt schwanger werden, hat nach Schätzungen des Berufsverbandes der Frauenärzte die überwältigende Mehrheit keine Empfängnisverhütung praktiziert. Auch bei der Mehrzahl der immerhin 45 % ausmachenden ledigen Frauen mit Konfliktschwangerschaften war eine unerwartete, ohne Verhütungsmittel realisierte sexuelle Begegnung die entscheidende Ursache für die eingetretene Schwangerschaft.

Bei der großen Zahl männlicher »Chauvis« in unserem Land wird die Last der Schwangerschaftsverhütung auch weiterhin fast ausschließlich beim weiblichen Geschlecht bleiben. Daß dies nicht überall so ist, zeigen neuere Entwicklungen in Indien und China. Nur Männer scheinen jedenfalls zu glauben, eine intrauterine Fruchttötung wäre für eine Frau ein zwar negatives Erlebnis, das man ihr aber dennoch unter Umständen sogar mehrmals im Leben zumuten könne, ohne daß man bleibende körperliche oder seelische Gesundheitsschäden befürchten müsse.

Wir Ärzte wissen das sicher besser als alle anderen Gruppen dieser Gesellschaft, und nicht zuletzt deshalb bemühen sich die meisten von uns, den Frauen von intrauterinen Fruchttötungen abzuraten, wo es unter Berücksichtigung der persönlichen und sozialen Situation der Frau verantwortbar erscheint.

Armut ist selten ein Abbruchgrund

Von unseren gynäkologischen Kollegen hören wir, daß Geldarmut oder materielle Not heute nur noch eine ganz verschwindend geringe Rolle beim Entschluß einer Frau spielt (ca. 5 % der Abbrüche), ein in ihr wachsendes Kind nicht auszutragen. Was also treibt so viele Frauen mit Konfliktschwangerschaften in die Einbahnstraße des Todes?

Liegt es vielleicht nicht in erster Linie an den Frauen selbst, sondern an ihren Geschlechts- oder Lebenspartnern, die sie in der

Stunde innerer Not offensichtlich allzuoft alleine lassen? Oder haben die Frauen unserer Zeit ihren Mutterinstinkt verloren oder ihn in sich abgetötet?

Die französische Schriftstellerin Elisabeth Badinter meint in ihrem 1980 veröffentlichten Buch über die Mutterliebe:

»Angesichts des Wandels in der Einstellung der Mütter gelangt man zu der Überzeugung, daß der Mutterinstinkt ein Mythos ist. Wir haben im Gegenteil festgestellt, daß ihre Gefühle in Abhängigkeit von ihrer Bildung, ihren Ambitionen oder ihren Frustrationen äußerst wandlungsfähig sind. Man kommt deshalb nicht an der vielleicht grausamen Schlußfolgerung vorbei, daß die Mutterliebe nur ein Gefühl und als solches wesentlich von den Umständen abhängig ist . . .

Nein, es gibt in dieser Hinsicht kein universelles Gesetz, das eine Ausnahme vom Determinismus der Natur machen würde. Die Mutterliebe gehört nicht wie selbstverständlich dazu, sie geht extra.«[1]

Besonders in französischen Frauenzeitschriften haben Frauen – klarer noch als in unserer deutschen »Emma« – Vorwürfe an die Gesellschaft gerichtet, die sie mit diesem Problem allein läßt. Die Mutterschaft koste oft ihr Leben als Frau und sei daher ein doppelköpfiges Ungeheuer – Fortpflanzung und Fürsorge –, dessen patriarchalische Strategie darauf abziele, sie für die wichtigsten Abschnitte ihres Frauenlebens an Haus und Familie zu binden und an einer Selbstverwirklichung zu hindern. Dadurch werde Mutterschaft zum Angelpunkt der Unterdrückung der Frau.

In der jungen Generation scheint insgesamt erfreulicherweise eine größere Bereitschaft heranzuwachsen, eine gleichmäßige Verteilung der alltäglichen Lasten der Kindererziehung und -versorgung auf beide Ehe- oder Lebenspartner zu akzeptieren. Die Natur hat zwar ausschließlich den Frauen den Austragungs- und Gebärauftrag für die Nachkommenschaft gegeben, keineswegs aber auch den ausschließlichen Auftrag zu deren Aufzucht und Betreuung. Die Biologie lehrt uns, daß dies eine gemeinsame Aufgabe des männlichen und weiblichen Partners ist. Zugegebenerweise findet man auch im Tierreich bei einigen Arten ausgesprochene Chauvinisten; sie gehören allerdings – soweit mir bekannt ist – sämtlich dem männlichen Geschlecht an.

Man könnte daher durchaus einmal die ketzerische Frage stellen, ob es nicht in Wirklichkeit die Männer sind, die versagt haben, wenn Frauen sich zu Abtreibungen gezwungen sehen. Sind es, überspitzt formuliert, nicht häufiger die Männer, die angesichts eines sich ankündigenden neuen Lebens durchdrehen, so daß man in Wahrheit eigentlich sie und nicht die Frauen als Abtreiber oder Töter intrauterinen Lebens nennen müßte?

Auch wenn man der französischen Schriftstellerin Badinter nicht einschränkungslos zustimmt, die Männer hätten die Mutterschaft zu allen Zeiten dazu benutzt, ihr Patriarchat zu sichern, dokumentiert andererseits die Geschichte aller Völker über Tausende von Jahren, daß es stets die Frauen waren, von denen oft große Opfer für die Verwirklichung ihrer Mutterschaft verlangt wurden. Daß die heute mehr auf berufliche und persönliche Selbstverwirklichung drängenden jungen Frauen nicht mehr einsehen wollen, daß sie den Preis der Elternschaft allein bezahlen sollen, wird ihnen jeder nachdenkliche Mensch in dieser Gesellschaft nachfühlen können.

Zwar ist es zu begrüßen, daß man in der Bundesrepublik Deutschland das Finanzvolumen der Bundesstiftung »Mutter und Kind« inzwischen von 30 auf 100 Millionen DM jährlich aufgestockt hat und auch einige Bundesländer ähnliche Fonds eingerichtet haben, doch leider existieren derartige Finanzhilfen bereits in der zweiten Jahreshälfte wegen umfangreicher Inanspruchnahme nur noch auf dem Papier.

Dennoch werden wir mit Geld die Zahl der jährlichen intrauterinen Fruchttötungen nicht wesentlich verringern können. Wir brauchen auch nicht mehr Beratung für die Schwangeren, und wir brauchen erst recht keine neuen Gesetze, wir brauchen dagegen mehr soziale Unterstützungsbereitschaft für junge Paare, die sich die Aufgabe der Elternschaft wirklich partnerschaftlich teilen wollen. Ein »Mutterschaftsurlaub für Männer« ist in diesem Zusammenhang durchaus eine vernünftige Sache, doch wäre von sehr viel größerer Wichtigkeit, für junge Ehepaare und Lebenspartnerschaften mit Kinderwunsch Halbtagsjobs zu schaffen, die es beiden ermöglichen, Kinder großzuziehen, ohne daß einer von ihnen den oft als bitter empfundenen Verzicht des Ausscheidens aus dem Berufsleben hinnehmen muß.

Wer aber glaubt, junge Frauen durch Strafandrohungen wieder gebärfreudiger machen zu können – als abstoßendes Beispiel sei auf den bereits erwähnten Abtreibungsprozeß in Memmingen hingewiesen –, kann nicht mit der Unterstützung durch uns Ärzte rech-

Tips zur
Schwangerschaftsverhütung

1. Die Verhütungsmethode nach Ogino-Knaus ist unzuverlässig. Sicher »unfruchtbare« Tage der Frau gibt es nicht, selbst beim Verkehr während der Menstruation ist eine Empfängnis möglich.
2. Ein Kondom sowie Vaginalzäpfchen und -schaum schützen einigermaßen (nicht gänzlich sicher) vor Aids, aber nicht zuverlässig genug gegen eine Konzeption (Empfängnis).
3. Die Minipille soll trotz ihres auf ein Fünftel reduzierten Hormongehaltes – darauf hat das BGA im Februar 1989 noch einmal eindringlich hingewiesen – ebenso wie die klassische Antibabypille nicht angewendet werden bei Thrombosen (Auftreten von plötzlichen starken Kopfschmerzen, Hör- oder Sehstörungen, Bein- oder Brustkorbschmerzen, Anschwellen der Beine), Herzinfarkt, Schlaganfall sowie bei schwerem Diabetes mit Gefäßschäden. Da Nikotinmißbrauch das Thromboserisiko durch die Pille beträchtlich erhöht und dieses auch mit dem Lebensalter ansteigt, sollten Raucherinnen ab etwa 35 Jahren keine Antibabypillen einnehmen. Beachtet werden sollte auch, daß Bewegungsmangel die Entstehung insbesondere der Beinthrombose fördert und daß eine bereits bestehende Fettstoffwechselstörung im Blut *(Hypertriglyzeridämie)* hinsichtlich ihrer negativen Wirkung in Richtung einer vorzeitigen Gefäßverkalkung verstärkt wird. Vorsicht mit der Pille ist auch bei Bluthochdruck (besonders bei schweren Fällen) geboten.
4. Eine Alternative stellt nicht nur für diesen Personenkreis der »Suprefact-Nasenspray« (Sexualhormon-Antagonist) dar, der bei gleicher Sicherheit wie die Pille nach ersten Erfahrungen sehr wenig Nebenwirkungen verursacht.
5. Wer trotz Kalenderpackung Schwierigkeiten mit der Regelmäßigkeit der Einnahme der Pille hat, kann sich neuerdings einen winzigen Gestagen-Hormonkristall (schmerzfrei und nicht sichtbar) unter die Bauchhaut einpflanzen lassen (Dauer des Konzeptionsschutzes fünf Jahre) oder sich einen 6 cm großen, dünnen, hormonge-

tränkten (mengenmäßig der Minipille entsprechenden) Plastikring für 21 Tage in die Scheide einlegen und diese Prozedur nach jeder Menstruation wiederholen.

6. Die »Pille danach« ist eine chemische Abtreibung, die nur innerhalb der ersten 24 Stunden nach dem Koitus wirkt. Ihre relativ schlechte Verträglichkeit resultiert aus ihrem hohen Hormongehalt – er entspricht etwa vier Antibabypillen –, doch ist ihr gesundheitliches Risiko kleiner als dasjenige einer Abtreibung.

7. Das seit 1989 in Frankreich im Einsatz befindliche Antiprogesteron »Mifepristol« kann zwar bis zur fünften Woche nach dem Koitus bzw. der Befruchtung als Mittel zur chemischen Schwangerschaftsunterbrechung eingesetzt werden und hat mit 90 bis 95 % der damit einleitbaren »Abbruch«-Blutung eine hohe Zuverlässigkeit, bringt aber beim Nichtgelingen das Risiko einer Kindesschädigung (hohe Mißbildungsrate!) mit sich. Deshalb muß im Falle des Scheiterns eine eingetretene Schwangerschaft auf üblichem Wege unterbrochen werden.

8. Derzeit sind Impfverfahren gegen Schwangerschaft – übrigens sowohl bei weiblichen als auch bei männlichen Tieren – in der Erprobung. Bis sie zur Verfügung stehen, sollte man sich häufiger der Möglichkeit einer heute ambulant und gefahrlos durchführbaren Samenstrang- oder Eileiterunterbindung erinnern. Sie ist mit inzwischen relativ hoher Sicherheit im Bedarfsfall später auch wieder aufhebbar.

9. Ob die altbewährte, in die Gebärmutter eingeführte Kupfer- oder Gestagenspirale ein Abortivum oder ein Kontrazeptivum ist, wird den meisten Frauen nicht wichtig sein. Wissen sollten sie, daß sie bei Frauen, die noch keine Kinder geboren haben, deutlich häufiger als sonst zu Komplikationen (aufsteigenden Infektionen, Tubenverschluß mit der Folge bleibender Sterilität) führt. Bei starker Menstruationsblutung, genitalem Ausfluß oder Myombildung in der Gebärmutter sollte sie möglichst nicht angewandt werden. Ein Spiralenwechsel ist meist nur alle zwei Jahre notwendig. Gelegentliche Schwangerschaften sind wie bei der Kondombenutzung immer wieder beschrieben worden.

nen, die wir hautnah erleben, was es für die Frauen bedeutet, sich eines ungewünschten Kindes wieder nur in der Illegalität entledigen zu können. Wir wollen nicht zurück zu einer Gesinnung, in der »eine kinderlose Frau eine Ungeheuerlichkeit« war (Balzac).

Die Früchte der Reproduktionsmedizin

Es ist schon eine merkwürdige Gesellschaft, in der von unserer Reproduktionsmedizin jeder nur denkbare medizinische bzw. biologische Trick erwartet wird, selbst jenen Frauen zu Nachwuchs zu verhelfen, denen dies die Natur versagt hat, und in der andererseits den Gynäkologen zugemutet wird, jährlich mehr als 100 000 junge, gesunde Menschen im Mutterleib umzubringen.

Wie schizophren sich unsere Ärzteschaft heute gegenüber diesen Problemen verhält, zeigt die Tatsache, daß wir jährlich in der BRD inzwischen 500 bis 600 sogenannte Retortenbabys »schaffen«, die bei diesem Vorgang einer künstlichen Insemination aber oft gleichzeitig entstehenden »überzähligen Föten« durch Einspritzen tödlich wirkender Substanzen in den kleinen, sich in der Gebärmutter befindlichen Kindeskörper abtöten.

1987 hat in Südafrika die 48 Jahre alte Pat Anthony nach einer künstlichen Befruchtung ihre eigenen Enkelkinder geboren. Sie war also – wenn man so will – gleichzeitig die Mutter und Großmutter ihres Nachwuchses. Ihrer 25 Jahre alten Tochter hatte man nach einem Verkehrsunfall die Gebärmutter entfernen müssen. Ihr findiger Gynäkologe hatte der jungen Frau versprochen, ihr durch einen biologischen Trick trotzdem zu einem weiteren von ihr gewünschten Kind zu verhelfen. Zu diesem Zweck entnahm er dem Eierstock seiner Patientin Eizellen, befruchtete sie im Reagenzglas mit den Samenfäden ihres Mannes und pflanzte sie der 48 Jahre alten Großmutter in die Gebärmutter ein. Die Natur meinte es gut mit der Südafrikanerin, deren Mutter ihr gleich Drillinge gebar. Mein südafrikanischer Kollege hatte sich entgegen den Gepflogenheiten in unserem Land nicht dazu entschließen können, die beiden »überzähligen« Kinder intrauterin zu töten.

Im Oktober 1988 lieferte in Kiel ein arbeitsloser deutscher Arbeiter auf dem Arbeitsamt Drillinge ab mit der Begründung, mit seiner bescheidenen Arbeitslosenunterstützung könne er drei Säuglinge nicht gleichzeitig großziehen. Er hatte seiner kinderlosen Ehefrau nachgegeben, ihr durch Befruchtung mit fremdem menschlichen Samen zu Nachwuchs zu verhelfen, wozu er durch ärztlich gesicherte Zeugungsunfähigkeit nicht in der Lage war.

1982 hatte das amerikanische Millionärsehepaar Rios sich von den Ärzten aus dem Samen des Mannes und den Eizellen der Frau im Reagenzglas ein sogenanntes Retortenbaby herstellen lassen. Vor der geplanten Schwangerschaft wollte das Ehepaar noch eine Weltreise machen, wobei es unglücklicherweise durch einen Flugzeugabsturz umkam. Seitdem liegen die implantationsbereiten Embryonen in einem speziellen Kühlaggregat und warten auf eine aufnahmebereite Gebärmutter.

Über fünf Jahre haben sich amerikanische Gerichte darum gestritten, was aus diesem »Menschen in spe« werden sollte. Erst im vergangenen Jahr erging in höchster Gerichtsinstanz die Entscheidung, diese Embryonen für die Einpflanzung in die Gebärmutter einer aufnahmewilligen Frau freizugeben. Sie wird sich mühelos finden, denn diese Embryonen sind die potentiellen Erben des verstorbenen Millionärsehepaares.

Aus der medizinischen Fachliteratur läßt sich gegenwärtig nicht genau ermitteln, wie viele solcher künstlich geschaffenen Menschen derzeit in Kühlaggregaten auf ihre weitere »Verwendung« warten, doch scheinen es bereits mehrere tausend zu sein. Die Zahl der inzwischen bereits geborenen »Retortenbabys« wird weltweit auf 10 000 geschätzt. Offensichtlich hatten einige der beteiligten Personen gehofft, mit diesen befruchteten Zellkomplexen gute Geschäfte machen zu können, was zum Glück bisher durch die Gerichte aller Länder der Erde verhindert worden ist.

Im Sommer 1987 hat ein amerikanischer Geschäftsmann in Frankfurt ein sogenanntes »Leihmutter-Büro« eröffnet, das zum Glück durch Gerichtsbescheid bereits nach wenigen Wochen wieder geschlossen wurde. Der clevere Typ bot deutschen Ehepaaren mit Fruchtbarkeitsproblemen an, in Deutschland hergestellte sogenannte Retortenbabys tiefgekühlt im Flugzeug in die USA zu schaffen und dort von amerikanischen Frauen austragen zu lassen. Im Mai dieses Jahres hat die französische Regierung ein ähnliches »Institut« in Paris dichtgemacht.

Inzwischen haben auch Gerichtsprozesse zwischen Frauen stattgefunden, die die menschenunwürdigen Konfliktsituationen widerspiegeln, die sich durch das Hinundherschieben von Samen- und Eizellen ergeben können. In Amerika ging 1987 ein langjähriger Prozeß zu Ende, weil eine Leihmutter das in ihr gewachsene Kind, das sie während der Schwangerschaft bzw. in den Tagen nach der Geburt liebgewonnen hatte, der genetischen Mutter nicht, wie vorher verabredet, gegen Zahlung des Aufzuchtpreises herausrücken wollte. Die Richter kamen zu dem nüchternen Schluß, Vertrag wäre Vertrag, deshalb müsse das Neugeborene der leiblich-genetischen Mutter ausgehändigt werden. An psychologische Konsequenzen für die Frauen oder das junge Menschenkind, die an derartigen biologischen Manipulationen beteiligt sind, denkt offenbar keiner, jedenfalls spielen sich die derzeitigen diesbezüglichen Auseinandersetzungen ausschließlich im juristischen Raum ab.

Bisher unter Verschluß gehalten werden auch wissenschaftliche Untersuchungen, die erste Hinweise darauf liefern, daß nach *In-vitro-Fertilisation* (»Reagenzglas-Befruchtung«) nicht nur die Fehlgeburten, sondern auch die Mißbildungsrate offensichtlich höher ist als bei natürlich abgelaufenem Zeugungsvorgang und Schwangerschaftsablauf.

So muß beispielsweise bei der Entnahme von Eizellen aus einem Eierstock in der Regel eine hochdosierte Hormonvorbehandlung zur Erzeugung einer Superovulation gemacht werden, um die Chancen eines »Angehens« des befruchteten Samen-Eizellen-Komplexes zu erhöhen. Auch wissen wir noch nichts darüber, ob es nicht durch länger dauernde Aufbewahrung befruchteter Zellkomplexe in Kühlanlagen zu genetischen oder biologischen Schäden kommt, da die bisher zur Verfügung stehenden Fallzahlen zu einer sicheren Beurteilung noch zu klein sind.

Besonders in den letzten Jahren steigt überall auf der Welt die Zahl sogenannter Retortenbabys erheblich an, allein in der Bundesrepublik waren es bis Ende 1987 bereits fast 700. Das dabei auftretende Problem der Mehrlingsschwangerschaften löst man inzwischen ebenso elegant wie brutal: Man bringt die überzähligen, nicht gewünschten Föten im Mutterleib um.

Als besondere Pervertierung muß man es ansehen, wenn ein beidseitig steriles Ehepaar sich mit fremden Samen- und Eizellen ein Retortenbaby schaffen und dies in einer Leihmutter gegen Barzahlung austragen läßt. Dieser biologische Unsinn sollte schlicht und einfach gesetzlich verboten werden.

Es gibt genügend gesunde, elternlose Säuglinge, die auf kinderliebende Adoptiveltern warten. Die gegen derartige Adoptionen oft geäußerten Bedenken, viele dieser Neugeborenen oder Kleinkinder würden aus der sozialen Unterschicht stammen und damit über ein biologisch minderwertiges Erbgut verfügen, sind unzutreffend und bei der ungeheuren Vielfalt genetischer Möglichkeiten wissenschaftlich keineswegs belegbar. Mir erscheint daher der Beschluß der Samenbank St. Gallen aus dem Jahre 1987 vernünftig, die dortige Institution, die bisher immerhin 1 700 Schwangerschaften vermittelt hat, gänzlich zu schließen. Dem Vernehmen nach plant die Bundesregierung in ihrem vorgesehenen Fertilitätsgesetz auch, zu verbieten, daß männliche Samenspende (bisher durchschnittlich 400,– DM) weiterhin bezahlt wird.

Wenn wir in der Reproduktionsmedizin auch weiterhin die von der Natur gesetzten Grenzen immer mehr mißachten, müssen wir mit einer Häufung von Mißbildungen rechnen. Wer in seiner unmittelbaren Umgebung erlebt, was es für Eltern – in aller Regel natürlich in erster Linie für die Mutter – und ihr persönliches Leben bedeutet, wenn sie ein geistig oder schwer körperlich mißgebildetes Kind zur Welt bringt, wird zur Zurückhaltung mahnen und nicht versuchen, die Verweigerung der Biologie mit immer raffinierteren medizinischen Mitteln zu überspielen. Andererseits erspart unsere moderne Hochleistungsmedizin manchem mißgebildetem Kind ein kümmerliches »Krüppeldasein«, das solche Menschen früher oft führen mußten.

In wie starke und zunehmende Bedrängnis uns die gleiche potente Chirurgie unserer Gegenwart andererseits dadurch bringt, daß sie den früher natürlichen Absterbeprozeß mißgebildeter Neugeborener verhindert, wird uns noch im nachfolgendem Kapitel über die prothetische Medizin beschäftigen.

Vor unserer Zeit führten insbesondere auch siamesische Zwillinge oft ein groteskes Dasein. Erinnert sei an die »historischen« siamesischen Zwillinge, die 1811 in Siam (dem heutigen Thailand) geboren worden waren. An der Brust miteinander verwachsen, mußten sie jeden Schritt im Leben gemeinsam tun. Die beiden unzertrennlichen Brüder wurden immerhin 63 Jahre alt, sie heirateten 1843 die Schwestern Sarah und Adele Yats, mit denen sie zusammen die stattliche Zahl von 22 Kindern zeugten. Da die beiden schwesterlichen Ehefrauen später nicht mehr miteinander auskamen, wohnten die Siambrüder jeweils abwechselnd eine Woche bei Sarah bzw. bei Adele.

Als bedrückende Wirklichkeit erleben wir Ärzte, daß in der BRD jährlich nicht weniger als 800 Neugeborene mit einer sogenannten

Alkohol-Embryopathie zur Welt kommen, die ihre leichtere oder schwerere körperliche und/oder geistige Geburtsschädigung der ungehemmten Trunksucht ihrer schwangeren Mutter verdanken. Jede Frau sollte wissen, daß es hier keine sogenannte Schwellendosis für das Alkoholtrinken gibt. Jeder Tropfen Alkohol ist während der Schwangerschaft einer zuviel!

Auch das Zigarettenrauchen während der Schwangerschaft bedroht die Gesundheit der in der Gebärmutter heranwachsenden Frucht erheblich, wie schon die bei starken Raucherinnen deutlich erhöhte Abortquote dokumentiert. Bedrückend ist auch die rasch ansteigende Zahl mit Aids infizierter Neugeborener, da jede dritte aids-positive Mutter ein infiziertes Kind gebärt. Kaum geboren, sind diese armen Geschöpfe bereits unentrinnbar dem Tod ausgeliefert, solange wir keine das Virus vernichtenden Medikamente zur Verfügung haben. Zwei Drittel dieser Kinder sterben bereits vor Erreichen des zehnten Lebensjahres.

Unsere Politiker interessieren sich für das Problem der Abtreibung hauptsächlich aufgrund der von den Demographen vorgelegten Berechnungen über eine immer stärker schrumpfende bundesdeutsche Bevölkerung:

»In der Zeit, in der wir leben, ist die Zahl der Kinder, überhaupt der Bevölkerung, in einem Maße zurückgegangen, daß die Städte verödet sind und das Land brachliegt, obwohl wir weder unter Kriegen von längerer Dauer noch unter Seuchen zu leiden hatten. Dies nur deshalb, weil die Menschen der Großmannsucht, der Habgier und dem Leichtsinn verfallen sind, weder mehr heiraten noch, wenn sie es tun, die Kinder, die ihnen geboren werden, großziehen wollen, sondern meist nur eines oder zwei, damit sie in Luxus aufwachsen und ungeteilt den Reichtum ihrer Eltern erben.«

Geschrieben hat dies aber nicht ein konservativer BRD-Politiker, sondern Polybeos, ein griechischer Geschichtsschreiber aus dem 2. Jahrhundert vor Christi Geburt.

Den politisch Verantwortlichen in unserem Land sei durchaus das Recht zuerkannt, sich um die Entwicklung unserer Bevölkerung Sorgen zu machen, sie sollten jedoch dabei nicht in den völkischen Vermehrungs- oder Mutterschaftswahn der Nazis verfallen, als dessen Folge im Deutschen Reich damals die Abtreibung mit der Todesstrafe bedroht wurde.

Wir Ärzte sind in unserer überwältigenden Mehrheit dafür, daß die Zahl der jungen Leben, die ihr kurzes irdisches Dasein in der Nierenschale unserer Abtreibungseinrichtungen beenden müssen, wieder kleiner wird. Dies erreichen wir nur durch eine kinder- und elternfreundliche Sozialordnung, die auch eine steuerliche oder sonstige materielle Besserstellung der Eltern beinhalten muß, keineswegs aber dadurch, daß wir wieder verstärkt unseren Frauen mit Konfliktschwangerschaften die Staatsanwälte auf den Hals hetzen. Was dabei herauskommt, sollte der Memminger Prozeß in abschreckender Weise für jedermann sicht- und erkennbar dokumentiert haben.

Über mehr als zwei Jahrzehnte ausgedehnte tschechoslowakische Studien[2] haben überdies überzeugend die schwerwiegenden Folgen ungewollter Mutterschaft auf die Nachkommen dieser Frauen bewiesen. Solche nicht gewollten Kinder zeigen später mit einer Häufigkeit, die weit über dem Durchschnitt liegt, eine Unfähigkeit, stabile emotionale Beziehungen und zwischenmenschliche Verbindungen aufzubauen. Sie werden doppelt so häufig straffällig, sie landen überproportional häufig in psychiatrischen Anstalten und Fürsorgeheimen, sie werden häufiger geschieden und erreichen seltener als Wunschkinder die sozialen Ziele, die ihnen aufgrund ihrer Begabung und ihres Intelligenzquotienten zukämen. Auch die Selbstmordrate liegt höher als bei einem vergleichbaren sozialen Kollektiv, ebenso die spätere Häufigkeit depressiver Erkrankungen. Daher sei unseren Richtern und Staatsanwälten aus ärztlicher Sicht zugerufen: Hände weg von unseren »Konflikt-Schwangeren«, auch dann, wenn sie sich in ihrem schweren inneren Kampf nicht für, sondern gegen das in ihrem Leib heranwachsende Leben entschieden haben!

FAZIT

Der frühe Tod im Uterus ist ein typisches Symptom des anthropologischen Defizits unserer Industriekultur, dem inzwischen fast jedes dritte werdende Leben zum Opfer fällt. Die Beispiele der Sowjetunion (8 Millionen/Jahr) und Japans (1,2 Millionen/Jahr) zeigen eindrucksvoll den Zusammenhang zwischen der Möglichkeit und der Akzeptanz einer sicheren Kontrazeption und der Zahl der jährlichen Abtreibungen in einer Bevölkerung.

Ein ethisches oder moralisches Problem scheint die Abtreibung werdenden Lebens in unserer Zeit allerdings kaum noch zu sein. Die Menschen von heute – religiösen und metaphysischen Verwurzelungen weitgehend entfremdet – fürchten nicht mehr das Weinen der nie geborenen Kinder. Daß inzwischen ausgerechnet wir Ärzte, die wir Leben erhalten sollen, es sind, die weltweit jährlich mehr als 50 Millionen junger Leben in der Nierenschale enden lassen, ist ein Problem, das viele von uns, so gut es geht, zu verdrängen versuchen.

2

Leben auf Pump
Organtransplantation

Anfang Januar 1989 stand in Heft 1 der Zeitschrift»Hör Zu« zum x-ten Male ein begeisterter Bericht über die Wundertaten der Transplantationsmedizin in unserem Land:

»Vor wenigen Wochen, am 5. Dezember 1988, bin ich 54 Jahre alt geworden. 54 – das ist nichts Besonderes. Aber für mich war das der schönste Tag meines Lebens. Auch wenn ich noch ein bißchen schwach auf den Beinen war und immer wieder irgend jemand sagte: ›Setz dich lieber hin, Papa, ruh dich aus, streng dich nicht an!‹ Ehrlich gesagt, ich habe das ein bißchen genossen, obwohl mir soviel Fürsorge und Getue um meine Person überhaupt nicht in den Kram paßt. Aber diesmal mußte ich eine Ausnahme machen. Es war der erste Geburtstag mit meinem neuen Herzen, eine Art Wiedergeburt, der Start in ein geschenktes, zweites Leben.

Unsere Wohnung in Fulda glich einem Blumenladen. Und auf meinem Schreibtisch häuften sich Briefe und Karten von Verwandten, Freunden, Bekannten, Kollegen, aber auch von wildfremden Menschen. Und die Geschenke kann ich gar nicht aufzählen! Das schönste Geschenk hatte mir Privatdozent Dr. Thomas Stegmann, Chefarzt der Herzchirurgie der Städtischen Klinik Fulda, gemacht. Schon zwei Tage vor meinem Geburtstag durfte ich die Klinik verlassen. ›Der Erich Bott‹, sagte er, ›soll zu Hause feiern, da fühlt er sich am wohlsten.‹

Dr. Stegmann und sein Team hatten mir in den Morgenstunden des 14. Oktober ein fremdes Herz eingepflanzt. Sozusagen auf den letzten Drücker. Mein eigenes hätte noch ein oder zwei Tage mitgemacht – und wäre dann einfach stehengeblieben. Schluß, aus!«

Dieser jeden Menschen anrührenden Schicksalsgeschichte möchte ich ein paar andere Geschehnisse gegenüberstellen, um dann auf die großen finanziellen und ethischen Probleme unserer *prothetischen* (den Ersatz von Körperteilen betreffenden) Medizin zu sprechen zu kommen, mit denen unsere Gesellschaft in wenigen Jahren konfrontiert sein wird.

Am 6. Juli 1987 war in dem Kairoer Vorort Heliopolis ein sechs Jahre altes Mädchen gekidnappt worden. Die Entführer verlangten von der in ärmlichen Verhältnissen lebenden Familie jedoch keinerlei Lösegeld. Sieben Tage später wurde das Mädchen im Treppenflur der elterlichen Wohnung gefunden, es sah blaß und krank aus und hatte eine große, frische Operationsnarbe im rechten seitlichen Rücken-Lenden-Bereich. Bei der in einem ägyptischen Krankenhaus durchgeführten Untersuchung des Kindes stellte man fest, daß ihm operativ eine Niere entfernt worden war. Die verbrecherischen Kidnapper hatten für das gestohlene Organ sogar einen, wenn auch schäbigen Preis bezahlt. Im Hausflur der elterlichen Wohnung hatten sie einen Briefumschlag mit 10 000 ägyptischen Pfund (etwa 8 000 DM) hinterlassen.

Im gleichen Jahr wurde aus dem mittelamerikanischen Staat Honduras gemeldet, daß man in ärmlichen Verhältnissen lebenden Familien Kinder angeblich zur Adoption in wohlhabende amerikanische Familien abgekauft hatte. Ein Teil dieser Kleinkinder wurde später lebend, ein anderer tot aufgefunden. Die entsetzliche Wirklichkeit: Man hatte den gekauften jungen Menschen Organe zur Transplantation herausoperiert.

Im Sommer 1988 wurde aus Bangladesch bekannt, daß man Frauen nach Indien verkauft und dort getötet hatte, nachdem man ihnen Organe zur Transplantation entnommen hatte. In Madras (Indien) und Bangkok (Thailand) gibt es inzwischen Kliniken, in denen reiche Patienten sich die von armen Menschen gegen Barzahlung abgekauften Nieren implantieren lassen können.

In China, wo es noch die Todesstrafe gibt, kann man sich für relativ wenig Geld Ersatzorgane kaufen und einpflanzen lassen. Um Devisen ins Land zu bekommen, werden die getöteten Verbrecher nicht in erster Linie für die eigenen Volksgenossen, sondern für zahlungskräftige Ausländer »ausgeschlachtet«. In Europa, so glaubte man mindestens bis zum Jahre 1988, sind solche Vorgänge Gott sei Dank nicht möglich. Aber da wurde im Februar 1989 plötzlich Entsetzliches aus Großbritannien publik:

Im größten englischen Privatkrankenhaus, dem Londoner Humana-Wellington-Hospital, soll 1988 mehreren türkischen Staatsbürgern eine Niere entnommen worden sein – gegen Bezahlung, aber nicht mit Willen der Spender. Die Sache wurde aufgedeckt, als zwei staatsanwaltschaftlich vernommene türkische Kleinbauern behaupteten, im September 1988 unter dem Vorwand nach Großbritannien gelockt worden zu sein, es gebe dort einen Arbeitsplatz für sie. Ungeklärt ist bis jetzt die Frage, wie sie ins Wellington-Hospital gelangt sind und ob sie wußten, was sie bei ihrer Klinikaufnahme unterschrieben haben, nämlich daß man ihnen eine Niere herausoperieren wolle. Der leitende Chirurg dieses Krankenhauses, gleichzeitig Direktor des National Kidney Centre (Privatstiftung zur Vermittlung von Nierentransplantationen), war verschwunden. In Istanbul wurde kurz darauf ein »Drogenhändler« verhaftet, der vor der Polizei gestanden hat, »20 oder 30« Türken zur Organspende nach England geschleust zu haben. Pro Niere gab es für die Spender 3 000 Pfund (etwa 9 600 DM).

In der BRD werden überwiegend paarige Organe von Toten transplantiert, so stammten im vergangenen Jahr von 1 800 transplantierten Nieren nur 50 von lebenden Spendern, meist nahen Blutsverwandten. Schockiert von den obenerwähnten Vorkommnissen, hat Prof. Dr. Walter Land vom Großhaderner Klinikum in München auf einem Symposium 1988 verkündet, Lebendorganspenden in Zukunft in seinem Krankenhaus nicht mehr durchführen zu wollen, da man unerkannt bleibende ökonomische Erwägungen und Abmachungen auch unter Verwandten nicht mit hinreichender Sicherheit ausschließen könne. Diese Stellungnahme hat auf dem Symposium eine sehr kontrovers geführte Diskussion ausgelöst, in deren Verlauf der amerikanische Mediziner Prof. Dr. David Sutherland die deutsche Haltung als Überreaktion kritisiert hat. Sie unterbinde den Mißbrauch in anderen Ländern nicht, in seinem Bundesstaat liege die Rate der Lebendspenden fast ebensohoch wie die Entnahmequote bei Toten. Da man immer noch viel zuwenig gespendete Organe zur Transplantation zur Verfügung habe, dürfe man sich im Interesse schwerkranker Menschen durch nie ganz auszuschließende mißbräuchliche Verfahrensweisen nicht davon abhalten lassen, auch Lebenden paarige Organe zu entnehmen, um nicht noch mehr Menschen sterben zu lassen, obwohl man sie mit den modernen Methoden unserer Hochleistungsmedizin retten könne. Dennoch konnten auch andere Symposiumsteilnehmer die deutschen Bedenken nicht ausräumen, selbst bei der bis jetzt akzeptierten Form der Verwandtenspende sei oft eine geheimgehaltene Bezahlung im Spiel gewesen.

Der Organschwarzmarkt

In die außermedizinische deutsche Öffentlichkeit gelangten menschliche und ethische Fragestellungen aber erst durch zwei Ereignisse in unserem Land:

Im September 1988 erhielt ein 54jähriger deutscher Geschäftsmann unter dem Briefkopf einer »Organspende- und Humanersatz-Vereinigung auf Gegenseitigkeit« ein Schreiben, das ihn ebenso erstaunte wie befremdete. Man bot ihm an, den Preis von 60 000 bis 80 000 DM für eine seiner Nieren zu zahlen. Der Briefschreiber erläuterte und begründete sein makabres Angebot folgendermaßen:

»Dem Bundesanzeiger habe ich entnommen, daß Sie, Herr G. M., pleite sind. Falls Ihnen der Mut für einen Einbruch oder einen Banküberfall fehlt, biete ich dem sehr geehrten Gemeindeschuldner eine Lösung auf der Basis der Vernunft an. Eine Geldtransfusion für Ihr Weiterleben, eine Nierentransplantation für das Weiterleben eines Krösus. Dieser simple Handel zwischen zwei unbekannten Menschen, die hier zu Kameraden im Kampf gegen den Tod werden – von unserem Staat und unserer Gesellschaft als moralisch bedenklich verpönt –, rettet zwei Menschenleben, jedenfalls das Ihre: Sie überleben: medizinisch und wirtschaftlich.«

Der Briefschreiber heißt Reiner René Graf Adelmann von Adelsmannsfelden. Er ist 40 Jahre alt, Vater von 10 Kindern und lebt in dem oberschwäbischen Dorf Sentenhart bei Sigmaringen. Seine Adressaten sind verschuldete Bürger oder in Konkurs geratene Geschäftsleute, denen der unfeine Adelige zur finanziellen Sanierung eine Organspende vorschlägt. Die Anschrift der in Not Geratenen beschafft sich der Volljurist ohne Anwaltslizenz (sie wurde ihm 1982 entzogen) aus öffentlichen Bekanntmachungen über Konkurse und Zwangsversteigerungen und die Schuldnerlisten der Amtsgerichte. Auf Anfrage verkündet er stolz, in seinem Pfinztaler »Organ-Büro« in der Nähe von Karlsruhe würden inzwischen täglich vier bis fünf Interessenten anrufen.

Der ominöse Graf ist nicht der erste in unserem Land, der auf die Idee kam, mit Organspenden lukrative Geschäfte zu machen. 1985 hatte erstmals ein Aachener Arzt versucht, Organspenden zu kommerzialisieren. Ihm wegen seiner Berufsmoral die Approbation zu entziehen war weder der zuständigen Ärztekammer noch der Arbeitsgemeinschaft der Transplantationszentren gelungen. Das »Nieren-Geschäft« kam damals nur deshalb nicht zustande, weil sich in der Bundesrepublik keine Klinik fand, die bereit war, »bezahlte« Organe einzupflanzen.

Die Bundesärztekammer hatte – geschockt durch einen sich abzeichnenden lukrativen Organhandel – den Weltärztebund veranlaßt, in Brüssel eine Resolution verabschieden zu lassen, in der jeder Handel mit menschlichen Organen geächtet wurde. Die europäischen Transplantationszentren haben sich gegenseitig in einer Erklärung versprochen, kommerziell gehandelte menschliche Organe nicht zu transplantieren. Noch ist in unserem Land kein Fall bekannt geworden, daß ein in finanzielle Not geratener Mensch eine Niere verkauft hätte, um dem drohenden Bankrott zu entgehen. Keiner der von dem bedenkenlosen Adeligen angeschriebenen deutschen Urologen hat sich bisher bereit erklärt, erbetene »Vermittlungsdienste« zu leisten.

Juristisch ist dem »Organhändler«, der auch schon als Babyvermittler und Asylbewerber-Einschleuser unangenehm aufgefallen ist, nicht ohne weiteres beizukommen, da es bei uns bisher kein Transplantationsgesetz gibt, das die Bedingungen der Organspende regelt und festschreibt. Deshalb hat auch die Arbeitsgemeinschaft der deutschen Transplantationszentren nach Überprüfung der Rechtslage eine zunächst geplante Anzeige gegen Herrn Adelmann mangels Aussicht auf Erfolg unterlassen. Auch die zuständige Staatsanwaltschaft in Karlsruhe sieht keine Möglichkeit, gegen den Grafen mit Rechtsmitteln vorzugehen. Zwar meinte der zuständige Oberstaatsanwalt, ihn beschleiche ein »unangenehmes Gefühl«, aber »juristisch gesprochen liegt das wohl in einer Grauzone«. Und weiter: Derartige Vermittlungsgeschäfte lägen in der BRD derzeit in einem »nicht strafbewehrten Raum«.

Zur Zeit versucht man über den § 138 BGB solche Aktionen als sittenwidrig zu deklarieren und damit juristisch verfolgbar zu machen. Außerdem sollen die Grundlagen geschaffen werden, unter derartigen Prämissen tätig werdende Mediziner nach § 226a StGB zu belangen, da die Organentnahme dann als medizinisch und moralisch nicht verantwortbare Körperverletzung interpretiert würde. Daß solche Organentnahmen keineswegs gänzlich risikofrei für den Spender sind, zeigen weltweit 19 Todesfälle, die bei solchen Eingriffen inzwischen bekannt geworden sind.

Wahrscheinlich machen wir Ärzte uns auch Illusionen darüber, daß solche Organhergaben stets nur aus lauteren ethischen Motiven erfolgen und eine Organbezahlung nicht stattfindet. Spendet beispielsweise ein Neffe seinem nierenkranken Onkel eine Niere, verlängert er ihm damit nicht nur das Leben, sondern verbessert ihm auch – durch Ersparung der belästigenden Dialyse – erheblich seine Lebensqualität und Mobilität. Revanchiert sich sein Verwandter mit einem bestimmten Geldbetrag, der Übertragung einer Eigentumswohnung oder eines Grundstückes, so mag das moralisch anrüchig sein, aber aufgrund welcher Rechtsgrundlage soll man einen derartigen Vorgang verbieten oder gar bestrafen? Man müßte dann den Organaustausch schon auf die unmittelbaren Familienmitglieder, also von Eltern auf Kinder und von Geschwistern untereinander, beschränken, da dann ökonomische Gesichtspunkte weitgehend ausgeschaltet wären.

Es liegen uns jedenfalls heute sichere Hinweise darüber vor, daß in einer Reihe von armen Entwicklungsländern inzwischen ein schwunghafter Handel mit menschlichen Organen betrieben wird, wobei es sich fast ausschließlich um die Hergabe einer Niere von finanziell bedürftigen Menschen handelt. Der Verkaufspreis liegt dabei meist zwischen 15 000 und 20 000 DM.

Nicht nur wegen der zweifelhaften Qualität der medizinischen Versorgung gehen Adelmann-Kunden ein hohes Risiko ein. Die Empfänger der Organe haben unter Umständen mit lebensgefährlichen Komplikationen zu rechnen, denn die Gewebsgruppen von Patient und Spender müssen unbedingt identisch sein. Weil im zentralen »Eurotransplant«-Computer die medizinischen Daten von 10 000 Spendernieren abgespeichert sind, können die Kliniken immer auf passende Organe zurückgreifen. Nur dadurch ist erreichbar, daß lediglich 20 % aller transplantierten Nieren, bei engen Blutsverwandten sogar nur 5 %, im Lauf des ersten Jahres nach der Operation wieder abgestoßen werden. Die deutschen Transplantationschirurgen warnen daher schon jetzt vor den käuflichen Adelmann-Nieren, da zu befürchten ist, daß nicht nur medizinische, sondern auch kommerzielle Gesichtspunkte eine Rolle spielen, wenn keine optimale Übereinstimmung zwischen Spender- und

Empfängerorganismus vorliegt. So prophezeit Prof. Erich Streicher, der Leiter der Abteilung für Nieren- und Hochdruckkrankheiten am Stuttgarter Katharinenhospital: »Wenn jemand schon so skrupellos ist, eine auf diesem Weg gespendete Niere zu transplantieren, dann transplantiert er im Zweifelsfall auch eine nicht ganz passende Niere.«

Streichers Kollege Prof. Werner Lauchart von der Universitätsklinik Tübingen befürchtet außerdem eine Diskreditierung der gesamten Transplantationsmedizin: »Sobald der Eindruck entsteht, daß Ärzte sich kaufen lassen, ist die Reputation ruiniert, und wir können dichtmachen. Irgendwann kauft dann jemand Kindernieren aus der dritten Welt und behauptet, ein Kind damit aus dem Slum zu holen und einem Bedürftigen in Europa helfen zu können.«

Es war zu befürchten, daß Adelmanns schlechtes Beispiel Schule machen würde; die in Aussicht stehende Verdienstspanne (die Rede ist von einem Verkaufspreis der Spenderniere von 150 000 DM bei einem durchschnittlichen Einkaufspreis von max. 80 000 DM) ist offensichtlich so unwiderstehlich verlockend, daß moralische Schamgrenzen mühelos übersprungen werden. Diese Organverkäufer gehen offensichtlich auch davon aus, daß die medizinischen Kosten der Niereneinpflanzung und Nachsorge von den Krankenkassen übernommen und damit von der Allgemeinheit getragen werden.

Andere Organhändler wie der Frankfurter Rainer Scherer beabsichtigen offenbar, in Niedrigpreisländern die Organüberpflanzung von einem Menschen auf den anderen vornehmen zu lassen. Scherer bietet einem potentiellen Nierenspender 40 000 DM, wenn er zu einer Operation nach Neu-Delhi, Karatschi oder Manila zu fliegen bereit ist. Weitere obskure Organ-Agenturen sind inzwischen in München und Karlsruhe eröffnet worden.

Etabliert sich also in unserem Land klammheimlich eine Transplantations-Mafia? Immerhin dauert es durchschnittlich 30 Monate, gelegentlich bis zu fünf Jahren, bevor der Computer der Eurotransplant-Zentrale in den Niederlanden eine passende Spendernire gefunden hat. Derzeit stehen nicht weniger als 6 000 nierenkranke Bundesbürger auf der Warteliste. Am Leben hält sie in der Zwischenzeit das Dialysegerät, an das derartige Patienten zwei- bis dreimal pro Woche angeschlossen werden, wenn sie nicht – wie wenige, meist betuchte Bundesbürger – über eine hauseigene, in ihrer Wohnung aufgestellte Dialyseeinrichtung verfügen.

In den afrikanischen und asiatischen Ländern gibt es dagegen nur spärliche oder gar keine Dialyse-Vorrichtungen. Wer dort kaputte Nieren hat, muß sterben. Kann es daher erstaunen, daß in diesen Ländern wohlhabende und vermögende Menschen alles daransetzen, dem unbarmherzig auf sie zukommenden Tod durch Kauf einer lebensrettenden Spenderniere von der Schippe zu springen? Wer kann es ihnen wirklich verübeln, wenn sie versuchen, auf Kosten der Organhergabe eines armen Landsmannes, der dringend – vielleicht auch zum Überleben – Geld braucht, am Leben zu bleiben? Inzwischen lockt auch die Volksrepublik China mit Dumpingtarifen. Im Militärhospital Nan Fong in Kanton (Südchina) werden an Ausländern Transplantationen für 18 000 bis 23 000 DM vorgenommen. Die Transplantate stammen von Todeskandidaten, denen die Niere vor der Hinrichtung entnommen wird. In anderen chinesischen Krankenhäusern werden dem Organspender rund 7 000 DM bezahlt.

Wer fragt hier nach Moral oder sozialer Gleichberechtigung? Selbst in wohlhabenden Staaten mit überwiegend kapitalistisch orientierter Medizin, wie etwa den USA, bleibt mancher Mensch nur deshalb länger am Leben oder kann sich eine bessere Lebensqualität trotz chronischer Erkrankung sichern, weil er das nötige Geld hat, sich gute Ärzte und hervorragende medizinische Einrichtungen »zu kaufen«.

Zumindest in den europäischen Staaten mit ihrer weitgehend oder teilweise sozialisierten Medizin müßte es jedoch möglich sein, einen wie auch immer gearteten Organhandel zu unterbinden. Daß gewissenlose Geschäftemacher, wie Adelmann und Scherer, überhaupt eine Chance wittern, die Not in finanzielle Schwierigkeiten geratener Mitbürger für ihr gewinnträchtiges Kupplergeschäft ausnützen zu können, liegt im Grunde eigentlich nur an der ungenügenden Bereitschaft unserer jüngeren Landsleute, im Falle ihres plötzlichen Todes ihre gesund gebliebenen Organe zur Transplantation freizugeben. Denn limitiert wird die Transplantationschirurgie in unserem Land derzeit in erster Linie durch den Mangel an Spenderorganen. Die inzwischen positive Einstellung unserer Bevölkerung gegenüber den Transplantationen geht leider keineswegs mit einer entsprechend gestiegenen Bereitschaft zur Organspende parallel.

Föten als Organspender

Das zweite Ereignis, das in letzter Zeit die Transplantationsmedizin in die öffentliche Diskussion gebracht hat, ist die Verwendung *anencephaler* (großhirnloser) Föten als Organspender sowie die Übertragung fötalen Gewebes nicht nur auf kranke Kinder, sondern auch auf chronisch oder bedrohlich erkrankte Erwachsene.

Anfang Dezember 1987 kam es erstmals auf dem 13. Kongreß für perinatale Medizin in Berlin durch das Referat des Münsteraner Geburtshelfers und Chirurgen Beller über die Verwendung von Föten als Organspender zu harten wissenschaftlich-ethischen Auseinandersetzungen in der Ärzteschaft selbst. Anlaß war die Entnahme von Organen großhirnlos geborener Föten, bevor diese (wie meist), wenige Tage nachdem sie das Licht der Welt erblickt hatten, verstorben waren. Von manchen Medizinern wurde Beller vorgeworfen, er habe sogenannte Vivisektionen vorgenommen.

In der Bundesrepublik, den USA und Irland sind in den vergangenen zwei Jahren erstmals derartige Eingriffe vorgenommen worden. Die Operateure haben ihre Absicht bekräftigt, auf diesem Wege weiterzumachen, da man nur so in ausreichendem Maß Spenderorgane, besonders für kranke Kinder, bekommen könne. Die Aufregung über ihr Tun werde sich schon legen, wenn man sich an diesen Gedanken erst einmal gewöhnt habe. Besonders bei Philosophen und Theologen sind diese Mediziner mit ihrer Haltung auf erbitterten Widerspruch und Widerstand gestoßen.

Die Ärzte hatten Frauen, denen im Verlauf von Schwangerschaftsuntersuchungen die schlimme Mitteilung gemacht worden war, in ihrer Gebärmutter wachse ein großhirnloses Kind heran, dazu überredet, keine Abtreibung vornehmen zu lassen, sondern sich bereit zu erklären, das Kind bis zur »*Sectio*-Reife« (Sezier-Reife) auszutragen. Nachdem man diese schwer mißgebildeten Kinder durch Kaiserschnitt zur Welt gebracht hatte, erklärte man sie kurzerhand für tot und entnahm ihnen verschiedene Organe – bisher Herz und Nieren –, um sie kranken Kleinkindern, in einigen Fällen auch Erwachsenen, zu überpflanzen.

In Berlin kam es wegen derartiger Organtransplantationen nicht nur im Kongreßzentrum zu heftigen Auseinandersetzungen, sondern auch zu wütenden Protestreaktionen der West-Berliner Feministen vom Frauen-Gesundheitszentrum, die sich darüber empörten, daß Frauen zu lebenden Brutkästen degradiert würden.

Der katholische »Kardinal-von-Galen-Kreis« in Münster hat inzwischen gegen Prof. Beller Strafanzeige wegen Kindestötung erstattet. Prof. Beller sowie seine amerikanischen und irischen Kollegen hatten erstmals nicht den spontanen Tod dieser Mißgeburten (in der BRD jährlich 500, in den USA 2 000) abgewartet, sondern den Kindern bei noch lebendigem Leib Organe zur Transplantation entnommen. Beim Abwarten bis zum spontanen Tod dieser Mißgeburten kam es bereits zu einer derart starken Vorschädigung der Organe, daß dadurch der Erfolg der Transplantationen nicht selten in Frage gestellt war.

Prof. Fritz Beller erklärte in Berlin, ein Fötus ohne Großhirn mache als Sonderfall der Natur allenfalls eine gewisse Entwicklung durch; als Leben, jedenfalls als menschliches, könne dieser Prozeß nicht bezeichnet werden, sein Ende mithin auch nicht als Tod. Wissenschaftlich betrachtet habe ein anencephaler Fötus trotz vorhandener Herztätigkeit niemals gelebt.

Anfang 1988 ging eine aufsehenerregende Meldung durch die Presse, ein mexikanisches Ärzteteam habe an Parkinsonscher Krankheit (Schüttellähmung) erkrankten Menschen Hirn- und Nebennierenzellen eines Fötus übertragen. Damit erhoffe man sich eine deutliche Besserung der hochgradigen Bewegungsstörungen und sonstigen Krankheitssymptome dieser Menschen. Die ins Hirn eingepflanzten fötalen Zellen sollen quasi als kleines Chemiewerk dort das Enzym Dopamin produzieren, dessen Fehlen in bestimmten Hirnregionen eine wesentliche Ursache der Parkinsonschen Krankheit ist. Laut Auskunft der Krankenhausleitung ist bei den Operierten – einem 50jährigen Mann und einer 35 Jahre alten Frau –, die den operativen Eingriff gut überstanden haben, inzwischen eine deutliche Besserung in ihrem Gesundheitszustand eingetreten.

Der mexikanische Chirurg hatte in den letzten zwei Jahren bereits zwanzig weitere Patienten an Parkinsonscher Krankheit operiert, diesen aber körpereigenes Hirngewebe und auch Teile der eigenen Nebenniere entnommen, um sie anschließend ins Gehirn zu reimplantieren. Der Eingriff hat inzwischen auch in den USA und Europa Schule gemacht. Werden wir bald auch fötale Hirnteile übertragen? Da man inzwischen durch frühere Tier- und Menschenexperimente die Erfahrung gemacht hatte, daß fötales Gewebe im Empfängerorganismus nicht nur schneller wächst, sondern auch weniger Abwehrreaktionen verursacht als das vergleichbare Gewebe eines Erwachsenen, erhofft man sich seitens der Mediziner ein längeres Überleben der transplantierten Hirn- und Nebennierenzellen im Empfängerorganismus.

Diese Erkenntnis hatte sich auch der international anerkannte Strahlenexperte Dr. Robert Gale zunutze gemacht, als er sechs besonders schwer betroffenen russischen Strahlenopfern des Tschernobyl-Unglücks fötales Gewebe übertragen hatte, um die Knochenmarksproduktion wieder anzuregen, die in den bestrahlten Personen völlig zum Erliegen gekommen war. Allerdings hat von diesen Patienten keiner überlebt, der erlittene Strahlenschaden war offenbar zu schwerwiegend.

Es ist schon eine merkwürdige und widersprüchliche Ethik und Moral, die sich in der abendländischen und damit auch der bundesdeutschen Gesellschaft breitgemacht hat: Wir töten ohne Skrupel gesunde Kinder im Mutterleib, aber wir wollen trotz der Sinnhaftigkeit für die medizinische Forschung wissenschaftliche Experimente mit überzähligen Embryonen verbieten. Wir entnehmen hirnmißgebildeten menschlichen Körpern Organe zur Transplantation, aber wir gestatten keine Tötung noch so schwer mißgebildeter Säuglinge, und wir stellen auch die aktive Sterbehilfe selbst dann unter Strafe, wenn sie aus lauteren Motiven und ausschließlich im Interesse eines unheilbar und schwer leidenden Kranken betrieben wird.

Kinder als Menschenopfer

In der französischen Nationalversammlung hat im vergangenen Jahr eine erbitterte Debatte über einen von einer Elterninitiative eingebrachten Gesetzesentwurf stattgefunden, mit dem es Ärzten in Anwesenheit eines Richters gestattet sein sollte, in den ersten drei Lebenstagen einem schwer mißgebildeten, nicht normal lebensfähigen Neugeborenen den Gnadentod zu geben.

Ein 34jähriger deutscher Werkzeugmacher hat unlängst seinem elf Tage alten mißgebildeten Kind ein Messer in den Hals gestochen – aus Barmherzigkeit, wie er im Prozeß gegen ihn vor Gericht bekundete.

Im Oktober 1988 wurde in den USA einem ein Jahr alten Säugling, der mit einem schwer mißgebildeten Herzen geboren worden war, das Herz eines großhirnlosen Fötus eingepflanzt. Das kleine Menschenkind hat den für seinen noch zarten Organismus hochgradig lebensgefährlichen operativen Eingriff überlebt. Es mag als im

Sinne des Fortschrittes notwendiges medizinisches Experiment akzeptiert werden, aber ist es sinnvolle und humane ärztliche Hilfe für ein schwerkrankes, im Grunde nicht lebensfähiges Kind?

Im vergangenen Jahr hat man einem kleinen leberkranken Jungen innerhalb eines einzigen Jahres drei Lebertransplantationen gemacht; bevor es zur vierten kam, ist das Kind gestorben. Muß man hier nicht sagen: Gott sei Dank?

1987 hat man an der Universitätsklinik Kiel versucht, einem kleinen Mädchen einen Teil des Dünndarms seiner Mutter zu übertragen, nachdem vier Voroperationen an dem armen Menschenkind, das seit seiner Geburt künstlich ernährt werden mußte, gescheitert waren! Diese mißglückte Operation war der sechzehnte heroische Versuch eines Chirurgen, eine Darmtransplantation von einem Menschen auf einen anderen vorzunehmen.

Wird in den Händen derart riskant arbeitender Chirurgen aus einem menschlichen Nutznießer von Medizin nicht in Wahrheit ein Opfer medizinischer Hybris? Oder müssen wir die gewagten Unternehmungen avantgardistischer Mediziner tolerieren, weil ihre Bemühungen den medizinischen Fortschritt von morgen bringen?

In der »Ärzte-Zeitung« Nr. 20 vom 14.11.1988 hat Prof. Dr. Eberhard Delz von der Abteilung Allgemeine Chirurgie der Universität Kiel bekanntgegeben, daß er erneut eine Dünndarmtransplantation vorgenommen habe und daß diesmal der Patient überlebt hätte. Er hat einer 42 Jahre alten Frau einen 60 cm langen Darmabschnitt ihrer Schwester überpflanzt, der im April 1988 wegen einer lebensbedrohlichen Venenentzündung der Darmgefäße der gesamte Dünndarm hatte entfernt werden müssen. Seitdem mußte die Frau künstlich ernährt werden, sie hätte niemals in ihrem Leben wieder normal essen können. Auch jetzt steht noch nicht fest, ob und wie lange das Darmtransplantat hält und ob bzw. in welchem Umfang es der Frau noch einmal möglich sein wird, wie ein normaler Mensch Nahrung zu sich zu nehmen.

Aber dennoch, ist es angesichts derart schrecklicher Lebensschicksale nicht unabdingbar notwendig, daß die Medizin, um weiterzukommen, nach gründlicher Vorbereitung durch Tierexperimente auch Menschen dazu benutzt und benutzen muß, neue, bessere Behandlungsverfahren gerade für besonders schreckliche Krankheitsschicksale zu finden? Muß es also nicht immer und zu allen Zeiten medizinische »Menschenopfer« geben, um die Heilkunde weiter voranzubringen?

H. H. Kersten hat dazu sarkastisch bemerkt: »Die Fortschritte der Medizin sind ungeheuer. Man ist sich seines Todes nicht mehr sicher.« Unseres Todes werden wir wohl immer sicher sein, aber ob wir Mediziner den Menschen etwas Gutes tun, wenn wir für unsere Handlungsaktivitäten immer weniger die von der Natur gesetzten Grenzen akzeptieren, werden wir uns in dem Maße eindringlicher fragen müssen, in dem eine Hochleistungsmedizin »ohne Rücksicht auf Verluste« weiter fortschreitet und ihre Ziele fast in die Unendlichkeit verlegt. Werden wir gar eines Tages Gehirnteile von einem Menschen auf den andern übertragen können, und dürfen wir das tun?

Wie sagte der alte Goethe: »Zu den Ärzten ist nichts zu bringen. Man weiß niemals, ob sie etwas geheimhalten oder ob sie selbst nicht wissen, woran sie sind.« Wissen unsere Transplantationsmediziner und sonstigen im Arbeitsbereich der prothetischen Medizin tätigen Ärzte wirklich immer, woran sie sind?

Organtransplantation als Kostenproblem

Wir stark sich in den letzten fünf Jahren die Organtransplantation in der bundesrepublikanischen Medizin etabliert hat, zeigen folgende Vergleichszahlen:

Organtransplantationen 1983		*Organtransplantationen 1988*	
Nieren:	1 027	Nieren:	1 704
Herzen	20	Herzen:	221
Lebern:	35	Lebern:	95

Erfolgreiche Bauchspeicheldrüsen-Überpflanzungen gelangen in der BRD erst in den letzten Jahren, 1988 waren es 49 operierte Bundesbürger, deren Diabetes Typ I man im vergangenen Jahr mit einer entsprechenden Organübertragung dieser wichtigen Verdauungsdrüse zu heilen versucht hat. Schon länger etabliert sind dagegen Knochenmarksübertragungen, sie wurden 1988 in der BRD 296mal ausgeführt. In diesen Fällen, in denen meist ein Blutkrebs, seltener ein Knochenmarksschwund der Anlaß zu einer Fremdorganübertragung ist, sind die Patienten unter allen Empfängern noch am besten dran, weil sich das fremde Knochenmark im Empfängerorganismus – ist es erst einmal »angegangen« – in normaler Weise weiter vermehrt, ohne daß dem Patienten ständig bzw. lebenslang relativ giftige zytostatische Substanzen und/oder Nebennierenrindenhormone (mit den durch diesen beiden Stoffgruppen verbundenen schädlichen Nebenwirkungen) zugeführt werden müssen.

Es ist eine wunderbare Sache, daß in derartigen Fällen gerade Kindern im wahrsten Sinne des Wortes ein geborgtes, neues Leben geschenkt werden kann. Sie haben die Chance, eine normale Lebenserwartung zu erreichen und nicht wie die anderen Organempfänger unter ständiger medizinischer Betreuung (einschließlich aggressiver Medikamententherapie) bleiben zu müssen.

Zwar überleben heute auch bei diesen Organtransplantationen 80 bis 90 % der Patienten das heikle erste Jahr und etwa 80 % der Nieren- und fast 70 % der Herzempfänger das fünfte Transplantationsjahr, bei den Leberüberpflanzungen sind es aber auch heute erst ein knappes Drittel, die die Transplantation um fünf oder mehr Jahre überleben. Noch schlechter sind die langjährigen Überlebenschancen bei den sogenannten Mehrfachorganempfängern.

Weltweit haben in den letzten zwei Jahrzehnten 3 000 Menschen ein neues Herz und immerhin bereits 45 000 Personen eine neue Niere übertragen bekommen. 80 % dieser Kranken haben die Chancen einer Lebensverlängerung um fünf Jahre oder mehr, und selbst bei der risikoreicheren und hinsichtlich der Nachbetreuung schwierigeren Herztransplantation können inzwischen mehr als 60 % der Empfänger mit einer Verlängerung ihres irdischen Daseins um fünf Jahre oder mehr rechnen.

Die erste Organverpflanzung fand im Jahre 1951 in den USA statt, wo man einem todkranken Matrosen die Niere eines anderen Menschen in den Oberschenkel einpflanzte, ein etwas heroisches Verfahren, wie man es in der Medizingeschichte immer wieder antrifft, wenn ein substantieller Fortschritt in der Krankenbehandlung gefunden wird. Man hat deshalb mit der Niere als erstem Organ bei der Übertragung von einem gesunden Spender auf einen kranken Empfänger begonnen, weil sie das einzige paarige Organ darstellt, auf dessen eine Hälfte ein Mensch zugunsten eines anderen verzichten kann. Auch ist das Herausoperieren und die Einpflanzung einer Niere ein relativ unkomplizierter technischer Eingriff, vergleicht man es mit einer Herz-, Leber- oder Bauchspeicheldrüsentransplantation. Aus technischer Sicht am einfachsten ist die Überpflanzung von Knochenmark, das dem Empfänger einfach wie ein Medikament in eine Vene seines Körpers eingespritzt werden kann.

Die Phantasie der Menschen aber haben stets die Herztransplantationen am stärksten angeregt und bewegt, seit dem südafrikanischen Chirurgen Christiaan Barnard 1967 die erste Herzverpflanzung gelungen war. Der erste Mensch lebte allerdings mit seinem überpflanzten Herzen nur ganze 18 Tage, und auch in dieser Zeit war er im Grunde mehr tot als lebendig. Wie wagemutig offenbar manche Chirurgen sind, ergibt sich auch aus der berichteten und offenbar wahren Tatsache, daß der berühmte Chirurg den Eingriff einer Herzverpflanzung an 50 Hunden geübt hat, wobei keines der Tiere die Operation überlebt hat.

Fremdes Herz als Lebensretter

Am Beispiel der Herztransplantationen läßt sich für Laien vielleicht am eindrucksvollsten auch die Kehr- und Schattenseite unserer Organtransplantation aufzeigen:

Kurt M., 62 Jahre alt, seit Jahren schwer herzkrank, unter Angina-pectoris-Anfällen leidend, die in letzter Zeit bereits nach einer Gehstrecke von 15 bis 20 m auf ebener Erde auftraten. Um in seinem Haus in den zweiten Stock zu gelangen, mußte er jedesmal 2- bis 3mal stehenbleiben und kurz verschnaufen, weil ihm die Luft ausging und sich ihm die Brust wie in einem Schraubstock zusammendrückte. Alle konservativen Behandlungsmöglichkeiten waren ausgeschöpft, eine Besserung nicht mehr in Sicht, der baldige Tod absehbar.

Der Mann fühlte und wußte das, er war daher mit jeder ihm vorgeschlagenen, auch noch so gefährlichen Form einer medizinischen Behandlung einverstanden. Zunächst bot man ihm einen *koronaren Bypass* (Überbrückung einer verengten Herzkranzarterie durch Einpflanzung einer körpereigenen Vene oder Arterie) an und schickte ihn deshalb nach Bad Krotzingen. Den dortigen Kardiologen schien die Operation zu riskant, sie schickten den zutiefst enttäuschten und deprimierten Patienten wieder nach Hause. Auf Veranlassung des hiesigen Kreiskrankenhauses versuchte man, ihn den besonders erfolgreichen Herzchirurgen an der Med. Hochschule Hannover anzubieten. Man erklärte ihm dort zunächst, man wolle den Eingriff riskieren, einen Tag vor der geplanten Operation teilten ihm die Chirurgen jedoch mit, aufgrund der fortgeschrittenen

Herzschädigung halte man die Chancen einer solchen Operation für sehr gering, wenn überhaupt, könne man ihm nur noch mit einer Herztransplantation helfen. In einem Gespräch erzählte Kurt M., wie es dann mit ihm weiterging:

»Ich habe mich sofort für die Einpflanzung eines Spenderherzens entschieden, was wäre mir auch sonst übriggeblieben. Mein Leben war nichts mehr wert, es bestand nur noch aus Schmerzen und Angst. Als großes Problem stellte sich heraus, daß es für mein durch die Krankheit bereits stark vergrößertes Herz nur Ersatz geben könnte, wenn zufällig in nächster Zeit ein Hochleistungssportler tödlich verunglücken würde, da nur ein solcher Mensch ein für ihn ausreichend großes Herz als adaptive Anpassung an die ständige körperliche Maximalbelastung haben würde. Aber es verunglückte unglücklicherweise für mich niemand mit einem Herzen, das für mich geeignet war.

21 Patienten lagen insgesamt in der Klinik und warteten auf ein Herz. Jede Woche kam einer, manchmal kamen sogar zwei zur Operation, ich aber wartete Woche für Woche vergebens. Schon waren 17 dieser Wartepatienten operiert worden, meine Hoffnungen auf eine Lebensverlängerungschance war auf Null gesunken, da sich mein körperlicher Zustand und die Verfassung meines Herzens von Tag zu Tag mehr verschlechterten. In resignierender Todesangst schlief ich jeden Abend ein, geplagt von Alpträumen, ständig wach werdend durch mein unregelmäßig schlagendes, laut klopfendes Herz, dessen nur noch mühsam aufrechterhaltene Pumpfunktion mir mit jedem Schlag das Blut in den Kopf pumpte, so daß mir besonders nachts im Liegen der Schädel brummte. Es hörte sich ähnlich an wie das Stottern eines bald kaputtgehenden Automotors.

Dann, eines Nachts, geschah es: Der diensttuende Chirurg erschien und kündigte mir an, aus Holland wäre das Herz eines jungen, tödlich verunglückten Sportlers im Anmarsch, man werde mich innerhalb der nächsten Stunden operieren.

Die ersten Wochen nach der Operation waren schlimm und schwierig, ich fühlte mich anfangs noch fast so krank wie zuvor, es stellte sich Fieber ein, ich war völlig appetitlos, ständige Übelkeit und ein häufiger Brechreiz quälten mich. Doch allmählich besserte sich mein Zustand, ich konnte immer längere Strecken laufen, ohne daß die Herzkrämpfe wiederkamen oder mir die Luft ausging. Jetzt kann ich wieder laufen wie ein normaler Mensch meines Alters, ich habe keine Schmerzen mehr, ich kann spazierengehen und in meinem Haus wieder in mein Schlafzimmer im zweiten Stock gelangen, ohne dabei alle paar Schritte auf der Treppe stehenbleiben zu müssen. Das Leben ist wieder schön und lebenswert geworden. Ich halte mein neues Herz mit beiden Händen fest, um damit ein normaler alter Mann zu werden.«

Kommentarlos soll auch die Vorgeschichte dieses Mannes wiedergegeben werden, wobei wir uns auf die Fakten beschränken wollen, die ihn in eine gesundheitliche Verfassung gebracht haben, in der ihm nur noch unsere moderne Hochleistungsmedizin mit einem ungeheuren technischen und finanziellen Aufwand helfen konnte, dem Tod noch einmal von der Schippe zu springen.

Der Patient war zeit seines Lebens übergewichtig, er hatte eine schwere Fettstoffwechselstörung, eine Gicht, und auch seine koronaren Durchblutungsstörungen mit allmählich immer schlimmer werdenden Angina-pectoris-Anfällen veranlaßten ihn nicht, seine von Überernährung und körperlicher Bewegungsarmut geprägte Lebensweise zu verändern. Auch als die Herzschmerzen sich im Laufe der Jahre trotz aller medikamentöser Behandlungsversuche verschlimmerten und eine bei Belastungen auftretende Atemluftnot ihm zusätzlich zu schaffen machte, sah er sich nicht in der Lage, seinen hochgradigen Nikotinmißbrauch mit 40 bis 50 Zigaretten täglich aufzugeben. Sein Hausarzt, mit dem ich gut bekannt bin, hat mir erzählt, wie oft er eindringlich auf den Mann eingeredet und ihn vor den Folgen seiner krank machenden Lebensweise gewarnt habe. Es wäre alles umsonst gewesen, schließlich habe er sich damit abgefunden, daß der Mann zu einer Änderung seines Verhaltens nicht mehr zu motivieren war. Er habe dann, um ihn als Patienten nicht zu verlieren – er wäre ansonsten ein sehr netter Mensch gewesen, zu dem er immer eine gute Arzt-Patienten-Beziehung unterhalten habe –, sich auf das Rezeptieren der Medikamente beschränkt.

Der Mann hat zuletzt pro Tag zwischen 18 und 20 Tabletten bekommen, die er auch brav schluckte. Hinsichtlich einer an den Krankheitsursachen ansetzenden Therapie blieb er aber unzugänglich und uneinsichtig. Das hat sich wenigstens teilweise erst nach der erfolgreichen Herzoperation geändert, die jetzt zwei Jahre zurückliegt. Zwar ist Herr M. immer noch deutlich übergewichtig, aber seine Körperfülle ist nicht mehr ganz so ausgeprägt, und er raucht

vor allem nicht eine einzige Zigarette mehr. Mit sarkastischem Humor erklärte er: »Es ist genug, daß ich mein altes Herz mit dem Nikotin zugrunde gerichtet habe, dem jetzt in mir schlagenden großartigen Sportlerherzen kann ich das doch nicht auch noch antun!«
Ein weiteres Beispiel:

Frau Gisela F., 42jährige Hausfrau, Mutter von drei Kindern, erkrankt gleichzeitig an zwei Herzleiden, einer früher durchgemachten rheumatischen Herzmuskel- und -innenhautentzündung unter Hinterlassung eines kombinierten Herzklappenfehlers und einer Herzmuskeldegeneration mit zunehmender Verschlechterung trotz aller medikamentöser Behandlungsversuche. Am quälendsten war für sie die immer schlimmer werdende Luftnot, die sie zuletzt zwang, auch nachts im Schlafen aufrecht zu sitzen, die Lippen blau verfärbt, das Herz rasch und unregelmäßig schlagend und so stark pochend, daß man es selbst durch Nachthemd und Morgenrock wahrnehmen konnte.

Herzoperation in Berlin, zunächst komplikationslos geglückt, »ein neues, mir geschenktes Leben«. Nach Behandlung unter anderem mit Nebennierenrindenhormonen und Cyclosporin A zunächst wöchentliche, später monatliche Kontrollflüge in das Berliner Herzzentrum, alles auf Kosten der zuständigen Krankenkasse. Die in sehr ärmlichen Verhältnissen lebende Frau hätte nicht einmal einen Bruchteil der für sie von der Solidargemeinschaft aufgewendeten Summe für ihr neues Herz bezahlen können. Nach einem Jahr traten schwere Abstoßungsreaktionen auf; Fieber, Appetitlosigkeit, zunehmende Schwäche, ständiges Herzklopfen, Luftnot, Wasser in den Lungen, Gelenkschmerzen, ständige Übelkeit und eine immer stärker werdende, kaum noch unterdrückbare Angst, die die Frau nicht mehr aus ihren unerbittlichen Krallen ließ.

»In den folgenden neun Monaten war ich mehr in der Klinik (meist auf der Intensivstation) als zu Hause. Wenn ich nachts – wie so oft – wach lag, hörte ich in mich hinein, sprach meinem neuen Herzen gut zu, aber es reagierte nicht darauf, klopfte immer heftiger, stolperte, überschlug sich, setzte aus – all dies fühlte ich Tag für Tag, Nacht für Nacht, und trotz aller Bemühungen meiner Ärzte besserte sich die Verfassung meines Herzens nicht.

Zunächst versuchte ich mich gegen die immer häufiger auftretenden Panikzustände und Alpträume zu wehren, aber die Angst verschlimmerte meine Herzbeschwerden, und die zunehmenden

Herzbeschwerden verstärkten meine Angst. Allmählich verlor ich alle Hoffnung und wünschte mir den Tod, um endlich Ruhe zu haben. Hätte ich mich vor anderthalb Jahren doch nicht auf die Transplantation eingelassen – wie soll das nur mit mir und dem neuen Herzen enden, das sich offenbar in mir nicht wohl fühlt und mit meinem Körper nicht zurechtkommt ...«

Acht Wochen nach diesem Gespräch fanden die Kinder Frau F. während eines kurzen Wochenendurlaubs von der Klinik morgens tot im Bett. Unsere Hochleistungsmedizin hatte ihr mit allem möglichen medizinischen Aufwand zu helfen versucht, aber letzten Endes vergebens. Es war ein relativ kurzes Stück geborgtes Leben, ein etwas bitteres und zwiespältiges Geschenk, wie mir scheint.

Für Herztransplantationen galt anfangs als Altersobergrenze das vierzigste Lebensjahr. Heute transplantieren besonders aktive und wagemutige Chirurgen Spenderherzen schon an über 60 Jahre alten Menschen, in den USA hat man sogar schon 70jährigen ein neues Herz transplantiert – allerdings nur, wenn sie hinreichend vermögend waren, um die Transplantationskosten und die teure Nachbehandlung zu bezahlen. Denn im Superland des Kapitalismus gibt es keine Solidargemeinschaft wie bei uns, zwar gibt es einige karikative Einrichtungen, die in manchen Fällen finanzielle Unterstützung gewähren, im Regelfall gibt es in den USA aber eine klare Klassenmedizin: optimale Betreuung für die Wohlhabenden, medizinische Minimalversorgung für die Armen.

In diesem Zusammenhang soll deshalb auch einmal über die Kosten der Transplantationsmedizin gesprochen werden. Nach Angaben der AOK des Saarlandes sowie der Barmer Ersatzkasse (Geschäftsstelle St. Ingbert) werden den Krankenkassen etwa folgende Transplantationspauschalen in Rechnung gestellt:

Herztransplantationen: 80 000 bis 120 000 DM
Lebertransplantationen: 85 000 bis 105 000 DM
Nierentransplantationen: 20 000 bis   35 000 DM

Für Knochenmarkstransplantationen differieren die Kostenbeträge erheblich, als Mittel werden etwa 90 000 DM angegeben, in manchen Fällen erreichen die Gesamtkosten bis zur endgültigen Heilung bis zu 400 000 DM pro Fall. Zu den obengenannten Transplantationspauschalen kommen noch die Tagessätze für den Klinikaufenthalt hinzu, sie betragen 310 bis 420 DM.

51

Unterstellt man eine durchschnittliche Überlebensdauer der Organempfänger von 8 bis 10 Jahren, so ergeben sich Gesamtkosten für eine Herztransplantation von 200 000 DM und für eine Nierentransplantation von 100 000 DM. Für Leber-, Knochenmarks- und Pankreastransplantationen schwanken die Gesamtkosten pro Fall und Klinik so erheblich, daß sich hierfür derzeit repräsentative Mittelwerte nicht aufstellen lassen.

Auf dem Frankfurter Symposium für Organtransplantationen und Organspenden im Jahre 1987 wurde als jährlicher Bedarf für die BRD angemeldet:

Nierentransplantationen: 2 500
Lebertransplantationen: 800
Herztransplantationen: 600
Knochenmarksüberpflanzungen: 500
Pankreasüberpflanzungen: 150

Für diese 4 550 kranken Menschen müßte die Solidargemeinschaft Jahr für Jahr den Betrag von zirka 760 Millionen DM aufbringen. Ein Kostenvergleich: Der Jahresetat eines 200-Betten-Krankenhauses entspricht etwa den Kosten für 500 Herztransplantationen.

In der Bundesrepublik warten derzeit etwa 15 000 Menschen auf den Tag, an dem ihnen unsere Transplantationsmediziner ein Ersatzorgan einpflanzen und ihnen damit das Leben verlängern und oft auch die verbleibende Lebensqualität verbessern.

Ein reiches Land wie die Bundesrepublik Deutschland sollte selbstverständlich und klaglos die erforderlichen Finanzmittel aufbringen, um diesen unter oft besonders quälenden chronischen Krankheitssymptomen leidenden Mitbürgern zu helfen. Über Sinn und Berechtigung einer prothetischen Medizin kann es im Prinzip natürlich nicht den geringsten Zweifel geben. Das Problem liegt bei der Grenzziehung. Um einige medizinethische und sozialethische Fragen in diesem Zusammenhang wenigstens anzudeuten, seien folgende sechs Punkte zur Diskussion gestellt:

1. Soll das Lebensalter für die Durchführung von Organtransplantationen begrenzt werden, oder soll auch 80jährigen noch auf deren Wunsch ein neues Herz eingepflanzt werden, wenn ihnen damit eine entscheidende Symptomlinderung gewährt werden kann, auch wenn die ihnen noch zur Verfügung stehende Lebensphase aller Wahrscheinlichkeit nach bereits sehr begrenzt ist, so daß eine halbjährige Lebensverlängerung für einen solchen Menschen

die Krankenkassen-Solidargemeinschaft eventuell 150 000 DM teuer kommt?

2. Wie gesund muß der Restorganismus eines Menschen sein, um den Ersatz eines kranken Organs in seinem Organismus noch als sinnvolle medizinische Handlung verantworten zu können? Wer bestimmt das, und wer legt die Grenzen fest?

3. Sollen, wenn nicht genügend Spenderorgane zur Verfügung stehen, auch soziale und sozialethische Gesichtspunkte neben den rein medizinischen mitberücksichtigt werden? Soll also einer 30 Jahre alten herz- oder nierenkranken Mutter von drei Kindern eher ein Ersatzorgan implantiert werden als einem 40 Jahre alten Junggesellen, und wer soll diese schwierigen menschlichen Entscheidungen treffen und verantworten?

4. Sollen wir bei Säuglingen, die an sich durch schwere Mißbildungen nicht überlebensfähig sind, schon in diesem frühen Alter mit organersetzenden operativen Eingriffen einsetzen, auch wenn wir damit diesen Kindern nur eine relativ kurze und fast stets problematische, weil leidgeprägte Lebensspanne verschaffen, und sollen wir solche Operationen auch an Kindern vornehmen, die wir mit unserer prothetischen Hochleistungsmedizin dann zwar am Leben halten, denen wir aber nicht ein annähernd normales Kindes- oder gar Erwachsenenleben versprechen oder garantieren können?

5. Kann es die prothetische Medizin auch in ihrer experimentellen Etablierungsphase wirklich verantworten, nicht nur Erwachsene, sondern auch junge Kinder und gar Säuglinge an einem ihnen von der Natur vielleicht bestimmten raschen gnädigen Tod zu hindern, auch wenn sie den Rest ihres armseligen Daseins fast nur noch auf unseren Intensivstationen verbringen?

6. Muß nicht jedes wissenschaftliche Denken, das allzusehr um sich selbst kreist und seinen Handlungsimperativ in fast gottähnlicher Funktion selbst bestimmen zu dürfen glaubt, früher oder später an eine Grenze geraten, deren Überschreiten unausweichlich in die Inhumanität führt?

Wie hat doch Bert Brecht im »Leben des Galilei« mit der seherischen Gabe eines Dichters geschrieben:

Wofür arbeitet ihr?
Ich halte dafür, daß das einzige Ziel der Wissenschaft darin besteht, die Mühseligkeit der menschlichen Existenz zu erleichtern. Wenn Wissenschaftler, eingeschüchtert durch selbstsüchtige Machtha-

ber, sich damit begnügen, Wissen um des Wissens willen anzuhäufen, kann die Wissenschaft zum Krüppel gemacht werden, und eure neuen Maschinen mögen nur neue Drangsale bedeuten.

Ihr mögt mit der Zeit alles entdecken, was es zu entdecken gibt, und euer Fortschritt wird doch nur ein Fortschreiten von der Menschheit weg sein. Die Kluft zwischen euch und ihr kann eines Tages so groß werden, daß euer Jubelschrei über irgendeine neue Errungenschaft von einem universalen Entsetzensschrei beantwortet werden könnte.

FAZIT

Die Medizin hat mehrere tausend Jahre gebraucht, um von rein *pallativen,* also symptomlindernden Behandlungsmethoden zu einer kurativen, also heilenden Medizin zu werden. Für den Übergang von der kurativen zur prothetischen, also insbesondere der Organersatzmedizin, haben wir nicht einmal 50 Jahre benötigt. Es kann daher nicht verwundern, daß noch die wenigsten in unserem Land ahnen, was mit dieser durchaus großartigen neuen medizinischen Epoche auf unsere Gesellschaft an schwerwiegenden menschlichen und ethischen, aber auch materiellen und finanziellen Problemen zukommen wird.

Wir können weder von unseren überaktiven Chirurgen noch sonstigen in ihrem Forscherdrang oder ihren Handlungsaktivitäten übereifrigen Medizinern die Weisheit erwarten, daß sich erst in der Beschränkung der wahre Meister zeigt.

Viel häufiger, als es in Laienkreisen bekannt ist, werden kranke Menschen Opfer einer Hochleistungsmedizin, die vorgibt, unser selbstloser Helfer zu sein, ohne es in Wirklichkeit noch zu sein. Die Menschen sollten sich die kritische Frage stellen, ob sie denn in Zukunft Lebensverlängerung um fast jeden Preis wünschen und wollen. Wir Ärzte sehen vielleicht früher und klarer, wohin es führt, wenn uns von der Natur und Biologie gesetzte Grenzen allzu rasch und bedenkenlos überschritten werden.

In allen früheren Zeiten haben die Menschen versucht, die Endgültigkeit des Todes durch kultische Vergeistigung zu überwinden, zu verdrängen oder wenigstens abzumildern. Von der Idee einer Reinkarnation oder Wiedergeburt im asiatischen Kulturraum bis zur seligmachenden Wiedervereinigung des Menschen mit Gott im

Christentum haben sie versucht, mit der bitteren Unausweichlichkeit ihrer geistig-leiblichen Daseinsbegrenzung fertig zu werden.

Wollen wir diesen geistig-kulturellen Entwicklungsprozeß der Menschheit mit Hilfe unserer Transplantationsmedizin in einen rein biologischen Existenzkampf um jeden Tag mehr irdischen Lebens verwandeln? Sollten nicht unsere Reparaturmediziner und wir alle wieder mit mehr Einsicht und geistiger Reife zur Kenntnis nehmen, daß jedes Menschenleben begrenzt ist und daß es oft äußerst problematisch ist, wenn wir die von der Natur, dem Schicksal oder Gott gesetzte irdische Existenzgrenze mit immer höherem medizinischem und ökonomischem Aufwand immer noch ein Stück weiter in Richtung Unendlichkeit verschieben wollen?

Einstein sagte einmal: »Unendlich sind nur zwei Dinge: das Universum und die menschliche Dummheit.«

3

Angst vor der Fehldiagnose
Der medizintechnische Verifizierungswahn

Was ist das Schwerste von allem?
Was dich das Leichteste dünkt:
Mit den Augen zu sehen,
Was vor den Augen dir liegt.
Johann Wolfgang von Goethe

Genau dies aber scheint der gegenwärtigen Generation von Ärzten weitgehend abhanden gekommen zu sein. In rein naturwissenschaftlichem Denken erzogen und ausgebildet, umgeben von einem riesigen Maschinenpark, verlassen sie sich nicht mehr auf ihr Gefühl oder ihren Instinkt. Und im Zweifelsfall glauben sie ihren technischen Befunden eher als ihrem gesunden Menschenverstand oder ihren fünf Sinnen.

Was haben sie nur in früheren Zeiten gemacht, die Mediziner, als sie noch ohne diese ganze Hochtechnologie Diagnosen stellen und kranke Menschen behandeln mußten! Ist es ein größer gewordenes berufliches Engagement, das sie sich immer großzügiger ihres Maschinenparks bedienen läßt, oder sind diese medizinischen Apparate so zuverlässig und unverzichtbar, daß es ganz und gar unverantwortbar erscheint, sie nicht ständig und bei jedem Patienten zum Einsatz zu bringen?

»Vor die Therapie haben die Götter die Diagnose gesetzt«, sagte vor Jahrzehnten einmal ein berühmter deutscher Hochschullehrer, der damit zum Ausdruck bringen wollte, ohne gesicherte Diagnose könne man keine vernünftige Krankenbehandlung betreiben. Eine moderne medizinische Diagnostik aber ohne den Einsatz der Technik ist für jeden vernünftigen Mediziner der Gegenwart vollkommen undenkbar.

Liegt es also nur an den Ärzten, wenn Naturwissenschaft und Technik unsere Heilkunde in einem geradezu beunruhigenden Ausmaß beherrschen? Oder haben etwa auch die Patienten von heute das dringende Bedürfnis auf apparative Medizin, weil auch sie der scheinbaren Unbestechlichkeit und Objektivität eines medizintechnischen Befundes mehr trauen als der Intuition und der Erfahrung eines Arztes? Wenn nun mehrer Ärzte einen Menschen untersuchen und eine abweichende Diagnose stellen, kann man dann nicht mit Hilfe der Technik Klarheit schaffen, welche Krankheit vorliegt und welcher der Ärzte recht hat?

Ein 43 Jahre alter Bankkaufmann kommt mit Bauchschmerzen zu stationärer Aufnahme. Stationsarzt, Oberarzt und Chefarzt der inneren Abteilung hatten das akute Krankheitsgeschehen im Bauch des Mannes für eine akute Blinddarmentzündung gehalten. Der Chirurg des Krankenhauses wird um Untersuchung des Mannes und Übernahme auf seine Abteilung zur Durchführung einer *Appendektomie* (Blinddarmoperation) gebeten. Die Verlegung erfolgt, nicht aber die Operation. Drei Tage später ist der Patient tot.

Es kommt wegen des tragischen Endes dieses Falles zwischen den Internisten und dem Chirurgen zu heftigen Auseinandersetzungen, in denen dem Chirurgen – der die Erkrankung für eine akute Bauchspeicheldrüsenentzündung und nicht für eine Blinddarmentzündung gehalten und deshalb nicht operiert hatte – vorgeworfen wird, den Tod des Mannes verschuldet zu haben. Er habe sich über die Diagnose eines ganzen Kollegenteams, das den Patienten wiederholt gründlich untersucht und über 24 Stunden beobachtet habe, selbstherrlich hinweggesetzt und seine Diagnose selbst dann nicht revidiert, als der immer bedrohlicher werdende Krankheitsverlauf ihn zur Probeöffnung des Bauches hätte veranlassen müssen. Als von den Ärzten der inneren Abteilung auf eine Leichenöffnung zur Klärung der Sachlage gedrängt wurde, einigte sich der Chirurg mit der Witwe auf die freiwillige Zahlung einer Entschädigung, wenn diese nicht auf einer *Sektion* (Körperöffnung zwecks Klärung der Todesursache) bestehe.

So blieb letzten Endes die Frage offen, ob der Chirurg oder das Kollegium der übrigen Ärzte mit seiner Diagnose recht gehabt hat. Unser chirurgischer Kollege aber scheint keine Angst vor einer Fehldiagnose gehabt zu haben. Er war sich seiner Sache sicher; als Chef seiner Klinik bzw. Abteilung hatte er das Recht und die Befugnis, allein zu bestimmen, was zu geschehen habe. Chefärzte pflegen dies in der Regel damit zu begründen, sie hätten auch die alleinige Verantwortung und müßten letzten Endes allein haften für Folgen, die sich aus ihrem Tun ergeben.

Aber woher nahm der Chirurg die Selbstsicherheit bezüglich seiner Diagnose, wo ihm doch fünf Kollegen – darunter drei ebenso berufserfahren wie er selbst – heftig widersprachen und ihn über zwei Tage hindurch immer wieder darum baten, operativ einzugreifen, da der Patient sonst wahrscheinlich unrettbar verloren wäre.

Hatten seine Mitkollegen durch mangelndes Taktgefühl ihm vielleicht den Rückweg abgeschnitten, ohne Gesichtsverlust und Sorge um seine chefärztliche Autorität seine ursprüngliche Diagnose zu korrigieren oder sich wenigstens durch eine relativ ungefährliche und nur kurz dauernde Baucheröffnung zweifelsfrei davon zu überzeugen, daß wirklich – wie er annahm – eine Bauchspeicheldrüsenentzündung und nicht eine akute, inzwischen wahrscheinlich perforierte Blinddarmentzündung mit komplizierender Bauchfellentzündung vorlag?

Muß ein Arzt in der Einsamkeit einer gegen ein Team gestellten Diagnose und gefällten Entscheidung nicht Angst haben – nicht nur um das Schicksal des Patienten, sondern auch um sich und seine berufliche Karriere?

Hatte er am letzten Tag vor dem Tod des Mannes vielleicht gedacht: Wenn ich mich geirrt habe, ist es jetzt für diesen Menschen zu spät, die dann inzwischen eingetretene Bauchfellvereiterung läßt sich nicht mehr beherrschen und damit sein Leben nicht mehr retten. Durch eine Operationsverweigerung würde letzten Endes ja nie zweifelsfrei wirklich offenbar, was nun vorgelegen hat. Folglich würde man den Vorgang rasch vergessen, und sich selbst hätte er eine peinliche Blamage erspart.

Wahrscheinlich hat er aus diesen Gründen so empört und aggressiv auf das Ansinnen einer Leichenöffnung reagiert, dem das Motiv zugrunde lag, der jungen Witwe mit ihren drei Kindern wenigstens eine finanzielle Entschädigung dafür zukommen zu lassen, daß sie so früh und durch einen ärztlichen Kunstfehler ihren Mann und Ernährer verloren hatte. Man hat in der Klinik nie erfahren, was genau Prof. E. der Witwe versprochen hatte, damit sie die ursprünglich erteilte Erlaubnis zur Obduktion wieder zurückzog.

Der tragische Ausgang dieses Krankheitsverlaufes soll Anlaß geben, einige allgemeine Bemerkungen über die Blinddarmentzündung und die ihr auch heute innewohnende Lebensgefährdung zu machen.

Die scheinbar so einfache Blinddarmdiagnose

Entgegen einer in der Bevölkerung weitverbreiteten Meinung ist die Diagnose einer atypisch verlaufenden akuten oder subakuten *Appendicitis* (Blinddarmentzündung) – die im Regelfall schon vom Patienten selbst oder seinen Angehörigen erkannt werden kann – manchmal so schwierig, daß sich auch erfahrene Ärzte dabei irren können. Meist ist es eine akute Magen-Darm-Infektion oder eine Entzündung der Bauchlymphdrüsen, seltener der ungewöhnliche Beginn eines *Morbus Crohn* (in Schüben verlaufende Darmentzündung noch unklarer Ursache), die zu einer Verwechslung mit einer Blinddarmentzündung Veranlassung gibt. Dadurch kommt es auch heute noch manchmal zu einer – wie sich allerdings erst hinterher herausstellt – unnötigen operativen Baucheröffnung.

Hier begegnen wir auch gegenwärtig noch häufig der Angst des Arztes vor der Fehldiagnose, da jede nicht rechtzeitig erkannte Appendicitis zu einer lebensgefährlichen Bauchfellvereiterung führen kann, die trotz aller uns heute zur Verfügung stehenden therapeutischen Möglichkeiten immer noch relativ häufig mit dem Tode endet.

Zwar ist man heute mit chirurgischen Eingriffen bei unklaren Unterleibsschmerzen zurückhaltender geworden als früher, doch werden auch gegenwärtig täglich in unserem Land Hunderte bis Tausende von Menschen – darunter viele Kinder – operiert, obwohl ihr Blinddarm gar nicht erkrankt und damit eine operative Entfernung nicht nötig war. Ein Ausweg, wenigstens das Risiko für den Patienten beträchtlich zu vermindern, besteht in der heute immer stärker angewandten *laparoskopischen* Blinddarmentfernung. Hierbei wird durch einen nur zentimetergroßen Bauchschnitt ein Metallrohr in den Unterbauch eingeführt, durch das geübte Chirurgen und Gynäkologen den Appendix (Wurmfortsatz) – sollte er tatsächlich entzündet sein – rasch und ohne Allgemeinnarkose, die immer ein gewisses Risiko darstellt, entfernen. Es sind besonders Frauen, die von dieser neuen Operationstechnik profitieren, da bei ihnen oft die Diagnose zwischen einer akuten Entzündung des rechten Eierstocks oder Eileiters und einer Appendicitis schwankt. Mit einer kaum sichtbaren Bauchnarbe können solche Patientinnen nach einem oder zwei Tagen bereits nach Hause entlassen werden, wodurch sich neben den aufgezählten medizinischen Vorteilen auch eine beträchtliche Kosteneinsparung ergibt.

In den letzten 20 Jahren ist aus Gründen, die wir noch nicht kennen, die Appendicitis-Frequenz um 50 % zurückgegangen. Seit 1960 ist auch die Zahl der Sterbefälle an Appendicitis um mehr als 80 % auf 0,7 pro 100 000 Einwohner gesunken, außerdem hat sich die Zahl der operativen Baucheröffnungen von 80 % auf derzeit nur noch 30 bis 35 % erniedrigt. Trotzdem stirbt auch heute noch jeder 200. Mensch, der sich einer Blinddarmoperation unterziehen muß, und bei 3 % kommt es zu einer komplizierenden Wundinfektion bzw. später bei 1 % zu einem *Briden-Ileus* (die Darmpassage behindernde Verwachsungen), der später – manchmal sogar erst nach Jahren – eine nochmalige operative Baucheröffnung notwendig macht.

In Deutschland werden gegenwärtig noch doppelt soviel Blinddärme (bezogen auf die Zahl der Bevölkerung) operiert wie in den USA, vor 20 Jahren war dieses Verhältnis sogar 4:1. Die bei uns nicht selten gestellte Verlegenheitsdiagnose »chronisch rezidivierende Appendicitis« wird in Amerika schlichtweg als Fehldiagnose bezeichnet. Es gibt noch einige weitere Merkwürdigkeiten: Montags ist Hauptkampftag für Appendektomien, weil diese Diagnose an Samstagen und Sonntagen nur halb so oft gestellt wird wie an Werktagen, obwohl ja nicht anzunehmen ist, daß sich der Blinddarm nach den Wochentagen oder der Arbeitszeit der Krankenhausmediziner richtet. Kinder und junge Mädchen werden wesentlich häufiger als Erwachsene am Blinddarm operiert, auch wenn es keine eindeutige Bevorzugung eines bestimmten Lebensalters für diese Erkrankung gibt. Obwohl auch beide Geschlechter gleich häufig erkranken, wird Frauen im Verhältnis 60:40 wesentlich häufiger der Blinddarm entfernt.

Im letzten Jahr sind zum ersten Mal in größerer Zahl Erfahrungsberichte darüber erschienen, daß sich die Ultraschalltechnik als wesentliches, die Diagnose der Appendicitis erleichterndes Untersuchungsverfahren etablieren könnte.

Das Beispiel der atypisch verlaufenden akuten Entzündung des Blinddarms eignet sich aber auch exemplarisch dafür, zu zeigen, wie groß unsere diagnostische Unsicherheit ist oder wird, wenn wir uns nur auf unsere Erfahrung und unsere fünf Sinne verlassen müssen, um eine klare Diagnose zu stellen oder eine sichere differentialdiagnostische Abklärung zwischen verschiedenen Erkrankungsmöglichkeiten zu finden. Denn weder Blut- noch Röntgenuntersuchungen oder sonstige uns zur Verfügung stehende Diagnosemittel waren bisher in der Lage, uns in zweifelhaften Fällen eine klare Entscheidung zu ermöglichen. Wir werden später sehen, wie oft heute medizintechnische Möglichkeiten unnötige aggressive therapeutische Eingriffe verhindern helfen.

Wie kaum auf einem anderen Gebiet der Medizin haben die Ärzte über Jahrzehnte hinweg aus Unsicherheit und Angst den Menschen einen operativen Eingriff zugemutet, weil sie nicht nur um Gesundheit und Leben ihrer Patienten, sondern auch um sich selbst und ihre Position bei nicht rechtzeitigem therapeutischem Eingreifen fürchten mußten.

In den USA – dem Land der meisten Kunstfehlerprozesse gegen Ärzte – sehen sich meine amerikanischen Kollegen in den letzten Jahren in einem zunehmend wieder größer werdenden Dilemma: Operieren sie nicht rechtzeitig, gefährden sie das Leben ihres Patienten, operieren sie – ohne daß sich nachträglich die Diagnose und damit die Notwendigkeit eines chirurgischen Eingriffes bestätigt –, müssen sie befürchten, von ihren Patienten auf Schadensersatz wegen eines unnötig an ihnen vorgenommenen operativen Eingriffs verklagt zu werden.

Fälle aus meiner Praxis

Wie aggressiv Familienangehörige – durchaus verständlicherweise – auf ärztliche Fehldiagnosen reagieren und wie unerbittlich sie nicht selten über Ärzte herfallen, denen sie Versäumnisse und Fehler glauben nachgewiesen zu haben, sollen die nachfolgenden Beispiele aus meinem Praxisalltag illustrieren:

Eines Morgens kommt ein 58jähriger, vorzeitig gealtert wirkender Mann in meine Sprechstunde mit der Bitte um eine Krankschreibung, er habe starke Kopfschmerzen und fühle sich in den letzten Wochen nicht wohl. Weitere konkrete Befindensstörungen oder Krankheitssymptome ließen sich auch bei detaillierter Befragung nicht herausbekommen. Die körperliche Untersuchung ergab lediglich eine Klopfempfindlichkeit der Halswirbelsäule und eine druckschmerzhafte Verspannung der Nacken-Schulter-Muskulatur.

In psychischer Hinsicht wirkte der wenig differenzierte, wortkarge Mann leicht depressiv, aktuelle Konflikte am Arbeitsplatz oder in der privaten Sphäre waren nicht zu ermitteln. Röntgenaufnahmen, vom vorbehandelnden Orthopäden angefordert, zeigten degenerative Veränderungen an der unteren Halswirbelsäule, einen in diesem Lebensalter keineswegs seltenen pathologischen Befund. Eine allgemeine internistische Durchuntersuchung deckte keinerlei organpathologische Befunde auf.

Da die von dem Orthopäden bereits eingeleitete medikamentöse und physikalische Behandlung der Halswirbelsäulen-Erkrankung keine Besserung gebracht hatte, veranlaßte ich eine zusätzliche augen- und nervenärztliche Untersuchung. Auch hierbei wurde nichts Konkretes gefunden. Der Neurologe, zu dem ich den Patienten mit der Verdachtsdiagnose »Hirntumor« geschickt hatte, meinte bei einem beratenden Telefongespräch, vielleicht habe der Mann, in den letzten Jahren seines Arbeitslebens auf dem trostlosen Tätigkeitsfeld eines Pförtners gelandet, das Bedürfnis, einige Wochen arbeitsunfähig krank geschrieben zu werden.

Mehr aus einer vagen Unsicherheit als aus einem konkreten Verdacht heraus besorgte ich dem Patienten für die nächsten Tage in einer neurologischen Krankenhausabteilung ein Bett, damit eine eingehendere Untersuchung des Schädels bzw. des Gehirns erfolgen konnte. Der Patient, inzwischen von mir arbeitsunfähig krank geschrieben und symptomatisch mit einem schmerzlindernden und Muskelverspannungen lösenden Medikament behandelt, nahm jedoch den vereinbarten Termin nicht wahr und weigerte sich, ins Krankenhaus zu gehen.

Verärgert und verunsichert erklärte ich ihm daraufhin, ich sähe mich nicht mehr imstande, ihn als Patienten weiter zu betreuen, er solle sich an einen andern Internisten oder praktischen Arzt der Stadt wenden. Zwei Tage später rief mich der Bruder des Patienten mit der Bitte an, bei Herrn H. einen dringlichen Hausbesuch zu machen; seinem Bruder gehe es schlechter, er habe wieder starke Kopfschmerzen und krampfhafte Zuckungen im linken Arm.

Ich fuhr sofort hin, untersuchte Herrn H. noch einmal gründlich, jedoch erneut ohne irgendeinen konkret organpathologischen Befund erheben zu können. Die Krampferscheinungen waren offenbar inzwischen bereits vollständig abgeklungen. Keinerlei Symptome wie Lähmungen, Gefühlsstörungen, Reflexauffälligkeiten, Nackensteifigkeit, pathologische Pupillenreaktionen, Sehstörungen oder eine Gesichtsfeldeinschränkung ließen sich nachweisen. Trotzdem wies ich den Patienten in die neurologische Universitätsklinik mit der Verdachtsdiagnose »Hirntumor« ein.

Zwei Tage später suchte mich der Bruder des Herrn H., mit dem ich in dem nahe gelegenen Geburtsort die Volksschule besucht hatte, mit seiner Schwester auf. Sie teilten mir – zunächst in sachlichem, ruhigem Ton – mit, ihr Bruder wäre am Vortag in der neurologischen Universitätsklinik verstorben. Dort war – wie ich später erfuhr – eine *Lumbalpunktion* durchgeführt worden, in deren Gefolge es zu einer Tumoreinklemmung im Schädelbereich mit dadurch ausgelöster tödlicher Atemlähmung gekommen war.

Ich drückte den Angehörigen meine Betroffenheit und mein Beileid über den plötzlichen und unerwarteten Tod ihres Familienangehörigen aus, was beide schweigend entgegennahmen. Sie äußerten dann die Meinung, ich hätte bei Herrn H. eine falsche bzw. zu späte Diagnose gestellt und ihm außerdem Arbeitsunwilligkeit unterstellt, obwohl er bereits todkrank gewesen wäre.

Mein Hinweis darauf, daß der Verstorbene eine Krankenhausaufnahme, die ich für ihn schon zwei Tage nach dem ersten Kennenlernen fest verabredet hatte, trotz eingehender Aufklärung über deren Sinn und dringende Notwendigkeit verweigert hatte, fand keine Beachtung. Ebensowenig wurde mein Argument akzeptiert, als Internist verfüge ich über keine diagnostischen Möglichkeiten, einen Hirntumor nachzuweisen oder wenigstens einen entsprechenden Verdacht zu konkretisieren, man solle sich deshalb mit diesen Vorwürfen an den zuständigen Nervenarzt wenden. Das sich anschließende, immer emotionaler und aggressiver werdende Gespräch endete damit, daß die beiden verärgert und grußlos meine Wohnung verließen.

In der nächsten Zeit verbreiteten sie ihre Version des Ereignisses in meinem nahen Heimatort, so daß sich meine dort lebende Mutter wochenlang kaum mehr auf die Straße wagte, um von den Bürgern nicht immer wieder auf das schlimme berufliche Versagen ihres Sohnes angesprochen zu werden. In den folgenden Jahren kam aus meinem Heimatort kaum noch ein Patient in meine Praxis; es dauerte viele Jahre, bis über die Angelegenheit Gras gewachsen war und die negativen Folgen für meine Berufsarbeit allmählich ausklangen.

Dieser Fall liegt schon 20 Jahre zurück. Er macht nicht zuletzt auch den enormen inzwischen erzielten technischen Fortschritt in der Erkennung von Hirntumoren deutlich. Mit der gegenwärtigen lei-

stungsfähigen Medizintechnik – insbesondere auch der Computer-
und Kernspin-*Tomographie* – wäre bei diesem Patienten die Diagnose eines Hirntumors mit hoher Wahrscheinlichkeit rasch und
zweifelsfrei zu stellen gewesen.

Obwohl es eigentlich die Fehldiagnose meines neurologischen
Kollegen gewesen war, hielten sich die Familienangehörigen an
mich, um ihre Enttäuschung und Empörung abzureagieren. Da zwischen dem Tod und dem Erstkontakt des Patienten mit mir nur ein
Zeitraum von zwei Wochen lag, hat es sich bei Herrn H. bereits um
ein weit fortgeschrittenes Tumorstadium gehandelt. Zu retten wäre
der Mann also in keinem Fall mehr gewesen; sein plötzlicher Tod als
Folge der durchgeführten Rückenmarkspunktion (über deren An-
gezeigtheit und Vertretbarkeit man im vorliegenden Fall durchaus
verschiedener Ansicht sein konnte) hat ihm wahrscheinlich einen
noch längeren qualvollen Leidensweg erspart.

Vielleicht, um das Entsetzen über den plötzlichen, völlig unerwarteten frühen Verlust eines nahen Anverwandten besser ertragen
zu können, und mit einem durch die grenzenlose Panik des Schmerzes offenbar getrübten Blick für die Wirklichkeit des abgelaufenen
Geschehens suchten die Hinterbliebenen nach einem Schuldigen.
Als sie mir, dem Arzt, an den sich Herr H. als ersten hilfesuchend
gewandt hatte, gegenübersaßen, schlug die verständliche Trauer
über die Unbegreiflichkeit ihres Schicksals in Aggressivität um. Da
wir – aus dem gleichen Dorf stammend – uns schon seit der Kindheit
kannten, war offenbar die Hemmschwelle erniedrigt, ihren Emotionen freien Lauf zu lassen und nach Schuld und menschlichem
Versagen zu suchen, wo – selbst bei kritischer Analyse meines Verhaltens – für mich auch nachträglich keine zu finden war. Trotz meines Verständnisses für die aus Hilflosigkeit und Unbegreiflichkeit
geborene seelische Entladung war das Maß meiner persönlichen
Verletztheit und Bitterkeit groß.

Angst blieb zurück, die jahrelang bestehenblieb. Nur langsam
und allmählich gewann die Rationalität wieder die Oberhand, wenn
ein mir gegenübersitzender Mensch über Kopfschmerzen klagte.
Fast jeden schickte ich in der Folge zum Neurologen, obwohl ich
wußte, daß auf rund tausend über Kopfschmerzen klagende Menschen nur ein einziger kommt, bei dem diese Befindensstörung
Symptom eines Hirntumors ist.

Es dauerte fast 20 Jahre, bis ich wieder mit dem Fall einer Hirn-
tumorerkrankung konfrontiert wurde. Diesmal war es eine 26 Jahre

alte Frau, und wieder verfehlte der gleiche Neurologe die Diagnose (erst seit einem halben Jahr ist ein zweiter Nervenarzt am Ort niedergelassen und damit eine Alternative gegeben). Auch das Argument meines Kollegen, in dessen Sprechstunde täglich 10 bis 20 Menschen sitzen, die über Kopfschmerzen klagen, läßt sich kaum widerlegen: Ohne konkreten, sich aus der Anamnese und der neurologischen Untersuchung ergebenden Verdachtshinweis auf einen raumfordernden oder sonstigen organpathologischen Prozeß im Gehirn als Ursache der Kopfschmerzen könne er nicht die ganze aufwendige Diagnostikmaschinerie in Gang setzen.

Diesmal hatte ich Glück, der ganze Zorn der Patientin, ihres Ehemannes und ihrer Verwandtschaft richtete sich jetzt gegen das vermeintliche Versagen meines Kollegen bzw. gegen die von ihm zu verantwortende Fehldiagnose. Er hatte es insoweit besser als ich beim ersten geschilderten Fall, weil man ihn nicht aufsuchte, um ihn »zur Rechenschaft zu ziehen«. Man beschloß nur, alle Verwandten und Freunde vor diesem Arzt und seinem ungenügenden fachlichen Können zu warnen.

Jeder mit der Problematik Vertraute weiß um die großen Schwierigkeiten der rechtzeitigen Erkennung eines Hirntumors bzw. der Frühdiagnose in einem Stadium, in dem noch keinerlei konkrete Symptome an die Möglichkeit eines raumfordernden Prozesses im Gehirn denken lassen.

In der Bundesrepublik leiden zwischen 5 und 10 Millionen Menschen unter akuten oder periodisch wiederkehrenden Kopfschmerzen. Man kann sich leicht ausrechnen, welch enorme Kostenlawine auf die Krankenkassen zukäme, wollte man bei jeder dieser Personen – auch ohne konkreten Verdacht – durch leistungsfähige, aber außerordentlich kostenintensive technische Ausschlußdiagnostik beweisen, daß es sich um einen jener überaus zahlreichen Fälle einer Migräne, eines Spannungskopfschmerzes, einer degenerativen Halswirbelsäulen-Erkrankung oder einer psychosomatischen Erkrankung handelt, bei der der aufgetretene Kopfschmerz nur Symptom einer psychischen Überforderungssituation oder Ausdruck eines unbewältigten zwischenmenschlichen Konfliktes ist.

Andererseits gibt es besonders in den letzten Jahren eine immer größer werdende Zahl von Patienten, bei denen die ganze moderne Supertechnik in vollem Umfang niederprasselt, obwohl schon zu Beginn des differentialdiagnostischen Prozesses feststeht, daß sich daraus keine für das therapeutische Vorgehen wesentlichen Konsequenzen ergeben werden. Ein selbst vor kurzem erlebter Krankheitsfall lief folgendermaßen ab:

Ein 76 Jahre alter Rentner wird mir von seinem Hausarzt zur differentialdiagnostischen Abklärung geschickt. Er hat seit Monaten keinen richtigen Appetit mehr, weshalb sein Körpergewicht um 6 kg zurückgegangen ist mit einem parallel dazu verlaufenden, allgemeinen gesundheitlichen Verfall und immer deutlicher werdender Hinfälligkeit und Kraftlosigkeit. Der Hausarzt schlug mir konkret die Durchführung einer Oberbauch-*Sonographie* (Ultraschall-Diagnosetechnik) vor. Bei dem deutlich abgemagerten Menschen war – was bei fülligen Patienten meist nicht der Fall ist – auch die Bauchspeicheldrüse im Ultraschall relativ gut darzustellen. Der Pankreaskopf war vergrößert und erwies sich als dringend tumorverdächtig. Ich teilte die für den Patienten traurige Vermutungsdiagnose den Angehörigen und meinem Kollegen mit in der Erwartung, daß er den alten Mann – so gut dies noch möglich war – rein symptomatisch behandeln würde.

Der weitere Gang der Dinge aber war ein anderer: Wie mir dieser Arzt später erzählte, hatten die Familienangehörigen auf eine weitere differentialdiagnostische Abklärung gedrängt, da ihnen die Vermutungsdiagnose nicht hinreichend sicher schien und sie der Ansicht waren, man könne den Patienten doch nicht nur mit Schmerz- und Aufbaumitteln behandeln. Es wurde eine Computertomographie in der nahen Großstadt veranlaßt, die aber ebenfalls die differentialdiagnostische Fragestellung nicht genauer klären konnte. Da die Angehörigen auch jetzt noch keine Ruhe gaben, kam als nächstes eine ERCP (Röntgendarstellung der Gallen- und Pankreasgänge unter Verwendung eines *Duodenoskops,* ein zur Magen- und Zwölffingerdarmspiegelung eingesetztes Instrument) in Frage.

Auch dieses bereits relativ aggressive Untersuchungsverfahren führte nicht zur Klärung der anstehenden Fragestellung. Mehr auf Wunsch seiner Angehörigen als auf eigene Initiative hin wurde der Patient ins nahe gelegene Kreiskrankenhaus stationär eingewiesen. Der Sohn des Mannes vertrat die Ansicht, entweder könne seinem Vater durch einen Eingriff noch wirklich geholfen werden, andernfalls hätte er einen raschen und gnädigen Tod vor sich. Denn es wäre ja allgemein bekannt, wenn an einen Krebs Luft käme, sterbe der betroffene Patient oft innerhalb weniger Tage.

Zu der ursprünglich vorgesehenen, weniger eingreifenden ultra-
schallgezielten Punktion war es nicht gekommen, weil die Internisten einerseits den Eingriff bei dem alten Mann für ziemlich riskant
hielten und weil sie der Ansicht waren, es wäre ihm ja doch nicht
mehr zu helfen, wenn sich die Verdachtsdiagnose eines Pankreas-
krebses bestätigen sollte. Nachträglich ließ sich nicht mehr genau
feststellen, ob die Probeeröffnung des Bauches bei dem alten
Mann nun im wesentlichen auf das Verlangen der Familienangehörigen – wie der Chefarzt der chirurgischen Abteilung sagte – oder
auf Vorschlag des Chirurgen – wie der Sohn im nachhinein behauptete – erfolgte.

Die Diagnose »inoperables Pankreaskopf-Carcinom« bestätigte
sich jedenfalls bei der operativen Freilegung. Trotz des bereits weit
fortgeschrittenen Tumorleidens lebte der Mann noch einige Monate, bevor ihn der Tod gnädig von seiner nicht mehr beeinflußbaren
schlimmen Krankheit erlöste.

Es hatte hier den Anschein, als wollten einerseits die Ärzte den Angehörigen und andererseits die Angehörigen den Chirurgen die
Verantwortung für eine im Grunde sinnlose medizinische Vorgehensweise zuschieben. Denn eine *Palliativoperation* (lindernder
Eingriff) – etwa wegen eines behinderten Gallenabflusses oder eines drohenden Dünndarmverschlusses – war nicht erfolgt und war
auch nicht Zweck des operativen Eingriffes.

Alles, was nach der Stellung der Verdachtsdiagnose über das für
den Patienten nicht belästigende oder gefährliche Ultraschallver-
fahren hinausging, hatte keinen medizinischen Sinn mehr, man hätte ihn palliativ, also seine Symptome (Schmerzen und Verdau-
ungsbeschwerden) lindernd behandeln sollen, statt ihn der medizinischen Hochleistungsmaschinerie auszuliefern, die ihm nur den
Rest, aber keinerlei Hilfe mehr gegeben hat. Und das Schlimmste
daran: Dies war für alle am Geschehen Beteiligten voraussehbar,
nicht nur für die Ärzte, sondern auch für die von mir nach der Ultraschalluntersuchung des Mannes bereits informierten Familienangehörigen.

Wie schwierig medizinische Diagnostik, Differentialdiagnostik
und Therapie auch heute noch trotz aller Technikeinsätze sind, erhellt eine 1988 veröffentlichte Studie der amerikanischen Rand
Corporation an zwölf kalifornischen Großkliniken: Von 182 durch
Obduktion untersuchten Todesfällen wäre ein Viertel vermeidbar

gewesen. 47 der Patienten lebten nicht mehr, weil sie falsch behandelt worden waren. Ein ähnlich erschreckendes Ergebnis hatte bereits eine ältere deutsche Arbeit aus der Universität Freiburg ergeben; nur ein Drittel der vom Pathologen erhobenen Diagnosen stimmte mit denjenigen voll überein, die die Ärzte bei den Patienten vor deren Tod erstellt hatten, bei einem weiteren Drittel bestand wenigstens teilweise Übereinstimmung (viele schwerkranke Menschen haben mehrere Leiden, die sämtlich erkannt und behandelt werden müssen, wenn eine Krankheitserkennung das Prädikat »sehr gut« verdienen soll), ein Drittel aller ärztlichen Diagnosen aber war schlicht falsch.

Besonders schwierig ist die richtige Krankheitserkennung naturgemäß bei Kindern, vor allem Kleinkindern und Säuglingen. Aber auch bei Schulkindern ist medizinische Diagnostik oft mühsam und unsicher. Gefährlich und äußerst problematisch kann es werden, wenn die Eltern die ärztliche Diagnose beeinflussen, indem sie wesentliche Informationen verschweigen:

Ein 38jähriger Rechtsanwalt bringt seine achtjährige Tochter in meine Praxis mit der Bemerkung, sein Kind müsse jetzt endlich einmal von einem Arzt mit der gebotenen Gründlichkeit und Sorgfalt untersucht werden. In den letzten fünf Wochen hätte er seine Tochter von zwei Kinderärzten nacheinander untersuchen und behandeln lassen, die ihm keine klare Diagnose mitgeteilt hätten und deren medikamentöse Behandlungsversuche auch sämtlich erfolglos geblieben wären.

Das Kind sah etwas blaß aus und gab eine diffuse Druckempfindlichkeit im ganzen Bauchraum an. In psychischer Hinsicht wirkte es etwas verängstigt, ohne daß jedoch gröbere seelische oder mentale Auffälligkeiten zu registrieren waren. Die Frage nach schulischen oder familiären Problemen wurde vom Vater des Mädchens bestimmt und leicht indigniert verneint.

Die ultraschalldiagnostische Untersuchung des Bauchraums ergab nichts Pathologisches, die orientierende Blutsenkung war normal, so daß ich der Vermutungsdiagnose meiner beiden Kollegen – funktionelle abdominelle Beschwerden als Ausdruck einer psychovegetativen Dysregulation – zuneigte. Erst als ein leicht erniedrigtes *Hämoglobin* (Blutfarbstoff) und eine deutliche Erniedrigung des *Serum-Ferritins* (ein Eisenproteid im Blut) den Verdacht auf eine Blutungsanämie weckten, stellte ich meine Anfangsdiagnose wieder in Frage. Eine an sich von Anfang an indizierte Magenspiegelung hatte ich aufgrund des Alters der Patientin dem Vater zunächst gar nicht vorgeschlagen, als ich ihm jetzt die Notwendigkeit einer solchen Untersuchung erläuterte, wehrte er heftig ab.

Besonders bei jüngeren Kindern, deren seelische Probleme sich fast ausschließlich als Bauchbeschwerden manifestieren, sind wir Ärzte äußerst zurückhaltend mit aggressiver Diagnostik, zumal Kinder einen solchen Eingriff fast immer als Traumatisierung erleben, während – insbesondere von Phobien (Ängsten) beunruhigte – erwachsene Patienten nach dem darauffolgenden beruhigend-aufklärenden Gespräch sehr häufig mit einem Abklingen ihrer funktionellen abdominellen Beschwerden reagieren.

Der Rechtsanwalt blieb bei seiner Verweigerung der endoskopischen Untersuchung seiner Tochter, ich behandelte daher das Kind ohne genaue Diagnosestellung auf ein Magen- bzw. Zwölffingerdarmgeschwür. In der Nacht darauf erbrach das Kind braunen »Kaffeesatz« (immer ein dringender Verdacht auf eine frische Blutung im Magen oder Zwölffingerdarm!), der erste am nächsten Morgen abgesetzte Stuhl war teerschwarz. Die Eltern des Kindes führten dies auf am Vortage gegessenen Spinat zurück, in Wirklichkeit ist ein solcher Teerstuhl fast immer das Symptom einer Magen-Darm-Blutung, die stets höchste Lebensgefahr bedeutet. Ich schlug den Eltern daher vor, das Kind per Notarztwagen sofort in die nahe gelegene Universitätskinderklinik nach H. oder alternativ ins hiesige Kreiskrankenhaus bringen zu lassen. Dort bestätigte sich die Diagnose eines blutenden Zwölffingerdarmgeschwürs.

Als mir der Vater des Kindes dies zwei Wochen später mitteilte, klang unterschwellig der Vorwurf mit, warum ich ihn nicht stärker unter Druck gesetzt hätte, die Magenspiegelung bei seinem Kind machen zu lassen, so lebensbedrohlich hätte er die Situation nach dem Gespräch mit mir nicht eingeschätzt. Als Jurist hätte er – wäre er ehrlich zu sich gewesen – seine jetzige Interpretation des damaligen Arzt-Patienten-Gesprächs als Schutzbehauptung einstufen müssen.

In der Ehe des Rechtsanwaltes gab es schwerwiegende Konflikte und Spannungen mit entsprechenden Rückwirkungen auf das interfamiliäre Klima. Auch dies hatte der Kindesvater bewußt verschwiegen, weil er in der kleinen Stadt, in der wir leben, offenbar Hemmungen hatte, mit dem ihm auch persönlich gut bekannten Arzt über Ereignisse aus seinem Intimleben zu sprechen.

Besonders unfair war er jedoch gegenüber den beiden Kinder-ärzten, denen er vorwarf, sein Kind viel zu oberflächlich untersucht und eine schwerwiegende Fehldiagnose gestellt zu haben. Dies entsprach aber keineswegs den Tatsachen, der eine Kinderarzt hatte bei dem Kind überhaupt keine Blutuntersuchungen vorge-nommen, weil ihm die Diagnose psychogen bedingter Bauchbe-schwerden ziemlich sicher schien – eine Annahme, die ja auch eine hohe statistische Wahrscheinlichkeit für sich beanspruchen konn-te. Der zweite hatte solche Untersuchungen bei dem Kind gemacht, alle Ergebnisse einschließlich des Blutfarbstoffgehaltes waren zu diesem Zeitpunkt aber noch normal gewesen.

Zwar kann man von einem Rechtsanwalt nicht erwarten, daß er einen der wichtigsten Grundsätze des Hippokrates in der medizini-schen Wissenschaft kenne: »Die Diagnose ist die Summe *aller* Er-kenntnisse«, aber aufgrund seines Bildungsstandes mußte er wis-sen, daß er einen unverantwortlichen Fehler beging, als er in fal-schem Schamgefühl drei das Kind untersuchenden Ärzten nachein-ander die primäre Ursachenauffindung der psychosomatischen Erkrankung seines Kindes unmöglich machte. Jeder Patient, der seinen Arzt belügt oder ihm für eine optimale medizinische Betreu-ung wesentliche biographische Fakten vorenthält, gefährdet und schädigt sich selbst. Falsch verstandene Scham war schon oft an der Entstehung einer ärztlichen Fehldiagnose beteiligt.

Noch ein Wort zu der erwähnten Magenspiegelung: Mit den heuti-gen dünnkalibrigen flexiblen Instrumenten dauert eine gastroskopi-sche Untersuchung des oberen Intestinaltraktes meist kaum länger als fünf Minuten. Viele Patienten stellen sich diese oft für die Dia-gnosestellung entscheidende Untersuchungsmethode viel unange-nehmer oder schlimmer vor, als sie in Wirklichkeit ist. Fast immer ist sie ohne medikamentöse Vorbereitung und ohne Gefährdung des Patienten durchführbar.

Bei meinen eigenen Gastroskopien habe ich unter Tausenden solcher Eingriffe nur einen einzigen, allerdings schweren Zwischen-fall erlebt. Vor allem bei älteren, schwer herzkranken Menschen kann es bei der Magenspiegelung gelegentlich einmal zu bedrohli-chen Herzrhythmusstörungen kommen, ansonsten aber führen wir diese Gastroskopien relativ häufig auch bei hochbetagten Menschen durch (meine älteste Patientin, bei der ich diese Untersuchungs-methode anwandte, war 94 Jahre alt), ohne daß es dabei zu irgendwelchen Komplikationen kommt. Aufgrund der erniedrigten Reflex- und Würgintensität ist die Belästigung alter Menschen durch die Magenspiegelung in aller Regel deutlich geringer als bei sehr jungen Menschen und insbesondere bei Kindern wegen ihrer häufig wesentlich größeren ängstlichen Verspanntheit.

Da ich nun schon einmal dabei bin, über Risiken und ernste Zwischenfälle bei diagnostischen Eingriffen in unseren Praxen zu sprechen, möchte ich auch über den schlimmsten Fall berichten, der mir diesbezüglich in meiner 20jährigen Praxistätigkeit vorgekommen ist und der leider mit dem Tod des betreffenden Patienten geendet hat. Ist dies für die Familie des Kranken ein großes Unglück, so ist es auch für den Arzt und seine Angehörigen eine menschliche Katastrophe, von der sich zu erholen man sehr lange braucht.

Bei Laien ist zwar bekannt, daß man viele Herzkrankheiten im EKG erkennen kann, viele Menschen wissen aber nicht, daß man die häufigste Herzkrankheit unserer Zeit – die koronare Herzkrankheit, oft der Vorläufer eines Herzinfarkts – im unter Ruhebedingungen aufgezeichneten Elektrokardiogramm meist nicht erkennen kann. Die noch weitverbreitete Vorstellung »EKG normal – Herz gesund« ist absolut falsch. Eine ganze Reihe selbst schwerer, lebensbedrohlicher Herzerkrankungen, beispielsweise eine Herzinnenhaut- oder -muskelentzündung, sind in vielen Fällen rein elektrokardiographisch nicht oder zumindest bei Krankheitsbeginn nicht nachweisbar. Andererseits sind im Ruhe-EKG (im Langzeit-EKG über 24 Stunden fast immer) sichtbare Herzrhythmusstörungen sehr vieldeutig. Sie können völlig harmlos oder – wie beispielsweise sogenannte *Couplets* oder in Salven einfallende Extraschläge – Vorläufer eines bevorstehenden tödlichen Kammerflimmerns sein.

Selbst bei einer bereits lebensgefährlich weit fortgeschrittenen Herzmuskeldurchblutungsstörung zeigt uns das unter Ruhebedingungen aufgezeichnete EKG die wahre Situation meist nicht an. Wir müssen daher solchen Menschen körperliche Arbeit zumuten, quasi als Provokationstest, um den wirklichen Gefährdungsgrad zu erkennen. Das Ruhe-EKG ist ja in solchen Fällen fast stets noch völlig unauffällig, und erst unter körperlicher Belastung treten typische Veränderungen der elektrokardiographischen Kurve auf, die die Diagnose einer koronaren Herzkrankheit bestätigen. Entgegen einer bei Laien weitverbreiteten Meinung kann selbst fünf Minuten vor der Entstehung eines Herzinfarktes das EKG unter Ruhebedingungen noch völlig normal sein, ja es dauert manchmal sogar bis zu drei Tagen, bis die beweisenden EKG-Veränderungen im Herzstrombild auftreten. Auch der Anstieg bestimmter Labormeßwerte im Blut dauert nicht selten Stunden, so daß wir gelegentlich erst nach 1 bis 3 Tagen mit der erforderlichen Sicherheit sagen können, ob einem länger anhaltenden Brustkorbschmerz ein frischer Myokardinfarkt zugrunde gelegen hat oder nicht.

Wird diese *Ergometrie* (Messung der Arbeitsleistung von Muskeln) nach den Regeln der medizinischen Kunst durchgeführt, kommt es nur relativ selten zu lebensgefährlichen Zwischenfällen, etwa einmal auf 40 000 Untersuchungen. Leider habe ich einen davon erlebt:

Tödlicher Zwischenfall

Am Gründonnerstag des Jahres 1968 (ziemlich genau ein Jahr nach meiner Praxisgründung) kam fünf Minuten vor zwölf ein 28jähriger Mann in meine Praxis, der über belastungsabhängige Schmerzen im Brustkorb klagte, die trotz seines noch jugendlichen Alters den dringenden Verdacht auf eine *Angina pectoris*, also eine Durchblutungsstörung des Herzmuskels, nahelegten, zumal er einen schweren Nikotinabusus mit 50 bis 60 Zigaretten täglich zugab.

Ein Teil meines Personals war bereits in die Osterferien gegangen, und es war eigentlich kaum möglich, den Mann jetzt noch an diesem Tag eingehender zu untersuchen. Da er aber über die Osterfeiertage Reitausflüge vorhatte, schien mir eine vorherige kardiologische Untersuchung unentbehrlich. Körperlicher Status, Ruheblutdruck und Pulsfrequenzwerte, Röntgen-Thoraxaufnahme und Ruhe-EKG waren unauffällig.

Wir begannen also mit dem wichtigsten Test in derartigen Fällen, einer Fahrradergometer-Belastung. Wegen meiner Verdachtsdiagnose fingen wir mit der niedrigsten Belastungsstufe von 25 Watt/Minute an, die der Patient drei Minuten lang beschwerdefrei durchhielt, so daß wir auf 50 Watt/Minute erhöhen konnten.

Eine Minute später wurde der Mann innerhalb weniger Sekunden kurzatmig, lief blau im Gesicht an und fiel mir wie leblos in die Arme. Das auf dem Monitor sichtbare Elektrokardiogramm war bis zu diesem Zeitpunkt völlig unauffällig geblieben, insbesondere die für eine Herzmuskel-Minderdurchblutung typischen Veränderungen der sogenannten Kammerendschwankung waren nicht aufgetreten, ebensowenig Auffälligkeiten in der Herzschlagfolge. Die dem Mann bis zu diesem Zeitpunkt zugemutete körperliche Belastung entsprach schnellem Gehen auf ebener Straße, von einer zu großen oder zu rasch gesteigerten Arbeitsleistung konnte also keine Rede sein. Während im nahen Kreiskrankenhaus der Notarztwagen angefordert wurde, versuchten wir eine Reanimation (Wiederbelebung) des Patienten mit Schlägen auf den Brustkorb, äußerer Herzmassage und Mund-zu-Mund-Beatmung sowie erst intravenösen, dann intrakardialen Injektionen.

Zunehmend schweißgebadet und zitternd vor Aufregung setzten wir unsere verzweifelten Rettungsversuche fort, der angeforderte Krankenwagen kam und kam nicht ... Der Patient blieb bewußtlos, eine spontane Herzaktion kam nicht zustande, die Lage wurde immer hoffnungsloser. Nach einer Ewigkeit kam das erlösende Sirenengeräusch des Martinshorns näher und näher, kurz darauf stürmten zwei Sanitäter mit einer Tragbahre in die Praxis. Der Patient war inzwischen am ganzen Körper blau verfärbt, die Augen weit aufgerissen, die Pupillen ohne Reaktion, kein fühlbarer Puls, kein meßbarer Blutdruck mehr.

Als ich mit den die Bahre schleppenden Sanitätern auf die Straße kam, meine Reanimationsversuche, so gut es ging, fortsetzend, sah ich mit Entsetzen eine größere Menschenansammlung zwischen Praxiseingang und dem mit laufender Sirene die Straße blockierenden Krankenwagen. Bei diesem handelte es sich nicht – wie heute üblich – um ein relativ großes Rettungsfahrzeug, in dem man gut hantieren und medizinisch sofort intensiv in Aktion treten kann, sondern um eines der älteren Krankentransportautos, in denen neben der Liege kaum Platz war für ärztliche Aktionen.

Der Wagen raste, alle roten Ampeln überfahrend, in Richtung Krankenhaus. Eine Fortsetzung der Wiederbelebungsversuche war unter diesen Umständen kaum noch möglich, da ich in dem Fahrzeug bei dem schnellen Tempo hin und her geschleudert wurde. Die Hoffnung, der Patient könne überleben, schwand mehr und mehr.

Nachdem in der Klinik auch die verzweifelten Bemühungen meiner Kollegen erfolglos verlaufen waren, saß ich völlig verstört und erschöpft im Zimmer des Chefarztes der inneren Abteilung. In meinem Kopf wirbelten die Gedanken durcheinander, sie kreisten teils um den gerade zu Tode gekommenen Menschen, teils um meine eigene Person und die Konsequenzen, die sich aus diesem Vorfall wohl für meine Praxis ergeben würden. In einer Praxis stirbt man nicht – das wird sich herumsprechen... Warum mußte es gerade mich erwischen?

Eine von mir gewünschte Obduktion zur Klärung der Todesursache lehnten die Eltern des Patienten ab mit dem Argument, davon werde ihr Sohn auch nicht mehr lebendig. Sie hätten mir nichts vorzuwerfen, ihr Sohn hätte wie ein Verrückter geraucht, sie hätten es ja schon immer geahnt, daß das ein böses Ende nehmen würde.

Obwohl dieser tragische Fall bereits 20 Jahre zurückliegt, muß ich auch heute noch bei jeder Fahrradergometer-Belastung eines Patienten an diesen Zwischenfall, der tödlich endete, denken.

Heute wird als Berechtigung für die Durchführung solcher Herzbelastungsuntersuchungen die Beherrschung aller modernen Reanimationsmethoden vorausgesetzt. In einer Internistenpraxis muß deshalb heute ein sogenannter *Defibrillator* stehen, ein einige tausend DM teures Gerät zur Behandlung des lebensbedrohlichen Kammerflimmerns, das bei einer Fahrradergometer-Belastung gelegentlich, wenn auch äußerst selten auftritt. Das Problem für uns ältere Ärzte, die wir die Klinikausbildung absolvierten, bevor es die heutigen Intensivstationen gab, besteht darin, daß wir mit unserem Praxispersonal keine Gelegenheit haben, solche Notfallsituationen trainierend durchzuführen. Auch wenn man zur Erlernung einer solchen neuen Methode für einige Wochen wieder in eine Klinik geht – was oft das Opfern des Jahresurlaubs bedeutet –, hat man aufgrund der Seltenheit eines solchen Zwischenfalls keine Gewähr, das Defibrillieren während dieser Kliniknachausbildung zu erlernen. Aber selbst wenn man dieses Glück gehabt hat, ist man mit seinem theoretischen Wissen und seiner in praktisches Handeln umsetzbaren Methodik-Erfahrung kaum mehr up to date, wenn sich ein derartige Einsätze erfordernder Zwischenfall erst fünf oder gar zehn Jahre später tatsächlich ereignet.

Die ebenfalls zur modernen Reanimation gehörende *Intubation* (künstliche Beatmung durch sachkundige Einführung eines Kunststoffrohrs in die Luftröhre) kann man sich eher von einem Anästhesisten beibringen lassen – es werden auch entsprechende Eintrainierungskurse am Phantom angeboten –, aber auch durch all diese Bemühungen erreicht man nicht den Erfahrungsstand, der zur Bewältigung akuter Notfallsituationen wünschenswert wäre.

Von jungen Kollegen, die diese Methoden routinemäßig während ihrer klinischen Ausbildung erlernt haben, sowie auch von manchen Klinikchefärzten oder Kassenfunktionären wird uns gelegentlich vorgehalten, wenn wir mit der Reanimationstechnik nicht hinreichend vertraut wären, sollten wir eben entsprechende Untersuchungsverfahren in unseren Praxen lieber lassen. Diese sind andererseits so häufig zur Abklärung von Brustkorbschmerzen notwendig, daß kaum ein Diagnostik betreibender Internist ohne sie auskommen kann. Deshalb wird die Fahrradergometrie heute in der BRD in fast allen Internistenpraxen angeboten, obwohl viele Kollegen aus den dargelegten Gründen inständig hoffen, nicht zu den Pechvögeln zu gehören, die plötzlich einer bedrohlichen Situation gegenüberstehen ohne optimale Voraussetzungen, sie auch fachgerecht bewältigen zu können.

Daß aber auch bei vielen unserer oft so selbstsicheren Klinikkollegen zwischen Wunsch und Wirklichkeit eine bedenkliche Lücke klafft, führte unlängst ein international renommierter Anästhesist seinen verdutzten Kollegen mit entwaffnender Offenheit vor: Prof. Lotz berichtete auf dem zentraleuropäischen Anästhesistenkongreß 1987 in München über eine Studie mit 206 Anästhesisten, jeder vierte davon als Chef oder Oberarzt in leitender Position, die sich einem theoretischen Prüfungsteil (vier Sets zu je fünf Fragen, die nach dem Multiple-choice-System zu beantworten waren) und einem praktischen Teil am Übungsphantom unterzogen hatten. Nur ein Viertel der Probanten machte beim theoretischen Test keinen Fehler, je ein weiteres Viertel schnitt mit 1 bis 2 falsch beantworteten Fragen noch mehr oder weniger glimpflich ab.

Dem Test lagen die aktualisierten Richtlinien zur kardiopulmonalen Reanimation der American Heart Association zugrunde. So wurden beispielsweise Fragen nach dem praktischen Vorgehen im Sinne der Zwei-Helfer-Methode von 25 % der Teilnehmer falsch beantwortet. Über Wirkungen und Dosierungen von Notfallmedikamenten, Erstmaßnahmen bei Kammerflimmern und die Defibrillation von Schrittmacherpatienten wußte jeder dritte bis vierte Teilnehmer nicht richtig Bescheid.

Im praktischen Test machten zwei Drittel der Teilnehmer bei den 16 geprüften Positionen 4 bis 6 Fehler, fehlerfrei blieb nur 1 %. Der häufigste Fehler bei der Ventilation war ein zu kleines Beatmungsvolumen. Mit der externen Herzmassage kamen die wenigsten zurecht, fast keiner erreichte ein Kompressions-Relaxations-Zeitverhältnis von 1 : 1.

Bitterer Schlußkommentar des Artikels: »Wenn also schon die Anästhesisten die Möglichkeiten der kardiopulmonalen Reanimation nicht voll auszuschöpfen vermögen – wie erst mag es dann bei denjenigen aussehen, denen sie im Rahmen eines Notfallkurses das Nötigste beibringen?«

Diese Ergebnisse zeigen, wie sehr der Mediziner unserer Zeit auch Biotechniker und -ingenieur sein muß, wenn er den an ihn gestellten hohen Anforderungen der gegenwärtigen Heilkunde entsprechen will. Wenn dies schon unseren hochspezialisierten erfahrenen Klinikärzten nur unvollständig gelingt und bei dem großen Umfang des zu beherrschenden Wissens und technischen Könnens auch in Zukunft nur annähernd gelingen kann, so dürfen wir niedergelassenen Ärzte – soweit wir Apparatemedizin betreiben und betreiben müssen – wohl doch um etwas Verständnis und Nachsicht dafür bitten, daß uns manchmal eine technisch-diagnostische Maßnahme nicht immer mit der hohen Perfektion gelingt und gelingen kann, die wünschenswert wäre.

Gefährliche Unverträglichkeitsreaktionen

Ein invasives (eindringendes) Untersuchungsverfahren stellen Röntgenuntersuchungen der Gefäße sowie der ableitenden Gallen- und Harnwege dar, zu deren Durchführung die Injektion sogenannter Kontrastmittel eine unabdingbare Voraussetzung ist. Diese Stoffe werden von der ganz überwiegenden Mehrzahl aller Patienten relativ gut vertragen, etwa ein Mensch unter tausend antwortet aber aufgrund einer bestehenden individuellen Überempfindlichkeit mit Unverträglichkeitsreaktionen, die im schlimmsten Falle innerhalb weniger Minuten in einem tödlichen toxisch-allergischen Schock enden können. Auf etwa 40 000 durchgeführte Untersuchungen ereignet sich ein solcher tödlicher Zwischenfall.

Jeder röntgenologisch tätige Arzt, der derartige mit Kontrastmittelinjektion verbundene diagnostische Untersuchungen durchführt, muß täglich bereit sein, bei seinen Patienten rasch und schnell Gegenmaßnahmen zu ergreifen, um einen stets möglichen, aber nie vorhersehbaren tödlichen Ausgang abwenden zu können. Ein derartiger Kontrastmittelzwischenfall in meiner Praxis vor einigen Jahren ging zum Glück für die Patientin und mich glimpflich aus:

Die Patientin hatte eine leichte Rotfärbung ihres Urins bemerkt, die Ultraschalluntersuchung der Nieren deckte einen etwa 1 cm großen echoarmen Herd in der linken Niere auf, der aufgrund seiner Kleinheit und der Körperfülle der Frau nicht eindeutig als harmlose Nierenzyste zu identifizieren war. Insbesondere das sehr bösartige *Hypernephrom* (ein gefährlicher Nierentumor) kann aufgrund der Eigenschaften seines Gewebsaufbaues im Ultraschall eine harmlose Zyste vortäuschen und damit zu einer Fehldiagnose führen, die wegen der dann verzögerten therapeutischen Intervention den betreffenden Menschen das Leben kosten kann.

Wegen der Umständlichkeit einer Fahrt in die Großstadt, um dort durch eine computertomographische Untersuchung der Nieren die differentialdiagnostische Fragestellung klären zu lassen, hatte die Patientin es vorgezogen, in meiner Praxis ein Ausscheidungs-*Urogramm* mit Leeraufnahmen der Nieren durchführen zu lassen. Obwohl bereits am Tag vor der Untersuchung über die Möglichkeiten eines allergischen Zwischenfalles aufgeklärt, war sie am Morgen danach noch stark verängstigt und beunruhigt, sie lag völlig verspannt auf dem Röntgentisch und wollte noch einmal wissen, ob die Durchführung der Untersuchung bei ihr denn wirklich völlig unentbehrlich zur Klärung der Krankheitsursache wäre.

Wir sprachen ihr wieder beruhigend zu, bevor wir ihr die Infusion anlegten. Zwei Minuten später verspürte sie ein Kribbeln in der Nase, kurz darauf auch im Hals, gleichzeitig stellten sich Übelkeit und Brechreiz ein. Unter der Annahme einer sich anbahnenden Schockreaktion wurden entsprechende Gegenmaßnahmen eingeleitet, die die Symptome glücklicherweise rasch zum Abklingen brachten. Nach einer Viertelstunde war die Patientin wieder völlig beschwerdefrei, eine Stunde später konnten wir sie nach Hause gehen lassen. Der Ausgang einer solchen Überempfindlichkeitsreaktion ist aber nie vorhersehbar; von leichten, harmlosen Befindensstörungen bis zum schweren Schock mit tödlichem Ausgang innerhalb weniger Minuten ist alles möglich.

Deshalb habe ich schon vor einigen Jahren routinemäßig begonnen, vor Kontrastmittel-Röntgenuntersuchungen eine medikamentöse Vorbereitung mit einem Antiallergikum, einem Kortikosteroid und einem H_2-Antagonisten durchzuführen, da nach den Erfahrungen der Amerikaner damit die Unverträglichkeitsreaktionen deutlich vermindert werden können. Außerdem verwende ich trotz der viermal so hohen Kosten nur noch die modernen, nicht ionisierten Röntgenkontrastmittel.

Würden in der BRD alle Röntgenuntersuchungen mit Kontrastmitteln nur noch mit diesen besser verträglichen Substanzen durchgeführt, würde dies den gesetzlichen Krankenkassen jährliche Mehrkosten von 400 Millionen DM verursachen. Deshalb wird derzeit in den röntgenologisch tätigen Ärztekreisen eine lebhafte Diskussion darüber geführt, ob man grundsätzlich und in jedem Fall die besser verträglichen, nichtionisierten Mittel verwenden oder deren Einsatz auf Patienten mit bereits bekanntem Allergierisiko beschränken sollte.

Ich persönlich halte eine solche Differenzierung für nicht vertretbar, da man im Grunde nie wissen kann, bei welchem Menschen das genannte Risiko besteht und bei wem nicht, und weil es geeignete Testverfahren zur Erkennung einer solchen allergischen Überempfindlichkeit bis heute nicht gibt. Es wäre ein Gebot der Fairneß den Medizinern gegenüber und Ausdruck soziomedizinischen Verantwortungsbewußtseins, wenn die Krankenkassen ihr Kostenübernahme-Einverständnis erklären würden, daß in der BRD grundsätzlich nur noch mit den besser verträglichen, nichtionisierten Kontrastmitteln gearbeitet wird. Ein Menschenleben ist doch unbezahlbar – oder?

Ein sehr kostensteigernder Faktor liegt in der starken Aufsplitterung unserer heutigen Medizin in inzwischen über 40 Fachgebiete. Die Patienten stehen dadurch oft in gleichzeitiger Behandlung mehrerer Ärzte oder Krankenhausabteilungen. Die Aufteilung beispielsweise der Krankheitserkennung bzw. Diagnosefindung auf mehrere Fächer verteuert den technischen und damit ökonomischen Aufwand stets erheblich, ohne daß dem in der Regel eine bessere Krankheitsabklärung gegenübersteht. Kompetenzgerangel und schlechte Koordination verursachen besonders in unseren Großkliniken oft kostenträchtige diagnostische Leerläufe.

Schwere Fehlinvestitionen

Am nächsten Krankheitsfall soll gezeigt werden, daß wir niedergelassenen Ärzte, die wir sozusagen draußen an der medizinischen Front tätig sind, durch den immer rascheren Fortschritt der medizinischen Technik und durch die ständig weiter steigenden Ansprüche an unsere Leistungsfähigkeit seitens der Patienten gezwungen sind, immer schneller unsere veralteten Apparate durch modernere leistungsfähigere Technik zu ersetzen, selbst dann, wenn solche Entscheidungen aus unternehmerischer Sicht äußerst problematisch sind.

Eine 38 Jahre alte Frau war mir von einem praktischen Arzt zur Röntgenuntersuchung des Magens geschickt worden. Sie hatte einige Monate zuvor manchmal ein leichtes Ziehen in der Magengrube verspürt und sich besonders in den letzten Tagen immer schlapper gefühlt; nichts schmeckte ihr mehr richtig, besonders Fleisch und Wurstwaren waren ihr schon beim Geruch zuwider. Ich hatte damals eine Röntgenanlage mit Durchleuchtungseinrichtung, aber noch ohne Fernsehtechnik, die in den Kliniken bereits einige Jahre zuvor Eingang gefunden hatte. Mit dieser alten konventionellen Röntgentechnik mußte man im Dunkeln untersuchen, wobei man vorher eine Viertelstunde durch Tragen einer Spezialbrille oder Aufenthalt in einem dunklen Raum die Augen an die Dunkelheit gewöhnen mußte, um besser sehen zu können. Die Angaben der Patientin ließen den Verdacht auf eine Magenkrebserkrankung aufkommen, ich konnte aber während des Durchleuchtungsvorganges nichts Tumorverdächtiges sehen, und auch auf den angefertigten Übersichts- und Ausschnittsaufnahmen war nichts Pathologisches zu erkennen.

Sechs Monate später erfuhr ich, daß die Patientin operiert worden war und man dabei ein nicht mehr operables Magenkarzinom gefunden hatte. Mein Kollege, der mir die Patientin geschickt hatte, hatte mir den Vorgang, vielleicht aus persönlicher Rücksichtnahme, verschwiegen. Ich wurde beim Gang durch die Stadt von einem anderen Patienten über das Geschehene informiert, wobei er mir mitteilte, die ganze Familie wäre über mein Versagen empört, keiner von ihnen wäre je im Leben mehr bereit, sich mir in beruflicher Hinsicht anzuvertrauen, da ein derartiges Versagen oder Nichtkönnen ja kaum zu entschuldigen wäre. Wenige Monate nach der Untersuchung bei mir wäre der Tumor bereits inoperabel gewesen, was man ja – entsprechendes Können vorausgesetzt – zu diesem Zeitpunkt bei einer Röntgenuntersuchung nicht mehr hätte übersehen dürfen.

Zwei Monate später ereignete sich ein ähnlicher Fall, der ebenfalls für erhebliches Aufsehen sorgte und meinem Ruf als Arzt äußerst abträglich war:

Ein 61 Jahre alter Gemüsehändler hatte sich wegen Oberbauchbe-schwerden von mir röntgen lassen. Unter dem Schock des kurz zu-vor übersehenen Tumors hielt ich eine kleine Schleimhautrelief-Unregelmäßigkeit am Magenausgang für einen tumorverdächtigen Befund. Ich schickte ihn deshalb ins Krankenhaus zu einer damals bei uns nur in den Kliniken durchgeführten Magenspiegelung. Da-bei stellte sich heraus, daß es sich um harmlose narbige Verände-rungen als Folge eines früher durchgemachten Magengeschwürs und nicht um einen Magenkrebs handelte.

Mein Krankenhauskollege hatte dem Mann nach der Spiegelun-tersuchung freudestrahlend verkündet, er könne völlig beruhigt sein, der Verdacht auf einen Tumor habe sich nicht bestätigt, seine Beschwerden seien völlig harmlos.

In den folgenden Wochen stand der Gemüsehändler Tag für Tag in seinem Geschäft oder auf dem Markt und erzählte allen Leuten, die es hören wollten, Dr. Jung habe ihm aufgrund einer Röntgenun-tersuchung seines Magens eine Krebserkrankung angedichtet, die er in Wirklichkeit überhaupt nicht gehabt habe. Um einen solchen Arzt solle man besser einen Bogen machen.

Die beiden Fälle verfolgten mich in den kommenden Monaten im-mer weiter, sie hinterließen auch spürbare Folgen für die tägliche Patientenfrequenz. Nach langen inneren Kämpfen entschloß ich mich daher, für 150 000 DM meine Röntgenanlage auf die moderne Fernsehtechnik umzurüsten, um damit meine differentialdiagnosti-schen Möglichkeiten zu verbessern und weitere rufschädigende Fehldiagnosen vermeiden zu können.

Der Versuch, mit den anderen Internisten des Ortes eine gemein-same Fernsehröntgenanlage zu etablieren, scheiterte an der Stand-ortfrage. Außerdem hätte eine Gemeinschaftsanlage natürlich eine Reihe Unbequemlichkeiten und Reibungen im Arbeitsablauf mit sich gebracht. Aus Konkurrenzgründen schafften sich alle vier an-deren Internisten am Ort einige Monate nach mir eine eigene Fern-sehröntgenanlage an, so daß jetzt jeder flexibler mit der neuen Technik arbeiten konnte, allerdings zu einem Gesamtinvestitions-betrag für fünf Ärzte in Höhe von fast 750 000 DM.

Drei Jahre später habe ich dann meine Bauchdiagnostik auf die *endoskopische* Technik (Magen- und Darmspiegelung) umgestellt, einerseits, weil die Belastungen, die dieses Untersuchungsverfahren für den Patienten mit sich bringt, allmählich in der Bevölkerung eher toleriert wurden, und andererseits, weil das entsprechende Instrumentarium inzwischen so weit verfeinert worden war, daß die bei der Untersuchung nicht vermeidbaren subjektiven Beschwerden für die Kranken erträglicher wurden.

Ein kritisches Wort muß noch gesagt werden zum technischen Verifizierungswahn, der viele Ärzte, besonders die Apparatemediziner unter uns, offenbar befallen hat. »Irren ist ärztlich«, hat Curt Götz mit feiner Ironie gesagt. Und in der Tat liegen richtige und falsche Diagnose und damit Erfolg und Mißerfolg unserer beruflichen Bemühungen oft nahe beieinander. Wir vertrauen zunehmend nur noch unserer Technik; unseren Sinnen, unserem Gefühl, unserem Instinkt stehen wir eher skeptisch und ablehnend gegenüber – es sei denn, ärztliche Intuition und technische Untersuchungsergebnisse stimmen in ihrer Aussage überein. Bei Diskrepanzen und Unsicherheiten setzen wir lieber auf die scheinbar so unbestechlichen Maschinendaten, verdrängen notfalls die leise mahnende Stimme, nicht zu betriebsblinden Fachidioten zu werden. Auf uns Ärzte trifft heute zunehmend das so banal klingende und doch so weise Zitat unseres größten Dichters zu, daß wir vor lauter Bäumen den Wald nicht mehr sehen.

Es gibt keine absolute Sicherheit für die Patienten bei unserer Diagnosestellung. Mindestens jede fünfte medizinische Diagnose ist falsch, wenn wir von den relativ einfach erkennbaren oder nachweisbaren Erkrankungen einmal absehen. Selbst die Diagnosen unserer Pathologen, die ungehindert im menschlichen Organismus suchen und forschen können, sind häufig noch falsch. Wir müssen lernen, mit dieser Unsicherheit zu leben und sie zu ertragen – Ärzte und Patienten. Es sind besonders die Juristen, die uns zunehmend daran hindern, uns wieder auf die Vernunft und die unvermeidliche Möglichkeit eines diagnostischen Irrtums zu besinnen.

Vor allem die operativ tätigen Mediziner geraten unter immer größeren juristischen Haftungsdruck. Sie müssen ihre Absicherungsbemühungen verstärken, und das erfordert Jahr für Jahr immer höhere finanzielle Opfer, die allerdings letzten Endes nicht die Ärzte, sondern die Patienten zu tragen haben. Hier liegt, neben dem menschlichen Druck, der von den Angehörigen der Patienten ausgeht und der in den obigen Fallbeispielen deutlich wurde, der entscheidende Grund für die immer mehr zum Einsatz kommende riesige technische Diagnostikmaschine, die unsere Krankenkassen – und damit die Allgemeinheit – immer stärker finanziell belastet. Kein Arzt ist technikverrückt oder »apparategeil«, er hat Angst vor anderen Ärzten oder vor seinem Vorgesetzten (und der vorm Klinikdirektor), vor der Reaktion des Patienten oder seiner Familie, vor einem möglichen Haftungsanspruch mit negativen Folgen für berufliches Ansehen und den Fortgang der Karriere. Ich glaube, daß die Ärzte heute fast noch mehr Angst vor einer Fehldiagnose haben als die Kranken, die davon doch viel unmittelbarer und vitaler betroffen sind als die Mediziner. Welche Fehlentwicklung unsere Rechtsprechung bei diesem heiklen Thema nehmen kann, ergibt sich aus dem folgenden, 1988 ergangenen Urteil gegen einen jungen Mediziner: Das Oberlandesgericht Köln verurteilte einen Klinikarzt zu 2 000 DM Schmerzensgeld, weil er einen Patienten mit einer ungesicherten Diagnose schockiert und damit unnötig belastet habe.

Der 53jährige Patient war nach einer Bewußtlosigkeit in eine Kölner Klinik eingeliefert worden. Dort wurden zunächst Herzrhythmusstörungen diagnostiziert, und es wurde das Einsetzen eines Herzschrittmachers vorgeschlagen. Wegen aufgetretener neurologischer Halbseitensymptome (verminderte Sehkraft rechts sowie leichte Lähmung der rechten Gesichts- und Zungenhälfte) wurde ein Computertomogramm zur differentialdiagnostischen Abklärung veranlaßt. Der Befund lautete, vereinfacht ausgedrückt: intrazerebraler raumfordernder Prozeß (Tumorverdacht).

Als der Stationsarzt seinem Patienten diesen Befund mitteilte, erlitt dieser einen Nervenzusammenbruch. Nach einer Verlegung in eine andere Kölner Klinik konnte weder der pathologische Befund bestätigt noch die Annahme von Herzrhythmusstörungen gesichert werden. Die Ärzte dieses Krankenhauses hielten das ganze Geschehen für einen relativ harmlosen Kreislaufkollaps und die aufgetretenen neurologischen Symptome für psychisch bedingt bei übererregbarer Grundpersönlichkeit. Nach Behauptungen des Patienten hätte ihm der Stationsarzt der ersten Klinik eröffnet, es bestände vermutlich ein Hirntumor; eine derart vorschnelle Festlegung über die Krankheitsursache bestritt allerdings der beklagte Arzt.

Der Kranke fühlte sich durch die unvorsichtige Verdachtsäußerung des Stationsarztes zusätzlich geschädigt, was das Oberlandesgericht Köln in seinem Urteil bestätigte. Der Richter befand, der Arzt habe die Gesundheit des Patienten rechtswidrig und schuldhaft verletzt, weil er ihm einen ungesicherten und – wie sich nachträglich ja herausgestellt habe – falschen Befund mitgeteilt habe. Zwar müsse – so meinte der Richter – dem Arzt heute eine Aufklärung des Patienten über seinen Gesundheitszustand abverlangt werden, damit dieser eigenverantwortlich entscheiden könne, welche Untersuchungen und Behandlungen er an sich zulassen wolle und welche nicht, doch dürfe der Patient durch diese Mitteilungen nicht über Gebühr beunruhigt werden, da er sonst in seiner Gesundheit durch die ärztliche Handlungsweise zusätzlich gefährdet würde.

Wozu dies dann in der medizinischen Alltagswirklichkeit führt, möchte ich am Beispiel einer Patientin schildern, die ich mit einem akuten arteriellen Beinverschluß in die Universitätsklinik begleitet habe.

Gefühllose Mediziner

Die Patientin hatte ein Jahr zuvor wegen einer Durchblutungsstörung des rechten Beines einen sogenannten arteriellen **Bypass** bekommen, wobei man ihr ein Kunststoffrohr zur Überbrückung der verengten arteriellen Gefäßstrecke eingepflanzt hatte. Leider blieb das Bypass-Rohr nur ein Jahr offen, sein Wiederverschluß führte zu einer unmittelbaren Gefährdung des Beines. Zur Öffnung des verstopften Gefäßes sollte jetzt ein modernes, abgekürzt PTA genanntes Verfahren (*perkutane transluminale Angioplastie*) angewendet werden.

Trotz erheblicher, durch Medikamente nur schwer zu lindernder Schmerzen mußte die Patientin zunächst zwei Stunden in einem Vorraum warten, weil eine andere Not-PTA zu diesem Zeitpunkt in der Radiologischen Klinik durchgeführt wurde. Als sie schon auf dem Tisch lag, erklärte ihr der Röntgenarzt dann die bei diesem Eingriff möglicherweise auftretenden Komplikationen: dauerhafte Lähmung des Armes, an dem der Katheter eingeführt werden mußte, Verschleppung von thrombotischem Material in den Beinarterien mit dadurch eventuell notwendig werdender sofortiger Nach-

84

operation oder gar Beinamputation, ferner lebensbedrohliche Blutungen beispielsweise im Bauchraum, in der Lunge oder gar im Gehirn mit schwersten bleibenden Schäden bis zur Halbseitenlähmung, im schlimmsten Fall auch mit tödlicher Atemlähmung.

Da man aufgrund des langen Wartens allmählich unter erfolgsgefährdenden Zeitdruck geriet, betrieb man die Aufklärung unmittelbar vor Beginn des Eingriffes. In trockenem Medizinerdeutsch wurde der Frau also angekündigt, was innerhalb der nächsten 1 bis 2 Stunden möglicherweise auf sie zukäme. Das von Schmerzen gepeinigte blasse Gesicht zerfiel nach dieser »Sachinformation« noch mehr, die Pulsfrequenz stieg auf 120 Schläge/Minute, es war nicht zu übersehen, daß die Patientin die in ihr aufkommende Panik nur noch mit äußerster Willensanstrengung unterdrücken konnte.

Der Eingriff war nicht nur erfolglos (es fehlte unter anderem ein ausreichend langer Katheter), es traten auch zwei der angekündigten Komplikationen ein: Es kam zur Verschleppung von thrombotischem Material in den Unterschenkel und Fuß, wodurch sich die vorher schon schlimmen Schmerzen fast bis zur Unerträglichkeit verstärkten, und als Folge einer vorherigen blutgerinnungshemmenden Behandlung ereignete sich eine schwere Nachblutung aus der Punktionsstelle in der linken Achselhöhle, die trotz aller Bemühungen nicht ohne Ausbildung eines riesigen, den ganzen Oberarm und die linke Brustwand einnehmenden *Hämatoms* (Schwellung durch Blutaustritt unter die Haut) zu stillen war.

Damit war der Leidensweg der Frau aber noch nicht zu Ende. Mangels eines Bettes in der der Chirurgie angegliederten Radiologie wurde sie in die kardiologische Intensivstation verlegt, wo man ihr nach wenigen Stunden mitteilte, daß Bett müsse leider wieder geräumt werden, da man den Zugang eines anderen schwerkranken Patienten erwarte. Alle Proteste der Frau und des sie begleitenden Ehemannes waren erfolglos, sie wurde trotz ihres desolaten Zustandes in die Chirurgische Klinik verlegt. Da der Zustand des kranken Beines sich weiter dramatisch verschlimmerte und die Beinamputation unmittelbar bevorstand, entschloß sich der Gefäßchirurg der Universitätsklinik, eine letzte Operation an dem verschlossenen Gefäß zu versuchen, um das bedrohte Bein zu retten.

Es erschien jetzt ein Anästhesist bei der Frau, der ihr die Risiken einer Vollnarkose erklärte, sie reichten von einer bleibenden Hirnschädigung bis zu einer tödlichen Atemlähmung. Die inzwischen so geschwächte Frau mußte erneut im Liegen, wie schon zuvor in der

Radiologie, schriftlich bestätigen, daß sie über alle möglichen Komplikationen der vorgesehenen Behandlung ausführlich informiert und trotzdem mit den geplanten Therapien einverstanden wäre.

Einige Minuten später kam der Chirurg und erklärte ihr nun seinerseits, was bei dem geplanten Noteingriff alles passieren könne: Es könne zu schweren, lebensgefährlichen Nachblutungen kommen, eventuell könne eine sofortige Beinamputation notwendig werden, auch lebensgefährliche Herz-Kreislauf-Zusammenbrüche müßten bei der bereits bestehenden Herzerkrankung als durchaus im Bereich des Möglichen angesehen werden. Dem matten Einwand der Frau, sie höre die meisten sie beunruhigenden Informationen innerhalb weniger Stunden jetzt bereits zum dritten Mal, ob man die grausame Tortur bei ihrem erschöpften Zustand nicht abkürzen könne, begegnete man mit dem Einwand, man müsse sich rechtlich absichern, die Zahl der Haftpflichtprozesse gegen Anästhesisten und Chirurgen steige in unserem Land von Jahr zu Jahr. Die Klinikleitung und der Krankenhausträger bestünden auf ganz eindeutiger Risikoaufklärung und unter allen Umständen schriftlicher Einverständniserklärung, um gegen spätere Haftpflichtprozesse besser abgesichert zu sein. Die Operation verlief wiederum erfolglos, und einige Wochen später mußte der Unterschenkel amputiert werden.

Es kann überhaupt kein Zweifel daran bestehen, daß die Patienten nicht nur ein Recht auf Aufklärung, sondern die Ärzte auch eine Verpflichtung haben, die Patienten über die von ihnen vorgesehenen diagnostischen und therapeutischen Maßnahmen sachgerecht zu informieren, und zwar nicht nur wegen möglicher juristischer Folgen. Je qualifizierter und behutsamer solche Informationsgespräche verlaufen, um so positiver ist – wie sich bei zahlreichen Untersuchungen hat zeigen lassen – ihr Effekt auf das Gelingen der geplanten medizinischen Maßnahme. Aber die Art und Weise, wie dies heute – besonders in unseren Kliniken – geschieht, ist alles andere als psychologisch einfühlsam und sachdienlich. Die sachlich nüchterne Distanziertheit vieler Krankenhausärzte, denen im Umgang mit Patienten oft jedes natürliche Empfinden fehlt, macht doch betroffen.

Hätte man beispielsweise im vorliegenden Falle die Patientin, die zwei Stunden auf den Beginn des Noteingriffs warten mußte, nicht schon früher, ohne Zeitdruck und schonend vorbereiten können? Sie hätte bis zum Beginn des gefährlichen Eingriffs ihr emotionales Gleichgewicht sicher wenigstens teilweise wiedergefunden. So waren ihre Augen unmittelbar vor Beginn der medizinischen Aktion starr vor Entsetzen und Angst. So hatte sie auch keine Gelegenheit mehr, mit ihren Angehörigen zu sprechen, um sich von ihnen beraten und beruhigen zu lassen.

Jeder sensible Mensch muß sich unter solchen Bedingungen als Menschenmaterial des Medizinbetriebes fühlen und erleben. Dies bedeutet eine deutliche Gefährdung des oft unter hohen Kosten angestrebten Behandlungserfolges und negative Beeinflussung sowohl des direkten medizinischen Eingriffs wie auch der späteren Heilungs- bzw. Genesungschancen.

FAZIT

Durch kritische Richtigkeitsprüfungen von Diagnosen[3] wissen wir, daß ein erfahrener Arzt aufgrund einfacher Krankenbefragung und -untersuchung in 80 % aller Fälle eine richtige Krankheitserkennung und -einordnung erreicht. Durch noch so aufwendigen und kostenträchtigen Technikeinsatz läßt sich diese Quote zwar geringfügig verbessern – aber zu einem unglaublich hohen Preis!

Allein in der BRD werden Jahr für Jahr zweistellige Milliardenbeträge für eine Scheinsicherheit in der medizinischen Diagnostik und Differentialdiagnostik aufgewendet. Absolute Sicherheit in der medizinischen Krankheitserkennung wird es nie geben. Solange wir – und zwar Ärzte und Patienten – dies nicht begreifen oder wahrhaben wollen, werden wir für die Vermeidung einer relativ kleinen Anzahl wichtiger, d.h. für den Patienten relevanter, Fehldiagnosen Unsummen von Geld ausgeben. Es scheint, als hätten Deutschlands Mediziner ständig einen der zahlreichen ärztekritischen Aussprüche Molières im Ohr: »Ihr werdet nicht nur für das zur Rechenschaft gezogen werden, was ihr getan, sondern auch für das, was ihr unterlassen habt.«

Auch wenn es für uns alle – Ärzte wie Patienten – äußerst beunruhigend ist: Die häufigste Diagnose ist auch in unserer Zeit immer noch die Fehldiagnose. Und das wird bei der Kompliziertheit des menschlichen Organismus wahrscheinlich immer so bleiben, auch wenn der medizinische Verifizierungswahn noch weiter zunehmen sollte.

4

Weiße Kittel – schwarze Westen
Die Ärzte als Schlüsselfiguren unseres Gesundheitswesens

> Wenn die Einkommen der Ärzte in Gefahr sind, stellen sie alle Sorgen um die medizinische Wissenschaft oder das Wohl der öffentlichen Gesundheit zurück.
>
> *George Bernard Shaw*

Zu allen Zeiten lassen sich ähnliche bissige Bemerkungen in der Literatur und Medizingeschichte über das Verhältnis der Ärzte zum Geld finden. Schon im 4. Jahrhundert v. Chr. sagte Aristophanes: »Wo kein Geld – da keine ärztliche Kunst.« Dem Feldherrn Alexander dem Großen wird die Bemerkung zugeschrieben, die Ärzte wären das gute Essen nicht wert, das man ihnen allzu reichlich spendiere. Und im Talmud findet sich der hinter- und doppelsinnige Satz: »Ein Arzt, der umsonst heilt, heilt umsonst.«

Auch in unserer Zeit kann man in Zeitschriften und Magazinen oft sehr ärztefeindlich gehaltene Artikel über die Einkommen der Mediziner in unserem Land finden, besonders die Illustrierte »Stern« sowie das Nachrichtenmagazin »Der Spiegel« haben den »Verdiensten« der deutschen Mediziner in regelmäßigen Abständen kritische Berichte gewidmet, wobei sie sich allerdings weniger mit den Krankenhausmedizinern als vielmehr mit den niedergelassenen Ärzten und ihrem Jahreseinkommen beschäftigt haben.

Wahrheit und Dichtung, Umsatz und Gewinn werden dann oft und sicher absichtlich in für den Leser nicht immer leicht durchschaubarer Weise vermengt. Es darf dabei auch global verunglimpft und diffamiert werden, auch wenn man für seine Berichte keine Tatsachen, sondern nur Vermutungen zur Verfügung hat. So behauptete Dieter Piel, ohne den geringsten Beleg für seine Behauptung vorzulegen, 1987 in der seriösen Wochenzeitschrift »Die Zeit«, von den bundesdeutschen Kassenärzten würden jährlich wahrscheinlich bis zu 2,5 Milliarden DM Honorarmanipulationen betrieben.

Den Vogel abgeschossen an journalistischer Unverantwortlichkeit und polemischer Diffamierung eines ganzen Berufsstandes hat wieder einmal »Der Spiegel«, dem es, wie meist, weniger um Tatsachenberichterstattung als um politische Stimmungsmache geht. In seiner Ausgabe Nr. 10 vom 6. März 1989 läßt er unter der Überschrift »Jeder Krankenschein ist ein Blankoscheck« einen Kassenarzt, der zu feige ist, seinen Namen zu nennen, folgende Ausführungen machen:

»Ich bin Kassenarzt seit 20 Jahren, Allgemeinpraktiker im Ruhrgebiet. Der Staatsanwalt ermittelt gegen mich, die Kassenärztliche Vereinigung (KV) überprüft rückwirkend meine abgerechneten Krankenscheine, die Bank quält mich mit immer neuen Kreditrestriktionen, meine Frau hat mich verlassen. Mir steht das Wasser bis zum Hals. Nach außen hin muß ich Haltung bewahren. Wenn meine Patienten merken, wie schlecht es mir geht, werden sie den Doktor wechseln.«

Dann beschreibt mein anonymer Kollege im Detail, wie man die Krankenkassen und damit die Patienten durch Honorarmanipulationen mühelos und in großem Stil betrügen kann. Nachdem er in einigen konkreten Fällen verraten hat, wie er es anstellt, in großer Zahl nichterbrachte Honorarleistungen auf den Krankenscheinen zu notieren und damit ständigen und schweren Betrug zu begehen, fährt er fort:

»Jahrelang ging ja alles gut. Am Quartalsende habe ich die Scheine freihändig frisiert, eben ausgelastet. Mein Vater war besser dran. Zu seiner Zeit bekam jeder Kassenarzt eine Pauschale pro Patient und Krankenschein, ein Kopfgeld. Die Einzelleistungsvergütung wurde erst 1955 erfunden. Seither wird betrogen.
Nach meiner Überzeugung schreiben mindestens 80 % aller niedergelassenen Ärzte nichterbrachte Ziffern in die Krankenscheine, mal mehr, mal weniger. Ich persönlich kenne überhaupt niemanden, der im strengen Sinne ehrlich gewesen wäre. Das gibt es erst neuerdings, seit die Staatsanwälte hinter uns her sind, besonders hier in Nordrhein-Westfalen.«

Wenn ein ärztlicher Wirtschaftsverbrecher, dem es finanziell gutging, seine mit Recht Empörung auslösenden Bekenntnisse auf die deutsche Öffentlichkeit losläßt, mag das seine Angelegenheit sein.

Wenn ein Politmagazin so etwas anonym abdruckt, disqualifiziert es sich damit selber. Es ist schlechter journalistischer Stil, einen echten Betrüger einen ganzen Berufsstand diffamieren zu lassen mit einer durch nichts belegten Behauptung, 80 % aller westdeutschen Kassenärzte wären Honorarmanipulierer.

Wenn man allerdings bestimmte Ereignisse in der kassenärztlichen Abrechnungspraxis beobachtet, kann einem schon der Verdacht kommen, daß es hier mehr Manipulierer gibt, als man a priori erwarten oder unterstellen sollte. Wenn beispielsweise ein Kassenarzt (ein hoher Funktionär in der Bundes-KV!) öffentlich erklärt, an einem einzigen Tag 85 Hausbesuche und das auch noch nach seiner Sprechstundenarbeit gemacht zu haben, schockiert mich dies: Entweder hat dieser Mann zwar 85 Hausbesuche auf seine Krankenscheine notiert, sie aber nicht wirklich erbracht, oder aber er hat seinen Patienten nur guten Tag gesagt und ihnen höchstens kurz in die Pupille geschaut. Hätte er einschließlich Anfahrt nur 15 Minuten pro Patient gebraucht, so blieben immer noch 21 Stunden übrig. Wie will ein praktischer Arzt nach seiner Sprechstundentätigkeit an einem einzigen Tag noch 21 Stunden für Hausbesuche aufgewendet haben?

Ich bekenne offen, ich bin für den »gläsernen Arzt«, wenn man darunter versteht, daß die Solidargemeinschaft der GKV (gesetzlichen Krankenversicherung) bzw. deren gewählte Vertreter und Funktionäre mir in Zukunft aufgrund der eingetretenen Kosten- und Leistungsexplosion in unserem Gesundheitswesen und der dadurch hervorgerufenen Finanzkrise genauer auf die Finger schauen wollen als bisher. Wenn diese in meinen Augen notwendigen bürokratischen Kontrollmaßnahmen das Ausmaß der uns jetzt schon aufgebürdeten Verwaltungs- und Dokumentationsarbeit nicht noch weiter vermehren, sehe ich keinen Anlaß, deswegen auf die Barrikaden zu gehen.

Dem alten Leninspruch »Vertrauen ist gut, Kontrolle ist besser« werden sich Deutschlands Kassenärzte aufgrund der in ihren Reihen entdeckten und entlarvten schwarzen Schafe nun auf Dauer nicht mehr entziehen können. Zu groß war der Schock in der Öffentlichkeit, daß es auch in diesem »hehren« Berufsstand Betrüger gibt.

Vor fünf Jahren hat eine beispiellose Kampagne gegen eine ganze Berufsgruppe begonnen, die man bisher für besonders honorig gehalten hatte und der man nun nach dem ersten Bekanntwerden von

Rezeptbetrügereien einzelner Kassenärzte in der Öffentlichkeit immer lauter und globaler eine schlechte Berufsmoral vorhält. Einige Kassenmediziner hatten damals in Absprache mit Apothekern fingierte Arzneimittelrezepte für GKV-Patienten ausgestellt und sich dafür vom Apotheker sanitäre, kosmetische oder sonstige von den Pharmazeuten lieferbare Artikel des täglichen Bedarfs aushändigen lassen. Diese schwarzen Schafe lösten eine regelrechte Lawine staatsanwaltschaftlicher Ermittlungen gegen die Kassenärzte aus, die sich von Nordrhein-Westfalen über die ganze Republik auszubreiten begann. Fazit: Von den bisher gegen bundesdeutsche Kassenärzte angestrengten Verfahren endeten 6,1 % mit Geldbußen wegen minderer Vergehen und 3,7 % mit einer Anklage wegen eindeutiger Honorarbetrügerei.

Schaut man sich Statistiken über Wirtschaftskriminalität in unserem Land an, kann man feststellen, daß im Durchschnitt von 100 eingeleiteten Untersuchungen 16,5 % mit einem Strafbefehl und 16,2 % mit einer Anklage endeten, während nur in 47 % der Fälle das Verfahren eingestellt wurde. Andererseits zeigt die Tatsache, daß bei jedem zehnten überprüften Kassenarzt Unregelmäßigkeiten in der Honorarabrechnung festgestellt werden konnten, daß es auch im Ärztestand mehr schwarze Schafe gibt, als man bisher vermutet hat. Wie meinte doch der Engländer Peto in einer Diskussion zur Berufsmoral der Ärzte: »Ärzte haben eine gewisse Ähnlichkeit mit Menschen.«

Das gegenwärtige Honorarabrechnungsverfahren in der GKV macht es allerdings betrügerischen Medizinern allzuleicht, sich für nichterbrachte Leistungen dennoch bezahlen zu lassen. Ein solcher Mediziner braucht nur – Papier ist ja willig – auf der Rückseite des Krankenscheines Gebührenpositionen einzutragen, deren Erbringung oder Nichterbringung man nicht ohne weiteres nachweisen kann (Beispiel: statt einer einfachen Beratung ein psychotherapeutisches Gespräch, das wegen des größeren Zeitaufwandes im Honorarwert höher eingestuft ist). Wahrscheinlich gibt es in unserem gesamten Wirtschaftssystem keinen einzigen Arbeitsbereich, in dem zu betrügerischen Manipulationen ein so geringer Aufwand an krimineller Energie erforderlich ist.

Honorarmanipulierende Ärzte haben fast stets ohne materielle Not gehandelt, sie dürfen daher von niemandem Verständnis oder Nachsicht erwarten. Das Blütenweiß des Arztkittels hat durch diese schwarzen Schafe einen Grauschimmer bekommen, und die große

Zahl ehrlich arbeitender und korrekt abrechnender Ärzte muß die Bürde des ramponierten Ansehens eines ganzen Berufsstandes mittragen.

Schon die Aushändigung eines Krankenscheinduplikates mit den eingetragenen Honorarleistungen an den Patienten würde mit Sicherheit die hohe Zahl krimineller Delikte bei ärztlichen Honorarabrechnungen drastisch senken. Ein noch sicherer Riegel würde potentiellen Betrügern aber dadurch vorgeschoben, daß auch Kassenpatienten – wie Privatversicherten schon seit eh und je – eine Honorarabrechnung ausgehändigt würde, aus der sie ersehen könnten, was ihr Doktor mit ihnen angestellt hat und was das kostet.

Ob das Anspruchsverhalten der Versicherten sich ändern würde, wenn sie ständig darüber informiert wären, welch hohe Kosten sie ihrer Krankenversicherung verursachen, scheint mir nach meinen bisherigen Berufserfahrungen ziemlich fraglich. Um einen solchen positiven Effekt zu erzielen, müßte wohl jeder Patient – gestaffelt nach seinem Einkommen – in irgendeiner Weise direkt an der Finanzierung der bei ihm erbrachten medizinischen Leistungen beteiligt werden.

Den Mut zu einer solch grundlegenden, mit Sicherheit kostensparenden Reform bringt aber offensichtlich kein Politiker auf. Und darüber ist niemand froher als die bundesdeutsche Kassenärzteschaft. Denn nur die kostenlose Beanspruchungsmöglichkeit hat zur Folge, daß immer mehr und häufiger Kassenpatienten zu gesundheitlichen Check-ups in unsere Praxen kommen, selbst wenn sie sich überhaupt nicht krank fühlen. Ihnen beispielsweise dann die besonders oft gewünschten Überprüfungen des Fett- oder Zuckerstoffwechsels, ein EKG oder eine Ultraschalluntersuchung als nicht notwendig oder als medizinisch nicht begründet abzulehnen würde sich schon mittelfristig als Harakiri für jeden niedergelassenen Mediziner erweisen.

Umverteilungskampf unter den Ärzten

Seit Herbst 1987 (Einführung einer neuen Gebührenordnung) liefern sich Westdeutschlands Kassenärzte einen erbitterten und mit harten Bandagen geführten Honorar-Neuverteilungskampf, dessen schlimme materielle Folgen für einzelne Arztgruppen bis zum Frühjahr 1989 noch eskalierten.

Wie die nachfolgende Tabelle zeigt, lagen Deutschlands Zahn-ärzte und Kassenärzte bis zum Jahre 1983 unangefochten an der Spitze der Einkommenspyramide der Selbständigen.

Durchschnittliche Jahreseinkünfte in ausgewählten freien Berufen

Berufsgruppe	1980 DM	1983 DM	Veränderung in %
Zahnärzte	239 463	229 909	− 4,0
Ärzte	180 858	179 592	− 0,7
Rechtsanwälte und Notare	122 926	135 983	+10,6
Wirtschafts- und Buchprüfer	138 746	177 455	+27,9
Steuerberater und -bevollmächtigte	99 928	114 563	+14,6
Architekten	91 625	90 698	− 1,0
Ingenieure und Techniker	86 403	84 098	− 2,7
Künstlerische Berufe	37 098	35 485	− 4,3

Quelle: Statistisches Bundesamt

Zu diesem Zeitpunkt ging aber das etwa seit 1965 bestehende gol-dene Zeitalter für Deutschlands Zahn- und Kassenärzte langsam zu Ende. Die Umsätze stiegen nur noch gering, die Einkommen stag-nierten oder waren – wie beispielsweise bei der großen Gruppe der Praktiker und Allgemeinärzte – leicht rückläufig bei ständig weiter-gestiegenen Kosten.

Die nächste Tabelle zeigt das enorme Einkommensgefälle zwi-

Jahreseinkünfte nach Arztgruppen (1985, vor Steuern)

Arztgruppe	DM	Arztgruppe	DM
Laborärzte	692 000	Internisten	191 000
Radiologen mit großer Praxis	387 000	Hautärzte	191 000
Radiologen mit kleiner Praxis	236 000	Chirurgen	178 000
Orthopäden	232 000	Neurologen	175 000
Augenärzte	226 000	Gynäkologen	164 000
Urologen	211 000	Allgemeinärzte	143 000
Hals-Nasen-Ohren-Ärzte	208 000	Kinderärzte	132 000

Quelle: Statistisches Bundesamt

schen einzelnen Arztgruppen, das auch noch dann bestehenbleibt, wenn man berücksichtigt, daß beispielsweise die Laborärzte und Radiologen mit Großgeräten hohe Praxisgründungs- und -erneuerungsinvestitionen aufbringen mußten und müssen. Denn im Durchschnitt muß ja die Hälfte dieser Geldbeträge von bereits versteuertem Einkommen bezahlt werden.

Relativ günstig steht die Gruppe der sogenannten »kleinen« Facharztfächer da, also die Orthopäden, Augenärzte, Urologen und Hals-Nasen-Ohren-Ärzte. Am Ende der Skala rangieren die Allgemein- und Kinderärzte, von denen besonders letztere ihr Einkommen aufgrund des neuen ärztlichen Honorarvertrags (EBM) seit 1987 deutlich verbessern konnten. Es war auch höchste Zeit, daß die in früheren Jahren oft groteske soziale Asymmetrie in den Ärzteeinkommen wenigstens etwas vermindert wurde. Warum sollte ausgerechnet ein Laborarzt, der weder eine Präsenzpflicht hat noch einen Wochenenddienst absolvieren muß und auch nicht nachts zu Hausbesuchen aus dem Bett geholt wird, fünfmal soviel verdienen wie ein Kinderarzt, zumal dessen berufsspezifische psychische Belastung sicher auch höher einzustufen ist?

Obwohl sich seit 1985 Verschiebungen im Honorargefälle zwischen den einzelnen Arztgruppen ergeben haben, sind die Besserverdienenden unter den Ärzten immer noch in erster Linie die »Techniker« oder Apparatemediziner. Am schlechtesten bezahlt werden weiterhin die sogenannten Primärärzte, die die eigentliche medizinische Grundversorgung unserer Bevölkerung sicherstellen, also die praktischen und Allgemeinärzte, die Pädiater und die Internisten. Während sich die Praktiker und Kinderärzte seit Einführung des EBM in der Einkommensskala hocharbeiten konnten, sind die Internisten, die Hautärzte und die Chirurgen unter den Fachärzten bis jetzt die eigentlichen Verlierer im so erbittert entbrannten Honorarverteilungskampf.

Vergleicht man die verschiedenen Gruppen der akademischen Selbständigen miteinander, muß man zunächst einmal berücksichtigen, daß die Wirtschafts- und Buchprüfer sowie die Notare, die inzwischen das Einkunftsniveau der Kassenärzte durch in den letzten fünf Jahren erreichte Verdienstzuwächse weitgehend erreicht haben, nicht annähernd so hohe Anfangs- und Innovationsinvestitionen finanzieren müssen wie die Mediziner. Schon zur Einrichtung einer Allgemeinpraxis sind Beträge zwischen 250 000 und 300 000 DM (je nach Technisierungsgrad) erforderlich; bei den Zahn- und Fachärzten lagen die Investitionskosten in der Vergangenheit zwischen 400 000 und 500 000 DM; Labormediziner und insbesondere Radiologen mit Großgeräten (in erster Linie Computer-Tomographen) müssen erst einmal bis zu 2 Millionen DM und mehr an Einrichtungskosten aufbringen, bevor sie ihren Betrieb anlaufen lassen können. Insgesamt ist das Einkommensgefälle bei allen selbständigen Berufen wesentlich größer als in der großen Gruppe der Arbeitnehmer, wo bei gleicher Berufsausbildung oder Tätigkeit Einkommensdifferenzen bis zu mehreren hundert Prozent nicht vorkommen. Die Gründe hierfür sind vielfältig und gehören nicht zum Thema dieses Buches.

Von interessierten politischen Kreisen wird auch immer wieder bewußt verschwiegen, daß das verfügbare Einkommen eines Selbständigen nach Abzug der Steuern keineswegs etwa mit dem Nettolohn eines Arbeitnehmers vergleichbar ist. Durchschnittlich die Hälfte der Gründungs-, Ersatz- oder Erneuerungsinvestitionskosten muß vom bereits versteuerten Geld aufgebracht werden, der Freiberufler muß auch seine Kranken- und Rentenversicherung allein finanzieren, und da die sogenannte Betriebseinnahme-Ausfallversicherung nur zu den beschränkt abzugsfähigen Sonderausgaben zählt, bindet sie einen weiteren erheblichen Teil des laufenden Nettoeinkommens. Denn wird ein solcher Kleinunternehmer längere Zeit krank und hat er keine Versicherung abgeschlossen, die die resultierenden Umsatzausfälle abfangen kann, treiben ihn die weiterlaufenden Personalkosten, Miete etc. schneller in den finanziellen Ruin, als sich dies mancher bei seiner Existenzgründung vorstellen konnte oder wollte.

Vom Jahresbruttoeinkommen eines solchen Selbständigen müssen demnach zunächst einmal rund 50 % (je nach Umsatzhöhe einige Prozent mehr oder weniger) als Einkommensteuer abgezogen werden, und im Falle der Ärzte und Zahnärzte müssen je nach Technisierungsgrad des Betriebes und Zugehörigkeit zu einem berufsständischen Versorgungswerk noch weitere 20 bis 25 % vom Betriebseinkommen nach Steuern als für den privaten Konsum nicht verfügbarer Einkommensanteil abgezweigt werden. Trägt man all diesen Umständen Rechnung, bleibt einem niedergelassenen Kassenarzt etwa ein Drittel der oben angeführten Bruttoeinkommensbeträge (vergleichbar mit dem Jahresnettolohn eines Arbeitnehmers) für sich und seine Familie.

In der Vergangenheit wurden diese Gegebenheiten von interessierten, meist dem linken oder grünen Spektrum angehörenden politischen Kreisen bewußt verschwiegen, um gegen bestimmte Berufsgruppen den so leicht zu erweckenden sozialen Neid besser schüren zu können. Erstaunlicher ist schon die Tatsache, daß eine wissenschaftliche Institution wie die Deutsche Max-Planck-Gesellschaft der deutschen Öffentlichkeit verkündet hat, unter den 21 OECD-Staaten würden Westdeutschlands Mediziner am meisten verdienen, nämlich bis zum Fünffachen eines durchschnittlichen Arbeitnehmereinkommens, während in vielen anderen vergleichbaren Ländern die Ärzte nur etwa das doppelte Einkommen eines Arbeitnehmers zur Verfügung hätten. Bewußt außer acht gelassen werden dabei allerdings elementare ökonomische Fakten, etwa das unterschiedliche Preisniveau, der außerordentlich differierende Technisierungsgrad der Praxen, die unterschiedliche Besteuerungshöhe der Einkommen und vieles andere mehr. In den Ländern, in denen wirklich vergleichbare strukturelle und ökonomische Gegebenheiten vorliegen, wie etwa in den USA oder der Schweiz, sind sowohl die Brutto- wie auch die verfügbaren Nettoeinkommen der frei praktizierenden Ärzteschaft vergleichbar hoch.

Eine Kassenarztpraxis in England oder in Italien ist mit derjenigen in der Bundesrepublik einfach nicht vergleichbar, wovon sich jeder Urlauber in diesen Ländern im Erkrankungsfall selbst überzeugen kann. Auch in Holland, wo die meisten Fachärzte sowohl in der Klinik (deren teure Apparate sie dann mitbenutzen können) wie in ihren Praxen tätig sind, müssen die Mediziner nicht annähernd so hohe Praxisgründungs- und -erneuerungsinvestitionen vornehmen wie in der BRD. Das Arbeitsministerium, das eine ähnliche Expertise über die Einkommensverhältnisse niedergelassener Ärzte in unseren Nachbarstaaten und den USA in Auftrag gegeben hat, hat sich daher in Kenntnis der nicht vergleichbaren ökonomischen Grundsituation gehütet, vorschnelle und oberflächliche, den Realitäten nicht Rechnung tragende Schlüsse zu ziehen.

Denjenigen, die aber immer noch neidvoll auf die Einkommen niedergelassener Ärzte in der BRD schielen, sei folgendes Trostpflaster angeboten: In der BRD lassen sich jährlich rund 3 000 Ärzte mehr nieder, als durch Krankheit oder altersbedingt aus dem Beruf ausscheiden. Seit dem Einfrieren der ärztlichen Gesamthonorarsumme (»Deckelung«) durch Ankoppelung an die sogenannte Grundlohnsumme verteilt sich der ärztliche Honorarkuchen also Jahr für Jahr auf immer mehr Kollegen.

Die konzertierte Aktion im Gesundheitswesen hat diese Entwicklung der letzten Jahre einmal näher unter die Lupe genommen und prognostiziert, daß bereits bis zum Jahre 2 000 Westdeutschlands Kassenärzte mit Nettoeinkommensverlusten von rund einem Drittel rechnen müssen.

Den Kassenmedizinern unserer Republik muß daher dringend ans Herz gelegt werden, noch wesentlich intensiver und breiter als bisher kostensenkende Apparategemeinschaften (wie bereits im Laborsektor vollzogen) zu gründen, wo immer dies machbar ist. Besonders jungen, sich jetzt erst niederlassenden Medizinern muß mahnend klargemacht werden, daß sie bei gleich hohen Praxisgründungsinvestitionen wie in der Vergangenheit zum Teil schneller bankrott sein werden, als sie sich vielleicht vorstellen können. In den letzten Jahren häufen sich die Praxispleiten nicht nur in den attraktiven Großstädten.

Der gläserne Arzt

Doch kommen wir nun zum zweiten, für die Patienten wichtigeren Hauptthema dieses Kapitels: Nutzen Deutschlands Kassenärzte ihre Schlüsselfunktion auf Kosten der Versicherten aus, um Leistungen zu erbringen, die aus medizinischer Sicht eigentlich überflüssig sind?

Diese Frage ließe sich eindeutiger und klarer beantworten, wenn es den von Arbeitsminister Blüm und den Krankenkassenverbänden so hartnäckig geforderten und von den Kassenärzten ebenso erbittert abgelehnten »gläsernen Arzt« bereits gäbe. Nach einer Analyse der Kassenärztlichen Vereinigung Schleswig-Holstein von 1987 (ältere Recherchen auf Bundesebene lieferten ähnliche Zahlen) verursacht beispielsweise ein praktischer oder Allgemeinarzt durch Verordnungen verschiedenster Art im Mittel Kosten von 1,1 Millionen DM pro Jahr. Die schlimmsten »Kostentreiber« waren dabei die nicht fachlich weitergebildeten Praktiker: Je schlechter oder ungenügender die Ausbildung eines Arztes bis zu seiner Niederlassung ist, um so teurer kommt er die Gesellschaft!

Wie sich die Kosten für ärztliche Leistungen und Verordnungen auf die verschiedenen Facharztgruppen verteilen, ersehen wir aus der folgenden Tabelle:

Das war zumindest so bis zum Jahre 1986. Seit der Koppelung

Kosten je Patient (in DM)

Facharztgruppe	ärztliche Leistungen			Verordnungen von		
	selbst-erbracht	im Auf-trag	infolge Über-weisung	Arznei-mitteln	Kran-ken-haus-pflege	Insge-samt
Allgemeinärzte	71,80	1,75	31,14	105,87	130,23	340,80
Augenärzte	50,44	0,07	7,29	10,59	33,37	101,76
Chirurgen	82,08	10,06	13,30	10,65	608,77	724,84
Gynäkologen	50,31	3,23	15,90	15,05	174,15	258,64
HNO-Ärzte	62,24	1,84	21,39	18,34	122,07	225,87
Hautärzte	51,14	1,22	6,36	51,88	116,26	226,86
Internisten	91,44	4,60	36,95	104,35	166,03	403,34
Kinderärzte	53,08	1,20	11,97	41,75	94,67	202,67
Nervenärzte	114,43	2,67	14,43	75,19	339,83	546,55
Orthopäden	86,35	0,61	7,77	19,71	102,50	216,94
Urologen	103,27	10,16	24,95	50,30	358,53	547,20
Durchschnitt	71,76	2,45	24,93	75,03	145,57	321,73

Quelle: Ministerium für Arbeit, Gesundheit, Familie und Sozialordnung, Baden-Württemberg (1987)

des kassenärztlichen Gesamthonorars an die Grundlohnsumme zahlen neuerdings die Kassenärzte selber die Zeche, wenn ein Teil von ihnen unwirtschaftlich arbeitet. Denn je mehr Aufwand die Ärzte bei ihrer Arbeit treiben, um so niedriger wird der sogenannte Punktwert.

Bei den RVO-Kassen sank er beispielsweise im zweiten Quartal 1988 auf 8,5 % ab, was bedeutet, daß für jede einzelne ärztliche Leistung in diesem Quartal 15 % weniger Honorar bezahlt wurde, als mit den Krankenkassen ursprünglich vereinbart worden war.

Auf jede 100 DM eigener Honorarforderung verursacht nun aber ein bundesdeutscher Kassenarzt der GKV pro Patient und Quartal durch seine berufliche Aktivität zusätzliche Kosten von 470 DM, also vier- bis fünfmal soviel, wie er selber kassiert. Er ist also tatsächlich die zentrale Schlüsselfigur in der Kostenverursachung für die Krankenkassen.

Das Teuerste, was ein Kassenarzt tun kann, ist, einen Patienten zur Diagnostik oder Behandlung in ein Krankenhaus einzuweisen, was die Chirurgen am häufigsten und die Augenärzte am seltensten tun. Neben den Chirurgen sind die Nervenärzte und Orthopäden die Gebietsärzte, die die GKV am teuersten zu stehen kommen. Die fleißigsten Rezeptschreiber sind die praktischen Ärzte (400 000 DM pro Arzt und Jahr), dicht gefolgt von den Internisten. Ein merkwürdiges Phänomen ist auch die Tatsache, daß es teuer und billig arbeitende kassenärztliche Vereinigungen gibt, also Regionen innerhalb der Bundesrepublik, in denen die Kassenärzte sparsamer arbeiten als in anderen.

Aus der nachfolgenden Tabelle ist zu ersehen, daß es sowohl bei

Beispiele von »Fallwerten«
nach Fachgruppen und Regionen (DM pro Patient und Quartal)

Allgemeinärzte	59,44	(KV Nordwürttemberg)	bis	79,42	(KV Berlin)
Augenärzte	48,63	(KV Nordwürttemberg)	bis	61,54	(KV Saarland)
Chirurgen	68,64	(KV Nordbaden)	bis	94,98	(KV Hamburg)
Frauenärzte	33,36	(KV Bremen)	bis	60,19	(KV Hamburg)
HNO-Ärzte	57,26	(KV Koblenz)	bis	94,10	(KV Saarland)
Hautärzte	46,37	(KV Saarland)	bis	61,20	(KV Bayern)
Internisten	87,87	(KV Westfalen-Lippe)	bis	114,71	(KV Schleswig-Holstein)
Kinderärzte	52,92	(KV Westfalen-Lippe)	bis	71,28	(KV Rheinhessen)
Nervenärzte	120,41	(KV Koblenz)	bis	169,48	(KV Südbaden)
Orthopäden	84,32	(KV Hessen)	bis	119,50	(KV Berlin)
Urologen	98,54	(KV Saarland)	bis	160,87	(KV Bayern)

Quelle: Arzt und Wirtschaft 20/87

den Allgemein- wie den Gebietsärzten erstaunlich hohe Differenzen bis zu 70 DM pro Patient und Quartal gibt, die ein deutscher Kassenarzt je nach Region mehr oder weniger für seine Patientenbetreuung benötigt. Womit das zusammenhängt, ist bis heute noch nicht genauer untersucht.

Nun mag es zwar gewisse regionale Unterschiede in der Art und Häufigkeit von Erkrankungen geben; daß diese jedoch für diesen Sachverhalt keine ausreichende Erklärung bieten, kann man deutlich sehen, wenn man die Epidemiologiestruktur in unserer Republik studiert.[4]

Auch die erstaunliche Tatsache, daß diese Unterschiede in den Honorarforderungen pro Patient je nach KV-Zugehörigkeit in den letzten Jahren noch weiter deutlich zugenommen haben, zeigt, daß es offensichtlich die Großzügigkeit mancher Prüfgremien ist, der wir diese unterschiedliche Kostenintensität kassenärztlicher Tätigkeit verdanken.

Doch kommen wir noch einmal auf den nicht durch Arzthonorare verursachten Kostenanteil in der GKV zurück:

Wie das Statistische Bundesamt mitteilt, wurden 1986 für die Erhaltung und Wiederherstellung der Gesundheit sowie für die Minderung oder Beseitigung von Krankheitsfolgen in der BRD 251,3 Milliarden DM ausgegeben, das waren 4,2 % mehr als 1985. Die stationäre Behandlung (einschließlich stationärer Kurbehandlungen) kostete 60,5 Milliarden DM, die ambulante Behandlung 44,4 Milliarden DM, für 33,2 Milliarden DM wurden Arzneien, Heil- und Hilfsmittel verbraucht und für weitere 10,8 Milliarden DM Zahnersatz beschafft.

Auf die gesamte medizinische Behandlung (148,9 Milliarden DM) entfielen damit knapp 60 % aller Gesundheitsausgaben, weitere 71,5 Milliarden DM (28,4 %) auf Krankheitsfolgeleistungen (insbesondere Krankengeld und Berufs- bzw. Erwerbsunfähigkeitsrenten).

Insgesamt entsprachen die Gesundheitsleistungen (ohne Einkommensleistungen) 1986 einem Anteil unseres Bruttosozialproduktes von 9,5 %. Pro Kopf der Bevölkerung erhöhten sich die Gesundheitsausgaben in der Bundesrepublik im Jahre 1986 um weitere 162 DM auf insgesamt 4 116 DM. Knapp 47 % der Gesundheitsausgaben (117,2 Milliarden DM) entfielen dabei auf die gesetzliche Krankenversicherung.

Mit diesem Milliardenbrocken wollen wir uns nunmehr etwas näher auseinandersetzen.

Die nachfolgende Grafik zeigt den explosionsartigen Ausgabenanstieg je Mitglied in der gesetzlichen Krankenversicherung in den letzten anderthalb Jahrzehnten.

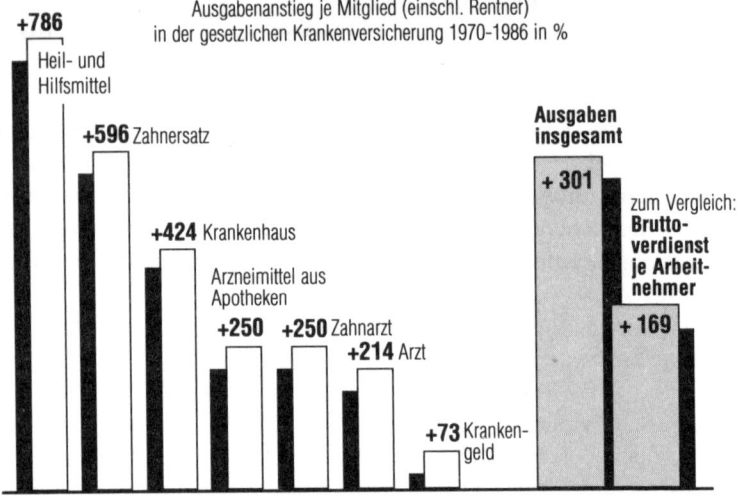

Explosion der Krankheitskosten

Ausgabenanstieg je Mitglied (einschl. Rentner)
in der gesetzlichen Krankenversicherung 1970-1986 in %

+786 Heil- und Hilfsmittel

+596 Zahnersatz

+424 Krankenhaus

Arzneimittel aus Apotheken
+250   **+250** Zahnarzt
+214 Arzt

+73 Kranken-geld

Ausgaben insgesamt
+ 301

zum Vergleich:
Brutto-verdienst je Arbeit-nehmer
+ 169

Zunächst einmal läßt sich feststellen, daß die GKV-Ausgaben je Mitglied in dieser Zeit fast doppelt so rasch gestiegen sind wie der Bruttoverdienst je Arbeitnehmer. Des weiteren kann man dieser Übersicht entnehmen, daß neben den stationären Behandlungskosten die Aufwendungen für Zahnersatz (ein Plus von fast 600 %!) und für Heil- und Hilfsmittel (fast 800 % plus) geradezu raketenhaft hochgeschossen sind.

Über Krankenhausmedizin und Einzelheiten der stationären Behandlungssituation und -kosten wird in einem eigenen Kapitel ausführlich zu sprechen sein (vgl. Kap. 6). Beschäftigen wir uns also hier mit den beiden anderen Ausgabenposten:

Wie war es möglich, daß die Bürger unserer Republik plötzlich einen so eminent gewachsenen Bedarf nach dritten Zähnen entdeckt haben?

Wie die Tabelle zeigt, gibt kein anderes Volk dieser Erde soviel für Zahnprothetik aus wie das bundesdeutsche. Die Jahreskosten der GKV sind von 800 Millionen im Jahre 1970 auf 7,2 Milliarden DM im Jahre 1988 in die Höhe geschossen. Im gleichen Zeitraum haben die Zahnärzte ihr Einkommen wie keine andere Berufsgruppe in dieser Republik geradezu raketenhaft gesteigert. Trotz abgeschwächter Zuwächse seit 1985 sind sie die Spitzenverdiener unter

102

den Selbständigen geblieben. Es sei ihnen vergönnt, aber sie sollten nicht so oft und nicht so laut jammern!

Festzuhalten bleibt: Die Erhaltung der Zähne oder die »Wiederausrüstung« mit Zähnen kostet die Bundesbürger fast ebensoviel Geld wie die gesamte ambulante medizinische Versorgung, an der sich immerhin doppelt so viele Ärzte beteiligen, wie es Zahnärzte in der BRD gibt!

Und nachzutragen ist: Im Jahre 1988 sind die Prothetikkosten im Bereich der Zahnmedizin aufgrund des Ankündigungseffektes der Blümschen Gesundheitsreform noch einmal um 50 % in die Höhe geschnellt.

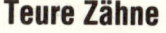

Teure Zähne

Ausgaben für zahnmedizinische Versorgung in DM je Einwohner
(1982 - Umrechnung mit Kaufkraftparitäten)

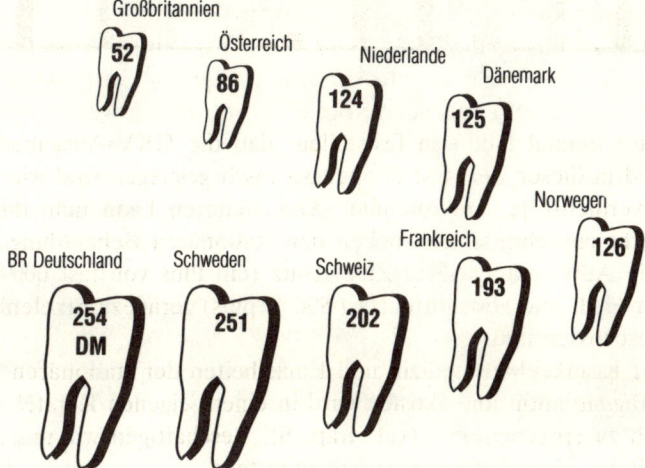

Großbritannien 52

Österreich 86

Niederlande 124

Dänemark 125

Norwegen 126

Frankreich 193

BR Deutschland 254 DM

Schweden 251

Schweiz 202

Kostenexplosion bei den Heil- und Hilfsmitteln

Doch kommen wir nun zu den Kosten von Heil- und Hilfsmitteln, die in ihrem explosiven Wachstum in den letzten zwei Jahrzehnten alles andere weit in den Schatten gestellt haben, selbst die derzeit so heiß und kontrovers diskutierte stationäre Behandlung der Bundesbürger.

Hörgeräte

Für ein solches, für die soziale Kommunikationsfähigkeit jedes Schwerhörigen außerordentlich wichtiges Hilfsgerät bezahlt man derzeit in der BRD 800 bis 1 200 DM. Die Lieferpreise der Industrie liegen bei 200 bis 300 DM, die die Geräte anpassenden Akustiker haben also beim Verkauf eines Hörgerätes an einen GKV-Versicherten einen Gewinn, der bis zu 400 % ausmacht.

Nach Blüms Ankündigung, auch hier in Zukunft im Interesse der Solidargemeinschaft kräftig einsparen zu wollen und nicht mehr die Gesamtkosten, sondern nur noch einen bestimmten Festbetrag zu zahlen, begann der Ansturm auf Deutschlands Akustikerläden, denn plötzlich entdeckten bis zum Ende des Jahres 1988 fast 30 % mehr Bundesbürger als im Vorjahr, daß sie eine Hörhilfe benötigen.

Krankentransporte

Seit 1.1.1989 müssen die GKV-Versicherten für Fahrten bzw. Transporte in die Arztpraxen, in medizinische Institute und Krankenhäuser alle unter 20 DM liegenden Kosten selbst tragen bzw. sich mit 20 DM daran beteiligen, wenn sie höher liegen. Einzige Ausnahme: soziale Härtefälle, also Sozialhilfeempfänger und andere Personen mit sehr niedrigen Einkommen. Dieser Teil der Blümschen Reformpillen wird von vielen Patienten als besonders gravierend empfunden, doch ist das Ziehen der sozialen Notbremse verständlich, wenn man die Kostenentwicklung auf diesem Sektor in den letzten 15 Jahren betrachtet:

Die Gesamtaufwendungen auf diesem Gebiet sind in der GKV von 1970 bis 1986 von 154 Millionen auf 1,563 Milliarden DM gestiegen, davon entfielen allein auf Taxifahrten 521 Millionen DM. Im angegebenen Zeitraum haben sich die Transportkosten der GKV also etwa verzehnfacht.

Sind Deutschlands Bürger in dieser Zeit immer gehbehinderter geworden? Kein Wunder, daß die Taxifahrer, die so lange zum großen Teil auf Kosten der GKV leben konnten, in der Blümschen Reform eine Bedrohung ihrer Existenzgrundlage sehen.

Massagen und andere physikalische Anwendungen

Kein anderes Volk der Erde läßt sich so häufig und gründlich den Körper massieren wie das bundesdeutsche. Auch auf diesem Gebiet wird demnächst die 1-Milliarden-Grenze überschritten. Kommentar des Vorsitzenden des Zentralverbandes deutscher Kranken-gymnasten Eckhard Böhle (München) in einem Interview der Ärz-tezeitschrift »Selecta« vom 25.5.1987: »90 % aller Massagen in der BRD sind überflüssig.«

Allein in den letzten fünf Jahren hat sich die Zahl der kranken-gymnastischen Praxen in unserem Land von 3 890 auf 5 300 erhöht. Über deshalb immer häufiger vorkommende Pleiten von Massage-betrieben ist mir bei meinen diesbezüglichen Recherchen nichts be-kannt geworden.

Das deutsche Kur(un)wesen
Die gesundheitsbewußten Deutschen gönnen sich jährlich für mehr als 6 Milliarden DM Gesundheitskuren. Kein anderer Staat besitzt so viele und so prächtig ausgestattete Kurbäder wie die Bundesre-publik Deutschland.

Von 1966 bis 1988 ist die Zahl der »Kurtage« in den 261 deutschen Kurbetrieben von 68 Millionen auf fast 100 Millionen jährlich ge-stiegen, die Zahl der Kurgäste gleichzeitig von 4 Millionen auf 6,5 Millionen jährlich. 25 % oder 1,5 Millionen sind »Sozialgäste«, die sich auf Kosten der GKV-Solidargemeinschaft einer stationären Heilbehandlung unterziehen. Ihre Zahl hat sich in den letzten zwei Jahrzehnten fast verdoppelt.

Dem deutschen Bäderverband sind die 1,8 Milliarden DM, die allein die BfA 1987 für Rehabilitationsmaßnahmen ausgegeben hat (3,6 % ihres Gesamtetats), immer noch zuwenig. Privat bezahlte Badekuren dauern übrigens in der Regel nur halb so lang wie »So-zialkuren«.

Experten halten 50 % aller in der BRD durchgeführten Gesund-heitskuren aus rein medizinischer Sicht für überflüssig. »Kuren werden nicht selten als soziale Selbstbedienungseinrichtungen miß-verstanden, beansprucht und angeboten« (Prof. Laberke). Wie meinte doch der Spötter M. de Montaigne: »Wer eine Kur macht, muß gesund sein, der beste Teil der Kurwirkung ist das gesellschaft-liche Vergnügen.«

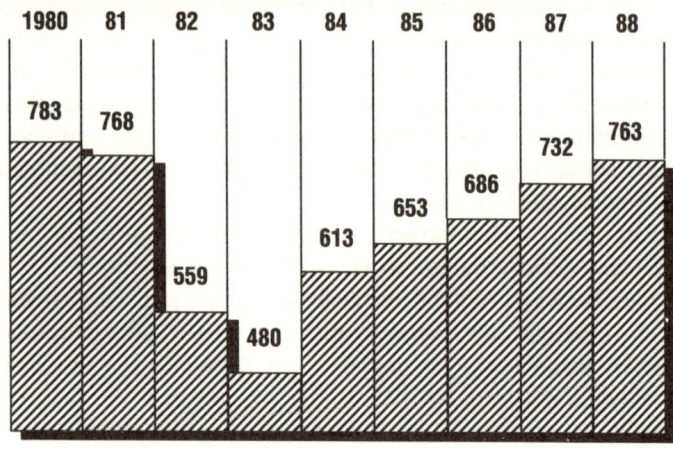

Kuren wieder stark gefragt

Anträge bei der Rentenversicherung in 1000 (jeweils Januar - September)

1980	81	82	83	84	85	86	87	88
783	768	559	480	613	653	686	732	763

Quelle: VDR

Kuren stehen bei den Bundesbürgern seit 1988 wieder besonders hoch im Kurs. Seit dem Tiefpunkt 1983 ist die Nachfrage um mehr als 50 % angestiegen. In den ersten neun Monaten des Jahres 1988 stellten rund 763 000 Männer und Frauen einen Antrag auf stationäre Heilbehandlung bei den Rentenversicherungen. Fast 80 % der gestellten Kuranträge wurden genehmigt. Unter der Schockwirkung des Gesundheitsreformgesetzes werden aber derzeit wieder rückläufige Zahlen gemeldet.

Die Ärzte bestimmen, was läuft

Doch kommen wir nun noch einmal auf die Kassenärzte als Schlüsselfiguren, sprich Kostenverursacher, in unserem Gesundheitswesen zurück. Weisen die niedergelassenen Mediziner vielleicht zu viele ihrer Patienten in die besonders teuren Krankenhäuser ein, jedenfalls mehr, als aus rein medizinischen Gründen erforderlich wäre? Hierauf wird im Kapitel 6 über das bundesdeutsche Krankenhaus eingegangen. Hier wollen wir dagegen der Frage nachgehen: Ließe sich nicht Geld der Versicherten einsparen, wenn wir die teure Medizintechnik möglichst weitgehend nur in unseren Kliniken zum Einsatz kommen ließen? In Westeuropa praktizieren dies – neben den Schweden und Engländern mit ihrer Staatsmedizin – am konsequentesten die Holländer.

Man sollte annehmen, daß durch bessere Apparateauslastung und rationellere Betriebsmöglichkeiten im Vergleich zur freien Praxis die Nutzen-Kosten-Relation besser wäre. Daß dies nicht der Fall ist, wird nur den erstaunen, dem keine Vergleiche zwischen Arbeitsintensität und -tempo, zwischen ambulanter und stationärer oder, genauer gesagt, privatwirtschaftlicher und vergesellschaftlichter Medizin zur Verfügung stehen.

Auf dem 11. Hamburger Symposium zum Thema »Diagnostische Strategie der Verdauungsorgane« hat der Hamburger KV-Vorsitzende Dr. Klaus Völker ausreichend repräsentatives Vergleichsmaterial vorgelegt, aus dem hervorgeht, daß eine gastroenterologische Rundumdiagnostik bei unklaren Oberbauchbeschwerden in der ambulanten Medizin für 420 DM bewerkstelligt werde, während die Abklärung des gleichen medizinischen Sachverhaltes unter Krankenhausbedingungen 1 300 bis 2 500 DM koste.

Bernd May hat im »Ärzteblatt« 84 vom 15. Oktober 1987 ähnliche Kostenvergleiche für computertomographische Untersuchungen veröffentlicht, aus denen hervorgeht, daß eine solche CT-Untersuchung in der Praxis durchschnittlich 270 DM, im Krankenhaus aber 1 518 DM kostet. Dies bedeute bei einer durchschnittlichen Zahl von 4 000 Untersuchungen pro Jahr Mehrkosten von 725 000 DM pro Krankenhaus, wobei noch zusätzlich das entsprechende Investitionsvolumen für die erforderlichen Großgeräte (zwischen 0,8 und 2 Millionen DM) hinzukäme, das in der Praxis vom Kassenarzt selbst aufgebracht werde, während in der Klinik das gleiche Gerät vom Steuerzahler finanziert werden müsse. Unter Berücksichtigung dieser Tatsache ergäbe sich noch einmal die Summe von 690 000 DM, die von der Versichertengemeinschaft aufzubringen wäre, um die erwähnten 4 000 stationären CT-Untersuchungen zu ermöglichen. Das bedeutet, jeder Computertomograph, der in einem Krankenhaus steht, kostet die Gesellschaft jährlich 1,4 Millionen DM mehr als einer, der in einem Röntgeninstitut eines Kassenarztes steht.

Wuchert wie eine Krebsgeschwulst: die Medizintechnik

Wenden wir uns nun der Frage zu: Wird in der Bundesrepublik in den Krankenhäusern und Kassenarztpraxen unnötig viel Medizintechnik betrieben, jedenfalls mehr, als zu einer vernünftigen medizinischen Betreuung der Kranken notwendig wäre?

Diese Frage ist für beide Medizinbereiche, also sowohl für die kassenärztliche Tätigkeit wie auch für den Krankenhaussektor, zu bejahen.

Die Gründe hierfür sind in beiden Arbeitsbereichen dagegen sehr unterschiedlich. Deutschlands Kassenärzte benutzen die relativ gut bezahlte Medizintechnik dazu, die relativ schlecht bezahlten, eigentlichen ärztlichen Leistungen durch großzügigen Einsatz ihres Apparateparkes weitgehend oder ganz auszugleichen; manche Mediziner schießen dabei auch weit über das Ziel hinaus, indem sie ihre Technikgeräte mit wenig Hemmung als Geldesel einsetzen. Draußen in der ambulanten Medizin ist der Druck auf die Ärzte von seiten der Patienten auf die Erbringung bestimmter Wunschuntersuchungen erheblich größer als in den Kliniken. Er ist in den letzten Jahren auch zunehmend gewachsen, wobei die Laiennachfrage besonders groß nach Blutuntersuchungen, Elektrokardiogrammen und Ultraschalluntersuchungen ist.

Hier kommt also der Wunsch des Patienten nach dem Einsatz von Medizintechnik dem Bestreben des Arztes nach Gewinnmaximierung sehr entgegen. Da jeder niedergelassene Arzt – ob ihm das paßt oder nicht – Freiberufler, also Kleinunternehmer, ist, muß er selbstverständlich auch nach den allgemeingültigen ökonomischen Gesetzen unserer Marktwirtschaft handeln. Hier stets einen verantwortbaren Kompromiß zwischen der Wahrung der eigenen materiellen Interessen und der sozialen Verpflichtung gegenüber dem Patientenkollektiv zu finden ist nicht immer ganz einfach. Wer sich möglichst streng an die von der Reichsversicherungsverordnung vorgeschriebene gesetzliche Grundlage hält, nur das wirklich Notwendige zu tun, handelt unter Umständen so sehr gegen seine eigene materielle Existenzgrundlage, daß er – besonders in Zeiten wachsenden Konkurrenzdruckes durch eine übergroße Zahl von Kassenärzten – als Unternehmer wesentlich eher auf der Strecke bleibt als ein Mediziner, der seine berufliche Handlungsweise als Kassenarzt weniger am Kollektivinteresse einer Großgemeinschaft als an seinem Finanzbedarf zur Erhaltung einer gesunden Wirtschaftslage seines Kleinunternehmens ausrichtet.

Der medizintechnische Sektor, wo dies mit dem geringsten Arbeits- und Kostenaufwand möglich ist – zumindest seit die Kassenärzte sich zu Laborgemeinschaften zusammengeschlossen haben –, ist die Erbringung von Blutuntersuchungen. Seit 1950 ist der Laboranteil am ärztlichen Gesamthonorar allein in den GKV von 3 auf 13 % gestiegen, zuletzt gaben allein die gesetzlichen Krankenkassen 2,3 Milliarden DM für blutchemische Untersuchungen aus, hinzu kamen noch Leistungen zwischen 300 und 400 Millionen DM, die die Privatkrankenkassen den Medizinern für die Erstellung von Laboranalysen jährlich zahlten.

Es kann kein Zweifel daran bestehen, daß solche Laboruntersuchungen in einem gewissen Umfang für die Patienten sehr wichtig und nützlich sind, da manche Krankheitszustände, wie beispielsweise die Zuckerkrankheit, Fettstoffwechselstörungen, Lebererkrankungen und Eisen- oder andere Mangelerscheinungen, nur so frühzeitig zu entdecken und durch rechtzeitige Behandlung zu beseitigen oder wenigstens zu kompensieren sind.

Es wäre aber Aufgabe der Krankenkassenfunktionäre gewesen, inzwischen von der Ärzteschaft erzielte Rationalisierungseffekte rechtzeitig abzuschöpfen, so wie sie es auch versäumt haben, dem in den siebziger Jahren ausbrechenden Zahnprothetikboom rechtzeitig die allzu attraktive finanzielle Grundlage zu entziehen. Hinterher über die Ärzteschaft herzufallen, weil sie ihnen legal eingeräumte und überwiegend durch Rationalisierungseffekte erzielte Einkommens- und Gewinnsteigerungen erzielt haben, ist unredlich und schlechter politischer Stil.

Rasch expandiert hat auch der sogenannte Ultraschallmarkt. Auch hier sind nicht allein die Kassenärzte, sondern in gleicher Weise die Patienten dafür mitverantwortlich, daß in bundesdeutschen Arztpraxen immer häufiger und ausgiebiger mit Ultraschalldiagnostik gearbeitet wird. Den herkömmlichen Röntgenuntersuchungen stehen aufgeweckte bzw. aufgeklärte Patienten inzwischen sehr skeptisch gegenüber, und die endoskopischen Untersuchungsverfahren (Spiegeluntersuchungen) wollen sie wegen der für sie belästigenden Art der Durchführung möglichst vermeiden. Um so begeisterter sind sie von der *Sonographie*, so daß es sich ein Allgemeinarzt oder Internist kaum noch leisten kann, kein solches Gerät in seiner Praxis stehen zu haben oder solche Untersuchungen nicht mit einem gemeinschaftlich von mehreren Kollegen angeschafften Apparat wenigstens tageweise anzubieten.

Ausschließlich den Ärzten selbst ist dagegen anzulasten, daß im Rahmen der Diagnostik abdomineller Erkrankungen immer noch zuviel geröntgt wird. Darüber, daß hier den endoskopischen Untersuchungsverfahren Priorität gebührt, gibt es aufgrund der überlegenen Leistungsfähigkeit der Endoskopie keine ernst zu nehmende innerärztliche Diskussion mehr. *Gastroskopie* und *Koloskopie*, also Magen- und Dickdarmspiegelung, sind zum einen in ihrer Detailerkennbarkeit auch den modernen röntgenologischen Untersuchungsmethoden in sogenannter Doppelkontrasttechnik (gleichzeitige Brei- und Luftfüllungen des Magen-Darm-Kanals) überlegen. Sie gestatten zum anderen auch durch Gewebsentnahmen eine Erhärtung der Diagnose bzw. eine differentialdiagnostische Abklärung des zugrundeliegenden Krankheitszustandes, also ob es sich beispielsweise um ein gutartiges Magengeschwür oder um ein (ein solches Geschwür nur vortäuschendes) zerfallendes Magenkarzinom handelt, ob ein Tumor ein relativ harmloser, gutartiger Polyp ist oder ob es sich um eine echte Krebserkrankung handelt.

Daß trotzdem im Rahmen der Bauchdiagnostik in der BRD noch zuviel geröntgt wird, hängt einmal damit zusammen, daß die Mehrzahl der in der Bauchdiagnostik arbeitenden Kollegen die endoskopische Technik noch nicht erlernt hat bzw. beherrscht, und zum anderen damit, daß die teuren Röntgengeräte noch nicht abgeschrieben sind. Der Widerspruch zwischen ökonomisch zweckmäßigem Verhalten und unserer Verpflichtung, ausschließlich oder doch wenigstens weitgehend den Interessen unserer Patienten gerecht zu werden, wird in einer bundesdeutschen Kassenarztpraxis zunehmend größer, und es ist zu befürchten, daß er eines nicht fernen Tages nicht mehr auflösbar sein wird.

Viele Kassenmediziner wünschen sich – entgegen den Beteuerungen unserer Standesfunktionäre – eine bessere Verzahnung zwischen dem ambulanten und stationären Arbeitsbereich. Sie sympathisieren mit dem holländischen Modell, wo die gut ausgebildeten Fachärzte zum Beispiel die teuren apparativen Einrichtungen gegen Zahlung einer Gebühr mitbenützen können. Ich will die Vorteile einer solchen Regelung an einem meiner Arbeitsschwerpunkte, den Gefäßerkrankungen, erläutern.

Manchen Patienten mit zerebralen Durchblutungsstörungen können wir durch operative Eingriffe an den Halsschlagadern helfen, wenn dort der Hauptsitz der arteriosklerotischen Gefäßverengung lokalisiert ist. Als Operationsvorbereitung verlangen die meisten Chirurgen heute immer noch die intraarterielle *Angiographie*, bei der das Kontrastmittel direkt in eine Halsarterie gespritzt wird, obwohl wir heute mit der *Duplex-Sonographie* (eine Kombination von Ultraschall- und Dopplertechnik) ein völlig ungefährliches, hochsensibles und -spezifisches Untersuchungsverfahren (Treffsicherheit 95 %!) zur Verfügung haben, das in vielen, wenn auch nicht in allen Fällen die gefährliche intraartielle Röntgenuntersuchung ersetzen kann. Eine solche hervorragende B-Scan-Duplex-Maschine kostet nun aber durchschnittlich 300 000 DM.

Obwohl ich in Wochenend- und Urlaubsseminaren diese moderne, wichtige Technik erlernt habe, ist es mir nicht möglich, die in unserem Kreiskrankenhaus stehende Apparatur – zu welchem den Klinikbetrieb nicht störenden Zeitpunkt auch immer – mitzubenutzen. Die starre Trennung zwischen ambulanter und stationärer Medizin in unserm Land verhindert das. Erschwinglich für mich als alleinstehenden Kassenarzt ist eine solche Apparatur nicht, und Kollegen, mit denen ich sie gemeinsam anschaffen könnte, sind nicht in Sicht.

Was aber viel wichtiger und schlimmer ist: In den meisten Kliniken der BRD werden selbst dort die aggressiveren und kostenintensiveren Röntgenverfahren routinemäßig eingesetzt, wo die absolut ungefährliche Duplex-Sonographie bereits angewendet werden kann. Schwerwiegender als eine vermeidbare deutliche Kostensteigerung ist dabei die Tatsache, daß bei der Angiographie (Röntgen-Kontrastmittel-Darstellung der Gefäße) 0,5 % der Patienten zu Tode kommen und 1,2 % von ihnen bleibende Gesundheitsschäden, besonders auch am Gehirn, davontragen.

Bleibt die beunruhigende Feststellung: Haben wir Ärzte draußen in der Praxis mehr Angst vor Zwischenfällen, oder nehmen wir den Grundsatz des *Primum nihil nocere* (in erster Linie nicht schaden) ernster als unsere Krankenhauskollegen, die in ständiger (in gewissem Umfang auch unvermeidlicher) Konfrontation mit der Schädigung von Patienten vielleicht bereits abgestumpfter sind? Zeigt dieses Beispiel nicht auch, wie wenig man sich in unseren Krankenhäusern vielerorts derzeit noch um ökonomische Effizienz bemüht?

Ein weiterer berechtigter Vorwurf richtet sich gegen die in der BRD noch zu häufig eingesetzte konventionelle Röntgentechnik. In Japan und den USA wurde sie inzwischen durch die wesentlich leistungsfähigeren computerisierten Röntgenverfahren (CT und Kernspintomographie) deutlich zurückgedrängt. In der BRD hat man diesen leider auch sehr viel teureren Diagnostikverfahren noch nicht den gebührenden Platz eingeräumt. Aber bei uns geht doch Patienteninteresse vor Kosten . . . oder?

Außerdem erübrigen diese Hochleistungsmaschinen eine ganze Reihe anderer, ebenfalls Kosten erzeugender Untersuchungsmethoden. Amerikanischen Arbeiten kann man entnehmen, daß sie letzten Endes in der Bauchdiagnostik 30 % und in der Gefäßdiagnostik sogar 50 % der anfallenden Gesamtkosten einsparen. Also sollten wir nicht am falschen Platz sparen! Übrigens, in den bundesdeutschen Krankenhäusern wird routinemäßig (Operationsvorbereitung, Tumornachsorge etc.) sehr viel häufiger geröntgt als in unseren Praxen. Das nur für diejenigen, die glauben, die Finanzmisere unserer Krankenkassen resultiere ausschließlich oder zumindest überwiegend aus der Gewinnmaximierungstendenz deutscher Kassenärzte!

Meine Kollegin Frau Dr. Pietsch hat in ihrer Dissertation im Jahre 1988 eindrucksvoll vorgeführt, wieviel medizintechnischer Unsinn in den Kliniken der BRD noch praktiziert wird. Durch Überprüfung von 19 200 medizinisch-technischen Maßnahmen kam sie zu dem niederschmetternden Ergebnis, daß bei deren routinemäßiger Durchführung nur bei 3 % der Patienten ein echter diagnostischer Gewinn zu verzeichnen war. Die diagnostische Treffsicherheit am untersuchten Patientenkollektiv hatte sich trotz des enormen finanziellen Aufwandes nur von 23 auf 26 % steigern lassen.

Herlbauer und Mitarbeiter[5] haben durch kritische Nachprüfung der Resultate routinemäßig durchgeführter Röntgenuntersuchungen der Brustorgane (in der BRD besonders häufig als Operations- bzw. Narkosevorbereitung), der Wirbelsäule und der Körpergelenke eindrucksvoll vorgeführt, wie wertlos solche Maßnahmen sind: Bei 12 439 Patienten (davon 9 240 ambulanten und 3 397 stationären) ergaben sich in 90 % aller Fälle keine medizinischen Konsequenzen. Die Krankenkassen wurden mit vermeidbaren Kosten und die Patienten unnötig mit Röntgenstrahlen belastet.

Auf dem 11. Symposium der Kaiserin-Friedrich-Stiftung im Februar 1989 in Berlin hat der Radiologe Prof. Werner Schlungbaum die allzu großzügige ärztliche Anordnung von Röntgenuntersuchungen und die in den letzten Jahrzehnten immer stärker in Erscheinung getretene Tendenz zur Überdiagnostik kritisiert. Als Beispiel dafür, daß die Anordnung von Röntgenuntersuchungen zu einem beruhigenden Ritual für die Ärzte geworden sei, führte er die vor allem nach Unfällen üblichen Schädelübersichtsaufnahmen an. Sie ergaben in weniger als 1 % eine Fraktur (Knochenbruch). Für den weiteren Verlauf spiele aber dieser seltene Frakturnachweis kaum eine Rolle. Denn entscheidend wäre lediglich, ob eine Verletzung innerhalb des Schädels, insbesondere eine Hirnblutung, vorläge. Eine solche lasse sich bekanntlich aber nur durch eine Computertomographie nachweisen. Da sie genausohäufig ohne wie mit einem Schädelknochenbruch auftrete, wäre die heute immer noch praktizierte Röntgenaufnahme des Schädels in zwei Ebenen schon bei jedem Bagatelltrauma entbehrlich und außerdem als Vorbereitung für eine (indizierte) Computertomographie wertlos.

Wieviel Geld durch Aufgabe solcher Routineuntersuchungen eingespart werden könnte, haben die Amerikaner bereits in den Jahren 1980 bis 1985 ermittelt. J. E. Wennberg und Mitarbeiter[6] haben errechnet, daß in den USA jährlich 1,5 Milliarden Dollar für sinnlose Röntgen-Routineuntersuchungen aufgewendet werden, und M. Angell[7] schätzt, daß pro Jahr für sinnlose Laboruntersuchungen 10 Milliarden Dollar zum Fenster hinausgeworfen werden. Nach R. A. Martin[8] könnten in amerikanischen Kliniken 47 % aller laborchemischen Untersuchungen ohne Schaden für die Patienten unterbleiben. Nach Angell könnten in Krankenhäusern und Arztpraxen 25 % aller Kosten für die Diagnostik eingespart werden, wenn man auf die sogenannten »little ticket items«, also routinemäßíg erbrachte Eingangsuntersuchungen wie Blutbild, EKG, Urinstatus und Röntgen-Thoraxaufnahme, verzichten würde.

Zu den medizinischen Erwägungen tritt in den letzten Jahren zunehmend das bereits erwähnte Sicherheitsdenken der Ärzte aus juristischen Erwägungen. Da Haftpflichtprozesse insbesondere gegenüber allen chirurgisch tätigen Medizinern in beunruhigendem Tempo und Ausmaß von Jahr zu Jahr zunehmen, muß man für diese vorsichtige Haltung ein gewisses Verständnis haben.

Können unsere Ärzte nicht rechnen?

Die zwei Jahrzehnte lange goldene Ära für Deutschlands niedergelassene Ärzte und Zahnärzte ist 1986 zu Ende gegangen. Nach Angaben des Ärztemagazins »Status« machen seitdem jährlich 700 bis 1000 Arztpraxen Pleite bzw. stehen wegen Finanzschwierigkeiten unter Bankenaufsicht. Der deutschen Öffentlichkeit bleibt diese Entwicklung weitgehend verborgen, unter anderem weil niederlassungswillige Mediziner solche vor dem Ruin stehenden Praxen aufkaufen, so daß der eingetretene wirtschaftliche Bankrott als bloßer

Arztwechsel in einer Praxis erscheint. Mancher Kassenarzt hat inzwischen auch seine Ersparnisse verbraucht oder sein Privathaus verkauft, um dem ökonomischen Ruin zu entgehen.

Dies ist kein Grund zu allgemeinem Wehklagen für einen Berufsstand, dessen Mitgliedern es zum großen Teil immer noch besser geht als anderen Teilen dieser Gesellschaft, darunter auch zahlreichen anderen akademischen Selbständigen. Denn in der Vergangenheit war es in der Regel weder der größer gewordene politische Druck noch die durch die Sozialbürokratie immer schärfer angezogene ökonomische Bremse und auch (noch) nicht die Ärzteschwemme mit ihrem immer größer werdenden existenzgefährdenden Konkurrenzdruck, die manche bundesdeutsche Kassenpraxis finanziell ausgetrocknet haben. Nein, in früheren Jahren waren es meist steuersparende Anlagemodelle oder aus Gewinnsucht eingegangene und dann geplatzte waghalsige Geschäfte, die so manchem Arzt und Zahnarzt das Genick gebrochen haben. Bei anderen war es ein zu aufwendiger Lebensstil oder die Praxisgründung am falschen Platz, die sie in Schwierigkeiten brachte; manche niedergelassenen Mediziner konnten auch ganz einfach nicht wirtschaften oder vernünftig mit den Patienten umgehen. Für sie Standessolidaritätsadressen abzugeben oder gar öffentliche Sammlungen zu veranstalten, dazu besteht kein Anlaß. Auch diejenigen Kassenärzte – ob aus aufgetretener materieller Not oder nicht –, die zu Betrügern an der GKV-Solidargemeinschaft und damit an ihren eigenen Patienten geworden sind, verdienen weder gesellschaftliche Nachsicht noch eine milde Beurteilung durch unsere Gerichte. Sie sind Wirtschaftskriminelle, die schamlos das ihnen von der Gesellschaft und den Krankenkassen entgegengebrachte Vorschußvertrauen mißbraucht haben. Die Ärzteschaft sollte alle ertappten Honorarbetrüger grundsätzlich für immer aus ihren Reihen ausschließen, zumindest wenn ihnen eine echte Betrugsabsicht nachgewiesen werden konnte.

Die Zahl dieser Kassenmediziner ist offensichtlich relativ klein, wie die bereits zu Beginn dieses Kapitels zitierten Zahlen beweisen. Viel größer ist die Zahl derjenigen niedergelassenen Ärzte, die sich nicht die Mühe gemacht haben, die aus mehreren tausend Positionen bestehende ärztliche Gebührenordnung eingehend zu studieren, wodurch es zu Fehlleistungen und Irrtümern bei der Quartalsabrechnung gekommen ist. Manche Ärzte haben sich auch gegen den Unsinn des sogenannten »Gebührenausschlusses« zu wehren versucht, der ein Unikum in unserem Wirtschaftssystem darstellt. Völlig willkürlich wurde damit zwischen den Krankenkassenfunktionären und den Standesvertretern der Kassenärzteschaft vereinbart, daß von mehreren am gleichen Tag erbrachten ärztlichen Leistungen nur eine oder nur ein Teil der tatsächlich durchgeführten Arbeit in Ansatz gebracht werden durfte. Hat ein Arzt beispielsweise neben einer gründlichen Untersuchung eines Patienten gleichzeitig eine orthostatische Kreislaufregulationsprüfung vorgenommen (deren Durchführung immerhin einen Zeitaufwand von 15 bis 20 Minuten in Anspruch nimmt, der auch dann Geld kostet, wenn er von einer Helferin vorgenommen wird), bekommt er diese Leistung nicht bezahlt. Manche Kassenmediziner sahen das nicht ein, sie genierten sich andererseits aber auch, den Patienten eine nochmalige Wartezeit und einen nochmaligen Anmarsch in die Praxis zuzumuten, nur damit er diese Gebührenausschlußabmachung auf legalem Weg umgehen konnte. Also rechnete man die Honorarziffern an verschiedenen Tagen ab.

Im neuen EBM hat man diesen Unsinn nicht etwa aufgegeben, sondern noch weiter ausgebaut. Meiner Meinung nach verleitet dies zu Unkorrektheiten in der kassenärztlichen Abrechnungspraxis. Es ist zu fordern, daß dieser zu Manipulationen verleitende wirtschaftliche Schwachsinn endlich aufgegeben wird. Es muß andere, sinnvollere Möglichkeiten einer Begrenzung der Leistungsmenge in den Kassenarztpraxen geben. Da die Moral der Ärzte nicht besser oder größer ist als die anderer Leute, sollten keine Honorarverträge zwischen Kassenärzten und Krankenversicherungen geschlossen werden, die von derartiger Gebührenunlogik nur so strotzen und damit bei den Abrechnern die Scheinberechtigung erwecken, es wäre nicht verwerflich, sie zu umgehen.

Wer als bundesdeutscher Kassenarzt trotz der Existenz solcher unsinniger Honorarausschlüsse ganz korrekt arbeitet und abrechnet, braucht auch dann keine Angst vor dem Staatsanwalt zu haben, wenn es den Gesundheitspolitikern und Krankenkassenfunktionären gelingt, den »gläsernen« Arzt zu schaffen, d.h., wenn wir damit rechnen und leben müssen, daß zentralgesteuerte EDV-Anlagen ständig und minutiös registrieren, welche Kosten jeder bundesdeutsche Kassenarzt Quartal für Quartal unserer Gesellschaft durch seine berufliche Tätigkeit verursacht.

Will die Gesellschaft den Fortbestand einer freiberuflich arbeitenden Ärzteschaft im ambulanten Bereich unserer Medizin, muß sie dafür auch die entsprechenden ökonomischen Grundlagen schaffen bzw. erhalten. Wenn wir niedergelassenen Mediziner durch sozialbürokratische Beschränkungen in unserem beruflichen Tun immer mehr eingeengt werden, können wir in unseren Praxen moderne – und das heißt naturgemäß leider auch teure – Medizin nicht mehr erbringen.

Man sollte seitens der Sozial- und Gesundheitspolitiker dann konsequent sein und auch den ambulanten Sektor unserer Medizin vergesellschaften. Daß dieser dann billiger wird, glauben sicher nur bestimmte Ideologen und sozialromantische Träumer. Bedauerlich ist dann nur, daß es die Patienten und nicht die politischen Weichensteller solcher Fehlentwicklungen sein werden, die die Rechnung dafür bezahlen müssen. Jede Staatsmedizin wird – ganz gleich, auf welchem Kosten- und Leistungsniveau – immer wenig flexibel und kundenfreundlich sein. Das können wir jeden Tag in unserem Land durch einen Vergleich mit den öffentlichen, vergesellschafteten Verwaltungen feststellen. Wer vorher genau wissen will, welche Folgen eine solche Vergesellschaftung für die medizinische Betreuung und Versorgung kranker Menschen haben wird, besuche entsprechende medizinische Einrichtungen in Schweden oder in der DDR.

Obwohl Gewinnmaximierung nicht der einzige Grund für den immer stärker ausgeuferten Einsatz von Medizintechnik ist (vergleiche hierzu auch Kap. 3), was schon die parallele Entwicklung in allen westeuropäischen Ländern erkennen läßt, kann von niemandem mit Bereitschaft zur Selbstkritik bestritten werden, daß wir hier in der Vergangenheit über das Ziel hinausgeschossen sind. Hier wird mit Recht für die Zukunft mehr Zurückhaltung bzw. kontrollierterer Einsatz mit Blickwinkel auf eine vertretbare Kosten-Nutzen-Relation erwartet.

Dieses Ansinnen ist legitim unter einer Voraussetzung: daß nämlich auch das Patientenkollektiv sein Anspruchsverhalten gegenüber uns Ärzten mäßigt und insbesondere von uns Kassenärzten nicht noch häufiger regelmäßige medizinische Wunschuntersuchungen einschließlich technischer Methoden (vor allem der Erbringung von Laborwerten) erwartet, ja immer öfter sogar bei völligem biologischem Wohlbefinden fordert. Nach langjähriger Praxiserfahrung würde ich den in unseren Praxen dadurch anfallenden Leistungsanteil auf etwa 15 bis 20 % schätzen, obwohl für die Abrechnung derartiger Untersuchungen bisher weder in der GKV noch in der privaten Krankenversicherung entsprechende Grundlagen geschaffen worden sind. Wünschen die Menschen oder Politiker unseres Landes – etwa im Rahmen geplanter gesundheitlicher Präventivmaßnahmen – solche regelmäßigen Check-ups, sollten sie dazu auch die rechtlichen und ökonomischen Voraussetzungen schaffen.

Es ist illusionär, zu glauben, wir könnten uns dem schon seit Jahren diesbezüglich auf uns einwirkenden Druck des Patientenkollektivs entziehen. Wer dies mit Konsequenz und Ausdauer versuchen würde, wäre wirtschaftlich als freiberuflich tätiger Kassenarzt rasch am Ende. Mir ist jedoch nicht bekannt, daß es eine nennenswerte Zahl von Arztpleiten in der Vergangenheit gegeben hat, die hierin ihren Grund gehabt hätten.

Wie im übrigen Leben müssen auch und ganz besonders in der Sozialpolitik bzw. in der Ausgestaltung kollektiver solidarer Absicherungssysteme Grundlagen und Verhaltensnormen geschaffen werden, die einem Durchschnittsmenschen gemäß und konform sind. Alles andere erzeugt Wunschträume, die an der harten Realität spätestens mittelfristig wie Seifenblasen zerplatzen.

Als Beispiel für realistische Möglichkeiten mit sehr hohem Grenznutzen sei hier die Zwangsjodierung des Kochsalzes und der Fertignahrungsmittel erwähnt, mit der wir den größten Teil der 5 bis 6 Millionen Kropferkrankungen in der BRD vermeiden könnten, deren spätere Folgebehandlung uns immerhin jährlich 1 Milliarde DM kostet.

Sehr gering dagegen ist der medizinische Grenznutzen in der Bekämpfung der Krebs- und Zivilisationskrankheiten. Die Amerikaner haben errechnet, daß selbst bei zusätzlichen, in die Hunderte von Milliarden Dollar gehenden Investitionen in das Gesundheitswesen nur relativ bescheidene medizinische Erfolge erzielbar sind. Selbst bei einer Verdoppelung des gegenwärtigen Gesundheitsbudgets ließe sich dadurch nur eine Erhöhung der durchschnittlichen Lebenserwartung der amerikanischen Bevölkerung um 3 bis 4 Jahre erzielen. Und dabei muß man berücksichtigen, daß bei vielen Endphasen bestimmter Erkrankungen – zum Beispiel bei Krebs – die mit hohem fachlichem und technischem Können und enormem Finanzaufwand erzielten Lebensverlängerungen aus allgemeinmenschlicher Sicht oft außerordentlich problematisch sind.

Die sarkastische Bemerkung von Kurt Marti »Eine Gesellschaft, in der das Geschäft mit der Krankheit zu einem der volkswirtschaft-

lich aufwendigsten und individuell einträglichsten hat werden können, ist selber krank« sollte alle an der Medizin Interessierten und in
unserem Gesundheitswesen Aktiven zum Nachdenken anregen.

FAZIT

Unsere Medizin ist in erster Linie deshalb so teuer, weil sie so gut
ist. Aufgrund des abnehmenden Grenznutzens müssen wir uns bei
dem jetzt erreichten hohen Leistungsstandard alle darüber klar
sein, daß in Zukunft geringe weitere Fortschritte teuer bezahlt werden müssen.

Von der Gesellschaft wird mit Recht kritisiert, daß zunehmend
mehr niedergelassene Ärzte eher freiberuflich aktive Kleinunternehmer als an der Volksgesundheit interessierte Ärzte sind oder
zumindest ihren Handlungsimperativ mehr an ökonomischen als an
medizinischen Gegebenheiten orientieren.

Die zunehmende Überalterung unserer Bevölkerung wird die
Kosten im Gesundheitswesen auch in Zukunft rascher wachsen lassen als die Produktivität unserer Wirtschaft. Wenn wir dies verhindern wollen, müssen wir uns nicht nur vom medizinischen Fort-
schrittszug abkoppeln, sondern auch sozialethisch sehr bedenkliche
Leistungsbegrenzungen nach dem Motto einführen: »Je älter und
damit dem Tode näher ein Mensch ist, um so weniger darf noch in
ihn und seine Gesundheit bzw. seine Lebensverlängerung investiert
werden.« In den USA wird über dieses Thema gegenwärtig sehr heftig und kontrovers diskutiert. Wir deutschen Ärzte sollten uns ein-
gedenk der Verhaltensweise einiger Zunftgenossen in der Nazizeit
tunlichst davor hüten, uns zu Schiedsrichtern über »lebensunwer-
tes« oder »lebenswertes« Leben zu machen oder machen zu lassen.

Daß sich unsere gesamte Gesellschaft eines Tages solche Fragen
vorlegen und auch eine Antwort finden muß, scheint mir unvermeidbar. Die Schweden haben damit bereits begonnen, indem sie
beispielsweise das Lebensalter für teure Organtransplantationen
begrenzen, so daß ein Mensch über 60 Jahre auch bei medizinischem Bedarf kein neues Herz mehr eingepflanzt bekommen soll.
Auch dem Verursacherprinzip will man dort insoweit Rechnung
tragen, als prothetische Medizin auf Kosten der Solidargemeinschaft – wie etwa eine teure Bypass-Operation – davon abhängig
gemacht werden soll, daß zum Beispiel ein starker Raucher, der die

verheerenden Folgeschäden auf sein Gefäßsystem selbst verursacht hat, sich erst einer erfolgreichen Entziehungskur unterzieht.

Blüms bittere Pillen aus dem Jahre 1988 stellen erst den schmerzlichen Einstieg in weitere unabdingbare Reformen in unserem Krankenversicherungswesen dar. Es sollte sich mittlerweile bis zum letzten Sozialpolitiker herumgesprochen haben, daß die Anonymität großer Kollektivgemeinschaften ebenso zu sozialer Ausbeutung animiert wie ungebremste Gewinnmaximierung der Pharmaindustrie, der Kassenärzte oder der Heil- und Hilfsmittelproduzenten. Die Drittfinanzierung wäre langfristig nur haltbar, wenn wir medizinische Leistungsbegrenzungen oder -zuteilungen vornähmen. Will in unserer Gesellschaft wirklich jemand diesen glitschigen Weg einschlagen?

Selbst wenn es im deutschen Ärztestand keine schwarzen Schafe mehr gäbe, selbst wenn man alle Mediziner zu Staatsbeamten machen und unsere gesamte Pharmaindustrie vergesellschaften würde, bekämen wir keine »preiswerte« Medizin mehr – es sei denn, wir würden englische Verhältnisse bei uns einführen. Aber dann hätten wir eine andere Medizin – eine Billigmedizin. Denn eines müssen wir alle zur Kenntnis nehmen: Nirgendwo ist Fortschritt so teuer wie in der Medizin.

5

Das bundesdeutsche Arzneimittelchaos
Sind die Ärzte Handlanger
der Pillenlobby?

In keinem Land der Erde wird mehr Geld für Arzneimittel ausgegeben als in der BRD. Zwar werden in einigen wenigen Ländern (beispielsweise in unserem Nachbarland Frankreich) noch mehr Pillen geschluckt als bei uns, aber sie kosten dort weniger Geld. Nirgends auf der Welt gibt es auch einen Arzneimittelmarkt mit derart chaotischer Vielfalt wie in der BRD. Eine mächtige Industrielobby hat bisher mit Erfolg verhindert, daß dieser mehr gefährliche als nützliche Reichtum wie in anderen Industrieländern auf das wirklich Notwendige und Brauchbare begrenzt wurde.

Im folgenden einige grafische Darstellungen zu den ausufernden Arzneimittelkosten in der BRD (siehe S. 122).

Arzneimittel-Report 1989[*]

1. Die rezepteschreibenden Hände deutscher Kassenärzte sind unermüdlich: 700 Millionen Rezepte waren es 1987 allein für die GKV, 4,7 % mehr als im Vorjahr, bezogen auf die Kosten von rund 19 Milliarden DM. Das entspricht 10 000 Rezepten pro Kassenarzt jährlich oder 40 Stück täglich.
2. Durch Verordnung preiswerter Zweitanbieterpräparate (Marktanteil 1988 mehr als 14 %) haben Deutschlands niedergelassene Ärzte den Krankenkassen im Jahre 1987 1,3 Milliarden DM eingespart, es hätten aber zusätzlich 1,6 Milliarden DM sein können, wenn überall dort *Generika* eingesetzt worden wären, wo dies

---

[*] *Quelle des Zahlenmaterials:* Bundesarbeitsministerium

Ausgaben für Medikamente in 1987

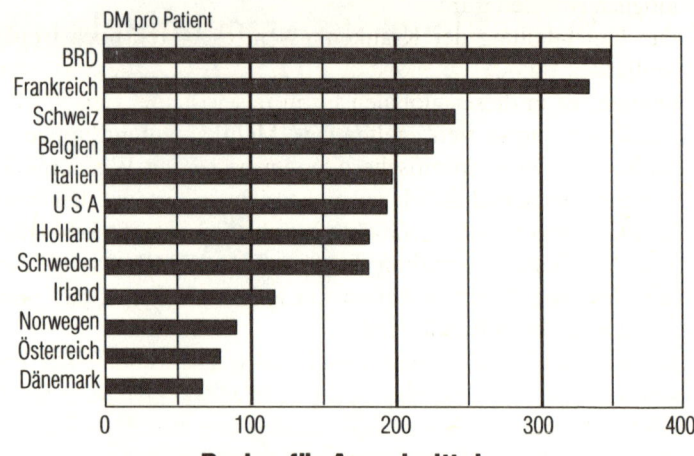

DM pro Patient

BRD	
Frankreich	
Schweiz	
Belgien	
Italien	
U S A	
Holland	
Schweden	
Irland	
Norwegen	
Österreich	
Dänemark	

0   100   200   300   400

Preise für Arzneimittel

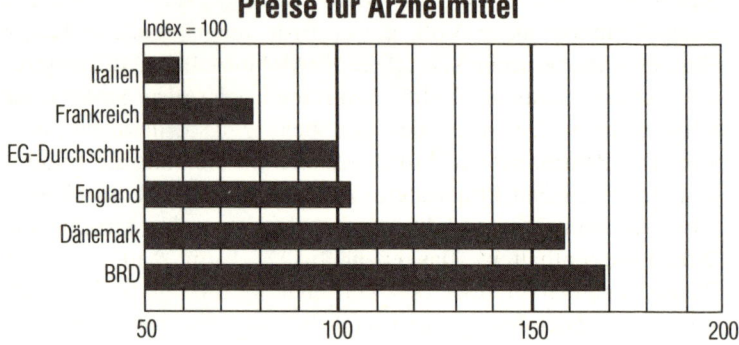

Index = 100

Italien	
Frankreich	
EG-Durchschnitt	
England	
Dänemark	
BRD	

50   100   150   200

GKV-Ausgaben für Medikamente in Milliarden DM

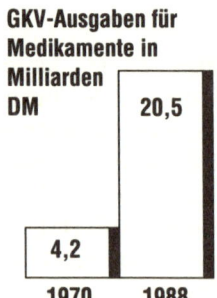

20,5

4,2

1970   1988

Diese drei Grafiken zeigen:
1. In keinem anderen Land sind die Ausgaben für Arznei-mittel höher als in der BRD, wo sie 1987 rund 350 DM pro Einwohner betrugen. Für jeden GKV-Versicherten wurden 514 DM für Medikamente ausgegeben.
2. In keinem anderen EG-Land sind Arzneimittel so teuer wie in der Bundesrepublik Deutschland.
3. Die Ausgaben der gesetzlichen Krankenversicherung für Medikamente haben sich in den vergangenen zwei Jahrzehnten verfünffacht.

Quelle: Bundesarbeitsministerium

122

auch unter Berücksichtigung der sogenannten *Bioäquivalenz* möglich gewesen wäre.

3. Die Unterstellung der Krankenkassen, es hätten noch weitere 5 Milliarden DM Arzneikosten in der GKV eingespart werden können, ist in dieser globalen Form falsch. Unter den 32 als therapeutisch umstritten geltenden Medikamentengruppen sind zahlreiche, deren spezifische oder unspezifische Wirksamkeit inzwischen wissenschaftlich zweifelsfrei gesichert werden konnte. Beispiel: sogenannte gefäßaktive Substanzen mit *rheologischer,* also die Fließeigenschaften des menschlichen Blutes verbessernder, Wirkung. Nicht bestritten werden soll dagegen, daß manche Ärzte allzu rezeptfreudig sind.

4. Schmerz- und Rheumamittel sind und waren in der BRD immer schon Arzneimittelhit Nr. 1. Die 205 Millionen ausgestellter GKV-Rezepte im Jahre 1987 weisen im internationalen Vergleich die Bundesrepublikaner als das schmerzempfindlichste oder rheumakränkste Volk dieser Erde aus: Täglich 1 Million Bundesdeutsche schlucken allein NSAR-Substanzen (nichtsteroidale Antirheumatika). 2 Millionen reiben sich solche Stoffe in die schmerzenden Gelenke oder den bewegungsbehinderten Rükken. Die Pharmaindustrie ist begeistert und belohnt die Bundesdeutschen mit 580 Präparaten (150 Mono- und 131 problematische Kombinationsprodukte), die aber nur 11 verschiedene Wirkstoffe enthalten. Das erfolgreichste kann man unter 100 Phantasienamen in über 300 Darreichungsformen finden: Substanzname Diclofenac, ursprünglich als »Voltaren« auf den Markt gebracht.

5. Nur 16 % unserer Bevölkerung konsumieren fast 50 % aller Arzneimittel, Hauptschlucker sind die Mitbürger ab 60 Jahren (52,4 % der Arzneimittelausgaben der GKV, obwohl der Bevölkerungsanteil nur 19,1 % beträgt), besonders aber die über 80 Jahren, die zur Freude der Pillendreher fünfmal soviel Pillen schlucken wie ein Mensch im mittleren Lebensalter. Bereits 1985 verschluckte jeder GKV-Rentner pro Jahr Pillen für 1 050 DM.

6. Von den gegenwärtig rund 126 000 auf dem deutschen Markt erhältlichen Medikamenten sind 47 000 allopathische (synthetische) Präparate, wenn man die unterschiedlichen Darreichungsformen (Tabletten, Tropfen, Zäpfchen, Ampullen, Externa) mitzählt. Ohne diese Unterscheidung verbleiben 30 000 Arzneimittel, die aber nur 2 500 definierte Wirkstoffe enthalten. Zum

Vergleich: Die Holländer begnügen sich mit einem Sortiment von rund 3 500, die Skandinavier gar mit 1 500 Arzneimitteln.

Es gibt in der BRD mit 70 000 Mitteln auch mehr pflanzliche Mittel als in jedem anderen Land. Nach dem Ruhen der Zulassung für 2 500 pyrrolizidinhaltige Mittel (sie sollen krebsfördernde Wirkungen entfalten können) für ein Jahr bleibt für naturheilkundlich orientierte Ärzte und Patienten noch eine stattliche Auswahl verfügbar.

7. Unter den vom BGA 1988 insgesamt neu zugelassenen 433 Fertigarzneimitteln (Vorjahr 241) befanden sich lediglich 14 Mittel mit neuen Wirkstoffen. Selbst unter ihnen waren nur 5 Substanzen mit einer neuartigen therapeutischen Relevanz oder wenigstens einer nützlichen Qualitätsverbesserung bereits bekannter Wirkprinzipien.

Die überwältigende Mehrheit der »Neuheiten« bestand aus Nachbaupräparaten, neuen Wirkstoffkombinationen oder pharmakologisch aufgewärmten »alten Ladenhütern«. Das Chaos auf dem bundesdeutschen Arzneimittelmarkt wird also nicht (wie es dringend notwendig wäre) kleiner, sondern immer noch größer.

8. 1987 gelangten 10 369 Berichte über 15 983 unerwünschte Arzneimittelwirkungen an die Arzneimittelkommission der deutschen Ärzteschaft (teilweise über das BGA oder die Pharmahersteller). Vor einer Verschärfung entsprechender gesetzlicher Bestimmungen waren es oft weniger als 5 000 jährlich, ein Beleg dafür, wie lasch solche Warnhinweise in unserer Republik sowohl von den Ärzten als auch von den Pillenherstellern gehandhabt worden sind.

9. Rund 30 % der verschriebenen Arzneimittel werden derart falsch angewendet, daß ernste Gesundheitsschäden entstehen. Und mehr als 10 % aller Einweisungen in ein Krankenhaus sind das Ergebnis falscher Medikamenteneinnahme durch den Patienten.

10. Die im Jahre 1987 mit 6,8 % (im Vergleich zum Vorjahr) wieder stark angestiegenen Arzneimittelkosten in der GKV waren nur in geringem Umfang auf Preissteigerungen (0,7 %) zurückzuführen, sondern ganz überwiegend eine Folge des geänderten Rezeptierverhaltens der Kassenärzte: Zunahme der Menge und Verordnung sogenannter Großpackungen, Ersatz billiger auf der Negativliste der GKV stehender Präparate durch teure, aber

von der Krankenkasse bezahlte. Beispiel: Zunahme der Anti-
biotika-Verschreibung bei Atemwegsinfektionen.

Scheingefechte um Bioäquivalenz

Parallel zum rasanten Vordringen preiswerter Zweitanbieterpräparate zwingt die Pharmaindustrie uns Ärzten seit einiger Zeit eine in
ihrer Bedeutung bewußt hochstilisierte sogenannte Bioäquivalenz-
Diskussion auf. Dabei ist nicht einmal bei 10 % der von uns rezep-
tierten Arzneimittelspezialitäten die *Bioäquivalenz* (vereinfacht
ausgedrückt: die Wirkungsgleichheit im menschlichen Organismus)
das zentrale Problem beim Wechsel von einem auf ein anderes Präparat der gleichen Wirksubstanz. Es wird uns unterschwellig ange-
droht, wir müßten mit Haftpflichtansprüchen seitens der Patienten
rechnen, wenn wir ein bewährtes und natürlich teures Markenpräparat A durch ein preiswerteres Generikapräparat B ersetzen würden.

Für ganz bestimmte Indikationen oder Wirksubstanzgruppen ist
in der Tat diese Bioäquivalenz oder Bioverfügbarkeit der Wirksubstanz von entscheidender Bedeutung. Beispiele: Behandlung eines
Diabetikers mit Insulin oder eines herzinsuffizienten Kranken mit
Digitalis, die Bekämpfung einer schweren Infektion mit einem Antibiotikum oder eines Schockzustandes mit einem Nebennierenrin-
denpräparat. Für die Mehrzahl aller auf unserem Arzneimittelmarkt gehandelten Präparate hingegen ist eine solche geforderte
Bioäquivalenz keineswegs zwingend erforderlich; auch mit einem
Zweitanbieterpräparat läßt sich eine vernünftige und sichere
Arzneimittelwirkung erzielen.

Es wäre Aufgabe des BGA oder einer anderen Aufsichtsbehörde, erstens uns Ärzte mit entsprechenden zuverlässigen Informationen über durchgeführte vergleichende Untersuchungen mit
verschiedenen, den gleichen Wirkstoff enthaltenden Arzneispezia-
litäten zu versorgen und zweitens die korrekte Durchführung solch
vergleichender Analysen selbst vorzunehmen oder von unabhängi-
gen Instituten durchführen zu lassen. Es wäre auch die Funktion unserer Aufsichtsbehörden, durch Stichprobenuntersuchungen aller
wesentlichen Arzneimittel deren stets gleichbleibend hohe Qualität
zu garantieren. Bei mehr als 40 000 im Handel befindlichen Spezialitäten ist das natürlich in der Praxis nicht realisierbar! Solange die

Gewinnspanne der Apotheker proportional zum Verkaufspreis eines Medikamentes steigt, kann weder vom Zentralverband deutscher Apotheker noch sonst einer mit diesem Berufsstand assoziierten Prüfstelle jene Objektivität und Neutralität erwartet werden, die die Voraussetzung dafür ist, daß wir medikamentenverordnenden Ärzte sachgerechte Informationen zur Verfügung gestellt bekommen.

Während uns auf der einen Seite die dafür zuständigen Instanzen nicht mit entsprechendem Sachwissen versorgen, setzen uns andererseits unsere Patienten unter Druck, wenn wir versuchen, teure Markenpräparate durch preiswertere Generika zu ersetzen. Die Patienten nehmen uns nämlich nicht ab, wenn wir ihnen mitteilen, das billigere Präparat wäre aufgrund zuverlässiger Testuntersuchungen als völlig gleichwertig einzustufen, bedeute für sie also weder ein Risiko hinsichtlich seiner therapeutischen Wirksamkeit noch seiner Verträglichkeit.

Auch der Hinweis, daß es ja ihr Geld wäre, das wir zu großzügig und im Grunde unsinnig verschwenden würden, wenn wir im Interesse der schon seit Jahrzehnten krisenlos florierenden Pharmaindustrie nur deren teure Markenpräparate rezeptieren würden, beeindruckt unsere Patienten nicht. Nach der Devise »Was billig ist, kann nicht gut sein« bewerten sie eine solche Medikamentenumstellung nur als den Versuch ihres Arztes, im Interesse der GKV oder ihrer Krankenkasse auf Kosten ihrer Gesundheit zu sparen.

Das Ende einer Arzt-Patienten-Beziehung

Daß an daraus resultierenden Auseinandersetzungen zwischen Arzt und Patienten selbst langjährige und enge Arzt-Patienten-Beziehungen scheitern können, soll die nachfolgende Fallschilderung verdeutlichen:

Bei einem Patienten, der einen schweren Myokardinfarkt nur durch mein rasches und entschlossenes Eingreifen überlebt hatte, ersetzte ich ein Jahr später in der medikamentösen Dauertherapie einen teureren Betablocker durch ein preiswerteres Generikum. Aus der Apotheke kam er wütend zurück in die Anmeldung meiner Praxis, warf die Medikamentenpackung auf den Tisch und brüllte meine Helferin an: »Einen so billigen Dreck lasse ich mir nicht verschreiben, ich habe jahrelang meine Beiträge in die Krankenkasse gezahlt, jetzt will ich auch mit hochwertigen Arzneimitteln behandelt werden. Auf Kosten meiner Gesundheit wird hier nicht gespart, das werde ich dem Doktor schon klarmachen!«

Ich nahm mir die Mühe und die Zeit, sprach eine halbe Stunde mit dem erregten Patienten, versuchte, ihm die Zusammenhänge zu erklären – es half nichts, er glaubte mir nicht. Er ging mit der Bemerkung, es täte ihm zwar leid, sich einen andern Hausarzt suchen zu müssen – schließlich habe ich ihm ja das Leben gerettet –, aber nach diesem Vorkommnis könne er kein Vertrauen mehr zu mir als Arzt haben.

Ich habe viele Dutzende ähnlicher Patientenreaktionen in den letzten Jahren erlebt und auch zahlreiche Patienten wegen meiner Bemühungen um eine rationelle und ökonomische Arzneimitteltherapie verloren. Manche meiner Kollegen, mit denen ich das Problem des öfteren besprochen hatte, meinten, es könne von uns nicht verlangt werden, gegen unsere eigenen Interessen zu handeln. Es sei Sache des Staates, der Krankenkasse, der Medien oder – allgemeiner gesagt – der deutschen Öffentlichkeit, das Patientenkollektiv sachgerecht und wahrheitsgemäß darüber zu informieren, daß preiswertere Medikamente keineswegs immer schlechter bzw. weniger gut verträglich wären als teurere.

Würde man die Patienten in irgendeiner Weise proportional an ihren Arzneimittelkosten beteiligen, wäre dieses Problem sofort vom Tisch. Dann säßen nämlich Arzt und Patient in einem Boot, und der Kranke wäre seinem Doktor dankbar, wenn dieser über genügend Marktkenntnisse verfügte, um ihm unter gleichwertigen Präparaten das billigste auszusuchen.

Wie enorm die Summen sind, die ohne Qualitätsverlust der Behandlung einzusparen wären, zeigt das Beispiel der Berliner Kassenärzte. Diese kommen bei ihrer Arzneimitteltherapie pro Jahr mit 100 bis 150 DM weniger aus, als dem Bundesdurchschnitt entspricht, und das, obwohl bei der Überalterung der dortigen Bevölkerung (mit 40 % weit überdurchschnittlicher Rentneranteil!) das Gegenteil, nämlich höhere Verordnungskosten pro Patient, zu erwarten wären. Die AOK Saarland – das Bundesland, in dem ich arbeite und lebe – beklagt sich seit Jahren bitter bei uns Kassenärzten, daß wir dieser Krankenkasse trotz ihrer großen Finanzschwierigkeiten mit die höchsten Arzneimittelkosten pro Kopf der Bevölkerung in der Republik verursachen. Dabei können wir noch nicht einmal auf eine ähnliche Vergreisung der saarländischen Bevölkerung als entsprechende Erklärung verweisen wie die Berliner. Man muß nämlich wissen, daß die Rentner mit inzwischen fast 1 000 DM pro Kopf und Jahr nahezu viermal soviel Arzneimittelkosten verursachen wie jüngere Personen. Zwar legt das Alter einen höheren Arzneimittelverbrauch nahe, wenn man aber bedenkt, daß gefährliche Arzneimittel- Nebenwirkungen und gesundheitlich bedenkliche Wirkstoffinteraktionen bei älteren Personen siebenmal so häufig vorkommen, läßt sich uns Kassenärzten der Vorwurf nicht ersparen, wir würden unsere hochbetagten Patienten allzu sorglos und unkritisch mit Arzneimitteln vollstopfen – nach dem Grundsatz: Für jedes Krankheitssymptom ein Medikament!

Würden sich die bundesdeutschen Kassenärzte hinsichtlich Arzneiverordnungen so zurückhalten wie die Berliner Kollegen, würde dies der GKV Arzneimittelkosten von 3 bis 4,5 Milliarden DM jährlich einsparen! Es kann überhaupt kein Zweifel daran bestehen, daß dies ohne jeden Wertverlust für eine sinnvolle medikamentöse Therapie realisierbar wäre. Denn allzu viele Kassenärzte sind allzuschnell mit dem Kugelschreiber und Rezeptblock zur Hand, was nicht nur vermeidbar hohe Kosten, sondern oft auch vermeidbare Arzneimittel-Nebenwirkungen zur Folge hat. Nach Meinung unserer Pharmaindustrie und ihrer 13 000 sogenannten Pharmareferenten (oft im Schnellverfahren ausgebildete Personen ohne wirklich fundierte pharmakologische Kenntnisse!) scheint es in unserm Land nur Super-Arzneimittel mit hervorragender Wirkung und nur ganz seltenen, flüchtigen und meist nicht wirklich gefährlichen Nebenwirkungen zu geben.

Hemmungslos überteuerte Medikamente

Von ihren 21,4 Milliarden DM teuren Produkten exportiert zwar die deutsche Pharmaindustrie mit 46 % fast die Hälfte (Exportvolumen 1987: 9,9 Milliarden DM), aber Spitzenfunktionäre der GKV monieren nicht zu Unrecht, daß die Krankenkassen diesen Export durch die in der BRD seit 20 Jahren praktizierte Hochpreispolitik erheblich subventionieren. Die große Sorge der Pharmakonzerne ist nämlich die, daß Länder wie Italien, Spanien, Frankreich, die staatlich festgelegte Arzneimittelpreise haben, ihre Preise der Einzelpräparate an denen im Herstellerland orientieren. In Spanien und Italien sind beispielsweise deutsche pharmazeutische Markenpräparate oft um zwei Drittel billiger. Aus diesem Grund haben clevere Geschäftsleute sogenannte Reimporte deutscher Arzneimittelspezialitäten organisiert. Sie kaufen sie im Ausland billig ein und schaffen sie wieder zurück in unsere Republik, wo sie sie trotz des organisatorischen und Transportaufwandes dann immer noch billiger anbieten können als die Präparate, die die Hersteller dem Apotheker direkt anbieten. Eine Absenkung des allgemeinen Arzneimittelpreisniveaus in der BRD hätte also internationale Signalwirkung.

Damit der Leser sich einmal selbst ein konkretes Bild machen kann, um welch enorme Preis- bzw. Kostendifferenzen es sich dabei handelt, nachfolgende Beispiele:

Das Präparat Nootrop (angebliches Gehirnenergetikum) kostet bei uns 80 DM, in Italien 10 DM. Euglucon (blutzuckersenkendes Medikament) in der BRD 40 DM, in Italien 10 DM.

Wie hemmungslos und geradezu brutal die forschende Pharmaindustrie die Zeitspanne finanziell ausnutzt, in der der Patentschutz ihrer Präparate währt, sollen nachfolgende Beispiele verdeutlichen:

100 mg TPA (Tissue Plasminogen Activator, ein Medikament zur Auflösung von Blutgerinnseln), kosten mit 3 000 DM zehnmal soviel wie andere zur Thrombenauflösung auf dem Markt befindliche Medikamente. Die insbesondere zur Behandlung der Herzschwäche und Blutdrucksenkung eingesetzten, noch patentgeschützten ACE-Hemmer haben einen sündhaft hohen Preis: 100 Tabletten Lopirin kosten 225 DM. Noch toller treiben es die Hersteller der sogenannten H_2-Antagonisten (u.a. zur Behandlung von Zwölffingerdarmgeschwüren): 100 Tabletten Sostril kosten 590 DM!

Gäbe es die Solidargemeinschaft der GKV nicht, müßte mancher Rentner oder Hilfsarbeiter ein Drittel seines Monatseinkommens für seine Magentabletten ausgeben.

Niemand bezweifelt, daß Pharmaforschung teuer ist, wir glauben der deutschen pharmazeutischen Industrie auch, daß sie ihren Forschungsaufwand von 1976 bis 1986 von 1,2 Milliarden DM auf inzwischen 3,5 Milliarden DM jährlich erhöht hat. Aber solange sie noch soviel Geld übrig hat für enorm aufwendige Reklame und sogenannte wissenschaftliche Informationen, die in Wirklichkeit verdeckte Produktwerbung sind, habe ich für das Gejammer unserer Pharmaindustrie wenig Verständnis. Sie sollte auch nicht alle möglichen Fortbildungs- und sonstigen Veranstaltungen von deutschen

Kassenärzten großzügig sponsern, sondern ihr Geld lieber in die Forschung stecken, damit die 90 000 Arbeitsplätze, darunter ein hoher Anteil von Akademikern, auch jetzt erhalten bleiben können, nachdem Blüms Reformgesetze Wirklichkeit geworden sind.

Hinsichtlich des Forschungsanteils hat unsere Pharmaindustrie in Europa zwar eine Spitzenposition, aber die Japaner investieren doppelt soviel und die Amerikaner sogar viermal soviel in die Entwicklung neuer Pharmaprodukte wie wir. Diese Länder haben Deutschland – das viele Jahrzehnte die Weltapotheke war – inzwischen auf Platz 3 der Arzneimittelhersteller bzw. -exporteure verdrängt (japanischer Export jährlich 20 Milliarden, amerikanischer 30 Milliarden DM!), und diese Länder sind uns auch in der Zahl der neuentdeckten Wirkstoffe pro Jahr weit voraus. Seit 1960 wurden in der BRD 250 neue Wirksubstanzen entdeckt (selbst die Franzosen mit ihrer wesentlich kleineren pharmazeutischen Industrie brachten es in diesem Zeitraum auf 290!), während in den USA in den letzten 25 Jahren mehr als 400 und in Japan ebenfalls fast 400 neue Monosubstanzen gefunden wurden (obwohl dieses Land erst vor etwa 10 Jahren eine bedeutsame chemische Industrie aufgebaut hat).

Und noch eine Information scheint wichtig: In der BRD wird oft für mehr als 1 000 Arzneimittelspezialitäten pro Jahr eine Zulassung beim BGA beantragt, durchschnittlich sind dabei lediglich 10 bis 20 neue Wirkstoffe und etwa die gleiche Zahl mit wesentlich verbesserter Wirksamkeit gegenüber den bereits im Handel befindlichen Arzneimonosubstanzen. Der Rest – also mehr als 95 % aller jährlichen Zulassungsbeantragungen – besteht aus Zweitanbietern oder den für die Volksgesundheit eher schädlichen als nützlichen Kombinationspräparaten aus zwei und mehr Wirkstoffen.

Nun ist für den therapeutischen Effekt eines Arzneimittels im menschlichen Körper nicht nur die bereits beschriebene Bioäquivalenz von Bedeutung, auch die *Galenik* (Zubereitungsform) ist für den therapeutischen Effekt und die Verträglichkeit einer Arzneimittelspezialität sehr wichtig. So kann es zum Beispiel sein, daß aufgrund dieser Zubereitungsform ein Arzneistoff vom Menschen relativ gut vertragen wird, während in anderer Form unerwünschte pharmakologische Effekte überwiegen. Es müßte daher eine Selbstverständlichkeit sein, daß uns Ärzten über all diese den Effekt eines Arzneimittels beeinflussende Eigenschaften sachgerechte, vergleichende Informationen zur Verfügung gestellt werden. Erst dadurch würden wir in die Lage versetzt, eine rationelle und kostenbewußte Arzneitherapie zu betreiben und unter wirklich gleichwertigen Spezialitäten die preiswerteste auszusuchen.

Jahrelang haben die Pharmakonzerne alles darangesetzt, uns unter Hinweis auf die schlechteren Qualitäten der Zweitanbieter die Verordnung von Markenpräparaten weiterhin schmackhaft zu machen. So hat uns beispielsweise vor einigen Jahren die Firma Boehringer, Mannheim, Warnhinweise in die Praxen geschickt, ihren Aldosteron-Antagonisten Aldactone ja nicht durch ein die gleiche Monosubstanz enthaltendes Substitut der Firma Ratiopharm zu ersetzen. Wir müßten damit rechnen, daß es bei gut eingestellten herzkranken Menschen zu einer Verschlechterung der Herzleistung kommen könnte. Als sich die Behauptungen des Pharmariesen in dieser verallgemeinernden Aussage als nicht zutreffend erwiesen hatten und zwischen beiden Firmen ein Vergleich geschlossen wurde, hielt es nunmehr die Firma Boehringer keinesfalls für erforderlich, ihre frühere Aussage in einem Schreiben an uns Kassenärzte zu widerrufen bzw. zu differenzieren.

Auch die Behauptung, Zweitanbieterpräparate wären bestenfalls der Ursprungsarzneimittelspezialität gleich, auf keinen Fall aber dieser in ihrem Wirkprofil überlegen, trifft nicht zu. Die gleiche Firma Boehringer hat vor einigen Jahren eine sehr potente Wirksubstanz zur Senkung des Blutzuckers im menschlichen Organismus entwickelt. Besonders bei älteren Menschen bewirkte der Einsatz dieser Spezialität aber nicht selten das Auftreten lebensgefährlicher Unterzuckerungszustände. Später gelang es einigen Zweitanbietern, die Galenik so zu verändern, daß der Wirkstoff nun verzögerter im menschlichen Darm aufgenommen wird und damit langsamer und gleichmäßiger ins Blut gelangt. Bei gleicher therapeutischer Wirksamkeit kam es damit seltener zu den gefürchteten, über das therapeutische Ziel hinausschießenden Senkungen der Glukosekonzentration im Serum.

Doch soll auch an einem Gegenbeispiel gezeigt werden, wie problematisch die immer lauter werdende Forderung der Politiker und Krankenkassen an uns Ärzte ist, nach Möglichkeit nur noch preiswerte Zweitanbieterarzneimittel zu verordnen:

Das Schilddrüsenhormon Thyroxin wurde vor einigen Jahren von zwei Arzneimittelherstellern nachgebaut. Die Bioäquivalenz zum Marktführer L-Thyroxin Henning war hier so eklatant unterschiedlich, daß bei Patienten eine schwere, lebensbedrohliche Schilddrüsen-Unterfunktion entstand, als man versuchte, die nachgebauten

Hormonpräparate in gleicher Mikrogrammdosis wie die Original-substanz zu geben. Während die Firma Ratiopharm aus sozialethi-scher Verantwortung heraus ihr Präparat daraufhin vom Markt nahm, wird Thyroxin-Enos in der BRD munter weiter vertrieben, obwohl gerade bei diesem Präparat die Bioäquivalenz-Differenz zum Markenpräparat am größten ist.

Wenn man weiß, daß auch die Struktur der Wirksubstanz wichtig ist (amorphe Stoffe werden rascher, kristalline langsamer resor-biert) und daß ferner auch Begleitstoffe wie Netz-, Spreng-, Binde-und Schmiermittel eine Rolle spielen und auch die Löslichkeit der Zubereitung das therapeutische Wirkprofil beeinflußt, dann kann sich der Leser vielleicht ein Bild von den Schwierigkeiten machen, denen wir Ärzte uns bei der optimalen Zusammenstellung unserer Arzneimitteltherapie gegenübersehen.

Den meisten Kontakt haben wir naturgemäß mit den Pharmaher-stellern, doch bekommen wir von denen – zumindest in der Mehr-zahl – nur sorgfältig dosierte Informationen vermittelt, wobei insbe-sondere die Quote oder Stärke von Unverträglichkeitsreaktionen heruntergespielt und oft pharmakologisch gar nicht wesentliche Ei-genschaften überbetont werden, um uns zu beeinflussen oder – här-ter gesagt – zu manipulieren, das Marken- oder Substitutpräparat der Firma X und nicht dasjenige der Firma Y zu rezeptieren.

Selbst wenn der vierzigste Kalziumantagonist oder Betablocker auf den Markt geworfen wird, versucht der Hersteller, mit allen Tricks auch diesen noch in den Handel zu bringen bzw. unser Re-zeptierverhalten in seinem Sinne zu beeinflussen. Der therapeuti-sche Fortschritt dieser angeblichen Neuentwicklung ist oft so gut wie Null, wir werden auch nicht mit falschen Angaben informiert – das wäre viel zu gefährlich und rechtlich bedenklich –, nein, man verschiebt nur die Schwerpunkte der Information bzw. überbetont die Wichtigkeit einer bestimmten Eigenschaft der Arzneimittelspe-zialität.

So wird uns beispielsweise von den Rheumamittelherstellern ein-suggeriert, kurze Halbwertszeiten (Zeitspanne, in der die Hälfte der Substanz aus dem Körper ausgeschieden worden ist) wären im Interesse unserer Patienten besser und nützlicher als lange, obwohl es gleichwertige Argumente für das eine wie für das andere Wirk-profil gibt. Besonders bei chronisch Kranken mit entzündlichem Rheumatismus – etwa bei der sogenannten rheumatoiden Arthritis – ist eine langsame Ausscheidung eines solchen NSAR-Produktes (nichtsteroide Antirheumatika) sinnvoll, weil eine lang anhaltende, gleichmäßige Wirkstoffkonzentration im Serum gleichmäßige Wirksamkeit über 24 Stunden sicherstellt. Bei nicht über den ganzen Tag oder gar die ganze Nacht anhaltenden rheumatischen Schmerzzuständen, wie wir sie häufig bei degenerativen Wirbelsäulenerkrankungen antreffen, ist es dagegen vernünftiger, Substanzen mit rasch eintretender, aber auch rasch wieder abklingender Wirkung einzusetzen, damit der Patient seinen Medikamentenkonsum den einzelnen auftretenden Schmerzphasen besser anpassen kann.

All diese Fakten sind natürlich den Pharmaherstellern bzw. ihren uns heimsuchenden Pharmareferenten bekannt, aber an einer der Situation gerecht werdenden Sachinformation haben sie verständlicherweise wenig Interesse.

Die Rezeptwünsche der Patienten

Wie groß der Druck unserer Patienten auf uns Kassenärzte ist, was unser Rezeptierverhalten bzw. ihre Rezeptierwünsche angeht, hat mein Kollege Paul Moessinger bereits 1975 durch eine selbstkritische Analyse aus seiner Praxisarbeit dokumentiert. Innerhalb der dokumentierten Zeit hatte er 1 677 Medikamente verordnet, 622 Medikamente waren Verordnungen, die er aufgrund eigener Überlegungen getroffen hatte. 1 500 Medikamente hatte er auf Wunsch der Patienten aufgeschrieben. Von diesen 1 500 Patientenwünschen waren 291 gerechtfertigt. Die übrigen 714 Medikamente aus dieser Wunschliste hätte er nie verordnet, wäre er in seinen Entscheidungen frei und nicht als Kassenarzt durch das unnatürliche System der gesetzlichen Krankenversicherung dem Anspruchsdenken ausgesetzt gewesen . . . Das Geld für diese Mittel ist unnötig ausgegeben worden. Wer glaubt, wir könnten mit unserer ärztlichen Autorität dem Verordnungswunsch eines Patienten immer dann widerstehen, wenn dieser nur aus subjektiven Gründen auf einer bestimmten Arzneimittelspezialität zur Behandlung seiner Befindensstörungen besteht, hat keine Vorstellung von der gegenwärtigen Realität in den bundesdeutschen Kassenarztpraxen. Wer eine solche Haltung im Interesse der Solidargemeinschaft der GKV grundsätzlich und bedingungslos realisieren würde, wäre spätestens innerhalb eines Jahres pleite, weil ihm der größte Teil seiner Patientenklientel davonlaufen würde.

Beispiel: Wer sich grundsätzlich weigert, die bei den Patienten so beliebten Venensalben (gegen Krampfaderbeschwerden) zu verschreiben, weil ihre pharmakologische Wirksamkeit gering ist – von manchen Pharmakologen wird sie überhaupt bezweifelt –, wird innerhalb kurzer Zeit die Mehrheit seiner »Venenpatienten« verloren haben.

Die Ärzteschaft in allen Industriestaaten der Erde hat durch die Überbetonung und den oft auch kritiklosen, reflexartigen Einsatz von Medikamenten in der Krankenhausbehandlung den Grundstein dafür gelegt, daß sich insbesondere in den kapitalistischen Ländern des Westens die Pharmaindustrie für den wichtigsten und unentbehrlichsten Partner der Ärzte halten kann. Die Pharmazeuten sollten folgende gesicherten medizinisch-epidemiologischen Tatsachen zur Kenntnis nehmen: Mit Medikamenten läßt sich derzeit nur etwa ein Drittel aller Krankheiten bessern, und nur für jede zehnte Krankheit stellt zur Zeit der Medikamenteneinsatz eine ursächlich die Krankheit behandelnde und die Gesundheit wiederherstellende Maßnahme dar. Es sollte auch einmal darauf hingewiesen werden, daß der Ausspruch unseres Arbeitsministers Blüm »Wir sind in Gefahr, eine pillenfressende Nation zu werden« keineswegs aus der Luft gegriffen ist. Experten haben errechnet, daß inzwischen jeder Bundesbürger durchschnittlich fast 42 000 Tabletten in sich hineinschlingt, bevor er zum Leidwesen der Pharmaindustrie das Zeitliche segnet. Wenn wir so weitermachen wie bisher und den Pillenkonsum nicht auf ein vernünftiges Maß einschränken, werden die Ökologen mit ihrer Voraussage recht behalten, daß in Zukunft auch die »geweihte Friedhofserde« als Sondermüll entsorgt werden muß.

Eine kürzlich durchgeführte Umfrage des Instituts für Publizistik und Information (Zürich) hat ergeben, daß 63 % unserer Bevölkerung regelmäßig Medikamente schlucken, 43 % von ihnen 5 und mehr Pillenarten. Es ist eine reine Illusion vieler Menschen, zu glauben, es wäre ihrer Gesundheit zuträglich, möglichst jedes auftretende Krankheitssymptom sofort mit einem Arzneimittel zu bekämpfen bzw. zu unterdrücken.

Nicht wenige Medikamenteneinnahmen beruhen auf einer reinen Bequemlichkeitshaltung der Patienten. Dies trifft beispielsweise für blutzuckersenkende Präparate zu, die viele Menschen nicht aus medizinischer Notwendigkeit schlucken, sondern weil sie sich der Illusion hingeben, sie könnten durch Pilleneinnahme eine vernünftige, auf ihre Erkrankung abgestimmte Diät umgehen. In der BRD werden dreimal soviel blutzuckersenkende Sulfonyl-Harnstoffe rezeptiert wie in Großbritannien und sogar sechsmal soviel wie in den USA! Und auch eine Gicht sollte man nicht nur durch harnsäuresenkende Substanzen zu vermeiden suchen, sondern durch Einschränkung der täglichen Kalorienmenge und insbesondere des Alkoholkonsums. Eine Grippe heilt bekanntlich ohne Medikamente in einer Woche, mit Einnahme der üblichen Erkältungspräparate in sieben Tagen. Viele der hierfür eingenommenen Arzneimittel sind wesentlich gefährlicher als der eigentliche virale Infekt!

Selbst die Anwendung eines einfachen Schmerzmittels kann für manche Menschen mit bestimmten genetisch bedingten Überempfindlichkeiten lebensgefährlich werden. Da in der BRD – wie in einigen anderen europäischen Ländern auch, vor allem Belgien, Frankreich und der Schweiz – ein starker Mißbrauch mit schmerzlindernden Medikamenten zu verzeichnen ist, die sich die Patienten zum Teil in Selbstmedikation – also ohne Zwischenschaltung eines Arztes – kaufen und konsumieren, soll auf die damit zusammenhängenden gravierenden medizinischen Probleme später noch etwas näher eingegangen werden.

Verbesserungsvorschläge für die Arzneimitteltherapie

1. Jedem Patienten sollte ein Arzneimittelpaß ausgestellt werden, aus dem jeder Arzt sofort ersehen kann, welche Substanzen dem Patienten derzeit von irgendeinem Mediziner zur aktuellen Einnahme rezeptiert worden sind. Diese schriftliche Information sollte jeder Patient jedem Arzt vorlegen, der ihn wegen gesundheitlicher Beschwerden behandelt. Auch in Selbstmedikation beschaffte Medikamente (Schmerzmittel, Abführmittel etc.) sind einzutragen.

2. Alle Allergien und bisher beobachteten individuellen Arzneimittel-Unverträglichkeitsreaktionen sind zu vermerken.

3. Bestehende schwerwiegende Beeinträchtigungen der Leber- und Nierenfunktion sind anzuzeigen, da sie nicht nur für die Auswahl, sondern auch für die Dosierung der Medikamente im Einzelfall von substantieller Bedeutung sind.

4. Das Verfallsdatum eines Medikaments muß deutlicher – etwa in Rotaufdruck – kenntlich gemacht werden.
5. Neu auf den Markt gekommene Monosubstanzen mit noch weitgehend unbekanntem Nebenwirkungspotential sollten – wie in anderen Ländern bereits geschehen – durch einen Rezepturaufdruck so gekennzeichnet werden, daß sich schnelle Patientenbefragungen organisieren lassen, wenn gefährliche Nebenwirkungen durch diese neuen Substanzen beobachtet werden.
6. Die Beipackzettel müssen verständlicher abgefaßt sein. Sie werden in manchen Fällen nur noch durch philosophische und juristische Textformulierungen an Schwerverständlichkeit überboten.
7. Aussagen über problematische Arzneimittel-Wechselwirkungen müssen präziser angegeben und so weit wie möglich auch quantifiziert werden. Derzeit stehen uns diesbezüglich noch viel zuwenig brauchbare Informationen zur Verfügung.
8. Die Arzneimittelsicherheit in unserem Land würde wesentlich verbessert, wenn die Ärzte so weit als irgend möglich nur mit Monosubstanzen arbeiten würden. Das Risiko fast aller Kombinationspräparate ist größer als ihr Nutzen.
9. Die Information des Patienten über Sinn und Risiko einer Arzneimittelbehandlung ist Sache des Arztes und nicht des Beipackzettels. Würde dies von den Kassenärzten stets realisiert, würden nicht Jahr für Jahr in bundesdeutschen Mülltonnen für Milliardenbeträge Medikamente zweckentfremdet und umweltgefährdend landen.

Contergan und kein Ende

Die Erinnerung an ein bei seiner Einführung hochgepriesenes Beruhigungs- und Schlafmittel soll vor Augen führen, welch verheerende Gesundheitsschäden durch Arzneistoffe verursacht werden können. Die meisten Leser werden sich noch an den Contergan-Skandal anfang der sechziger Jahre erinnern, als in Europa mehrere tausend Kinder mit sogenannten Stummelextremitäten geboren wurden, weil ihre Mütter das damals so hochgelobte Beruhigungs-

und Schlafmittel Thalidomid eingenommen hatten, das am 1. Oktober 1957 von der Firma Grünenthal eingeführt und als wesentlicher Fortschritt auf dem Gebiet der Schlafmittelherstellung gepriesen worden war.

Zur Erinnerung an diese Medikamentenkatastrophe fand am 1. Oktober 1987 vor den Toren der Firma Grünenthal in Stolberg eine Mahnveranstaltung statt. Nach Einbruch der Dunkelheit fand sich hier eine größere Zahl von Menschen auf Rollstühlen und Krücken ein, die eines gemeinsam hatten: Stummelarme und Stummelbeine mit oft so hochgradiger Verkürzung der Extremitäten, daß ihnen Hände und Füße direkt aus dem Körper gewachsen schienen. Man nennt diese Sonderform einer Körpermißbildung *Phoko-* oder *Ektromelie*. Diese Menschen, von mitgeführten Fakkeln, die sie teilweise an ihren Rollstühlen befestigt hatten, gespenstisch angestrahlt, waren sämtlich sogenannte Contergan-Opfer. In stummer Anklage richteten sie ihre mißgebildeten Glieder in den dunklen Himmel, lebende Mahnmale pharmazeutischen Leichtsinns, Opfer einer nicht ausreichend gewissenhaft durchgeführten Pharmavorprüfung.

Als zu Beginn der sechziger Jahre eine auffällige Häufung bestimmter Mißbildungen bei Säuglingen in unserem Land beobachtet worden war, die alle durch hochgradige Verkümmerung der Extremitäten gekennzeichnet waren, kam zunächst kein Mensch auf die Idee, diese schweren Mißbildungen könnten die Folge einer Medikamentennebenwirkung sein. Erst im Jahre 1970, nach einem zweieinhalb Jahre dauernden Prozeß, fand sich die Pharmafirma zu einer Entschädigungszahlung von 100 Millionen DM bereit. 100 Millionen DM oder 390 DM Monatsrente für 2 846 »Stummelmenschen«... Die Bundesregierung zahlte in diesen Entschädigungsfonds noch mal die gleiche Summe von 100 Millionen ein, wodurch sich die Entschädigungszahlung verdoppelte, was aber immer noch unglaublich wenig ist, wenn man die schweren Behinderungen berücksichtigt, die diese Menschen ein Leben lang belasten.

Auch in einigen anderen europäischen Ländern gab es solche Contergan-Opfer, allerdings nicht in so großer Zahl wie in der BRD. Die intrauterinen Fruchtschädigungen durch dieses Schlafmittel waren aber in Wirklichkeit noch viel höher, da es in zahlreichen Fällen durch die Mißbildungen zu Fehlgeburten gekommen war.

Während meiner Assistenzarzttätigkeit hatte ich in einer saarländischen Kinderklinik Gelegenheit, ein schwergeschädigtes Contergan-Kind eine Weile ärztlich zu betreuen. Auf die schwerwiegenden menschlichen und sozialethischen Probleme, die sich dabei ergeben haben, werde ich später in Kapitel 9 (Sterbehilfe) noch eingehen.

Berichtet werden muß hier noch über einen schlimmen Arzneimittelskandal, der sich gegenwärtig – allerdings bevorzugt in den USA – abspielt. Bereits vor einigen Jahren hat der Schweizer Pharmakonzern Hoffmann-La Roche zwei neue Monosubstanzen, sogenannte Retinoide (nahe Verwandte des Vitamin A), auf den Markt gebracht, die zur Behandlung der schweren Akne (Pustelkrankheit) und der Psoriasis (Schuppenflechte) und anderer mit verstärkter Verhornung einhergehender Hautkrankheiten zum Einsatz kommen. Diese Arzneimittel haben stark *teratogene* Eigenschaften, d.h., sie rufen Mißbildungen an den Embryonen hervor, wenn sie von schwangeren Frauen eingenommen werden.

Derzeit streiten sich der Schweizer Pharmakonzern und die amerikanische Arzneimittel-Aufsichtsbehörde (FDA) noch darum, wie viele mißgebildete Kinder durch die Einnahme dieser Arzneimittel in den USA bisher zur Welt gekommen sind. Der Arzneimittelhersteller geht von weniger als je 100 Fällen für die beiden Medikamente aus, die FDA schätzt die Zahl eher auf 600. Die Deformationen reichen von tödlichen Herzfehlern über schwere geistige Behinderungen bis zu entstellten Gesichtern mit fehlenden oder unter dem Kinn liegenden Ohren. Außerdem unterstellt die Aufsichtsbehörde, daß allein in den USA zwischen 1982 und 1986 etwa 1 000 durch diese Medikamente bedingte Fehlgeburten stattgefunden haben und daß etwa 9 000 Amerikanerinnen aus Furcht vor mißgebildeten Kindern ihre Schwangerschaft haben unterbrechen lassen.

Nach bisherigen Recherchen war die überwiegende Mehrzahl der zugrundeliegenden Hauterkrankungen keineswegs so schwer, daß sich der Einsatz derart gefährlicher Wirkstoffe rechtfertigen ließe. Außerdem hat der größere Teil der Patientinnen mit Fehlgeburten bzw. mißgebildeten Kindern auf unglaublich sorglose Weise von diesen Medikamenten Gebrauch gemacht, manche Amerikanerinnen haben trotz der Warnhinweise im Beipackzettel nicht für eine sichere Konzeptionsverhütung während der Einnahme gesorgt.

In unserer Zeit mit ihrer Überbetonung von Jugendlichkeit und attraktivem Aussehen kann man es zwar jungen Frauen mit entstellenden Hautveränderungen besonders im Gesicht nachfühlen, daß sie alle therapeutischen Möglichkeiten zur Behandlung nutzen wollen, doch hätte man wohl erwarten dürfen, daß sie ihre potentielle Nachkommenschaft nicht derart grauenvollen Möglichkeiten von Medikamentennebenwirkungen aussetzen. Nach Mitteilung des BGA sind in der BRD bisher erst fünf Fälle von Fehlgeburten durch Einnahme des Aknemittels bekannt geworden, wobei einer der Embryonen auch entsprechende Mißbildungen aufwies.

Medikamentenmißbrauch im großen Stil

Wenn auch in der bundesdeutschen Bevölkerung besonders unter den jüngeren Menschen glücklicherweise eine kritischere Einstellung zum Medikamentenkonsum heranreift, ist unsere ältere Generation immer noch erstaunlich sorglos und leichtsinnig im Umgang mit Arzneimitteln. Ein ausgesprochener Medikamentenmißbrauch wird insbesondere mit peripher schmerzlindernd wirkenden Stoffen betrieben (die zentral schmerzdämpfenden Monosubstanzen sind fast sämtlich als Betäubungsmittel rezeptpflichtig und somit Patienten ohne ärztliche Mitwirkung nicht zugänglich). In der Bundesrepublik wandern über die Theken der Apotheker (in geringerem Umfang auch anderer Pillenverkäufer) jährlich 110 bis 115 Millionen Packungen von Schmerzmitteln, von denen etwa zwei Drittel von Ärzten rezeptiert und ein Drittel – also immerhin fast 40 Millionen Packungen jährlich – von den Patienten selbst gekauft, bezahlt und konsumiert werden.

1 % unserer Bevölkerung, das sind etwa 600 000 Personen, schluckt täglich Schmerzmittel. Die wenigsten dieser Menschen wissen, daß ständiger Konsum analgetischer Substanzen selbst wieder schmerzauslösend wirken kann. Etwa ab einem Verbrauch von 2 000 Schmerztabletten oder bei regelmäßiger Einnahme analgetischer Mittel über fünf Jahre und mehr wird bei vielen der Konsumenten nämlich gerade dasjenige Krankheitssymptom ausgelöst, gegen das sie ursprünglich genommen wurden: Kopfschmerzen.

In der Bundesrepublik – wie auch in allen anderen Industrienationen (im Gegensatz zu den Naturvölkern) – leiden 5 bis 6 Millionen Personen unter ständigen oder häufigen Kopfschmerzen. Die weit überwiegende Zahl dieser Menschen hat Migräneattacken, sehr viel seltener sind Spannungskopfschmerzen oder durch Halswirbelsäulen-Erkrankungen hervorgerufene Befindensstörungen im Nacken- und Kopfbereich.

Von den Patienten, die später medikamentensüchtig geworden sind, waren bei mehreren repräsentativen Analysen 80 % Migränepatienten. Diese Menschen sollten daher wissen, daß es heute nicht nur spezielle Medikamente zur Migräneanfallsbehandlung, sondern auch Spezialsubstanzen zur Prophylaxe dieser außerordentlich lästigen Störung gibt. Am häufigsten läßt sich durch den Einsatz sogenannter Betarezeptorenblocker oder zerebral aktiver Kalzium-Antagonisten das Auftreten von Migräneattacken verhindern oder zumindest die Anfallshäufigkeit und Stärke wesentlich reduzieren. Migränepatienten sollten daher nie versuchen, mit ihrem chronischen Gesundheitsproblem allein fertig zu werden.

Außer dem durch Analgetika-Mißbrauch verursachten Kopfschmerz gibt es noch weitere erhebliche gesundheitliche Gefährdungen für Menschen, die zu häufig oder zu lange peripher angreifende Schmerzmittel einnehmen. Neben dem Magen-Darm-Kanal und dem Knochenmark sind es besonders die Nieren, die davon betroffen werden. Ursprünglich hat man geglaubt, daß nur ein ganz bestimmtes Pyrazolon-Präparat (Phenacetin) für das Auftreten einer ganz bestimmten Nierenerkrankung *(interstitielle Nephritis)* verantwortlich wäre, die man deshalb »Phenacetin-Niere« nannte. Das Mittel wurde verboten, die gleichen chronischen Nierenschäden traten jedoch trotzdem weiter auf.

Heute wissen wir, daß fast sämtliche peripher analgetisch wirkenden Monosubstanzen eine solche schwere toxische Nierenschädigung verursachen können. Man schätzt, daß in der BRD bis zu einem Drittel der Patienten, die eine ständige Dialyse benötigen bzw. sich einer Nierentransplantation zur Lebenserhaltung unterziehen müssen, diese Organschäden durch jahrelangen Schmerzmittelmißbrauch bekommen haben. Das Heimtückische bei dieser letzten Endes fast immer tödlich endenden Nierenschädigung ist ihre völlig symptomlose Entwicklung in der ersten Krankheitsphase, wo durch das Absetzen der Schmerzmittel noch eine Regeneration der Niere möglich wäre. Stellen sich bereits für den Patienten erkennbare Krankheitserscheinungen ein – Blässe der Haut und sichtbaren Schleimhäute, fahlgraues Aussehen, schlaffe Haut, Müdigkeit, zunehmende Appetitlosigkeit, ist meist bereits das nicht mehr umkehrbare Stadium der Nierenschädigung erreicht.

Die Gefahren der Kombinationspräparate

Besonders problematisch sind die sogenannten Kombinationspräparate, die entweder zwei verschiedene schmerzlindernde Monosubstanzen enthalten oder psychotrope Substanzen, die teils anregend (Koffein), teils beruhigend (Kodein) wirken, dabei völlig wertlos für die Schmerzbehandlung sind, aber äußerst gefährlich hinsichtlich der Entwicklung einer Medikamentenabhängigkeit. Sie wurden daher inzwischen in einigen Ländern (Skandinavien, Holland u.a.) verboten. Diese Länder lassen auf ihrem Arzneimittelmarkt nur noch Schmerzmittel-Monosubstanzen zu.

Es ist eine der Ungereimtheiten deutscher Arzneimittelpolitik, daß unser BGA diesem Beispiel anderer Staaten nicht längst gefolgt ist. Alle führenden Pharmakologen und Fachärzte für Nierenkrankheiten haben im Interesse der Volksgesundheit wiederholt und dringend dafür plädiert, bisher jedoch ohne entscheidenden Erfolg. Zwar wurde die Zahl der kombinierten Schmerzmittel durch Verbote und Vertriebseinschränkungen von 650 auf etwa 400 reduziert, doch konnte man sich zu dem entscheidenden Schritt des Verbots aller Kombinationspräparate nicht entschließen. Daß nicht nur hier, sondern auch in vielen anderen Fällen solche Mischpräparate von kritischen Pharmakologen und Medizinern mit äußerster Skepsis betrachtet werden, wurde bereits erwähnt. Auch hierfür sollen stellvertretend zwei Präparatmischungen kurz beschrieben werden, wobei deutlich wird, wie die Pharmaindustrie uns Ärzte im Interesse ihrer Umsatzsicherung zu Handlangern degradiert: Die Monosubstanz Dypyramidol (unter dem Namen Persantin im Handel) ist in den Kombinationspräparaten Persumbran und Digi-Persantin enthalten. Die erstgenannte Arzneimittelspezialität enthält neben diesem Persantin auch Adumbran, ein entspannend wirkendes Psychopharmakon, das zweite Kombinationspräparat enthält neben dem Persantin auch Digoxin, einen zur Behandlung der Herzmuskelschwäche eingesetzten Wirkstoff.

Das erste Kombinationspräparat schlucken in der BRD viele hauptsächlich abends in der Annahme, sie würden sich mit dem Schlucken der Kapsel einen erholsamen Schlaf verschaffen und zugleich ihrem kranken Herzen etwas Gutes tun. Der erstere Effekt tritt durch den im Präparat enthaltenen Tranquilizer zwar tatsächlich ein, bewirkt aber, daß solche Patienten bereits nach wenigen Wochen von der Einnahme dieses Mittels abhängig geworden sind.

Mit dem zweiten Bestandteil aber läßt sich eine sinnvolle Herztherapie keineswegs betreiben. Für seine ursprüngliche Indikation – Behandlung der koronaren Herzkrankheit – hat sich das Persantin beim Menschen in keiner Weise bewährt. Anstatt das Mittel fairerweise vom Markt zu nehmen oder zumindest auf die wenigen anderen Indikationen zu beschränken, bei denen ihm eine gewisse pharmakologische Wirkung nachgewiesen werden konnte, hat man das gutgehende Kombinationspräparat im Markt belassen – eine medizinisch unsinnige Medikamentenkombination, aber auch heute noch ein gutes Geschäft für den Arzneimittelhersteller.

Genauso problematisch ist das zweite genannte Präparat, Digi-Persantin, da nur das in ihm enthaltene Digoxin eine pharmakologisch gesicherte Wirkung in der Behandlung der Herzmuskelschwäche hat. Persantin ist für deren Behandlung wirkungslos, die Medikamentenkombination ist damit medizinisch sinnlos. In beiden Mischpräparaten verteuert die Persantin-Komponente aber den Arzneimittelpreis beträchtlich – zum Wohl der Herstellerfirma, zum Schaden der Krankenversicherungen.

Diese Ausführungen sollen unsere Bevölkerung dafür sensibilisieren, möglichst keine Kombinationspräparate zu kaufen, besonders wenn sie auf der Suche nach einem geeigneten Schmerzmittel sind. Monosubstanzen – also Präparate, die nur einen Wirkstoff enthalten – haben den gleichen Effekt, sind wesentlich billiger und führen nicht so rasch zur Medikamentenabhängigkeit. Daß die Auswahl nicht einfach ist, zeigen folgende Beispiele: Zur Fiebersenkung und Schmerzlinderung eignet sich wegen seiner relativ guten Verträglichkeit und geringen Nebenwirkungen vor allem Paracetamol, von dem 2 bis 2,5 g oral oder die doppelte Menge als Zäpfchen zur Schmerzlinderung meist ausreichend sind. Man sollte aber keine teuren Markenpräparate kaufen, sondern ein Paracetamol-Generikum. Die Wirkung ist die gleiche, der Preis beträgt oft nur einen Bruchteil. Aber Vorsicht: Bei einem Drittel der auf dem Markt befindlichen Paracetamol-Zweitanbieter ist die Arzneimittelqualität ungenügend, daher ist es ratsam, den Arzt zu konsultieren.

Unter den bereits erwähnten NSAR-Produkten, denen neben einer schmerzlindernden eine entzündungshemmende Wirkung zukommt, sollten Selbstversorger dem Ibuprofen (ebenfalls ein Generikum, Markenpräparate sind teurer, aber nicht sämtlich besser) wegen seiner relativ guten Verträglichkeit den Vorzug vor Aspirin oder anderen ASS-Derivaten geben. Die meisten dieser Prosta glandinsynthesehemmer sind rezeptpflichtig, die erst kürzlich auf den Markt gebrachten Monosubstanzen Tilcotil und Arthaxan scheinen aufgrund ihres Wirkprofils insbesondere am Magen-Darm-Kanal weniger Nebenwirkungen zu erzeugen als die bereits seit längerer Zeit im Handel befindlichen Präparate. Diese Stoffgruppe eignet sich vor allem zur Behandlung von Schmerzen, die durch Entzündungen hervorgerufen werden, beispielsweise bei entzündlichem Rheumatismus oder durch sekundär-entzündliche Vorgänge komplizierte Verschleißerscheinungen an den Gelenken bzw. der Wirbelsäule und den Bandscheiben.

Die Monosubstanz Metamizol (Novalgin), die in jüngster Zeit zu Unrecht in Verruf kam, zeichnet sich durch ihre gleichzeitige krampflösende Wirkung an der glatten Muskulatur aus, eignet sich also hervorragend zur Behandlung spastischer Schmerzzustände (Nieren- und Gallenkoliken, durch Verkrampfungen bedingte Bauchschmerzen, Menstruationsbeschwerden usw.). Wie oft es unter dieser Substanz zu lebensgefährlicher Knochenmarksschädigung mit Verminderung oder Verschwinden der Leukozyten aus dem peripheren Blut kommt, ist in der Fachwelt auch heute noch umstritten. Wegen dieser problematischen Nebenwirkung wurde dieses Arzneimittel in der BRD vor einigen Jahren unter Rezeptzwang gestellt und in anderen Ländern sogar vom Markt genommen.

Bei *parenteraler* Zufuhr (intravenös oder intramuskulär gespritzt) kommt es etwa bei einem von 5 000 Patienten zu Nebenreaktionen, wobei etwa jeder fünfte Fall lebensbedrohlich werden kann. Andererseits muß man konstatieren, daß viel mehr Menschen an Schädigungen des Magen-Darm-Kanals bis zum Auftreten von Geschwürsbildungen mit Blutungen und/oder Perforationen der Darmwand sterben als durch meist allergisch bedingte Knochenmarksschädigungen. Solche Medikamentenunverträglichkeiten am Magen-Darm-Kanal sind wegen ihrer großen Häufigkeit das größte Problem bei allen peripher analgetisch wirkenden Schmerzmitteln. Die Häufigkeit ist bei den einzelnen Monosubstanzen allerdings außerordentlich unterschiedlich, beim alten Aspirin etwa um ein Mehrfaches höher als beim neueren Arthaxan.

Und noch etwas: Alle Stoffe mit peripher schmerzlindernder Wirkung können auch eine bereits bestehende Asthmaerkrankung lebensgefährlich verschlimmern. Sie sehen, es gibt viele und gute Gründe, erst Ihren Arzt zu befragen, bevor Sie sich Ihr »Hausschmerzmittel« zulegen.

15 Merksätze zur Selbstbehandlung

1. Die Beseitigung eines Krankheitssymptoms, zum Beispiel Kopfschmerz, durch ein Medikament läßt keinen Rückschluß auf die zugrundeliegende Krankheitsursache zu.

2. Das Hinauszögern eines rechtzeitigen Arztbesuches bei länger anhaltenden oder periodisch wiederkehrenden Befindensstörungen kann Sie teuer zu stehen kommen.

3. Nicht immer gleich zur Tablette greifen, manchmal ist ein Medikament gefährlicher als die Krankheit, gegen die es eingenommen wird.

4. Eine Erkältung, die länger als 4 bis 5 Tage in voller Ausbildung bestehenbleibt, kann ein Hinweis auf eine eingetretene Komplikation sein (beispielsweise bakterielle Superinfektion, komplizierende Nasennebenhöhlen-Entzündung, Lungenentzündung).

   Die Höhe des Fiebers ist kein Gradmesser für die Schwere der Erkrankung, selbst fieberfrei verlaufende Infekte können – besonders bei alten oder durch Vorerkrankungen geschwächten Personen – lebensgefährlich sein.

5. Nehmen Sie nicht anderen Menschen ärztlich verordnete Medikamente ein. Ähnlich erscheinende Krankheitsanzeichen können ganz verschiedene Ursachen haben. Ein »fremdes« Medikament kann Ihnen dann unter Umständen mehr schaden als nutzen.

6. Erstmals aufgetretene oder periodisch wiederkehrende Kopfschmerzen oder solche mit weiteren Krankheitssymptomen verbundene (Seh- oder Bewußtseinsstörungen, Erbrechen, auch nur flüchtige Lähmungen im Gesicht oder den Extremitäten) oder über Tage bestehenbleibende Kopfschmerzen sollten Sie veranlassen, einen Arzt aufzusuchen.

7. Nehmen Sie nicht mehrere Medikamente gleichzeitig zur Selbstbehandlung einer Erkrankung ein. Sie könnten sich in der Wirkung abschwächen, bedrohlich verstärken oder durch Wirkstoffinteraktionen zu erheblicher gesundheitlicher Gefährdung führen.

8. Probieren Sie nicht tagelang hintereinander zur Behandlung einer Befindensstörung mehrere Arzneistoffe aus.

Das Nichtansprechen auf einen medikamentösen Selbstbehandlungsversuch hat seinen Grund.

9. Dosieren Sie rezeptfreie Medikamente, die Ihnen noch nicht näher bekannt sind, anfangs eher niedrig als hoch: Viel hilft nicht immer viel, wenig reicht oft aus, ist in jedem Fall aber weniger gefährlich für Ihre Gesundheit.

10. Brustkorbschmerzen und Herzrhythmusstörungen, Zustände plötzlicher Luftnot und plötzliche, heftige oder mit Erbrechen verbundene Bauchschmerzen eignen sich nicht zur Selbstbehandlung.

11. Eine erstmals auftretende hartnäckige Stuhlverstopfung oder die plötzliche weitere Zunahme einer Darmträgheit kann Ausdruck einer lebensgefährlichen Darmlähmung (Darmatonie, Tumor, Verwachsungen) sein.

12. Treten nach der Einnahme eines Medikamentes – insbesondere eines der häufig rezeptfrei beschafften Schmerz- und Erkältungsmittel – neue Krankheitserscheinungen auf (Entzündung mit Eiterung im Rachen, seltener am After, Hautausschlag, Fieber), kann dies ein Hinweis auf eine schwere Arzneimittelunverträglichkeit sein (Allergie, Knochenmarksschädigung), die ärztlicher Abklärung und gezielter Behandlung bedarf.

13. Eine Schwangere sollte niemals ohne vorherige Arztkonsultation irgendein Medikament einnehmen, auch kein echtes oder scheinbares Naturheilmittel. Weder homöopathische noch pflanzliche Arzneistoffe sind grundsätzlich und immer nebenwirkungsfrei oder harmlos.

14. Viele auch rezeptfreie Medikamente vertragen sich nicht mit Alkohol oder werden durch ihn in ihrer Wirkung verändert, was beispielsweise im Straßenverkehr oder beim Bedienen einer Maschine schnell lebensgefährlich werden kann.

15. Die im allgemeinen Konsumgeschäft meist gültigen Grundsätze, nur das Teure ist wirklich gut, und das Neuste ist stets das Bessere, treffen in der Arzneimitteltherapie viel häufiger nicht zu, als Sie glauben. Legen Sie Ihr sauer verdientes Geld nur in der Höhe auf den Ladentisch einer Apotheke, wie es im Interesse der Sache wirklich notwendig ist. Fast nirgendwo läßt sich beim Ein-

kaufen soviel Geld sparen wie bei der »Medikamenten-
selbstbedienung« in einer Drogerie, einem Supermarkt
oder einer Apotheke.

Sport und Medikamente

Sprechen wir in diesem Zusammenhang noch über einen der größten Medizinskandale der Gegenwart – den Medikamentenmißbrauch im Sport, insbesondere im Leistungssport und beim Body-
building. Die Rede ist nicht von der echten ärztlichen Betreuung
und Beratung unserer jungen sporttreibenden Patienten, sondern
von der künstlichen Leistungssteigerung durch Medikamente.
Doping ist so alt wie die Olympischen Spiele, schon die griechi-
schen Olympioniken aßen vor den Wettkämpfen Stierhoden zur
Leistungssteigerung. Die in früheren Jahren häufig benutzen Stimulantien (Amphetamine etc.) spielen heute kaum mehr eine Rolle,
derzeit sind es neben Eigenblut-Rücktransfusionen und Plasmaex-
pander-Infusionen, Betablockern (zur Angst- und Streßunterdrük-
kung) und Diuretika (wassertreibend und damit gewichtsvermin-
dernd) vor allem Hormone (Testosteron, anabole Steroide und
Kortikosteroide) sowie neuerdings auch am Gehirn angreifende
spezifische Neurotransmitter, die beim Doping der Sportler eingesetzt werden. Durch Beeinflussung von Stoffwechsel und Kreislauf
verursachen sie eine Verbesserung der körperlichen Leistungsfähigkeit. Die unter anderem von Ben Johnson und dem deutschen
Meister im Kugelstoßen Ralf Reichenbach – der im »Aktuellen
Sportstudio« offen für eine Dopingfreigabe eintrat – benutzten
anabolen Steroide sind testosteronähnliche Substanzen mit einem
erheblichen Nebenwirkungspotential: verminderte Samenzellen-
produktion und Hodenschrumpfung, Abnahme des vor Gefäßverkalkung schützenden HDL-Cholesterins, Leberschädigungen, psychische Veränderungen bis zu ausgeprägten Psychosen, bei Kindern
und Jugendlichen irreversibler Wachstumsstopp und bei Frauen
Zyklusstörungen, Bartwuchs und Vermännlichung der Stimme.
Hohe Kortikosteroiddosen (Nebennierenrindenhormone) erzeugen die sogenannten »Glasknochen«, eine erheblich verstärkte

Bruchanfälligkeit der Knochen, die schon manche Sportkarriere vorzeitig beendet hat.

Wir »Normalärzte« sehen die späteren gesundheitlichen Folgeschäden, die unsere Sportmediziner unseren Leistungsathleten während ihrer sportlichen Laufbahn »verpaßt« oder zugemutet haben. Die Wirbelsäule mancher früheren Turnerin sieht mit 30 Jahren oft aus wie die einer Frau von 60 Jahren, und manches Fußballerknie ähnelt mit 40 Jahren eher dem eines 70jährigen Opas. Der frühe Tod der Siebenkämpferin Birgit Dressel im April 1987 hat schlagartig erhellt, welche ungeheuren Mengen Chemie man in unsere Leistungssportler Tag für Tag hineinpumpt.

Kaum jemand in der Öffentlichkeit weiß, daß dies nur die Spitze eines Eisbergs war: Vielen Leistungssportlern werden in für Außenstehende kaum nachvollziehbarer Art und Menge täglich Medikamente einverleibt. Doping ist traurige Alltagswirklichkeit, und es sind Hunderte von Medikamenten, die dabei zum Einsatz kommen. Seit sportlicher Erfolg nicht nur Ansehen, sondern auch Reichtum oder zumindest materiellen Wohlstand bedeutet, kann man verstehen, »daß ein Spitzenathlet gegebenenfalls bereit ist, alles einzunehmen, was ihn nicht vor dem Wettkampf umbringt« (Harold Conolly, Olympiasieger im Hammerwerfen).

Unter den ehrgeizigen und hemmungslosen Hintermännern und Drahtziehern sind auch zahlreiche Ärzte. Ist eine Medizin nicht krank, die aktiv daran mitwirkt, gesunde, körperlich leistungsstarke Menschen oft irreversibel gesundheitlich zu schädigen, statt mitzuhelfen, ihre körperliche Intaktheit trotz ihres Leistungssports zu bewahren? »Wo der Sport zum Pillensport verkommt, haben die daran beteiligten Mediziner ihren Anspruch auf die Bezeichnung Arzt verloren« (Heidi Schüller).

Die Verabreichung von Substanzen an Sportler zum Zwecke der künstlichen Leistungssteigerung dient weder der Erhaltung des Lebens noch dem Schutz und der Wiederherstellung der Gesundheit oder der Linderung von Leiden, sondern führt zur Beeinträchtigung der Gesundheit. Somit verletzt der dopende Arzt seine Berufspflicht nach § 1 der Berufsordnung.

Wenn es in Zukunft, weil die physiologische Leistungsgrenze der Menschen im Sport inzwischen erreicht ist, nur noch durch Einverleibung einer immer größer werdenden Menge von Chemie möglich ist, neue Spitzenleistungen und Weltrekorde zu erzielen, wird der Leistungsgedanke in grotesker Weise pervertiert. Wir werden dann bei Olympischen Spielen nicht mehr die besten, sondern die am besten gedopten Athleten bewundern können.

Zum gegenwärtigen Zeitpunkt ist nicht erkennbar, daß wir auf absehbare Zeit in der Lage sein könnten, die zahlreichen leistungsstimulierenden Medikamente im Blut, Urin oder sonstwie im Organismus der Sporttreibenden nachzuweisen. Der einzige Ausweg aus dieser Misere könnte daher nur in einer internationalen Abmachung zwischen den Sportfunktionären, den Athleten und den Sportmedizinern bestehen, daß jede durch Chemieeinsatz erzeugte Leistungssteigerung auf Dauer zum definitiven Ausschluß bei Leistungswettbewerben führt.

Sportmediziner, denen nachgewiesen werden kann, daß sie sich an Dopingaktivitäten beteiligt haben, müßten wegen groben Verstoßes gegen ihre ärztliche Berufspflicht ihre Arztlizenz verlieren und sollten außerdem wegen fahrlässiger Körperverletzung strafrechtlich belangt werden. Wie sehr der Vorwurf der Körperverletzung in der Tat berechtigt ist, kann jeder erkennen, der einen der immer zahlreicher werdenden Bodybuilding-Krüppel zu Gesicht bekommen hat. Die deutsche Öffentlichkeit hat bis jetzt kaum eine Ahnung davon, was in sogenannten Fitneßcentern – zumindest denen, die diesen biologischen Schwachsinn zur Ausbildung von »Professionellen« betreiben – inzwischen in der BRD geschieht. Doch auch im »normalen« Leistungssport ist Zahl und Ausmaß erlittener, leider oft auch dauerhaft bestehenbleibender Gesundheitsschädigungen viel größer, als von den im Sport Aktiven und ihren Betreuern einschließlich der Mediziner zugegeben wird.

Wer weiß schon, daß beispielsweise unsere Kunstturner und insbesondere die Turnerinnen zu 80 % durch ihren Sport Schäden an der Wirbelsäule erleiden? Der Zuschauer, der sich an der artistischen Körperbeherrschung dieser jungen Menschen freut, mag mit einem gewissen Recht sagen, diese Leute seien alt genug, um zu wissen, was sie tun. Doch wie steht es um die ehrgeizigen Eltern, die ihre erst 5 oder 6 Jahre alten Kinder in solche Ausbildungszentren schicken? Bis die jungen Menschen wissen, um was es geht, hat sie ihre Sportkarriere oft bereits so gefangengenommen, daß sie jetzt bewußt deren gesundheitliche Risiken in Kauf nehmen.

Auch hier gilt es eine Mauer des Schweigens – bestehend aus Eltern, Athleten, Verbandsfunktionären und Medizinern aufzubrechen!

FAZIT

In keinem anderen Tätigkeitsfeld ist Medizin so hemmungslos zum großen Geschäft degeneriert wie in der Arzneimitteltherapie. Die Pharmaindustrie gibt 10 bis 15 % ihres Umsatzes für Forschung, aber doppelt soviel für die Verkaufsförderung aus. Sie gibt zwar 10 000 Menschen in ihren Forschungslaboratorien Arbeit und Brot, aber sie schickt auch 13 000 persönliche Werbeträger – Pharmareferenten genannt – mit einem Jahresaufwand von 1 Milliarde DM übers Land, um uns Ärzten ihre Produkte anzudienen. Das Geschäftsgebaren wird dabei nicht von sozialethischer Verantwortung, sondern von marktstrategischen Überlegungen und Gewinnerwartungen bestimmt.

Von den beim BGA Ende November 1988 vorliegenden 7 900 Zulassungsanträgen für Humanpharmazeutika entfielen 7 100 auf bereits bekannte Stoffe, und von den angeblich neuen pharmazeutischen Substanzen sind 90 % in Wirklichkeit bereits im Einsatz befindlichen Mitteln sehr ähnlich. Man hat nur durch meist kleine, aber für die therapeutische Relevanz oft weitgehend wertlose Molekülveränderungen das Recht erworben, beispielsweise den fünfzigsten Betablocker als »neue« Wirksubstanz unter einem Phantasienamen in den Handel zu bringen. Einem inzwischen grotesk hohen Finanzaufwand steht ein im Grunde mehr als bescheidener echter Behandlungsfortschritt gegenüber.

Für uns Ärzte ist die nicht mehr überschaubare Vielfalt unseres bundesdeutschen Arneimittelmarktes kein Paradies, sondern eher ein die Volksgesundheit gefährdendes und ökonomische Ressourcen verschwendendes schlimmes Chaos, ein allzu üppig wucherndes pharmazeutisches Biotop mit viel Unkraut und zahlreichen, in grellen Farben leuchtenden, aber wertlosen Sumpfblüten. Hier haben wir längst – für jeden Kenner der Materie offen zutage liegend – die Grenzen der Sinnhaftigkeit unseres Tuns überschritten. Das medizinisch Machbare übersteigt hier bereits deutlich das auf Dauer ökonomisch Verkraftbare ebenso wie das wirklich Benötigte.

Wir Ärzte sind es sicher unserer Gesellschaft schuldig, auf diese schwerwiegende volkswirtschaftliche und gesundheitspolitische Fehlentwicklung hinzuweisen. Wir sollten uns nicht länger zu Handlangern unserer Pharmaindustrie, aber auch nicht zu Erfüllungsgehilfen einer verfehlten Gesundheitspolitik oder einer sich Sachkompetenz selbst zuerkennenden Sozialbürokratie machen lassen.

6

Das kranke und krankmachende Krankenhaus
Protokolle klinischer Behandlungen

Am Krankenhaus in Nieder-
schöneweide (Berlin) hängt über
dem Eingang eine Tafel:
LASST ALLE HOFFNUNG, IHR, DIE
IHR EINTRETET, FAHREN!

In früheren Zeiten waren Krankenhäuser – man nannte sie damals Hospize – Pflege- und Bewahranstalten für alleinstehende und arme Menschen. Die wenigsten verließen sie lebend wieder, für die meisten wurde das Krankenhaus zur Endstation ihres irdischen Daseins.

Diesen Zuständen nähern wir uns heute insoweit wieder, als inzwischen mehr als zwei Drittel unserer Bevölkerung in öffentlichen Sozialeinrichtungen wie Kliniken und Pflegeheimen sterben, während bis vor wenigen Jahrzehnten 90 % der Menschen in unserem Land ihre letzten Tage in ihrer vertrauten Lebensumgebung inmitten ihrer Familie verbrachten. Heute sind Krankenanstalten industrielle Hochleistungskomplexe, biologisch-technischen Reparatureinrichtungen sehr viel ähnlicher als humanen Stätten der Versorgung kranker Mitmenschen oder barmherzigen Auffangstationen für todkranke Patienten.

Bei der großen Begeisterung für das diagnostisch und therapeutisch Machbare wird leicht übersehen, daß für diese Wundertaten unserer modernen Medizin neben einem ständig steigenden Finanzierungsaufwand auch ein hoher »Blutzoll« entrichtet werden muß. Denn in unseren Kliniken sterben inzwischen mit jährlich 16 000 Menschen doppelt soviel wie auf unseren Straßen an Krankheiten, die sie noch nicht gehabt haben, als sie ins Krankenhaus kamen.

Die Rede ist hierbei nur von den Toten durch gefährliche Krankenhausinfektionen, sogenannte *nosokomiliane* Infektionen, wie die Hygieniker sagen (*nosokomeion*, altgriechisch für Krankenhaus). Es dürfte in unserer Öffentlichkeit wenig bekannt sein, daß in der BRD jährlich 500 000 bis 800 000 stationäre Patienten an

Harnwegs- oder Wundinfektionen, Lungenentzündungen, Blutvergiftungen und erregerbedingten Haut- und Schleimhautentzündungen erkranken.

In den USA, wo bereits 1982 Krankenhausinfektionen als Mittodesursache an vierter Stelle aller Todesursachen standen und wo bei 20 000 Amerikanern jährlich eine solche Komplikation zur *Haupt*todesursache wird, hat man seitdem begonnen, dieses Problem energisch anzugehen, weil es auch beträchtliche ökonomische Folgekosten verursacht und sich die prophylaktischen Maßnahmen daher von selbst finanzieren. Denn Krankenhausinfektionen verlängern den kostenträchtigen stationären Aufenthalt eines Patienten um durchschnittlich ein Drittel. Eine 1987 im Universitätsklinikum Freiburg durchgeführte Untersuchung hat beispielsweise ergeben, daß auf anästhesiologischen Intensivpflegestationen die Liegedauer bei Patienten mit Infektionen im Durchschnitt um 11,8 Tage verlängert war, wodurch pro Patient zusätzliche Kosten von 4 956 DM entstanden.

Amerikanischen Kliniken ist es inzwischen durch hygieneprophylaktische Maßnahmen gelungen, allein die Zahl der Harnwegsinfektionen und der Wundheilungsstörungen um ein Drittel zu verringern. Bei uns besteht – im Vergleich etwa auch zu anderen europäischen Ländern wie Holland und Schweden – hier noch ein großer Nachholbedarf. Das Bundesministerium für Arbeit und Sozialordnung hat zwar bereits 1984 eine Expertise zum Problem der Krankenhausinfektionen in der BRD in Auftrag gegeben, geschehen ist jedoch bis jetzt gar nichts.

Besonders betroffen von solchen Hospitalismusfolgen sind naturgemäß unsere Intensivstationen mit ihren schwerkranken und in ihrer Abwehrkraft geschwächten Patienten sowie unsere operativen Fächer mit ihrer arbeitsspezifischen Verletzung der schützenden Haut und Schleimhäute. Insgesamt bekommt beispielsweise durchschnittlich jeder achte operierte Patient in der BRD eine Infektion, wobei die Komplikationsrate zwischen 4 % bei vorher nicht infizierten Patienten und 40 % bei solchen schwankt, bei denen durch Entzündung und Perforation von Hohlorganen von vornherein ein erheblich größeres diesbezügliches Risiko besteht.

Dr. Günther Horeyseck von der Universität Marburg hat bei einer wissenschaftlichen Überprüfung dieses Fragenkomplexes festgestellt, daß sich während einer viermonatigen Untersuchungsdauer an einer einzigen mittelgroßen Klinik durch komplizierende

Infektionen eine Erhöhung der Pflegekosten um 600 000 DM ergab und daß in den vergangenen 20 Jahren kein Rückgang der Häufigkeit von Wundinfektionen in unseren Kliniken zu verzeichnen war.[9]

Einer der wenigen bei uns tätigen Krankenhaushygieniker, Prof. Dr. med. Franz Daschner vom Universitätsklinikum Freiburg, hat in einem kritischen Bericht zur gegenwärtigen Krankenhaushygiene in der BRD im »Deutschen Ärzteblatt«[10] moniert, daß es bei uns immer noch zu wenig ärztliches und pflegerisches Hygienefachpersonal gibt und daß dadurch mögliche erhebliche Kosteneinsparungen in unseren Kliniken nicht genutzt werden. Er beanstandet auch den hohen Antibiotikaeinsatz, der oft ohne sinnvolle Indikation erfolge oder zeitlich viel zu lang ausgedehnt werde. Obwohl beispielsweise eine Antibiotikaprophylaxe zur Verhütung postoperativer Wundinfektionen – etwa in der Unfallchirurgie oder der Orthopädie – nur über maximal 24 Stunden angewandt werden sollte, betrage sie in manchen Abteilungen immer noch bis zu 18 Tagen.

Auch die Desinfektionsmaßnahmen in unseren Krankenhäusern lassen in der Art und Weise ihrer Durchführung oft zu wünschen übrig. Besonders schlimm ist derzeit das infektiöse Hospitalismusproblem auf unseren Intensivstationen, wo gegenwärtig jeder zehnte Patient schon nach 24 Stunden eine Infektion erwirbt. Nach einer Woche ist davon bereits jeder zweite, nach zwei Wochen sind sogar 90 % der Kranken betroffen. Um die Tragweite solcher Zustände für unsere Krankenhauspatienten eindringlich klarzumachen, sei diese Aussage noch einmal wiederholt: Von zehn Menschen, die in lebensbedrohlichem Zustand auf einer der Intensivstationen unseres Landes aufgenommen werden, haben neun zwei Wochen später eine zusätzliche Krankheit, die sie bei der Einlieferung in das Krankenhaus noch nicht gehabt haben.

Was hier mit Engagement und Sachkompetenz erreichbar wäre, hat im Sommer 1988 Prof. Dr. Rüdiger Dennhardt vom Nordwest-Krankenhaus in Frankfurt bei einem »Stammtisch für Anästhesisten« deutlich gemacht: Unter zeitgerechter Durchführung und mit korrekten therapeutischen Wirkspiegeln einer gezielten Antibiotikatherapie hat sich die Zahl der Todesfälle durch Infektionen von 21 % auf 2 % senken lassen. Als besonders effektvoll hat sich dabei eine sorgfältige und vorbildliche Pflege des zentralvenösen Katheters erwiesen, wodurch sich die Häufigkeit gefährlicher Katheterinfektionen auf unter 5 % senken ließ.

Neben dem Hospitalismusproblem gibt es noch zahlreiche andere

Sachgebiete, an denen sich zeigen ließe, daß unsere Krankenhausmedizin krank ist und krank macht, doch würde deren Darstellung
zu weit ins Fachliche führen und damit den Rahmen dieses Buches
übersteigen.

Das inhumane Krankenhaus

Wir wollen uns nachfolgend auf die Frage nach der Humanität bzw.
dem menschlichen Klima in unseren Krankenanstalten konzentrieren.

Ein Krankenhaus ist heute keineswegs mehr, wie früher meistens, Endstation, sondern ein Ort, wo sich Bangen und Hoffen die
Waage halten und wo Warten und Leiden von den meisten Patienten weitgehend geduldig und klaglos hingenommen werden. Dabei
wizd noch allzuoft sowohl vom ärztlichen wie vom Pflegepersonal,
aber auch von den Patienten nicht wahrgenommen oder aber verdrängt, daß unsere Hochleistungskliniken zunehmend auch zu Or-
ten der Bemäntelung unserer Hilflosigkeit und humanitären Blind-
heit geworden sind. Sie alle, Heiler wie zu Behandelnde, wollen das
nicht mehr Machbare nicht sehen, das Unmögliche nicht hinnehmen, und so wird klinische Medizin um so mehr zum technischen
Veitstanz, je aussichtsloser Krankheitsart oder -stadium des zu betreuenden Menschen sind. Läßt sich die Aussichtslosigkeit unseres
beruflichen Tuns nicht mehr verdrängen, führt dies in der Regel
nicht zur anteilnehmenden Hinwendung zum Kranken, sondern
eher zu einer Selbstschutzhaltung und Distanzierung. Diese Fehlhaltung, die sich zunächst bei vielen von uns Ärzten ergeben hat,
greift inzwischen zunehmend auch auf das Pflegepersonal über.
Hier und nicht im »Pflegenotstand« liegt die wesentliche Ursache
der Enthumanisierung unserer gegenwärtigen Krankenhausmedizin.

Der kranke Mensch aber muß seine Persönlichkeit und Individualität an der Krankenhauspforte abgeben. Er wird zum Meßdatenpa-
tienten, zum Objekt angewandter Naturwissenschaften, dessen biologische Eigenheiten und Normabweichungen man zwar bei der
Behandlung berücksichtigt, dessen psychosoziale und psychobio-
graphische Aspekte man aber weitgehend außen vor läßt. Je mehr
sie hervortreten, um so stärker die Irritation beim ärztlichen und
Pflegepersonal, das sie nicht als verstehbares Verhalten aus ihrem

Alltagsleben herausgerissener Menschen begreift, sondern als belastende Anspruchshaltung erlebt.

Deshalb ist es entgegen einer weitverbreiteten Meinung bei Laien und Ärzten keineswegs die starke Durchtechnisierung unserer Krankenhaus-Hochleistungsmedizin, die sie inhuman macht: Technik ist wertneutral; wie wir sie anwenden, entscheidet darüber, wie sie von Kranken erlebt wird. Der deutschen Bischofskonferenz ist zuzustimmen: »Die technische Medizin ist zu bejahen, aber sie bedarf der Ergänzung durch menschliche Hilfestellung in Krisen und Konflikten, im Sterben und im Tod.« Nur eine Minderzahl von uns Ärzten erlebt selbst leidvoll die Ambivalenz unserer technischen Apparaturen und Maschinen, die meisten von uns erliegen eher den Verlockungen der technischen, scheinbar unbegrenzten Omnipotenz und der von ihr ausgehenden Selbstsuggestion.

Als Folge davon wird Körpermedizin zum fast ausschließlichen Zentrum und Handlungsimperativ des Geschehens. Und so wird unbegründet übertriebene Fortschrittsgläubigkeit für Ärzte und Krankenschwestern zur Technikfalle, die uns den eigentlichen Sinn unseres Auftrages vergessen läßt. Seele ist nicht gefragt, kranke Gesamtpersönlichkeiten sind zu diffus und komplex, um exakt gemessen und damit in ihrem Abweichungsgrad quantifizierbar zu werden. Modernen Naturwissenschaftlern – und das sind die meisten Ärzte – sind aber Dinge ein Greuel, die man nicht näher definieren und bestimmen kann.

Wohin das im medizinischen Alltag führt, sollen die nachfolgenden Fallschilderungen zeigen:

Klinisches Protokoll Nr. 1

54 Jahre alte Frau, plötzlicher Herz-Kreislauf-Zusammenbruch, Noteinlieferung in die Intensivstation des zuständigen Kreiskrankenhauses. Diagnose: akute Herzschwäche vorerst noch unklarer Genese, Ausbildungsgrad erheblich, tödlicher Ausgang mit 50%-iger Wahrscheinlichkeit anzunehmen.

Am Abend des zweiten stationären Behandlungstages wünscht der Ehemann der Patientin eine zusätzliche konsiliarische Mitbetreuung durch den kardiologischen Chefarzt einer nahe gelegenen Schwerpunktklinik. Der internistische Chefarzt des Kreiskrankenhauses lehnt das Ansinnen entrüstet als Mangel an Vertrauen in die Leistungsfähigkeit des Hauses und seiner leitenden Ärzte ab. Erst als sich die Lebensbedrohung weiter zuspitzt, wird mit resignierender Duldung durch den Chefarzt der Kardiologe hinzugezogen. Er läßt die hochgradig lebensgefährdete Frau noch in derselben Nacht in seine Klinik schaffen.

Die Behandlung der akut aufgetretenen schweren Herzmuskelschwäche war nach einem eine Woche dauernden aufopfernden Kampf um das Leben der Frau erfolgreich. Leider war damit aber der Leidensweg der Frau keineswegs zu Ende, im Gegenteil, es begann jetzt eine sich über $2^1/_2$ Jahre hinziehende klinische »Patientenkarriere«, in deren Verlauf es zu einer solchen Summierung medizinischer Fehlleistungen an einer einzelnen Person kam, daß man ein eigenes Buch darüber schreiben könnte. Hier nur ein paar der nüchternen Fakten:

Nachdem die Patientin dem lebensbedrohlichen Zustand eines akuten Herzversagens entkommen war, stellten sich bei ihr zunehmend Symptome einer Depression mit Angstzuständen, Schlafstörungen und immer gedrückter werdender Stimmung ein. Da in dem Schwerpunktkrankenhaus keine psychiatrische Abteilung vorhanden war, wurde eine niedergelassene Psychotherapeutin zur Mitbetreuung der Patientin hinzugezogen. Sie untersuchte die depressive Frau und führte ein längeres Gespräch mit ihr, dann machte sie dem Kardiologen einen medikamentösen Therapievorschlag zur Linderung der psychischen Symptome. Zur Überraschung der Ärztin zog der Kardiologe jedoch wütend über sie her, sie habe sich in seine medikamentöse Behandlung nicht einzumischen. Die Patientin bekomme Infusionen mit Tranxilium (einem angstlösenden Tranquilizer), das reiche aus. Die Nervenärztin bemühte sich, den Kardiologen davon zu überzeugen, daß im vorliegenden Falle eine zusätzliche antidepressive Behandlung betrieben werden müßte, der Chefarzt stellte sich auf stur, die Auseinandersetzung der beiden Ärzte eskalierte bis zum abrupten Gesprächsabbruch.

Innerhalb der nächsten 24 Stunden verschlechterte sich der seelische Zustand der Patientin weiter. Als sie darum bat, auch gegen ärztlichen Rat nach Hause entlassen zu werden, ließ der kardiologische Chefarzt einen Neurologen kommen, um sie auf ihre geistige Zurechnungsfähigkeit untersuchen zu lassen.

In den Tagen darauf entwickelte sich bei der Patientin eine akute arterielle Thrombose im rechten Bein, die zu spät diagnostiziert wurde, obwohl die Patientin wiederholt auf die ständige Kälte in ihrem rechten Fuß hinwies. Eine Woche später erfolgte die Aufnahme in der Chirurgischen Universitätsklinik in H., wo nach der Diagnose eines Oberschenkelarterienverschlusses am rechten Bein ein **arterieller Bypass** durchgeführt wurde.

Damit schien die drohende Gefahr einer Beinamputation beseitigt, doch kam es ein Jahr nach diesem operativen Eingriff zu einem Verschluß des Bypass-Rohres. Der weitere Verlauf dieses Patientenschicksals wurde bereits im letzten Teil des dritten Kapitels ausführlich geschildert. Er endete mit dem Verlust des Beines.

Klinisches Protokoll Nr. 2

Das zweite Protokoll einer klinischen Behandlung betrifft eine 38 Jahre alte Frau, bei der ich im Herbst 1988 eine gutachterliche Untersuchung für die BfA (Bundesversicherungsanstallt für Angestellte) durchzuführen hatte. Der Versicherungsträger wollte wissen, ob und wann damit zu rechnen wäre, daß die Patientin wieder arbeitsfähig würde.

In einer wahren diagnostischen Odyssee hatte die Patientin in sieben Monaten von Anfang August 1986 bis Februar 1987 mehr als ein halbes Dutzend Facharztpraxen sowie vier Krankenhäuser durchlaufen, bevor – eher zufällig – die richtige Diagnose gestellt wurde. Als erster »Spezialist« war ich selber vom Hausarzt der jungen Frau mit der Suche nach der Krankheitsursache beauftragt worden. Ich hatte die bei mir angeforderten internistischen Untersuchungen zur Aufklärung der damals seit vier Wochen bei der Patientin bestehenden Kreuzschmerzen durchgeführt, ohne hierfür eine plausible Erklärung zu finden. Deshalb hatte ich eine zusätzliche orthopädische Untersuchung vorgeschlagen.

16 Monate später sah ich sie nun wieder, sie schien um Jahre gealtert, hatte 13 kg an Gewicht verloren und setzte mich durch das außergewöhnliche Maß an Selbstbeherrschung in Erstaunen, mit dem sie ihr schweres Schicksal zu meistern versuchte. Die Tapferkeit und innere Kraft mancher Menschen, gerade auch bei der psychischen Bewältigung schwerer, lebensbedrohlicher Krankheiten, nötigt uns Ärzten oft ein Höchstmaß an Respekt und Bewunderung ab.

Sachlich, eher nüchtern und fast emotionslos erzählte die Patientin:

»Nach der Untersuchung bei Ihnen wurde ich zunächst zu einem Gynäkologen, dann zu einem Orthopäden, dann zu einem Nervenarzt, anschließend zu einem Nuklearmediziner und danach zu einem Lungenfacharzt geschickt. Heraus kam dabei sowenig wie bei Ihnen.

Anfang September wurde ich daher in das hiesige Kreiskrankenhaus zur Diagnoseklärung eingewiesen. Dort wurden alle möglichen röntgenologischen, sonographischen, blutchemischen und endoskopischen Untersuchungen durchgeführt, außerdem wurde eine Bronchoskopie in der Universitätsklinik veranlaßt. Ein dort festgestellter, nicht ganz normaler Befund veranlaßte vier Wochen später eine erneute endoskopische Untersuchung der Lunge, die jedoch immer noch keine Klarheit brachte.

Inzwischen waren an meiner rechten Halsseite einige kleine Knoten aufgetreten, die nicht besonders schmerzten, auf die ich aber die mich untersuchenden Ärzte mehrfach hingewiesen hatte. Sie wurden zunächst nicht beachtet. Als bei mir eine starke, schlecht heilende Hals- und Kehlkopfentzündung auftrat, verlegte man mich in die HNO-Universitätsklinik. Dort wurde ich mit verschiedenen Antibiotika behandelt, ohne daß sich eine entscheidende Besserung ergab.

Als ich auch meinen dortigen Stationsarzt auf die Knoten an der rechten Halsseite hingewiesen hatte, die inzwischen etwas größer geworden waren und deren Zahl sich vermehrt hatte, veranlaßte dieser die Entfernung eines solchen, wie er sagte, ›geschwollenen Lymphknotens‹, was dann letztlich zur Diagnosesicherung führte.

Ich wurde in eine andere Universitätsklinik verlegt, wo mir der Hämatologe erklärte, ich hätte eine bösartige Erkrankung, die dringend einer Chemotherapie bedürfe. Bei einer der Visiten hatte ich das Wort ›Morbus Hodgkin‹ aufgeschnappt, an einem Wochenende, als ich nach Hause durfte, habe ich im Gesundheitslexikon nachgelesen, was dies für eine Erkrankung ist. Bis heute hat mir dies keiner meiner behandelnden Ärzte erklärt.

Seit Februar 1987 wurden an mir inzwischen acht chemotherapeutische Behandlungszyklen durchgeführt, die mir immer schwer zusetzten. Ich habe während dieser Zeit eine ständige Übelkeit, häufigen Brechreiz, bin völlig appetitlos und fühle mich schwach wie eine 80jährige Frau.

Seit Oktober 1987 bekomme ich zusätzlich Kobaltbestrahlungen, und zwar fast täglich, einige Male sind sie ausgefallen, weil das Behandlungsgerät defekt war. Insgesamt soll ich vorerst mindestens 25 dieser Röntgenbestrahlungen bekommen. Sie erzeugen mir weniger Beschwerden bzw. Befindensstörungen als die vielen aggressiven Medikamente, die ich gespritzt bekomme oder die ich täglich schlucken muß.

Als ich bei einer Visite einmal abwehrend reagierte, nachdem man mir für den nächsten Tag den erneuten Beginn der Chemotherapie angekündigt hatte, erklärte mir der Oberarzt unwirsch, dann könne ich gleich nach Hause gehen – allerdings nur mit der schriftlichen Bestätigung, daß ich gegen den Rat der Ärzte die Klinik verlasse.

Bei Ihnen bin ich jetzt hier zur gutachterlichen Untersuchung, weil ich hinsichtlich des Bezuges von Krankengeld bald ausgesteuert bin, weshalb ich, wenn auch eigentlich gegen meinen Willen, einen Rentenantrag stellen muß. Können Sie sich vorstellen, was es für einen Menschen bedeutet, mit 38 Jahren einen Antrag auf dauerhafte Berufsunfähigkeit stellen zu müssen?«

Nach Beendigung der gutachterlichen Untersuchung habe ich mit der Patientin noch etwa eine halbe Stunde über Art und Wesen ihrer Erkrankung sowie die Heilungsaussichten gesprochen. Erst bei diesem mehr persönlichen Gespräch brach ihre mühsam gewahrte Beherrschung zusammen, und es entlud sich wie ein lange aufgestauter Wasserfall die grenzenlose Verzweiflung und Angst einer Frau, die über Monate hinweg praktisch ohne jeden wirklichen Beistand für ihre medizinischen und seelischen Probleme geblieben war. Sie klagte niemanden an: sie berichtete, wie überlastet die meisten der sie behandelnden Ärzte gewesen wären, sie würden oft vor Nervosität oder Gereiztheit mit dem Pflegepersonal herumbrüllen, manchmal auch mit den Patienten, wenn diese nicht unwidersprochen alles hinnehmen würden, was man von ihnen verlange.

Was mich am meisten erschütterte, war die glaubhafte Versicherung dieser Frau – bei der sie blieb, auch nachdem ich sie um die Erlaubnis gebeten hatte, ihre Krankengeschichte in diesem Buch offenlegen zu dürfen –, daß man mit ihr trotz der eingreifenden und sie schwer belastenden Chemo- und Röntgentherapie nicht darüber gesprochen hatte, daß sie durch konsequenten Einsatz und die Fortführung dieser belastenden Therapie immerhin eine 80%ige Chance hätte, von der bösartigen Erkrankung dauerhaft geheilt zu werden.

Dem Prinzip Hoffnung – zentraler Faktor in der Heilkunde aller Zeiten – wurde keine für den Krankheitsverlauf entscheidende Bedeutung zugemessen. Man erklärte einer jungen Frau, deren Leben von einer heimtückischen Krankheit bedroht war, mehr aus juristischen als aus medizinischen Gründen die möglichen gefährlichen Nebenwirkungen einer aggressiven Chemotherapie, aber man hielt es nicht für wesentlich, ihr das Ergebnis einer gründlichen medizinischen Nutzen-Risiko-Erörterung in für sie verständlicher Sprache mitzuteilen und ihr insbesondere die Wahrheit entsprechend zu versichern, daß ihre Heilungschancen damit viermal so groß waren wie der von ihr befürchtete schlimme Ausgang der Erkrankung. Die für das Heilgeschehen so wichtige menschliche Interaktion wurde dadurch zum unbedeutenden Sekundärfaktor. Dabei weiß jeder erfahrene Arzt, wie wichtig es ist, daß der Patient sich selbst in das sich anbahnende Heilgeschehen einbringt. Diese auf Naturwissenschaft reduzierte Heiltechnik ist das größte Manko unserer Gegenwartsmedizin. Wie lange werden wir noch brauchen, es wieder zu lernen, uns in die subjektive Wirklichkeit des Kranken zu versetzen, im Geist die Plätze zu tauschen. Nur wer Gesundheit nicht mehr hat, kann ihren elementaren Lebenswert wirklich erfassen. »Ein gesunder Bettler ist glücklicher als ein kranker König, Gesundheit ist nicht alles, aber ohne Gesundheit ist alles nichts« (Arthur Schopenhauer).

Klinisches Protokoll Nr. 3

Der letzte Patient in einer meiner Abendsprechstunden war der 74 Jahre alte Herr L. Der alte Mann hatte früher bis zu 40 Zigaretten täglich geraucht, in den letzten Wochen war der – aufgrund des jahrelangen Zigarettenrauchens – schon seit Jahren bestehende trockene Reizhusten stärker geworden. Doch erst als dem morgendlichen Auswurf einige Male feine Blutfäden beigemischt waren, entschloß sich der Patient, mich – seinen Hausarzt – aufzusuchen.

Die von mir veranlaßte Röntgenaufnahme war bereits hochsuspekt, die zwei Tage später in unserem Kreiskrankenhaus erfolgte differentialdiagnostische Abklärung einschließlich einer in der Universitätsklinik durchgeführten Bronchoskopie bestätigte leider die Diagnose eines bereits inoperablen Lungenkrebses, was einem Todesurteil gleichkam. Der Lungenkrebs der Raucher entsteht überwiegend in den Lungenwurzeln. Aufgrund dieser Lokalisation kommt – selbst bei relativ früher Diagnosestellung – eine operative Behandlung meist zu spät, da über die dort zusammenlaufenden

Lymph- und Blutgefäße eine ziemlich rasche Streuung des Tumors in den Mittelteil der Brust, die andere Lunge oder auch die übrigen Körperregionen erfolgt.

Der Mann sollte in das Schwerpunktkrankenhaus nach S. zur Durchführung einer Röntgenbestrahlung in Kombination mit einer Chemotherapie verlegt werden. Auf dem Weg dorthin bat er den Fahrer des Krankenwagens, vor meiner Praxis kurz anzuhalten, da er mir gern Bescheid geben bzw. sich von mir verabschieden wolle. Er erschien in der Anmeldung und sagte lapidar: »Doktor, Sie haben mit Ihrer schlimmen Vermutung recht behalten, man verlegt mich jetzt in das Großkrankenhaus nach S. zu einer Spezialbehandlung. Hier habe ich den vorläufigen Entlassungsbericht für Sie, würden Sie mir kurz erklären, was die dort mit mir vorhaben?«

In einem langen Gespräch vor seiner Einweisung in das Krankenhaus zur Diagnoseabklärung hatte ich dem alten Mann, nachdem ich durch vorsichtiges Herantasten an seine Persönlichkeitsstruktur bzw. die ihm gemäße Verarbeitung seiner Erkrankung herausbekommen hatte, daß er wirklich die Wahrheit – sei sie auch noch so schlimm – hören wollte, die bereits dringende Verdachtsdiagnose einer bösartigen Krebserkrankung mitgeteilt.

Der Mann war damals völlig ruhig geblieben, er hatte mich einige Zeit prüfend angesehen und dann gesagt: »Doktor, darf ich zwei Wünsche äußern?« Der erste beinhaltete die Bitte, weder seiner Frau noch seiner Tochter die schlimme Wahrheit mitzuteilen, solange er sie noch aufgrund seines Zustandes überzeugend verschweigen könnte. Der zweite Wunsch war die Bitte, ihm zu einem barmherzigen Sterben zu verhelfen, wenn es soweit wäre.

Jetzt erklärte ich ihm also auf seinen Wunsch die im Krankenhaus geplanten therapeutischen Maßnahmen. Abschließend, schon halb im Weggehen, stellte er noch eher beiläufig die Frage: »Doktor, ist das für mich gut, ist es sinnvoll, was die da mit mir vorhaben?« Ich schaute ihm in die Augen und sagte: »Herr L., wahrscheinlich nicht.« Er blieb stehen und sah mich mit hochgezogenen Brauen fragend an. Meine Bemerkung war mir spontan und fast ungewollt herausgerutscht, aber nun stand sie im Raum und zwischen ihm und mir. Zögernd verharrte er an der Tür und meinte: »Unten steht der Krankenwagen und wartet auf mich, aber meinen Sie nicht, wir müßten noch einmal miteinander sprechen?«

Ich gab ihm recht, er ging zum Krankenwagen und schickte den Fahrer weg. Ich bat ihn, im Wartezimmer zu bleiben, bis alle anderen

Patienten abgefertigt waren, damit genügend Zeit für das zu erwartende schwierige Gespräch zwischen ihm und mir zur Verfügung stünde.

In einer mehr als einstündigen Unterhaltung lockte der immer ruhig und sachlich bleibende Patient nach und nach aus mir alles Wissen über seine Erkrankung heraus, ohne zu irgendeinem Zeitpunkt seine Fassung zu verlieren. Er beschloß dann, nach Hause zu gehen, sich keinerlei Behandlung zu unterziehen und abzuwarten, was das Schicksal für ihn bereithielt. Er sagte: »Ich bin ja eigentlich selber schuld an dem, was mich jetzt befallen hat; Grund, mich beim Herrgott oder dem Schicksal zu beklagen, habe ich also nicht.«

Ich gab ihm einige konkrete Verhaltensmaßregeln und erneuerte mein Versprechen, in der zu erwartenden schlimmen Endphase seiner Erkrankung ihm beizustehen, damit er sowenig wie möglich und nicht länger, als er es aushielte, leiden müsse.

»Das ist mir das Wichtigste!« sagte der alte Mann, dessen Gleichmut und unerschütterliche innere Ruhe mich irgendwie fassungslos machten. Es sind oft gerade einfache, alte Menschen, die in den schwierigsten Situationen des Lebens menschliche Größe und Stärke zeigen, die man bei vielen oft so selbstbewußt auftretenden Intellektuellen oder sonstigen »Größen« unserer Zeit in Situationen existentieller Not eher selten findet.

Im Spätherbst 1988 ist Herr L. verstorben. Er hat noch drei gute relativ beschwerdefreie Jahre gehabt. In der Endphase der letzten Lebensmonate aber wurde es schlimm: Er bekam Metastasen in der Wirbelsäule, die ihm häufige starke Rücken- und Kreuzschmerzen verursachten, und ein schwer zu stillender Hustenreiz quälte ihn in den langen einsamen Nächten, in denen er mehr mit sich selbst als mit dem Schicksal haderte. Tagsüber machte ihm eine immer schlimmer werdende Luftnot zu schaffen, die ihn zuletzt weitgehend ans Haus fesselte.

Auf die letzten Tage dieses tapferen alten Mannes wird noch einmal im Nachtrag zum Kapitel über die Sterbehilfe (Kap. 9) eingegangen, um zu zeigen, in wie große Not wir Ärzte manchmal kommen, wenn wir Patienten zu dem von ihnen gewünschten »Gnadentod« verhelfen wollen.

Klinisches Protokoll Nr. 4

Die 49 Jahre alte Gabriele F. wird mit heftigen kolikartigen Schmerzen, die mit Übelkeit und Brechreiz verbunden sind, in eine saarländische Schwerpunktklinik eingeliefert. Der Ehemann der Frau hatte mit insgesamt drei Krankenhäusern Kontakt zwecks stationärer Aufnahme seiner Frau aufgenommen, nachdem der Hausarzt unter der Verdachtsdiagnose »durch akute Gallenblasenentzündung kompliziertes Gallensteinleiden« eine sofortige Einweisung in eine chirurgische Abteilung für erforderlich gehalten hatte.

In keiner der drei antelefonierten Kliniken stand ein freies Bett zur Verfügung, weshalb Herr F. kurz entschlossen einen Krankenwagen bestellte und seine Frau in die zuerst angesprochene Krankenanstalt fahren ließ. Sie wurde in die chirurgische Ambulanz gebracht, die Reaktion der dort diensttuenden Schwestern und Ärzte war gereizt, sie empfanden es offenbar als Unverschämtheit des Ehemannes, seine Frau hier einfach anfahren zu lassen, obwohl man ihm erklärt hatte, ein freies Bett stünde nicht zur Verfügung. Sichtlich indigniert und in ziemlich barschem Ton forderte einer der beiden Weißkittel Herrn F. auf, den Untersuchungsraum zu verlassen und draußen zu warten.

Die Patientin wurde kurz befragt und schnell körperlich untersucht. Wegen der inzwischen wieder stärker gewordenen rechtsseitigen Oberbauchschmerzen (auf eine intravenöse Injektion des Hausarztes waren diese vorübergehend schwächer geworden, wenn auch nicht vollständig abgeklungen) fiel ihr das Sprechen sichtlich schwer, was aber weder die beiden Krankenschwestern noch den jungen Mediziner zu beeindrucken schien.

Sie wurde – immer noch auf der Bahre liegend – in einen anderen halb abgedunkelten Raum geschoben, wo aufgrund einer Ultraschalluntersuchung die hausärztliche Vermutungsdiagnose bestätigt wurde.

Eine Krankenschwester reichte ihr ein eng beidseitig bedrucktes Din-A4-Blatt mit der Aufforderung, die dort gemachten Erläuterungen durchzulesen und anschließend das Formular zu unterschreiben. Das Lesen fiel ihr schwer, zum Vorlesen hatte keiner Zeit, so unterschrieb die Frau mit zitternder Hand die gewünschte Erklärung. Auf ihre Bitte, ob man ihr nicht eine schmerzstillende Spritze machen könne, wurden ihr ziemlich rasch intravenös 5 ml eines Medikamentes injiziert. Etwa eine Minute danach trat starker

Brechreiz auf, und die Frau erbrach in hohem Bogen Speisereste, gemischt mit gelbgrünem Gallensaft, wodurch sie nicht nur ihre Kleidung, sondern auch die Liege und den Fußboden des Raumes beschmutzte. Die anwesende Schwester herrschte sie daraufhin lieblos an: »Können Sie sich nicht früher melden, wenn Sie erbrechen müssen!«

Eine Stunde später wurde ihr im Rahmen einer Notoperation die Gallenblase entfernt, sie enthielt 15 kleinere und größere Steine, die Wand war hochgradig entzündet und wies stellenweise kleine Eiterherde auf. Nach dem operativen Eingriff schob man sie in ein mit drei Personen bereits vollbelegtes Krankenzimmer hinein, auch das Stationspersonal war ziemlich unfreundlich, offenbar verärgert über den ihm zusätzlich zugemuteten »Gast«.

In der ersten Nacht nach der Operation verlangte die an mehreren Infusionsflaschen hängende Kranke wiederholt eine schmerzlindernde Spritze, die ihr dann meist erst nach einer halben bis einer Stunde gemacht wurde, wobei die diensttuende Nachtschwester nach der dritten Injektion meinte, sie wäre aber eine ungewöhnlich schmerzsensible Person.

Zwei Tage später wurde die Frau gelb, es stellten sich wieder Schüttelfröste ein, und die Körpertemperatur stieg auf über 40 Grad. Es hatte sich eine komplizierte Entzündung der Gallenwege gebildet. Es dauerte insgesamt sechs Wochen, bis die Patientin nach Hause entlassen werden konnte.

Der rechte Oberbauch wies eine 14 cm lange, bogenförmig verlaufende, breite, bei Druck noch schmerzhafte und stellenweise stärker eingezogene Narbe auf. Unterhalb davon sah man in Höhe des Nabels eine weitere rundliche, noch stark blaurötlich verfärbte Narbe. Hier hatte man einige Tage vorher einen Plastikschlauch entfernt, durch den sich der im Operationsgebiet als Komplikation entstandene Eiter entleeren konnte.

Was ist zu diesem Krankheitsfall kommentierend zu sagen? Neben der physischen und psychischen Belastung der Patientin durch den operativen Eingriff kam eine den stationären Aufenthalt beträchtlich verlängernde Wundinfektion hinzu (Mehrkosten 7 000 DM), die man im vorliegenden Fall aber nicht den behandelnden Ärzten anlasten kann, da bei solchen Operationen mit derartigen Komplikationen gerechnet werden muß.

Der schwerwiegende Vorwurf besteht nur darin, daß dies häufiger geschieht, als nach dem gegebenen Sachverhalt des Einzelfalles unvermeidlich ist. Kritisiert wurde von dieser Patientin und ihrem Ehemann auch weniger der medizinische Teil des Geschehens als vielmehr die Verhaltensweise des Krankenhauspersonals. Zwar war die Vorgehensweise des Herrn F., seine Frau trotz ausgesprochener Abweisung wegen Fehlens eines freien Bettes eigenmächtig in die Klinik zu transportieren, keineswegs korrekt. Aber der Mann war in großer Sorge um die Gesundheit und das Leben seiner Frau. Die ablehnende, unfreundliche Reaktion des Klinikpersonals auf diese Eigenmächtigkeit war daher menschlich verständlich, stellte aber eine erhebliche zusätzliche psychische Belastung für die Kranke dar.

Dem behandelnden Hausarzt der Patientin muß vorgehalten werden, daß es seine Aufgabe gewesen wäre, seine Krankenhauskollegen von der bestehenden klinischen Notsituation persönlich zu unterrichten und die Modalitäten einer stationären Versorgung zu klären und zu regeln.

Von dem aufnehmenden Krankenhauspersonal durfte erwartet werden, daß man den nachvollziehbaren Ärger über den gestörten Arbeitsablauf dieses Tages nicht an der kranken Frau abreagierte, zumal am Notfallcharakter der Situation aufgrund der Eindeutigkeit des Krankheitsgeschehens kein Zweifel bestehen konnte. Wir Ärzte in der Praxis müssen fast täglich mit nicht vorhergesehenen oder -geplanten Notfallereignissen fertig werden, ohne uns eine derart ablehnende Gleichgültigkeit und Desinteressiertheit am Patientenschicksal »leisten« zu können.

Die in unseren Kliniken häufig anzutreffende Unfreundlichkeit des ärztlichen und pflegerischen Personals hat sicherlich eine entscheidende Ursache darin, daß es für die Angestellten in aller Regel keinerlei negative persönliche Konsequenzen hat, wenn sie sich fehlbenehmen oder allzu unübersehbar persönliche Nichtbetroffenheit dokumentieren. Das gleiche Grundverhalten findet man ja in allen ähnlichen kommunalen oder staatlichen Dienstleistungsbetrieben, man denke nur an die wenig zuvorkommende Art, wie man auf unseren öffentlichen Verwaltungen oft behandelt wird.

Patienten-Beschwerdeliste

1. Sowohl ärztliches wie pflegerisches Personal wirkt oft so gereizt und nervös, daß die Patienten es gar nicht wagen, irgendwelche individuellen Wünsche zu äußern. Besonders von den ans Bett gefesselten und damit weitgehend auf fremde menschliche Hilfe angewiesenen Patienten wird zunehmend Klage darüber geführt, daß man nicht selten zu lange auf eine schmerzlindernde Injektion, das Heranbringen der Bettpfanne (besonders nachts!) und andere pflegerische Hilfsdienste warten muß. Werden beispielsweise Harn- oder Stuhldrang inzwischen so unerträglich, daß man Sturm läuten muß, reagiert das Personal oft ausgesprochen ungehalten oder unwirsch (»Sie sind hier nicht der einzige Patient auf Station!«).

2. Dem natürlichen Wach- und Schlafrhythmus wird im Krankenhaus so gut wie keine Rechnung getragen: häufige Störungen während der Nachtruhe, beispielsweise Temperatur-, Blutdruck- und Pulsmessungen bereits um 4 oder 5 Uhr am frühen Morgen, gleichzeitige Aufforderung zum Waschen – obwohl der Patient noch halb im Schlaf ist – mit oft eher rabiaten als aufmunternden Worten der ermüdeten oder chronisch frustrierten Nachtschwester, Frühstück zu einem Zeitpunkt, wo ein Hungergefühl noch gar nicht da ist, Abendessen am Übergang von Nachmittag und frühem Abend, zu einer Zeit also, wo zu Hause noch die Kaffeetassen auf dem Tisch stehen.

3. Während der Visite sprechen die Ärzte mehr miteinander und dem Pflegepersonal als mit dem jeweiligen Patienten, der sich dadurch als Objekt fühlt, mit dem man nur in der dritten Person oder im Pluralis majestatis (»Na, wie geht's uns denn heute?«) redet, dem man Fragen viel zu kurz oder gar nicht oder mit medizinischen Fachwörtern gespickt beantwortet, die auf Laien wie Chinesisch wirken.

4. Auch Daten oder Ereignisse aus dem Intimbereich werden am Krankenbett in Anwesenheit anderer Patienten erörtert.

5. Statt einer sachgerechten mündlichen Aufklärung vor diagnostischen Eingriffen oder Operationen bekommt der Patient vorgedruckte Informationsblätter in die Hand ge-

drückt mit der Aufforderung, diese später zu unterschreiben. Nicht selten hat man keine Gelegenheit, textlich oder sachlich nicht verstandene Erklärungen in einem zusätzlichen Arzt-Patienten-Gespräch zu klären. Um die Ärzte nicht zu verärgern, verzichtet man dann lieber auf zusätzliche Fragen: schließlich ist man ja mehr oder weniger hilflos auf die Mediziner angewiesen.

6. Auch über im Krankheitsverlauf auftretende Komplikationen bekommt man selten ursächliche Erklärungen, überhaupt sind fast alle direkten Arzt-Patienten-Begegnungen im Krankenhaus viel zu kurz. Man hat fast stets den Eindruck, die Ärzte stünden unter einem kaum noch zu bewältigenden Berufsstreß und einem so großen Zeitdruck, daß man sich nicht getraut, um etwas mehr und individuellere Zuwendung zu bitten.

7. Oft haben Patienten den Eindruck, die Mediziner würden sich mehr für ihre Technik und Befunde interessieren als für Schicksal und Wohlergehen ihrer Patienten. Auf persönliche Dinge, die sie selbst für die Krankheitsentstehung oder den Krankheitsverlauf für sehr wichtig halten, wird kaum je eingegangen. Riskieren sie es, auf solche Dinge ein weiteres Mal zurückzukommen, sind gereizte Antworten und Reaktionen der Ärzte eher die Regel als die Ausnahme.

8. Viele Patienten wünschen sich insbesondere für die ausführliche Erstbefragung und -untersuchung, daß diese in einem Raum stattfindet, in dem sie mit dem Arzt allein sind. Sie genieren sich sonst, bestimmte Ereignisse, Konflikte und Intimdaten preiszugeben, selbst dann, wenn sie für die Krankheitserkennung und -behandlung sehr wichtig sind.

9. Die Krankenhausentlassung erfolgt oft unerwartet oder gar überstürzt, meist weil für einen akuten Notfall ein Bett benötigt wird. Man wird dann nicht selten ohne ausführliches Abschlußgespräch nach Hause geschickt. In der Regel bekommt man im verschlossenen Umschlag lediglich eine vorläufige Mitteilung für den weiterbetreuenden Hausarzt mit, damit dieser darüber informiert ist, welche Medikamente in welcher Dosis weiter eingenommen werden sollen.

10. Verweigert man eine von den Ärzten für erforderlich gehaltene technische Untersuchung, wird man oft so schnell nach Hause entlassen, daß man keine Gelegenheit mehr hat, über den gemachten Vorschlag noch einmal in Ruhe nachzudenken oder mit seiner Familie zu sprechen.
11. Als sehr unangenehm empfinden Patienten das häufige lange Warten vor Untersuchungsräumen oder das Liegen auf Tragbahren in halbdunklen Krankenhauskorridoren.
12. Über mögliche Nebenwirkungen von Medikamenten werden die Patienten fast nie, über Komplikationsmöglichkeiten und Folgewirkungen von Eingriffen manchmal nicht umfangreich genug, manchmal aber auch überreichlich informiert.

Keine Zeit für Menschlichkeit

Und damit kommen wir noch einmal zum zentralen, für die Patienten – wie sie bei zahlreichen Gesprächen immer wieder betont haben – wichtigsten Problem unserer gegenwärtigen Krankenhauswirklichkeit: der menschlichen Betreuung.

Warum, fragen die Kranken immer wieder, müssen unsere Kliniken eine solche Kälte, eine derartige und damit verletzende Nüchternheit und Distanziertheit ausstrahlen? Warum, fragen die Patienten, werden wir zu Unpersonen mit defekten oder funktionsgestörten Organen degradiert, die kein Anrecht mehr auf persönliche Freiheiten, Ansprüche und Bedürfnisse haben? Gleichgewichtige Partnerschaft zwischen dem Patienten und den ihn betreuenden Ärzten und Pflegekräften ist nicht gefragt; Subordination, geduldiges Sichfügen in alle medizinischen Anordnungen wird erwartet.

Wer ausführliche, das juristisch vorgeschriebene Maß übersteigende Auskünfte und Informationen über das bei ihm vorgesehene diagnostische und therapeutische Verfahren wünscht, macht sich bereits als »wenig kooperativ« verdächtig. Patientenemotionen werden von Ärzten wie Pflegekräften ungern gesehen, erst recht, wenn sie eine kritische Haltung zur gegenwärtigen Art unserer Krankenhausmedizin vermuten lassen. Muß eine Arzt-Patienten-

Beziehung nicht oberflächlich und brüchig bleiben, wenn der Patient nicht einmal zu fragen, geschweige denn zu widersprechen wagt? Obwohl es nicht der Arzt, sondern der Kranke ist, der mit der medizinischen Therapieentscheidung und ihren Folgen leben muß, wird er an ihn betreffenden Entscheidungen eher am Rande und nur sowenig wie gerade noch »vertretbar« beteiligt.

Am liebsten sind den Medizinern die »Ja-Herr-Doktor-«Sager, die jede ärztliche Entscheidung für eine fast göttliche halten, an deren Richtigkeit zu zweifeln einem Sakrileg nahekommt. Dabei sind Wissen und Glauben an das Geplante von elementarer Wichtigkeit für das Heilungsgeschehen, wie jeder erfahrene Arzt weiß. Das Einsehen diagnostischer Notwendigkeiten, das Erdulden unangenehmer Eingriffe, die postoperativen Heilungschancen bzw. umgekehrt die Komplikationsraten hängen entscheidend davon ab, ob der Kranke sachgerecht, gründlich und seinem Bildungs- und Intelligenzniveau angepaßt über alle ihn betreffenden Vorgänge unterrichtet wird. Nichtglauben führt mehr noch als Nichtwissen zu bewußter, häufiger noch unbewußter Therapieablehnung und gefährdet damit nicht selten den Heilerfolg – trotz technischer Fehlerlosigkeit der durchgeführten therapeutischen Maßnahmen.

Warum nehmen besonders von der jungen Ärztegeneration so viele Kollegen diese uralten medizinischen Erkenntnisse und Erfahrungen nicht an und vertrauen dafür um so kritikloser der Macht und Potenz ihrer Superapparate? Diese Übertechnisierung verhindert, daß wir die menschlichen Bedürfnisse der Patienten adäquat berücksichtigen und über eine Vertiefung zwischenmenschlicher, vertrauenschaffender Bindungen und Beziehungen die fremd- wie autosuggestiven Heilkräfte anregen.

Warum glauben so viele junge Ärzte so wenig an die enorme Macht eines guten Wortes, an die entspannende Wirkung eines langen Händedrucks oder der Handauflegung auf eine fiebrige Stirn? Wir »alten Hasen« an der medizinischen Front wissen um die ungeheure Bedeutung dieser Dinge, die nicht nur bei den vielen psychischen und psychosomatischen, sondern fast allen, auch den sogenannten organischen oder »rein körperlichen« Erkrankungen entscheidend wichtig sind. Im übrigen gibt es überhaupt keine reinen Organkrankheiten. Auch bei einem Beinbruch und seinem Heilungsverlauf kommt seelischen Faktoren und Bedingtheiten ein positiver oder negativer Effekt auf den Ausgang des biologischen Geschehens zu. Wie oft wirken Pillen Wunder, nicht weil die in ihnen enthaltene chemische Substanz, sondern weil der Arzt gut ist, der sie verschreibt.

Die Ärzte sagen fast immer, es läge nur an der fehlenden Zeit, wenn man sich um die individuellen und persönlichen Belange und Bedürfnisse der Patienten nicht so kümmern könne, wie es – was man ja keineswegs bestreite – wünschenswert wäre. Dies ist nur die halbe Wahrheit. Denn niemand könnte die Ärzte hindern, weniger Zeit mit ihren technischen Apparaten, deren Faszination sie offenbar allzuhäufig erliegen, und der Aufspürung von Organschäden und -funktionsstörungen zu verbringen und sich dafür um die psychosozialen Bedingtheiten von Kranksein und Krankwerden zu kümmern und damit auf die kranke Persönlichkeit zu konzentrieren.

In unseren Krankenhäusern greift diese Vorliebe für das Technische leider auch immer stärker auf die Pflegekräfte über. Der die Technik Beherrschende ist der Angesehene, er wird beneidet vom pflegenden »Fußvolk«, das sich den niederen Funktionen der Krankenbetreuung widmen muß. Das Interesse an der Palliativ-Medizin, also der nur noch lindernden, nicht mehr heilenden Krankenversorgung, hat in unseren Krankenhäusern einen unglaublich niedrigen Stellenwert. Damit lassen sich keine spektakulären wissenschaftlichen Lorbeeren ernten, obwohl gerade die Betreuung der chronisch Kranken und nicht mehr Heilbaren in Wahrheit die höchste Kunst aller im Heilberuf tätigen Personen sein müßte und könnte.

Der Marburger Bund und die Deutsche Krankenhausgesellschaft haben ausgerechnet, daß derzeit in der BRD bereits 40 000 Krankenpfleger und -schwestern fehlen, darunter mindestens 10 000 »Hochqualifizierte« wie OP-Schwestern und Intensivpfleger. »Hochqualifiziert« heißt also brauchbar für High-Tech; Samariter sollen und dürfen angelernte Hilfskräfte und unerfahrene Lernschwestern sein. Oft sind es in unseren Kliniken noch die Putzfrauen, die mit den Patienten persönliche Gespräche führen, zu denen das »qualifizierte« Personal keine Zeit, ganz zweifellos aber auch keine Lust hat. Ganz offensichtlich ist das Bewußtsein unserer ärztlichen Heiler, ihr persönliches Interesse, ihr wirkliches Engagement auf andere Dinge gerichtet als auf *Empathie*, also Einfühlungsvermögen und Anteilnahme.

Mehr noch als die Ärzte leisten die Pflegekräfte in unseren Krankenhäusern bis zu 40 und mehr Überstunden pro Monat, in einer Zeit des Kostendrucks zunehmend sogar unbezahlt. Permanente

Arbeitshektik und krankmachende Überforderung machen die Pfleger selbst zu den Hilfebedürftigen; krankheitsbedingte Fehlzeiten am Arbeitsplatz sind unter Krankenschwestern überproportional häufig, viele scheiden vorzeitig (im Durchschnitt nach 4 bis 5 Jahren) vorübergehend oder auch für immer aus dem Beruf aus. Das immer offensichtlicher werdende Nachwuchsproblem, weitere Arbeitszeitverkürzungen und Jahresurlaubsverlängerungen verschärfen die Belastungen am Arbeitsplatz, ein Traumberuf ist zum Alptraum geworden.

Notgedrungen bleiben die Kontakte zu den Patienten oberflächlich. Mißverständnisse, Mißstimmungen, Irritationen, Gereiztheiten und nur noch mühsam unterdrückte Aggressionen kommen hoch, wenn die aus ihrer gewohnten Lebensumgebung jäh herausgerissenen oder durch chronische Krankheiten in ihrem subjektiven Befinden fast ständig gestörten Patienten mehr Aufmerksamkeit oder Zuwendung erbitten.

Es ist nicht zu übersehen, daß die Quellen der Unmenschlichkeit in unseren Krankenhäusern viele außermedizinische, überwiegend gesellschaftliche und arbeitsrechtliche Gründe haben. Dennoch leidet die eigentliche Aufgabe der Pflegepersonen, stärker noch diejenigen der Ärzte, unter der immer enger gewordenen Verbindung von Medizin und Technik, die Sachzwänge mit eigengesetzlicher Dynamik erzeugt. Technisches Expertentum scheint zu permanenter Expansion anzuregen, naturwissenschaftliche Arbeitsmethodik führt oft zu einer Wertsetzung, die nicht im Interesse der Kranken liegt. Die ständige weitere Zunahme unserer medizintechnischen Möglichkeiten und die eher noch schwieriger werdende Problematik ihres bedarfsgerechten und patientenorientierten Einsatzes erschöpft und begrenzt die geistige Kreativität unserer Klinikmediziner, überfordert ihre Arbeitskraft und läßt die ökonomischen Steuerungsmöglichkeiten in unserem medizinisch-industriellen Krankenhauskomplex immer stärker aus den Fugen geraten.

Jeder neue medizinische Apparat wird der Herstellerindustrie von den Medizinern begeistert aus den Händen gerissen, so als ob jeder apparatetechnische Fortschritt schon ein medizinischer Segen wäre. Umgekehrt wird der psychosoziale Zwergwuchs in unserer Krankenhausmedizin immer unerträglicher, die seit Descartes in der abendländischen Medizin in Erscheinung getretene Vernachlässigung der Geist-Körper-Einheit wird immer größer statt kleiner, so als ob es Freud, C. G. Jung, Adler und das inzwischen weite Feld der Psychologie, Psychoanalytik und Psychotherapie nie gegeben hätte.

Das bio-psycho-soziale Denkmodell eines Thure von Uexküll – mit seinen nicht mehr räumlich (organbezogen), sondern zeitlich bestimmten (an Patientenvergangenheit orientierten) Denkkategorien in der Medizin – erscheint wie ein winziger Hoffnungsschimmer einer Menschlichkeitsoase in der riesigen technischen Glitzerwüste unserer Hochleistungsmedizin mit ihrer erdrückenden Überpräsenz von Technik, in der für humanitäres Bewußtsein und Handeln kaum mehr Raum bleibt.

Logische Konsequenzen einer solchen Grundhaltung sind ärztlich und juristisch unhaltbare Zustände in unseren Kliniken, etwa wenn nachts eine einzige Krankenschwester 40 mehrfach und chronisch kranke Hochbetagte mit deren notgedrungen hoher Pflegeintensität betreuen soll oder wenn auf einer chirurgischen Universitätsstation ein Intensivpfleger 12 oder 15 Patienten betreuen muß, die an überwachungsintensiven High-Tech-Apparaten hängen.

FAZIT

Die aufgezeichneten klinischen Protokolle sind nur die Spitze eines Eisberges. Zwischen Anspruch und Wirklichkeit unserer Krankenhausmedizin sowie zwischen Kostenaufwand und therapeutischer Effizienz tut sich eine immer größer werdende Kluft auf, die nur von denen nicht gesehen wird, die sie verursachen.

Den nach wie vor beträchtlichen, oft geradezu rasanten Fortschritten im medizinischen Bereich stehen immer deprimierendere Entwicklungen im Betriebsklima unserer Krankenanstalten bzw. im zwischenmenschlichen Kontakt des Krankenhauspersonals miteinander, insbesondere aber mit der zu betreuenden Patientenklientel gegenüber. »Caring«, also Betreuung, ist nicht mehr gefragt, Zeit und Raum sind bestenfalls noch für »Curing«, also Behandeln, vorhanden.

Der medizinische Pflegeberuf ist einer der sozial wichtigsten und hochwertigsten einer Gesellschaft. Es muß alarmierend wirken, wenn immer mehr Personen aus diesem Arbeitsbereich überarbeitet, entnervt und enttäuscht ausscheiden oder selbst krank werden. Für sie ist der Traum von einem Traumberuf ausgeträumt.

Die heile Krankenhauswelt in der BRD existiert nur noch in der

Fernsehserie »Die Schwarzwaldklinik«! Unsere Heilstätten sind inzwischen selber krank, und sie machen häufiger krank (statt zu heilen), als allgemein bekannt und unvermeidbar ist. Der Literat Bazon Brock hat in einem kritischen Essay nach einem eigenen Krankenhauserlebnis geschrieben: »Als ich das Krankenhaus verließ, hielten mich meine Freunde nunmehr tatsächlich für krank. Ich hatte ihnen nämlich gestanden, daß ich jetzt fest entschlossen sei, meine Ärzte zu lieben. Das erschien ihnen völlig unverständlich, nachdem sie durch zahlreiche Besuche am Krankenbett mitbekommen hatten, wie schwer es mir gefallen war, meine Ärzte auch nur zu verstehen.«

Anhang:
Das bundesdeutsche Krankenhaus in Zahlen

Für Ausstattung und Betrieb unserer 3 100 Krankenhäuser (zwei Drittel sogenannte Akut-, ein Drittel Sonderkrankenhäuser für psychiatrische Patienten, Rehabilitationskliniken für Herz-Kreislauf- und Suchtkranke) geben wir in der BRD derzeit jährlich 50 Milliarden DM aus. Während 1960 pro Jahr »erst« 7,35 Millionen Bundesbürger stationär behandelt wurden, ist ihre Zahl 1988 auf 13 Millionen gestiegen. Nicht weniger als 600 000 Menschen befinden sich Tag für Tag in einem der 675 000 Klinikbetten. Dennoch sind es jährlich, bezogen auf alle medizinischen Behandlungen, nur 2 % der Patienten, die eine stationäre Betreuung benötigen. Die Kosten hierfür verschlingen aber inzwischen ein Drittel der Ausgaben der GKV.

Während die gesetzlichen Krankenkassen 1950 erst 430 Millionen DM für stationäre Behandlung bezahlen mußten, waren es 1968 bereits 4,3 Milliarden DM – also eine Verzehnfachung der Kosten. Für 1990 werden die Kosten auf 40 bis 43 Milliarden DM hochgerechnet (1988 waren es bereits 40,7 Milliarden DM), was einer erneuten Kostensteigerung um das Zehnfache entspricht.

822 238 Menschen finden in unseren Krankenanstalten inzwischen Arbeit und Brot, ihre Zahl hat sich seit 1960 (363 000) mehr als verdoppelt, die Zahl des technischen Personals mehr als verdreifacht (1960: 32 500; 1986: 109 000). Während die Ausstattung mit Ärzten (1987: 85 000) nur in bestimmten Disziplinen als unzureichend angesehen werden muß – beispielsweise in den psychiatri-

Krankenhausbetten je 10 000 Einwohner

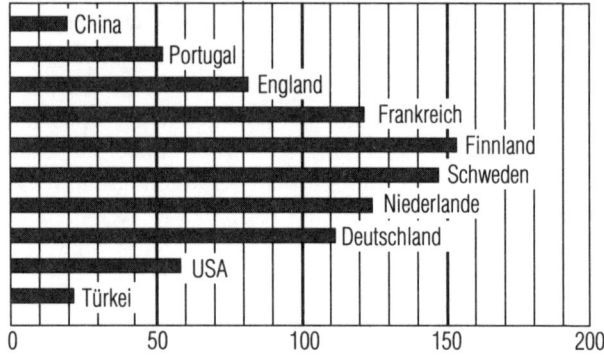

Hinsichtlich der Gesamtbettenkapazität liegt die BRD im internationalen Vergleich in der Spitzengruppe, hinsichtlich der Akutbetten ist sie Weltmeister. Die Krankenhausverweildauer wurde in den letzten 20 Jahren weltweit um ein Drittel (7 bis 9 Tage) verkürzt, sie ist in den USA am kürzesten und in Japan am längsten und betrug 1988 in der BRD 19 Tage (Akutkrankenhäuser: 13 Tage). Am seltensten weisen japanische Ärzte ihre Patienten in ein Krankenhaus ein mit 6,7 % (BRD 18,1 %) der Bevölkerung an jährlichen Einweisungen.

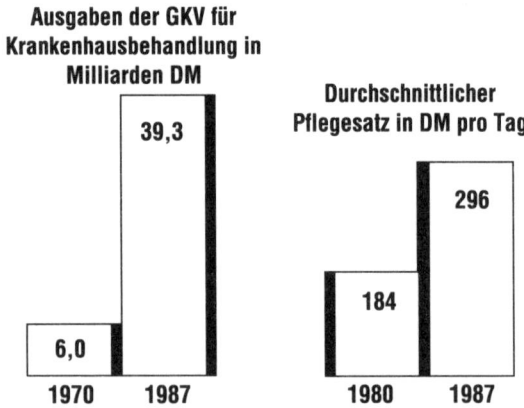

Der scheinbar nicht zu bremsende Kostenanstieg für Krankenhausbehandlung spiegelt sich im jährlichen Finanzbedarf der gesetzlichen Krankenversicherung ebenso wie im immer höher kletternden durchschnittlichen täglichen Pflegekostensatz unserer Kliniken wider.

Quelle: Bundesarbeitsministerium

174

schen Landeskrankenhäusern, wo ein Drittel der Planstellen unbesetzt ist –, macht sich im Pflegebereich ein immer stärkerer Personalmangel bemerkbar, und das obwohl in den letzten fünf Jahren weitere 30 000 Krankenschwestern und -pfleger neu eingestellt worden sind. Zur Zeit arbeiten in den bundesdeutschen Krankenhäusern 315 000 Pflegepersonen. 1960 betreute eine Pflegekraft 5 Krankenhausbetten, 1987 waren es nur noch 2,5. Andererseits leistet sich die Schweiz 65 und Schweden sogar 92 Pflegepersonen pro 100 000 Einwohner, die BRD dagegen nur 46. Hinsichtlich der Gesamtbettenkapazität liegt die BRD im internationalen Vergleich in der Spitzengruppe, hinsichtlich der Akutbetten ist sie Weltmeister. Die Krankenhausverweildauer wurde in den letzten 20 Jahren weltweit um ein Drittel (7 bis 9 Tage) verkürzt; sie ist in den USA am kürzesten und in Japan am längsten und betrug 1988 in der BRD 19 Tage (Akutkrankenhäuser: 13 Tage). Am seltensten weisen japanische Ärzte ihre Patienten in ein Krankenhaus ein mit 6,7 % (BRD 18,1 %) der Bevölkerung an jährlichen Einweisungen.

Der scheinbar nicht zu bremsende Kostenanstieg für Krankenhausbehandlung spiegelt sich im jährlichen Finanzbedarf der gesetzlichen Krankenversicherung ebenso wie im immer höher kletternden durchschnittlichen täglichen Pflegekostensatz unserer Kliniken wider. Die Aufschlüsselung der Krankenhauspersonalkosten mit einem nur 56 % ausmachenden Anteil für pflegerische und ärztliche Dienste läßt erkennen, daß unsere Krankenhäuser in den letzten Jahrzehnten immer mehr zu technischen Industriebetrieben für Gesundheitsbelange degeneriert sind. In diesen Organ- und Funktionsreparaturanstalten ist Menschlichkeit zunehmend auf der Strecke geblieben.

Apparate beanspruchen nicht nur immer mehr Raum und Geld, sondern auch die Aufmerksamkeit des Klinikpersonals. Je umfangreicher die medizinisch-technische Ausstattung eines Krankenhauses, desto besser ist sein Ruf. Menschliche Qualitäten der darin tätigen Ärzte und Pflegepersonen sind zu einer »Quantité négligeable« geworden – trotz ihrer bewiesenen erheblichen Bedeutung für die therapeutische Effizienz unserer klinischen Medizin.

Zwei Drittel der gesamten Betriebskosten einer Klinik (die über den Pflegesatz finanziert werden – die Investitionskosten trägt überwiegend die öffentliche Hand) sind Personalkosten. Kosteneinsparung im Krankenhaus heißt also in erster Linie Personalabbau – mit allen sich daraus ergebenden Folgen.

Aufteilung der Personalkosten in den Krankenhäusern (1987)

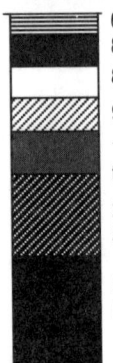

6,1 % Verwaltung
8,1 % sonst. Personal
8,6 % Bewirtschaftung
9,1 % Funktionsdienste
11,7 % medizinisch-technischer Dienst
22,3 % ärztliche Dienste
34,0 % Pflegedienste

Die Aufschlüsselung der Krankenhauspersonalkosten mit einem nur 56 % ausmachenden Anteil für pflegerische und ärztliche Dienste läßt erkennen, daß unsere Krankenhäuser in den letzten Jahrzehnten immer mehr zu technischen Industriebetrieben für Gesundheitsbelange degeneriert sind. In diesen Organ- und Funktionsreparaturanstalten ist Menschlichkeit zunehmend auf der Strecke geblieben.
Apparate beanspruchen nicht nur immer mehr Raum und Geld, sondern auch die Aufmerksamkeit des Klinikpersonals. Je umfangreicher die medizinisch-technische Ausstattung eines Krankenhauses, desto besser ist sein Ruf. Menschliche Qualitäten der darin tätigen Ärzte und Pflegepersonen sind zu eine »Quantité négligeable« geworden - trotz ihrer bewiesenen erheblichen Bedeutung für die therapeutische Effizienz unserer klinischen Medizin.

Zwei Drittel der gesamten Betriebskosten einer Klinik (die über den Pflegesatz finanziert werden - die Investitionskosten trägt überwiegend die öffentliche Hand) sind Personalkosten.
Kosteneinsparung im Krankenhaus heißt also in erster Linie Personalabbau - mit allen sich daraus ergebenden Folgen.

Vom Tagespflegesatz (296 DM) entfielen 1987 auf:

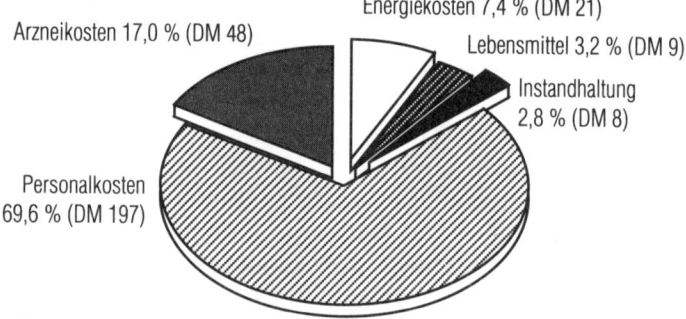

Energiekosten 7,4 % (DM 21)
Arzneikosten 17,0 % (DM 48)
Lebensmittel 3,2 % (DM 9)
Instandhaltung 2,8 % (DM 8)
Personalkosten 69,6 % (DM 197)

Durchschnittliche Gehälter im Krankenhaus:
Assistenzarzt: DM 4200 bei 5 Bereitschaftsdiensten + DM 2050 Brutto (BATII)
Oberarzt: DM 5800 bei 5 Bereitschaftsdiensten + DM 2275 Brutto (BATI)
Krankenschwester: DM 2120 Brutto (Kr III) Berufsanfängerin
                     DM 3200 Brutto (Kr IV) Endstufe
                     DM 12 Zuschlag für Nachtdienst
                     DM 3,75 je Stunde für Sonntagsarbeit

Quelle des Zahlenmaterials: Deutsche Krankenhausgesellschaft

7

Zeit der Angst – Zeit der Entfremdung
Psychotherapie – viel Lärm um nichts?

Ich wünschte, es würde nie mehr
dunkel und ich müßte nie mehr dahin
zurück, wo ich der Angst begegnet bin.
Ursula Goldmann-Posch

In unseren ärztlichen Praxen werden jährlich 7 Millionen Menschen behandelt, die wir Ärzte kurz und bündig »organisch gesund« nennen. Schon dieser Begriff verrät die tiefe Entfremdung, die sich in unserer Zeit zwischen den Hilfesuchenden und den professionellen Heilern ausgebildet hat. Es ist eine schier unüberbrückbare Kluft, die zu überwinden die Patienten gerne bereit, aber nicht in der Lage sind, während die Ärzte hierzu durchaus in der Lage wären, aber – meist aus Zeitmangel, seltener auch aus innerer Abwehr – nicht willens sind.

Ursula Goldmann-Posch hat in ihrem »Tagebuch einer Depression« [11] beschrieben, wie sie hilflos von Praxis zu Praxis geirrt ist, zuerst an ihrem Wohnort und dann sogar in anderen Städten, immer auf der Suche nach Hilfe, Beistand und Heilung, wie viele Ärzte sie kontaktiert, wie viele Behandlungsversuche sie über sich hat ergehen lassen und wieviel Arten von Psychopharmaka sie geschluckt hat, ohne daß ihr einer der zahlreichen Ärzte wirksam geholfen hat bzw. helfen konnte.

Medikamentöse Hilfe können von Angst geplagte Menschen am ehesten dann noch erwarten, wenn es sich um sogenannte endogene Depressionen oder Psychosen handelt (das Wort »endogen« bedeutet in unserem Fachjargon immer nur schlicht und einfach, daß wir über das Zustandekommen einer Erkrankung nichts wissen), weil diese Krankheitsgruppe medikamentös noch am ehesten angehbar ist.

Mit am fürchterlichsten für die betroffenen Menschen ist die neurotische Angst oder – umgekehrt gesagt – die Angst des Neurotikers, bei der scheinbar unbegründete und sinnlose Furchtreaktionen wesentliches Kardinalsymptom sind. Es gibt mehrere Millionen Patienten in unserem Land, die unter derart schlimmen Angstzuständen leiden; nur ein Teil von ihnen offenbart sich uns Ärzten, viele verschweigen ihre Angsterlebnisse aus Scham, von den Ärzten oder auch ihrer sozialen Umwelt als seelisch minderwertig oder geistig krank verachtet zu werden.

Welches Vernichtungspotential in einem solchen scheinbar unmotiviert auftretenden Angstanfall zum Vorschein kommt, soll an einem Zitat der obenerwähnten Schriftstellerin Ursula Goldmann-Posch illustriert werden, die eine solche Reaktion autobiographisch mit großer Eindringlichkeit geschildert hat:

»Die Angst liebt die Wehrlosigkeit des Schlafes. Mitten in der Nacht wache ich auf, fühle, wie sie sich breitmacht in meinem Bauch, unerbittlich hinaufkriecht durch den Magen, die Brust, den Hals bis in die Zungenspitze, die sie unruhig flattern läßt. Jetzt ist der Nacken dran und dann der Kopf, der dumpf auf dem Kissen liegt. Und allmählich packt sie mit ihren hundert Armen alles, was sie erwischen kann, rast, wütet, pocht, rüttelt meinen Körper, der ihr ganz und gar verfallen ist . . .«

Wir leben im Zeitalter der Angst, alle Experten sind sich darüber einig, daß es wohl noch nie in der Menschheitsgeschichte eine Zeitepoche gegeben hat, in der das Leben so vieler Menschen von Angst geprägt und mitbestimmt war. Oft kündigt sich eine solche psychosomatische Erkrankung relativ harmlos und vage an, sie beginnt mit unmotivierten Stimmungsschwankungen und grundloser Reizbarkeit oder auch mit Störungen im Wach-Schlaf-Rhythmus. Allmählich bilden sich stärkere, unbegründete Unruhezustände aus, es kommen Hitzewallungen oder Kribbelgefühle im Kopfbereich, an den Extremitäten oder auch am ganzen Körper hinzu, oft begleitet von Schweißausbrüchen, wobei die jetzt allmählich deutlicher werdenden Befindungsstörungen und Krankheitssymptome die ursächlich zugrundeliegende Angstreaktion verstärken, womit sich der verhängnisvolle Kreislauf von Ursache und Wirkung schließt und immer rascher zu rotieren beginnt.

Der Kranke beobachtet sich jetzt immer häufiger und intensiver, horcht in sich hinein, reagiert auf jede Befindensänderung, wobei negative, das Krankheitserleben verstärkende Störungen seine Grundbefindlichkeit viel tiefer und nachhaltiger beeinflussen als stimmungsaufhellende, den Lebensoptimismus wieder steigernde psychosoziale Geschehnisse. Irgendwann wird die Angst- und Schamschwelle überwunden, der Kranke sucht einen Arzt auf in der zunächst sicheren Hoffnung auf wirksame Hilfe.

Er trifft, wenn er Pech hat – und die Chance hierzu ist außerordentlich groß –, auf ein volles Wartezimmer und damit auf einen unter großem Zeitdruck arbeitenden Arzt. Nach 3 bis 5 Minuten Anhörung lassen Konzentration und Geduld des professionellen Heilers langsam nach, im Diagnostikklischee wird Entwarnung gegeben: nichts Organisches, nichts Gravierendes und damit nichts Gefährliches, weitere Zeitinvestitionen nicht erforderlich und letzten Endes auch nicht lohnend, da man solchen Menschen – wenn man zu sich selbst ehrlich ist – ja doch nicht helfen kann. Womit auch? In den paar Minuten, die man solchen Kranken mit psychosozialen Lebensschwierigkeiten und Problemen zur Verfügung stellen kann, läßt sich die zugrundeliegende psychopathologische Störursache bestenfalls schablonenhaft einordnen, etwa: chronischer Ehekonflikt, berufliche Leistungsüberforderung, Wertverlust der Person durch längerdauernde Arbeitslosigkeit und damit verbundenen sozialen Abstieg, bei Frauen häufig Doppelbelastung durch Beruf und Familie . . .

Solche Menschen sitzen uns dann gegenüber, sie erwarten und erhoffen Hilfe, wir Ärzte aber wissen, schon nachdem wir wenige Minuten zugehört haben, daß wir diese erwartete Hilfe nicht geben können. Wir stellen fest: wieder eine der zahlreichen psychosozialen oder psychosomatischen Erkrankungen, die ursächlich mit dem übersteigerten materiellen Anspruchsdenken, dem Bedürfnis nach immer größerem Wohlstand und damit permanenter beruflicher Überforderung in einer immer kreativitätsärmer werdenden Arbeitswelt zusammenhängen, in ihrer negativen sozialen und biologischen Folgewirkung potenziert durch ebenso unkreative Freizeitgestaltung mit stundenlangem Glotzen in die Fernsehröhre, Stehen auf dem Fußballplatz, Sitzen in der Kneipe, mit konstantem täglichem Alkoholkonsum usw., usw.

Der Stupidität, Einseitigkeit und Phantasielosigkeit des Arbeitsprozesses steht eine nicht weniger krankmachende, die innere Leere verstärkende permanente Reizüberflutung durch die bald rund um die Uhr zur Verfügung stehenden Medien gegenüber, die zu immer mehr zwischenmenschlichen Brüchen und sozialer Vereinsamung führt. Wir haben den Boden unter den Füßen verloren, sind immer weniger wir selbst: ». . . wie Wasser von Klippe zu Klippe geworfen, jählings ins Ungewisse hinab« (Hölderlin).

Geraten solche Hilfesuchende an einen Apparatemediziner, beginnt sich nach der Anhörung erst einmal das technisch-diagnostische Karussell zu drehen. Je nachdem, in welcher Körperregion Befindensstörungen lokalisiert werden, setzt nun der Ausschluß organischer Erkrankungsursachen an, etwa Röntgen-Thoraxaufnahme, Ruhe- und Belastungs-EKG bei kardialen Beschwerden, zusätzliche Lungenfunktionsprüfung bei Atembeklemmungen, Ultraschalluntersuchung und Magenspiegelung bei Oberbauchbeschwerden, Röntgen-Kontrasteinlauf oder Koloskopie bei Durchfällen, Verstopfung oder mehr im Unterbauch lokalisierten Krankheitserscheinungen.

Die Faszination der Kausalanalyse

Teils aus wirtschaftlichen Erwägungen, teils aus Befangenheit in der in unserer Schulmedizin vorherrschenden Ideologie war und ist naturwissenschaftlich orientierte Heilkunde und kausalanalytisches Denken auch bei unseren Seelenärzten Schwerpunkt ihrer beruflichen Tätigkeit. Die meisten von ihnen haben – ebenso wie wir übrigen Mediziner – die mahnenden Worte C. F. v. Weizsäckers nicht beherzigt, daß die berechtigte Faszination der Kausalanalyse schon allzulang in unberechtigter Weise andere Erkenntniswege in unserer Berufsarbeit blockiert.

Zwar haben inzwischen wohl alle Mediziner zur Kenntnis genommen, daß die *soziogenetische*, also gesellschaftlich bedingte Krankheitsentstehung in den letzten Jahrzehnten immer häufiger geworden ist, aber sie tragen dem in ihrer beruflichen Alltagsarbeit nicht entsprechend Rechnung. Die in den Industriestaaten immer stärker gewordene soziokulturelle Unterdrückung der Emotionalität führt in diesen Ländern zu immer häufiger manifest werdenden psychischen Gleichgewichtsstörungen.

Wir haben die von Technik bestimmten naturwissenschaftlichen Methoden unserer Heilkunde zum dominierenden Schwerpunkt unserer beruflichen Arbeit gemacht. Die Erfolge unserer modernen Hochleistungsmedizin scheinen uns zu dieser Haltung zu berechtigen. Sieht man sich aber die Krankheits- und Sterblichkeitsstatistiken der letzten Jahrzehnte an, erkennt man unschwer die weitgehende Erfolglosigkeit unserer gesamttherapeutischen Bemühungen.

Die durchschnittliche Lebenserwartung in unserer Bevölkerung nimmt trotz eines inzwischen enormen finanziellen Aufwandes in unserem Gesundheitssystem kaum noch zu, von einer wesentlichen Verbesserung unserer Lebensqualität durch unsere gegenwärtige Heilkunde kann ebenfalls nicht die Rede sein. Es ist die Gesellschaft, die die Menschen krank macht, die Art, wie sie leben, im Arbeitsprozeß wie in ihrer Freizeitgestaltung.

So liegen beispielsweise erste vorläufige Untersuchungsergebnisse vor, die eindrucksvoll belegen, daß Arbeitslosigkeit besonders dann gesundheitsschädlich und krankmachend ist, wenn sie längere Zeit andauert und Menschen in noch relativ jungen Jahren betrifft, die auf keinen Fall ihrerseits bereits vorzeitig aus dem Arbeitsleben ausscheiden wollten. Auch die negativen sozialen Folgen für Lebensweise und Befindlichkeit junger Menschen, denen unsere Gesellschaft den Eintritt in das Berufsleben verwehrt, sind inzwischen hinreichend bekannt. Doch die Regierungen der betroffenen Industrieländer und viele Politiker glauben, die wesentlichen damit zusammenhängenden menschlichen Probleme schon dadurch weitgehend gelöst zu haben, daß man den Arbeitslosen eine materielle Absicherung ihrer Existenz gewährt. Selbst Länder wie die Bundesrepublik Deutschland, die die ökonomische Potenz hätten, die Massenarbeitslosigkeit in ihrem Land wirksam zu bekämpfen, geben anderen wirtschaftspolitischen Gesichtspunkten Priorität auf Kosten des gesundheitlichen und sozialen Befindens eines Großteils der mehr als 2 Millionen von Arbeitslosigkeit betroffenen Mitbürger. Besser als unsere Politiker doch wissen wir Ärzte, wie verhängnisvoll auch in gesundheitlicher Hinsicht für manche Menschen der Ausschluß aus dem Erwerbsleben sein oder werden kann:

Acht Uhr morgens. Frau M. ruft aufgeregt in der Praxis an und bittet dringend um einen sofortigen Hausbesuch, ihr 27jähriger Ehemann habe einen schweren Herzanfall. Der Patient ist mir bereits bekannt, es gelingt mir, die beunruhigte und verängstigte Frau davon zu überzeugen, daß es im Interesse der Behandlung ihres Mannes besser wäre, ihn sofort mit einem Taxi in die Praxis bringen zu lassen, weil mir dort nicht nur bessere diagnostische Möglichkeiten zur Verfügung stünden, sondern weil nach der Symptomenschilderung eine rasch wirksame Behandlung unter laufender EKG-Monitorüberwachung einigermaßen risikoarm durchgeführt werden könnte.

Von dem Taxifahrer und seiner Ehefrau gestützt, wankt der junge Mann in die Praxis. Angst steht in seinem Gesicht geschrieben, der Schweiß tropft ihm an beiden Schläfen herunter, die Hände zittern, er kann kaum sprechen.

Von früheren Behandlungen her wußte ich, daß der Patient außerordentlich sensibel und ängstlich ist, alle möglichen, auch leichteren psychischen Belastungen äußern sich meist als Herzbeschwerden ... Sein Blutdruck war bei derartigen früheren Attacken meist leicht erhöht mit systolischen Werten zwischen 160 und 180 mm Hg, die Pulsfrequenz meist um Werte bis 120 Schläge/Minute beschleunigt.

Schon der Aspekt des Kranken ließ vermuten, daß es sich diesmal um ein anderes Krankheitsereignis handeln mußte. Das EKG ergab eine sogenannte *paroxysmale Tachykardie* (anfallartiges Herzjagen) mit einer Herzschlagfolge von 240 Schlägen/Minute. Es handelt sich dabei um ein vom Patienten als ausgesprochen lebensbedrohlich erlebtes Ereignis, das aber – tritt es bei organisch herzgesunden jungen Menschen in Erscheinung – in aller Regel nicht vital bedrohend ist und das sich nach klarer diagnostischer Abklärung oft auch auf geradezu spektakuläre Weise schnell medikamentös beseitigen läßt.

Durch die hohe Pulsschlagfolge war der Blutdruck des Patienten diesmal auf 105/80 mm Hg leicht erniedrigt, was ihn aber aufgrund der stark erhöhten Herzschlagfolge an den Rand eines Kreislaufzusammenbruchs brachte. Unter laufender Kontrolle der Herzschlagfolge im EKG-Monitor spritzte ich dem Patienten zunächst eine, kurz darauf eine zweite Ampulle Verapamil, nachdem ein *Valsalva*-Versuch (Luftanhalten in maximaler Einatmungsstellung) und Kompression sowie Reibung des Nervenganglions an der Gabelungsstelle der Halsschlagader erfolglos geblieben waren. So plötzlich, wie die Herzattacke aufgetreten war, so schnell verschwand sie 20 Sekunden nach intravenöser Injektion der zweiten Ampulle des antiarrhythmisch wirksamen Medikamentes.

Der Patient erfuhr also bei einem erstmals erlebten und ihn verständlicherweise aufs schwerste beunruhigenden und beängstigenden Anfall einer tachykarden Herzrhythmusstörung eine sogenannte Wunderheilung. Die Ehefrau des Patienten, die den ganzen Diagnostik- und Behandlungsablauf mitverfolgt hatte, wäre mir vor

Dankbarkeit beinahe um den Hals gefallen. Der Mann hielt meine Hand lange und fest umschlossen; die – leider nur selten so spektakulär mögliche – eindrucksvolle Soforthilfe hatte die Bindung zwischen ihm und mir so stark gefestigt, daß durch dieses Ereignis sein Vertrauen in kurzer Zeit enorm gewachsen war, so daß dieser Vertrauensvorschuß wahrscheinlich auch bei später möglicherweise auftretenden Belastungen der Arzt-Patienten-Beziehung eine tragfähige Brücke abgeben könnte.

Eine Hintergrundanalyse dieses Falles demonstriert mehrere Perspektiven der Angstentstehung und ihrer Folgewirkung:

Soziale Integrationsschwierigkeiten hatten den Patienten zunächst aus seinem seelischen, in der Folge auch körperlichen Gleichgewicht gebracht. Trotz seines noch jugendlichen Alters und einer mit Erfolg absolvierten Berufsausbildung war er schon seit einem Jahr arbeitslos, was ihm seine der Mittelschicht angehörigen Eltern – entgegen ihren Beteuerungen – übelnehmen und als persönliches Versagen ankreiden. Die als Verkäuferin arbeitende Frau konnte sich ebenfalls nur unvollständig und oft mit kaum noch unterdrückten Ablehungsreaktionen mit der umgekehrten Rollenverteilung, also einem Ehepartner als Hausmann, abfinden.

Da der junge Mann in Gesellschaft wiederholt wegen seiner Arbeitslosigkeit gehänselt wurde, hat er sich immer mehr aus seinem bisherigen Freundeskreis zurückgezogen; bisher gemeinsam jährlich durchgeführte Fernreisen ermöglichte das geschrumpfte Einkommen jetzt nicht mehr. Die psychosozialen Schwierigkeiten verschlimmerten die psychosomatische Erkrankung, die ihrerseits bei weiterer Verschärfung der psychobiologischen Grundlage die berufliche und damit soziale Reintegration des Mannes zunehmend erschwerte und ihn immer mehr in eine Ecke drängte, wo eine gestörte gesundheitliche Verfassung um so eher als Rechtfertigungsgrund für »berufliches Versagen« erlebt wird, je häufiger und schwerer Krankheitserscheinungen auftreten und je sichtbarer sie für die Umgebung werden.

In einem ersten Gespräch acht Tage nach dem geschilderten Vorfall wirkte der Patient irgendwie erleichtert, zum ersten Mal hatte sein familiäres und soziales Umfeld erlebt, daß bei ihm bedrohliche Krankheitssymptome in Erscheinung getreten waren, die zeigten, daß er keineswegs ein »eingebildeter Kranker« war und daß er sich derzeit die ihm vom Arbeitsamt angetragene zusätzliche EDV-

Ausbildung bzw. -Umschulung mit Rücksicht auf seine angegriffene Gesundheit nicht zutrauen konnte.

Auf dieser Basis reagierte der Patient – fast wie erwartet – eher ablehnend-empört als freudig-erleichtert, als ich ihm eingehend erläuterte, daß die bei ihm jetzt erstmals in Erscheinung getretene paroxysmale Tachykardie im Grunde nur eine bedrohlich erscheinende Krankheit wäre, die bei jungen herzgesunden Menschen aber nie zu einer wirklichen vitalen Gefährdung führen würde.

Es würde noch Zeit brauchen, bis er bereit war, diesen zweifelsfreien medizinischen Sachverhalt zu akzeptieren und in sich zu verarbeiten. Vorerst hatte dieses hochdramatische Herzrhythmus-Störungsereignis bereits vorhandene Grundängste mit negativen Rückwirkungen auf die Herz-Kreislauf-Funktion noch weiter verstärkt, es kam jetzt zu nächtlichen Angstzuständen, obwohl vorläufig ein zweiter Tachykardieanfall nicht mehr aufgetreten ist.

Als ich nachts einmal dem Patienten am Telefon nur beruhigend zuredete, obwohl er um einen sofortigen Hausbesuch bat, trat die erwartete erste Spannung in unserer Beziehung auf. Diesmal hatte nicht die Ehefrau auf einer sofortigen ärztlichen Untersuchung bestanden, da der Puls des Patienten während dieses nächtlichen Angstzustandes nicht beschleunigt war, wovon sie sich selbst überzeugt hatte. Während die Herzrhythmusattacke sie in ihrer Bedrohlichkeit stark beeindruckt und ein adäquates Mitleidsgefühl mit ihrem Ehepartner hervorgerufen hatte, reagierte sie jetzt eher gereizt auf die Störung ihrer Nachtruhe, da dem Kranken nichts anzumerken war. Sein von ihm als bedrohlich erlebter Angstzustand war für die Ehefrau nicht nachvollziehbar und provozierte jetzt eher Ablehnung und Ärger.

Nachdem klargestellt war, daß es sich nicht um einen erneuten Tachykardieanfall handelte, habe ich den Besuch in der Wohnung ganz bewußt verweigert, weil unter anderem auch damit dem Patienten demonstriert werden sollte, daß er nicht damit rechnen könne, seinen Weg in die psychosoziale Sackgasse auch noch ärztlich abgesegnet zu bekommen. Denn der Patient befand sich jetzt auf dem Weg in eine Herzneurose, die, ist sie erst voll entwickelt, unter Umständen jahrelanger psychotherapeutischer Behandlung bedarf mit einer in den Spätstadien oft weniger als 50%igen Heilungschance. Ob ich diesem Patienten helfen kann, einen anderen, besseren Weg zu finden, bleibt abzuwarten.

Die Hilflosigkeit von uns Ärzten läßt sich an diesem Beispiel ebenfalls sehr gut veranschaulichen: Der Patient bräuchte nichts dringlicher als eine möglichst baldige berufliche Neueingliederung, um sich nicht weiterhin und mit immer zunehmenden Krankheitssymptomen als persönlichen Versager zu erleben und immer tiefer in die Krankheit zu flüchten, um vor sich selbst noch bestehen zu können. Mir als seinem Hausarzt ist jedoch überhaupt keine Handlungschance eingeräumt. Da in derartigen Fällen keineswegs selten schon »Rentenneurotiker« geboren werden, müßte hier eine ärztliche Eingreifmöglichkeit gegeben sein, um nicht nur im Interesse des Betroffenen, sondern auch der Solidargemeinschaft der Versicherten eine bevorzugte Reintegration in das Berufsleben zu ermöglichen.

Bei etwa gleicher Qualifikation mehrerer Bewerber müßten hier zusätzliche sozialmedizinische Gegebenheiten bei der Chancenverteilung auf einen neuen Job berücksichtigt werden. Daß dies schwierige menschliche und auch sozialethische Probleme aufwirft, wird jedem Kenner der Materie klar sein, dennoch wäre es langfristig außerordentlich kostensparend und damit im Interesse der Gesamtgesellschaft, wenn uns Hausärzten, die wir die Patienten am besten kennen, in irgendeiner Weise eine Möglichkeit gegeben würde, bei der sozialen Wiedereingliederung solcher Menschen aktiv mitwirken zu können.

Hierzu fehlt allerdings derzeit jedes Instrumentarium, wir haben noch nicht einmal einen Ansprechpartner, weder im Bereich des Arbeitsamtes noch der Arbeitgeber. Den Beamten des Arbeitsamtes, mit denen ich über solche Fragen schon des öfteren diskutiert habe, sind solche Zusammenhänge bzw. zusätzlich zu berücksichtigende psychosoziale Faktoren viel zu kompliziert und verschwommen oder zu aufwendig. Die Arbeitgeber denken in erster Linie daran, daß sie bei derartigen Mitarbeitern zumindest anfangs noch häufiger auftretende Arbeitsausfallzeiten bezahlen müssen.

Nicht nur Patienten, auch Ärzte haben Angst

Am Beispiel der dargestellten Herzrhythmusattacke einer paroxysmalen Tachykardie möchte ich aber auch einmal eine ärztliche Angstreaktion schildern, die zeigt, wieviel Unsicherheit und verdeckte Angstpotentiale heute auch in vielen von uns Ärzten schlummern:

Ein jetzt 62 Jahre alter Mann steht seit 1968 in meiner Behandlung wegen der gleichen Art periodisch auftretender Störungen der Herzschlagfolge. Über viele Jahre hindurch war es mir stets gelungen, die auftretenden Attacken durch die oben beschriebenen Therapiemaßnahmen rasch zu unterbrechen.

Vor fünf Jahren kam es bei einer damals in der Wohnung durchgeführten Injektion von zwei Ampullen Verapamil (das oben bereits erwähnte Medikament, mit dem man solche Anfälle oft schlagartig zum Verschwinden bringen kann) zu einem etwa $2^1/_2$ Minuten andauernden Herzstillstand. Der Patient war rasch bewußtlos geworden, es traten zerebrale Krämpfe auf, und ich war von diesem Ereignis zunächst so schockiert, daß ich geglaubt habe, es träfe mich der Schlag.

Unter äußerster Aufbietung aller Kräfte und Selbstkontrolle gelang es mir durch die üblichen Reanimationsmaßnahmen, die drohende Katastrophe, also den tödlichen Ausgang dieses Geschehnisses, abzuwenden. Beim nächsten entsprechenden Tachykardieanfall in der Praxis wagte ich nur noch eine Ampulle des gleichen Mittels zu injizieren, und als auch die anderen mir zur Verfügung stehenden Hilfsmaßnahmen keinen Erfolg hatten, ließ ich den Patienten vom Notarztwagen abholen und in die Klinik bringen. Obwohl die Diagnose durch die schon seit Jahren auftretenden Attacken zweifelsfrei gesichert war und in dem Krankenhaus unter einer entsprechenden Infusionsbehandlung nach einer Stunde der Anfall zum Verschwinden gebracht werden konnte, hielt man den Patienten noch drei Wochen in der Klinik fest, unterzog ihn einer maximalen kardiologischen Diagnostik und bestätigte dann schließlich die schon längst gesicherte Diagnose.

Meinem nach Rücksprache und im Interesse des Patienten geäußerten Wunsch, den Patienten beim Auftreten neuer Herzrhythmus-Störanfälle wieder in die Klinik schicken zu können (aber in der Erwartung, daß man ihn nach Beseitigung des Anfalls möglichst am gleichen oder darauffolgenden Tag wieder entlassen würde), konnte der Klinikleiter nicht entsprechen, aus – wie er mir sagte – rechtlichen Erwägungen.

Und so wiederholte sich im Rhythmus von einigen Monaten stets das gleiche Schauspiel wieder: Der Patient wurde stationär aufgenommen, der Anfall noch am gleichen Tag beseitigt, die Entlassung aus der Klinik aber erst 7 bis 14 Tage später vollzogen. Nachdem sowohl der Patient wie auch ich selbst diese ständigen mehrtägigen stationären Aufenthalte gründlich satt hatten, gab ich ihm folgenden Tip:»Sobald durch eine entsprechende Spritze oder Infusion der Herzrhythmus-Störanfall beseitigt ist, gehen Sie einfach gegen ärztlichen Rat nach Hause. Nach einer entsprechenden Unterschrift kann Sie daran niemand hindern.«

Als sich dies zum dritten Mal ereignet hatte, erklärte ihm der junge diensttuende Stationsarzt, er empfinde es als eine Unverschämtheit, daß der Patient jedesmal gegen ärztlichen Rat die Klinik verlasse. Er lasse sich das in Zukunft nicht länger bieten. Mein nunmehr erneut verunsicherter Patient suchte mich anderntags auf und erklärte mir:»Doktor, ich habe für Sie und Ihre Angst aufgrund des damaligen Zwischenfalls Verständnis, aber von jetzt an werden Sie mich wieder behandeln, und zwar genauso wie früher, und mit der Medikamentendosis, die Sie vorher ja 15- oder 20mal eingesetzt hatten, ohne daß im geringsten etwas passiert wäre.«

Ich habe dem Wunsch des Patienten entsprochen, zum Glück ist bisher nichts mehr passiert. Aber ich will nicht verschweigen, daß ich jedesmal, wenn ich eine überhöhte Medikamentendosis zum Einsatz bringen mußte, vor Angst zu schwitzen begann und ein Stoßgebet zum Himmel sandte:»Lieber Gott, nicht noch einmal einen Exitus!«

Der Leser wird sich erinnern, daß vor 20 Jahren ein Patient mit einem Herzanfall in meiner Praxis verstorben ist, und ich gebe ganz offen zu, dies hat bis heute eine latente Angst in mir wachgehalten, es könnte noch einmal ein lebend in meine Praxis gekommener Mensch tot hinausgetragen werden.

Wir leben, wie man sieht, auf beiden Seiten der Front in einem Zeitalter der Angst. Auch früher starben Menschen in ärztlichen Praxen oder Kliniken bei diagnostischen oder therapeutischen Eingriffen. Aber dies führte nicht im heutigen Umfang zu Reaktionen auf seiten der Patienten, nicht selten auch auf der juristischen Ebene.

Und so stehen sie sich gegenüber: die Angst des Patienten und die Angst des Arztes. Sie potenzieren sich und gefährden damit das Ergebnis aller therapeutischen Bemühungen. Die Arzt-Patienten-Beziehung ist labiler und zerbrechlicher geworden, die Menschen sind sensibilisiert für nachteilige Folgewirkungen ärztlicher Maßnahmen, und sie nehmen schwerwiegende oder gar tödliche Ausgänge kritischer Geschehnisse nicht mehr – wie früher oft – als unvermeidbaren Schicksalsschlag oder eine Fügung Gottes hin. Sie stellen vielmehr die Frage: Hat der Arzt nicht etwas falsch gemacht, war dies nicht Schuld des Mediziners? Denn lange ist es her, daß Goethe in seiner »Natürlichen Tochter« sagte:

So wendet voll Vertrauen sich
der tief Erkrankte, fleht um Linderung.
Fleht um Erhaltung schwer bedrohter Tage.
Als Gott erschien ihm der erfahrne Mann.

Ein so grenzenloses Vertrauen der Patienten in sein berufliches Können wünscht sich sicher jeder Arzt, entscheidet er doch nicht selten über den Ausgang eines Krankheitsverlaufs. Jeder erfahrene Mediziner weiß, daß er selbst sein wichtigstes Placebo ist. Gerade in lebensbedrohlichen Krisen kommt einer guten Beziehung zwischen Heiler und Krankem substantielle Bedeutung zu. So kommt es bei der Behebung eines lebensgefährlichen *Status asthmaticus* (drohender Erstickungstod durch Verkrampfung der Bronchialschleimhäute) oft mehr noch darauf an, wer die lebensrettenden Medikamente intravenös injiziert, als welche Stoffe in welcher Menge gegeben werden:

Über die Droge Arzt

Eine heute 57 Jahre alte Asthmapatientin (gemischte Krankheitsentstehung aus Überempfindlichkeitsreaktionen und psychosozialen Gegebenheiten) bekommt nach bereits 15jähriger Betreuung mit erfolgreicher Behandlung von mehreren hundert Asthmaattakken auf dem Weg in meine Wohnung einen so hochgradigen Erstickungsanfall, daß sie vor der Treppe meines Wohnhauses bewußtlos zusammensinkt. Unter Anwendung aller mir möglichen Mittel und Maßnahmen gelingt es zunächst, die Patientin aus der Bewußtlosigkeit herauszubringen und vor dem Erstickungstod zu bewahren. Nach eingetretener vorübergehender Besserung des Zustandsbildes erklärt mir der Ehemann vorwurfsvoll, ich wäre leider auf seinen dringenden Anruf – es war Sonntag nacht, und ich hatte keinen Bereitschaftsdienst – nicht ans Telefon gegangen, dadurch wäre wertvolle Zeit verlorengegangen und er hätte die schwer nach Luft ringende Frau in meine Wohnung schleppen müssen.

Als die Patientin aus der Bewußtlosigkeit erwachte, war ihre erste Bemerkung: »Warum sind Sie nicht gekommen?« Noch während ich ihr eine um Verständnis bittende Erklärung geben konnte, verstärkte sich die Luftnot wieder rasch und erheblich. Trotz nochmaliger adäquater medikamentöser und sonstiger Betreuung gelang es mir jetzt nicht mehr, die lebensbedrohliche Krise zu beseitigen. Zum Glück traf aus dem nur wenige hundert Meter entfernten Kreiskrankenhaus der Notarzt ein, den der Ehemann auf mein Ersuchen telefonisch schnell herbeigerufen hatte. Die Frau war inzwischen wieder bewußtlos geworden, die Atmung hatte wieder vollständig ausgesetzt, der Puls war sehr schwach, die Frequenz lag bei 160 Schlägen/Minute.

Mir war vor Elend und Entsetzen so schlecht, daß ich kaum in der Lage war, die Mund-zu-Mund-Beatmung bzw. die erneute *Intubation* vorzunehmen. Ich sandte ein Stoßgebet zum Himmel: »Lieber Gott, laß sie durchkommen, ich werde in Zukunft auch immer ans Telefon gehen!«

Die Patientin überlebte, und ich bin bis heute dafür dem Schicksal dankbar, denn obwohl ich eigentlich nichts verbrochen hatte und meine Verhaltensweise ja wohl verständlich war, hätte ich mich von der Schuld am Tode dieser Frau nie freisprechen können, weil sie in einer Weise an meine Person fixiert war, daß eben die gleichen Medikamente und Behandlungen – von einem andern Arzt ihr appliziert – keineswegs die gleiche Wirkung hatten, wie durch vorausgegangene Ereignisse wiederholt festgestellt werden konnte.

So rief mich einmal ein Schweizer Professor eines Montagmorgens in der Praxis aus der Universitätsklinik Zürich an, wo meine Patientin am Tag zuvor mit einem ebenfalls sehr schweren Asthmaanfall eingeliefert worden war. Sie hatte mit ihrem Ehemann auf dem See eine Schiffsfahrt unternommen und wurde vom plötzlichen Auftreten des Asthmaanfalls überrascht. Die Patientin war dem endgültigen Exitus bereits sehr nahe gewesen, wie mir mein berühmter und erfahrener Kollege versicherte. Man hatte die Patientin aber gerade noch vor dem Tode bewahren können, und das Überraschende war für ihn nun folgender Vorgang: Als die Patientin zu sich kam, verlangte sie, daß ihr Hausarzt von dem Geschehen informiert und um Rat über ihre weitere Behandlung gebeten werde, da er sie am besten kenne. Der Professor redete Frau F. ihr Ansinnen sanft, aber bestimmt aus. Was ihn in der Folge dann aber verblüffte, war die Tatsache, daß trotz adäquater medikamentöser

Weiterversorgung die Bronchospastik immer weiter zunahm und er sich schließlich doch veranlaßt sah, mit mir telefonisch Kontakt aufzunehmen. Uns war beiden klar, daß es sich hier nicht um ein medikamentöses Problem handelte. Selbstverständlich wußte er genausogut oder besser als ich Bescheid über medikamentöse Behandlungsmöglichkeiten eines Asthmaanfalls – aber er hatte begriffen, für die Patientin war es wichtig, daß er mit mir, ihrem Hausarzt, zu dem sie ein ungewöhnlich tiefes Vertrauen hatte, telefonisch Kontakt aufnahm. Nachdem er der Patientin von diesem »ärztlichen Konsilium« Mitteilung gemacht hatte, »wirkten« die Medikamente wieder.

Beide Ereignisse demonstrieren den enormen Einfluß unserer Seele auf unseren Körper und die existenzbedrohende Bedeutung von Angst, deren Vorhandensein bzw. Überwindung dann letzten Endes über Leben und Tod, über Rettung durch den Arzt oder endgültigen Untergang entscheidet. Auch die Autorität meines Kollegen als Universitätsprofessor hatte nicht verhindert, daß die Angst vor dem Ersticken in der Frau wieder dramatisch anstieg und damit der erwünschte therapeutische Effekt der Medikamente tatsächlich ausblieb. Das gleiche war mir vor der Treppe meines Wohnhauses passiert, als die Patientin auf der Fahrt zu mir, bereits halb am Ersticken, das Negativerlebnis verarbeiten mußte, ihr Arzt habe sie im Stich gelassen.

Wer in seinem Beruf solche Erlebnisse gehabt hat, weiß um die Gefährlichkeit und Macht der Angst und um die Wichtigkeit ihrer Bekämpfung bzw. Überwindung. Bei dem geschilderten Asthmaanfall war für jeden Anwesenden ersichtlich, daß jetzt unmittelbar eine Katastrophe drohte und sich der Tod mit Riesenschritten näherte.

Wie erdrückend und drohend aber Angst von Menschen auch dann erlebt wird, wenn sie keine für andere erkennbaren bedrohlichen Krankheitssymptome an Herz, Lunge oder anderen Körperorganen erzeugt, läßt die nachfolgende Tagebuchaufzeichnung einer meiner Patientinnen erahnen, die mich autorisiert hat, ihre Schilderung hier wiederzugeben.

»Wenn Menschen plötzlich Todesangst bekommen und ein realer Anlaß erkennbar ist – mir ist das einmal beim Bergsteigen passiert, als ich meinen männlichen Begleitern meinen Mut demonstrieren wollte –, versteht dies die Umgebung und reagiert mit Verständnis und Hilfe. Schwieriger wird es, wenn für die Umgebung nicht erkennbar ist, was einen starken Angstzustand auslöst. Anfangs bekam ich beispielsweise Platzangst im Kino oder wenn ich inmitten großer Menschenansammlungen war. Allmählich aber traten solche auch für mich völlig unverständlichen Angstanfälle aus heiterem Himmel auf, beispielsweise wenn ich abends in der Wohnung allein war, obwohl ich solche einsamen Abende schon häufig erlebt habe und mich keineswegs fürchtete.

Seit Jahren aber gerate ich nun immer öfter ohne jeden erkennbaren Anlaß in Angst und Panik, manchmal sogar am hellichten Tag und inmitten meiner Familie.

Diese Panik entsteht in einer Grauzone jenseits der Realität. Sie vollzieht sich meist im verborgensten Intimbereich des Individuums, in totaler Einsamkeit. Sie tobt sich aus auf einer der zahlreichen Isolierstationen der menschlichen Psyche, die ein nicht endender Kreuzweg der armen Kreatur zuweist. Kein Golgatha in Sicht, kein Kreuz, das zwar Tod, aber auch Erlösung verheißen würde.

Die Angst, die schließlich die totale Panik erzeugt, entsteht offensichtlich völlig sinn- und grundlos überall und jederzeit. Es gibt keinen Ort, an dem sie ihre sadistischen Spielchen nicht treiben würde. Sie verspritzt ihr tödliches Gift auf ihre Opfer am hellichten Tag ebenso wie in der Anonymität der Nacht, in der Trivialität des Ablaufs eines ganz gewöhnlichen All- und Arbeitstages ebenso wie inmitten der Geborgenheit der häuslichen Familienatmosphäre.

Die Erscheinungsformen, die Symptome der von der Angst Gefolterten sind sehr variationsreich, immer wieder anders, aber alle gleich entsetzlich: das plötzliche unangenehme Gefühl des Unwohlseins, das wie ein Wurm durch die Eingeweide kriecht. Rebellion im Magen, im Darm, Übelkeit. Brechreiz. Durchfälle. Stiche im Brustkorb. Das Stakkato des Herzschlags, das in den Ohren dröhnt. Einschnürendes Beklemmungsgefühl in der Herzgegend. Schwindel. Unsicherheit, ja Lähmung der Beweglichkeit. Parästhesien in der linken Gesichtshälfte. Zittern der Hände, die jeden Gegenstand fallen lassen. Die Zunge ist wie ein dicker Bleiklumpen, der einen widerlichen Geschmack im Mund hinterläßt. Das flatternde Zucken des Augenlids, der Lippen.

Dann die Schweißausbrüche. Die Kleider kleben am Körper, die Haare schweißnaß auf der Stirn. Meist kommt dann ein Weinen auf, ein Weinen, das nicht mehr aufhören will. Der Kopf scheint zu bersten. Dann der Wunsch, tot zu sein.

Das erste Erlebnis einer solchen Attacke ist schrecklich genug, aber noch besteht die Hoffnung auf Einmaligkeit des unerklärlichen Ereignisses. Doch die Zustände wiederholen sich. Und damit beginnt der Teufelskreis; denn jetzt ist sie da, die Angst vor der Angst. Jede Angstminute scheint neue Angstminuten zu gebären. Angst, wohin du siehst.

Die Angstsituationen sind in grotesker Weise banal. Zum Beispiel: In bin zur Bank gegangen, will Geld abheben. Eine lange Schlange von Wartenden vor mir. Ich denke an gar nichts, aber von einer Sekunde zur andern ist sie da. Ich kenne die ersten Anzeichen: das Gefühl der Unsicherheit, der Schweiß, die Zittrigkeit. Ich werde den Scheck nicht unterschreiben können, meine Finger werden meine Unterschrift nicht zustande bringen. Ich ergreife die Flucht.

Der gleiche Vorgang im Supermarkt. Ich schaffe die Kasse nicht mehr, das Aus- und Wiedereinpacken, das Zahlen. Ich lasse den Einkaufswagen stehen, wühle mich durch die Menge – nur weg, fort.

Bei Freunden überfällt es mich in fröhlicher Runde. Das Weinglas fällt mir aus der Hand, ich kann mich am Gespräch nicht mehr beteiligen, ich bitte meinen Mann, mich heimzubringen.

Im Urlaub: Die Angst hat mich erwischt mitten auf der Sonnenterrasse, umgeben von fröhlichen Touristen, ich selber gerade eben noch frohgemut. In meiner Panik werfe ich unkontrolliert viel zu viele Münzen für meinen Espresso auf den Tisch in dem Bestreben, schnell zu entwischen, mich im letzten Loch zu verstecken, bis die Dämonen sich ausgetobt haben.

Panik jetzt auch in meiner Umgebung, Aggressivität oder Weinkrämpfe zu Hause. Die Familie ist hilflos, wird dann ungeduldig. Termine mit Freunden platzen. Ich bin nicht mehr ›gesellschaftsfähig‹. Die Ehe wird wohl in die Brüche gehen.

Und dann das große Erlebnis, die Entdeckung des Tranquilizers. Halleluja. Die Pille, die der Angst den Boden nimmt, die Sonnenbrille für die Psyche, der Dämonenkiller.

Wieder Freude im Gemüt, Ruhe, Frieden. Dem arg gebeutelten Selbstbewußtsein wachsen wieder Flügel. Ich lache. Ich gehe aufrecht. Ich schaffe locker zehn Unterschriften am Bankschalter und konfrontiere mich mit Massen von Menschen, ohne daß auch nur eine einzige Schweißperle rinnt.

Die große Freiheit durch ein Krümelchen Chemie.

Das Dilemma, das danach kommt, entsteht durch die kritische Vernunft meiner Umwelt, in der samt und sonders nur ›normale‹ Menschen leben, selbstbewußte, von Natur aus fröhlich, willensstark. ›Der Tranquilizer löst deine Probleme nicht, er deckt sie nur zu!‹ – ›Du mußt mit der Angst leben, dich mit ihr auseinandersetzen, sie notfalls immer wieder ertragen.‹

Als reiner Zynismus erklingen mir solche Sprüche von Menschen, für die Angst ein Fremdwort ist. Einem Beinamputierten gewährt man die Krücke, einer ramponierten Seele nicht.

So kommt es, daß kein Happy-End stattfindet: Zu den vielen Stationen auf meinem ganz privaten Kreuzweg kommt eine neue hinzu: die Schamschwelle, die mir sehr zu schaffen macht. Jene Scham, die heimtückische Gesellin, die dir das Erfolgserlebnis nimmt und dich zum Schwächling degradiert. Die dir Minderwertigkeitskomplexe suggeriert, weil du es nicht schaffst, deine Seele baumeln zu lassen ohne Seil und doppelten Boden.«

Wen dieses – wie ich finde – erschütternde Angsterlebnis in seiner existenzbedrohenden Gewalt nicht berührt, wer sich also in die Psychohölle einer schweren Angstneurose nicht hineinversetzen kann, wird wohl kaum Zugang zu einem solchen Menschen finden und ihm wahrscheinlich auch nicht helfen können. An die Stelle ärztlicher Behandlung tritt dann die Verschreibung von Psychopharmaka, die zwar kurzfristig das Problem zu lösen scheint, aber neue komplizierende Folgewirkungen für den Patienten hat. Alle Patienten mit einer Angstneurose schildern uns immer wieder das trostreiche Erlösungserlebnis der Tranquilizerwirkung. Es grenzt zunächst fast an eine Wunderheilung, wenn unter dem pharmakologischen Einfluß dieser am Mittelhirn angreifenden Stoffgruppe solch bedrohliche Angstreaktionen praktisch gar nicht mehr auftreten. Unter einer Voraussetzung allerdings: daß solche Psychopharmaka nun regelmäßig genommen werden, so regelmäßig wie das morgendliche Frühstück.

Die psychotherapeutische Wirklichkeit in der BRD

Was aber sollen wir Hausärzte mit solchen Patienten tun, denen ihre Unsicherheiten und Ängste über den Kopf gewachsen sind und die von Mal zu Mal in immer tiefere seelische Abgründe zu stürzen drohen? Natürlich bedürften sie gezielter Psychotherapie durch speziell hierfür ausgebildete Therapeuten – ob Ärzte oder Psychologen.

Entgegen anderslautenden Behauptungen bekommen wir selbst für schwere Angstneurosen keineswegs sofort einen Behandlungstermin bei einem qualifizierten Kollegen, oder aber die einzelnen Behandlungssitzungen liegen wegen permanenter Überlastung des ärztlichen Psychotherapeuten so weit auseinander, daß das Behandlungsergebnis nicht optimal ist oder der Patient enttäuscht die Psychotherapie aufgibt. Dies ist auch 1989 noch Alltagsrealität.

Im Saarland kam es vor einigen Monaten zu einer öffentlichen Auseinandersetzung zwischen einer neugegründeten »Aktion Psychiatrie Saar« und dem Fachverband der saarländischen Nervenärzte, ob wir in diesem Bundesland eine adäquate psychosoziale Betreuung unserer Bevölkerung hätten oder nicht. Die Vertreter dieser Organisation stellten uns dies in Abrede und verlangten die Etablierung gemeindenaher, fächerübergreifender psychosozialer Behandlungsmöglichkeiten. Dr. Christian Grüneberg hielt als Repräsentant der saarländischen Nervenärzte dem entgegen, wir hätten mit 46 Nervenärzten in unserem Bundesland bereits eine Überversorgung um 210 %, wenn man die Richtzahlen der deutschen Psychiatrie-Enquete aus dem Jahre 1975 zugrunde lege. An einer ausreichenden ambulanten Versorgung der Bevölkerung mit psychotherapeutischen Behandlungsmöglichkeiten könne schon deshalb kein Mangel bestehen, weil 43 % der im Saarland niedergelassenen Nervenärzte inzwischen den Zusatztitel »Psychotherapie« erworben hätten. Weitere 47 böten die »kleine Psychotherapie« an.

Die Zahlen entsprechen in etwa dem Bundesdurchschnitt: Von 1955 bis 1987 hat sich die Zahl der ausgebildeten Nervenärzte und Psychiater von weniger als 1 000 auf 6 488 mehr als versechsfacht (allein in den letzten zehn Jahren verdreifacht), 940 aus dieser Facharztgruppe sind derzeit ohne ärztliche Beschäftigung, 382 sind nicht unmittelbar in die Patientenbetreuung eingeschaltet (Behördenangestellte, Amtsärzte etc.). Hinzu kommt, daß in der BRD inzwischen 3 000 klinische Diplompsychologen in sogenannten Delegationsverfahren – also im Auftrag von Psychiatern – an der psychotherapeutischen Versorgung der Bevölkerung beteiligt sind und weitere 6 000 dieser nichtärztlichen »Seelenbetreuer« in Krankenanstalten und anderen therapeutischen Einrichtungen mitarbeiten. Da es in der BRD aber inzwischen bereits 29 000 Diplompsychologen gibt, drängt diese Berufsgruppe immer vehementer auf eine direkte Beteiligung an der psychosozialen Betreuung der Bevölkerung im Rahmen der GKV.

Von interessierter Stelle werden dabei ganz merkwürdige Kostenvergleiche angestellt. So hat unlängst der Kassen-Psychologische Verband (KPV) die Politiker mit der Behauptung »beglückt«, die Kosten für 300 000 1985 in der BRD mit einer durchschnittlichen Verweildauer von 130 Tagen stationär behandelte psychiatrische Patienten hätten sich von 11,7 Milliarden DM auf 6,1 Milliarden DM halbieren lassen, wenn dieses Krankenkollektiv statt dessen ambulant von deutschen Psychologen versorgt worden wäre. Über derart unsinnige Vergleichsrechnungen schütteln verständlicherweise nicht nur die deutschen Psychiater, sondern vernünftigerweise auch unsere Sozialpolitiker nur den Kopf. Ein Großteil der psychiatrischen Langzeitbehandelten ist aufgrund der Schwere der psychiatrischen Symptome und Verhaltensstörungen überhaupt nicht ambulant versorgbar.

Die Lebensbedingungen dieser Menschen sind nicht nur in unseren psychiatrischen Landeskrankenhäusern und anderen psychiatrischen Fachabteilungen, sondern auch in den zahlreichen Pflegeheimen, wo ein Teil von ihnen untergebracht ist, seit die psychiatrischen Großkliniken aufgelöst worden sind, in jeder Beziehung so miserabel und menschenunwürdig, daß sich diese Gesellschaft hierfür in ihrer Gesamtheit schämen müßte, wäre noch eine ausreichende Solidarität und Sensibilität hierfür in der Bevölkerung vorhanden.

Weder die Mahnungen der deutschen Psychiater noch die erschütternden Berichte im deutschen Fernsehen haben es vermocht, die deutsche Öffentlichkeit aufzurütteln, die Politiker zu motivieren, eine bessere personelle Ausstattung dieser sozialen Einrichtungen mit Ärzten, Psychologen, Sozialarbeitern, Physiotherapeuten, Krankenschwestern und Krankenpflegern zu gewährleisten und auch eine ausreichende Versorgung mit Räumlichkeiten, sanitären Einrichtungen usw. sicherzustellen. Notgedrungen werden solche Menschen – oft nur wegen ungenügender Überwachungs- und menschlicher Betreuungsmöglichkeiten – wieder zunehmend an ihr Bett gefesselt oder mit der Psychopharmakakeule ruhiggestellt. Im saarländischen psychiatrischen Landeskrankenhaus in Merzig beispielsweise fehlen derzeit 50 % der Psychologen und Sozialarbeiter sowie 30 % der ärztlichen und pflegerischen Planstellen, wenn man die 1985 von der deutschen Krankenhausgesellschaft aufgestellten personellen Versorgungsnormen zugrunde legt. Was dies für die betroffenen Patienten für schlimme Folgen hat, wollen offenbar gerade diejenigen in unserm Staat nicht zur Kenntnis nehmen, die die Macht und die Möglichkeit hätten, hier für Änderungen zu sorgen.

Es ist ein echter gesellschaftlicher Skandal, wie wir gerade mit den Schwerstkranken unter den seelisch oder geistig gestörten Menschen umgehen! Dabei hat der Psychiater Damorow sicher recht gehabt, als er bereits 1844 formulierte: »Die Irrenpflege eines Landes gibt den untrüglichen Maßstab für den Grad der geistigen Kultur desselben und für die Höhe seiner sittlichen und intellektuellen Freiheit im allgemeinen ab.«

Das leise Weinen in den langen einsamen Nächten durchdringt nicht die dicken Klinikmauern, und damit beunruhigt es nicht diejenigen, die draußen leben und sich nicht vorstellen können, eines Tages selbst einmal in einem solchen Krankenzimmer zu liegen, auf wirksame ärztliche und menschliche Hilfe hoffend, die dann nur ungenügend gewährt wird.

Aber auch im Bereich der ambulanten Versorgung unserer psychosozialen Patienten gibt es eine Reihe von Ungereimtheiten: Unter denjenigen Menschen, denen eine Psychotherapie zuteil wird, befinden sich sechsmal soviel Akademiker wie Arbeiter, und auch andere Personen in sozial gehobenen Stellungen sind weit überrepräsentiert. Dabei ist hinlänglich bekannt, daß gerade in den sozialen Unterschichten nicht nur körperliche, sondern auch seelisch-geistige Erkrankungen häufiger vorkommen und oft auch schwerwiegender sind. Somit entscheidet letzten Endes mehr der soziale Status als die Behandlungsnotwendigkeit darüber, wem adäquate psychotherapeutische Hilfe zuteil wird.

Es verwundert daher nicht, daß man Psychotherapiepraxen in unserm Land überwiegend in den Nobelvierteln unserer Groß- und Mittelstädte antrifft; in Arbeitervierteln oder auf dem Lande kann man solche Behandlungsmöglichkeiten mit der Lupe suchen. Zwar läßt sich nicht bestreiten, daß ein gewisses Maß an Intelligenz und Bildung fast Voraussetzung für eine erfolgreiche Psychotherapie ist, doch zeigt die gegenwärtige Realität in der BRD, daß bestimmten sozialen Schichten in unserm Land kaum ein echter Zugang zur Psychotherapie ermöglicht wird.

Deshalb erstaunt es auch nicht, daß sich nach wie vor die überwiegende Mehrzahl der Menschen mit seelischen Erkrankungen an ihren Hausarzt wendet. In einer kürzlich durchgeführten repräsentativen Umfrage ergab sich, daß sich nur 34 % der Menschen mit psychischen Beschwerden und Krankheitserscheinungen direkt an einen Nervenarzt wenden. 16 % suchen einen Internisten auf, und 50 % wenden sich primär an einen Allgemeinmediziner, in der Regel also an ihren Hausarzt.

Es soll auch nicht verschwiegen werden, daß in der nichtpsychiatrischen Ärzteschaft die Zweifel an der wirklichen Therapieeffizienz der psychotherapeutischen Behandlungsverfahren – von denen es in der BRD derzeit fast 600 gibt – ziemlich weit verbreitet sind, wenn man unter Wirksamkeit lang anhaltende Besserung oder gar Heilung versteht. Da auch unter den Patienten in den letzten Jahren die Tendenz, sich mit psychosozialen Problemen an ihren Hausarzt zu wenden, eher größer als kleiner wird, wäre der erfolgversprechendste Weg, auch im Bereich seelisch-geistiger Störungen eine Verbesserung der Krankenbetreuung zu erreichen, sicherlich derjenige, diese große Gruppe der Primärärzte noch gezielter und gründlicher als bisher auf diesem Gebiet aus- und weiterzubilden. Daß hier noch ein beträchtlicher Nachholbedarf besteht, kritisieren nicht nur die Nervenärzte, von denen die Behauptung stammt, unter den Kranken mit echten Depressionen würden von Allgemeinärzten und Internisten nur 60 % sachgerecht mit antidepressiven Arzneimitteln versorgt. Über den vielerorts noch zu unkritischen Umgang der deutschen Ärzte mit Psychopharmaka wurde in einem früheren Kapitel ja bereits ausführlicher gesprochen.

In einer kritischen Gesamtbilanz muß offen zugegeben werden, daß in unserm Land derzeit von einer optimalen ärztlichen Versorgung unserer seelisch Kranken ebensowenig die Rede sein kann wie von einer stets sachgerechten medikamentösen Behandlung dieser immer größer werdenden Patientengruppe. Die nachfolgende quantitative Darstellung unserer psychopathologischen Wirklichkeit muß jedem Einsichtigen zu denken geben. Mehr noch als die Hilflosigkeit aller professionellen und nichtprofessionellen Helfer spiegelt sie das ganze Ausmaß unserer krankmachenden sozialen Wirklichkeit wider:

In der Bundesrepublik Deutschland müssen sich derzeit 1,2 Millionen Personen jährlich einer psychiatrischen Behandlung unterziehen, das sind immerhin bereits 2 % unserer Bevölkerung, 140 000 von ihnen bedürfen einer Langzeitbehandlung oder müssen sich in ihrem Leben mehrfach in eine psychiatrische Klinik einweisen lassen. 7 Millionen werden jährlich wegen seelischer Störungen ärztlich behandelt. Die deutsche Psychiatrie-Enquete 1975 hat ergeben, daß jeder dritte Bürger der Bundesrepublik damit rechnen muß, irgendwann einmal in seinem Leben Opfer einer seelischen Erkrankung zu werden, jeder sechste wird sich deswegen auch in einem psychiatrischen Krankenhaus stationär betreuen lassen müssen.

Besonders alarmierend ist die Tatsache, daß nach Mitteilungen der Kinderpsychologen und -therapeuten fast 15 % unserer Kinder mehr oder weniger deutliche Verhaltensstörungen oder psychische Auffälligkeiten aufweisen, in der Stadt doppelt soviel wie auf dem Land. Nach Mitteilungen der Weltgesundheitsorganisation haben 1986 durchschnittlich 15 bis 18 % der Bevölkerung in den westlichen Industriestaaten an seelisch-geistigen Gesundheitsstörungen gelitten. 13 000 Menschen begehen in der BRD jährlich Selbstmord, die Mehrzahl unter ihnen litt vor dieser Katastrophe längere Zeit an seelischen Störungen, ohne daß ihnen adäquat geholfen wurde.

Jahr für Jahr werden 180 000 bis 200 000 Menschen in unsere Intensivstationen eingeliefert, die erfolglos versucht haben, sich umzubringen. Hunderttausende von Bundesbürgern sind tranquilizerabhängig, 40 % von ihnen sind es durch ärztlich eingeleitete medikamentöse Behandlungen (meist Benzodiazepine) geworden, die entweder ungezielt oder zu langfristig durchgeführt worden waren. Auch unter dem ebenfalls nach Hunderttausenden zählenden Heer der Alkoholiker und Gewohnheitstrinker sind viele Menschen, die am Leben oder dieser Gesellschaft zerbrochen sind.

Diese beunruhigenden Zahlen müßten nicht nur uns Ärzte, sondern insbesondere auch alle in diesem Staat politische Verantwortung tragenden Kräfte, ja im Grunde unsere ganze Gesellschaft alarmieren.

Trotz einer kaum mehr übersehbaren, immer rapider anwachsenden Zahl emotional bedingter Krankheiten haben nicht nur wir Allgemeinmediziner, sondern auch unsere Nervenärzte den Schwerpunkt ihrer beruflichen Tätigkeit nicht entsprechend verändert. Obwohl jetzt fast viermal soviel Ärzte für Neurologie und Psychiatrie unsere Bevölkerung betreuen als vor 20 Jahren, läßt sich aus dieser Vervielfältigung des Behandlungsangebots noch keine Erhöhung der therapeutischen Effizienz in der Behandlung geistig-seelischer Erkrankungen konstatieren.

Ärzte überfordert

Es wäre sicher eine Illusion und groteske Selbstüberschätzung der Ärzte, zu glauben, sie könnten durch ihre berufliche Tätigkeit das Zunehmen der seelischen Erkrankungen, Befindens- und Verhaltensstörungen verhindern oder wenigstens verlangsamen, aber es ist dennoch deprimierend und frustrierend, sich eingestehen zu müssen, nichts oder fast gar nichts bewirkt zu haben. Da dies nicht nur in der BRD, sondern in allen Industriestaaten unabhängig von deren Medizinsystem in gleicher Weise zu beobachten ist, muß Verursachung ebenso wie Behebungsmöglichkeit im größeren gesamtgesellschaftlichen Zusammenhang der Kultur und Lebensweise dieser Völker gesehen werden. Philosophen und Psychologen sehen in der zunehmenden kollektiven Unterdrückung der Emotionalität die entscheidende Ursache für die Entstehung eines neuen Krankheitstypus, der besonders seit der Nachkriegszeit in Nordamerika und Europa immer häufiger wird. Als besonders beunruhigend erleben wir Ärzte, daß von derartigen Gesundheitsstörungen bereits immer jüngere Bevölkerungsteile befallen werden.

Bei einer vergleichenden Aufschlüsselung meines internistischen Patientenkollektivs zwischen 1967 und 1987 läßt sich eine in diesen 20 Jahren erfolgte deutliche Häufigkeitszunahme sogenannter psychosomatischer oder psychovegetativer und sonstiger funktioneller Gesundheitsstörungen besonders unter den noch relativ jungen Patienten feststellen.

Es gibt für diese Patienten eine ganze Reihe synonymer medizinischer Begriffe, was schon allein unsere Unsicherheit im Umgang mit diesen Krankheitsbildern zeigt. Bei der großen Mehrzahl fehlen noch organpathologische Befunde, doch wissen wir nicht, ob derartige gesundheitliche Störungen nicht Vorläufer späterer somatischer Schäden sind. Wir unterschätzen sicherlich heute noch erheblich die Bedeutung psychischer und emotionaler Faktoren in der Entstehung der Herz-Kreislauf-Erkrankungen, aber auch spezieller Krankheiten des Magen-Darm-Kanals und des Stütz- und Bewegungsapparates. Nur langsam akzeptieren wir, daß wahrscheinlich selbst beim Zustandekommen der Krebserkrankungen psychogenetische Momente von erheblich größerer Bedeutung sind, als wir bisher angenommen haben.

Im Umgang mit rein psychisch oder vegetativ gestörten Patienten bieten wir oft wenig mehr als sedierende Medikamente, wie der rasche Griff zum Rezeptblock erkennbar macht. Schon wegen ihrer großen Zahl von 7 Millionen Kranken jährlich muß die Betreuung dieser Menschen eine gesamtärztliche Aufgabe bleiben. Müßte von daher nicht jeder niedergelassene Arzt Psychotherapeut sein? Diese Frage wollen wir im folgenden von verschiedenen Seiten beleuchten.

Auch heute noch ist in unserer Bevölkerung die Abneigung, einen Psychiater aufzusuchen, größer, als diesen lieb ist: »Wer sich einbildet, der Psychiater könne ihm helfen, der ist wirklich reif für den Psychiater« (Wolfram Weidner). Neben bestimmten Patientengruppen gibt es auch unter den nicht psychotherapeutisch oder psychiatrisch vorgebildeten Ärzten eine gewisse Anzahl, die die gesamte Psychotherapie wegwerfend als »Quasselmedizin« bezeichnen.

Seit der britische Psychologe Hans Jürgen Eysenck in den fünfziger Jahren glaubte, nachgewiesen zu haben, daß die Therapieerfolgsquote der Psychoanalyse ziemlich genau mit der spontanen Remissionsquote der Neurosen übereinstimmte – der analytischen Therapie also eine spezifische Wirksamkeit abgesprochen werden müsse –, sind die skeptischen Äußerungen über die therapeutische Wirksamkeit der Seelenheilkunde insgesamt nie mehr verstummt.

Bezogen auf die bundesdeutschen Verhältnisse, ist auch zu fragen, ob die Doppelfunktion unserer Nervenärzte – Neurologe und Psychiater – in der heutigen Praxiswirklichkeit schon aus zeitlichen Gesichtspunkten den Anforderungen gewachsen sein kann, die eine echte Psychotherapie verlangt, die ihren Namen auch verdient.

Als Neurologe ist der Nervenarzt sozusagen der »Internist« für das Nervensystem und das Gehirn, mit diesem Aufgabenbereich steht er uns Internisten näher als den Seelenärzten. Er sucht und behandelt wie andere »Organmediziner« organische Schäden und Krankheiten, wobei er ebenso wie andere Allgemein- und Gebietsärzte die moderne Medizintechnik umfangreich einsetzt. Als Psychiater hingegen fahndet der Nervenarzt – auch 100 Jahre nach Freud – immer noch in den Tiefen und Abgründen der menschlichen Seele nach kognitiven Bewußtseinsänderungen, psychischen Verhaltensabweichungen und emotionalen Gestörtheiten.

Über Katalogisierungen und Einordnungen dieser Krankheitsphänomene sind sich die Psychiater heute weitgehend einig, schon bei der Frage nach den Ursachen gehen die Meinungen weit auseinander – beispielsweise in der Frage der genetischen Bedingtheit der

Schizophrenie. Über die erfolgreichsten Möglichkeiten einer Behandlung ist man sich im Lager der Seelenmediziner gänzlich uneinig. Von der Psychoanalyse bis zur Verhaltenstherapie, von der klientenzentrierten Gesprächstherapie nach Carl Rogers bis zur kognitiven Therapie, vom Psychodrama bis zur Urschreimethode reicht die schier unendliche Skala der Möglichkeiten. Und jeder Psychotherapeut schwört auf seine Methode und Schule. Nicht selten hält er alle anderen zumindest für weniger effektiv.

Zwar wird das Denken und Behandeln in Schulen und Kategorien nicht mehr gar so dogmatisch wie in früheren Zeiten praktiziert, doch sind die zahlreichen, auch heute noch oft öffentlich ausgetragenen interdisziplinären Streitereien und Auseinandersetzungen nicht sehr hilfreich dabei, das Vertrauen in die professionelle Seelenheilkunde zu fördern. Und auch die jahrzehntelange Weigerung insbesondere der Analytiker, sich kritischen Überprüfungen ihrer Behandlungsmethodik zu stellen, hat nicht dazu beigetragen, die Nachwehen der Eysenck-Explosion rasch wieder abklingen zu lassen. Auch die Verlagerung des Behandlungsabschlusses in die Nähe der Unendlichkeit weckte bei »normalen« Medizinern Zweifel an der Wirksamkeit der Seelenmedizin.

An der Einbindung der Psychotherapie in die kassenärztliche Betreuung hatten daher insbesondere die klassischen Psychoanalytiker kein großes Interesse. Für Krankenkassenfunktionäre stellt das Langzeit-Therapiekonzept manche Psychotherapeuten – für die Behandlungszyklen von 50 Stunden Kurzzeittherapien sind – auch heute noch eine Horrorvision dar, wenn sie an die Kosten denken. Von sich selbst überzeugte Psychotherapeuten hielten auch nichts davon, daß ihre Arbeit an einem Patienten von einem Dritten bezahlt werden sollte, sowenig wie sie einem Dritten – wer der auch immer sei – die Kompetenz einräumten, ihre Arbeit und deren therapeutische Wirksamkeit kritisch zu hinterfragen.

Wir Normalmediziner erblassen nur vor Neid, wenn wir die Forderungen unserer Psychotherapeuten vernehmen, Symptomenheilung besage gar nichts, sie wäre als therapeutisches Erfolgskriterium völlig unbrauchbar. Erst wenn der behandelte Patient eine erkenntnismäßige Neubewertung schwieriger Lebenssituationen, ein konstruktiv verändertes Verhalten und in Heilung mündende neue Gefühlserfahrungen realisiert habe, könne von einem erfolgreichen Therapieabschluß gesprochen werden.

Die Frage nach dem sogenannten Grenznutzen wird daher von

den »echten« Psychotherapeuten konsequenterweise entrüstet zurückgewiesen. Durch zahlreiche Untersuchungen ist nämlich belegt, daß starke initiale Effekte wie Angst und Depression relativ rasch zu bessern und daß die Erfolgsaussichten um so größer sind, je stärker die emotionale Beeinträchtigung des Patienten bei gleichzeitig geringer verhaltensmäßiger Beeinträchtigung ist.

Je geringer aber Wirksamkeit und Heilungserwartung einer Therapiemethode sind, um so kritischer muß die Frage nach dem Kostenträger geprüft werden. Dem einzelnen kann allein überlassen werden, was er zu einer echten oder vermeintlichen Besserung seines Lebensgefühls und Befindens auszugeben bereit ist. Kollektive Krankenversicherungssysteme müssen dagegen die Frage nach der Nutzen-Kosten-Relation kritischer stellen.

Gelingt es beispielsweise durch eine Verhaltenstherapie von 20 Stunden, eine Phobie – etwa einen unwiderstehlichen Waschzwang – so weit zu beheben, daß der betreffende Patient in seiner normalen Lebensgestaltung nicht mehr nennenswert beeinträchtigt und behindert ist, so kann man – aus dem Blickwinkel der kollektiven Zahlergemeinschaft – durchaus die Ansicht vertreten, für eine darüber hinausgehende Persönlichkeitsreifung wäre nicht mehr die Solidargemeinschaft einer Krankenkasse zuständig.

Einem in der harten Wirklichkeit der Schulmedizin erprobten Arzt fällt es auch schwer, die abwehrende Haltung der Psychotherapie nachzuvollziehen, wenn sie behauptet, die klassischen Methoden exakter Naturwissenschaft ließen sich auf die Komplexität zwischenmenschlicher Beziehungen nicht anwenden. Man müsse die Rolle der Psychotherapie mehr zwischen Wissenschaft und Weltanschauung sehen, meinen insbesondere unsere Analytiker, schon damit wären sie einer forschenden nachprüfenden Wissenschaft weitgehend entzogen. Ähnlich argumentieren auch unsere Homöopathen und Naturheilkundler, die ja auch – wie keineswegs geleugnet werden soll – Heilungserfolge aufzuweisen haben.

Geringe Effizienz der Seelenmedizin

Aber gerade hier stellt sich die Frage nach einem Placebo-Effekt. Jede als Arzneimittel einem Patienten verabreichte Substanz erzeugt mit einer Wahrscheinlichkeit von 30 % Heilwirkungen, selbst dann, wenn es sich dabei überhaupt nicht um einen Arzneimittelwirkstoff handelt. Ein kluger Arzt wird sich hierüber nicht mokieren, sondern dankbar sein für die Existenz solcher autosuggestiver Therapiechancen. Sieht man sich nun in der Fachliteratur der Psychotherapie um, fällt einem auf, daß über diesen Placebo-Effekt hinausgehende methodenspezifische Behandlungserfolge nur spärlich – um nicht zu sagen kaum – belegt sind.

Betroffen gemacht haben auch Experimente von Strupp und Hadley mit Laienhelfern: College-Studenten, die sich an die Beratungsstelle ihrer Schule gewandt hatten, wurden in zwei Gruppen eingeteilt. Die eine wurde von erfahrenen Psychotherapeuten in maximal 25 Sitzungen zweimal wöchentlich, die andere gleicherweise von normalen College-Professoren behandelt, die für ihre Fähigkeit bekannt waren, gute zwischenmenschliche Kontakte herstellen zu können. Die Patienten erhielten keine Auskunft über den Beruf des Therapeuten, dem sie zugewiesen wurden. Es wurde ihnen nur gesagt, er habe große Erfahrung in solchen Problemen, die den Patienten jetzt beschäftigten. Diagnostisch handelte es sich bei den Patienten um neurotische Depressionen, Angstzustände etc. Es ergaben sich keine deutlichen Unterschiede zwischen der Gruppe Patienten, die von den Psychotherapeuten behandelt wurde, gegenüber jener der College-Professoren.[12] Ein noch frappierenderes Ergebnis hatten Therapieversuche mit Hausfrauen und Studenten, die nach kurzer Einleitung die Funktion von Seelenberatern übernahmen. Sie erzielten gleich gute Resultate wie die professionellen Helfer in Beratungsstellen.[13]

Im Jahre 1975 hat als erster Lester Luborsky auf der Basis von 105 Studien[14] die Frage untersucht, ob man von einer spezifischen Wirksamkeit professionell betriebener Psychotherapie sprechen könne. Er kam ebenso wie Mary Lee Smith mit einer neueren »Metaanalyse« von 475 Therapieeffekt-Überprüfungen zu dem erstaunlichen und für die Seelenheilkunde letzten Endes auch niederschmetternden Resultat, daß geschickte, weder ärztlich noch psychologisch vorgebildete Laien ähnlich gute Behandlungsergebnisse aufwiesen wie hochqualifizierte Psychiater. Noch bedenklicher sind Berichte, daß psychotherapeutische Behandlungsversuche seelische Erkrankungszustände zusätzlich verschlimmern können und daß dies häufiger bei professionellen als bei Laienhelfern beobachtet wird. Einfühlsame Anteilnahme, emotionale Wärme und engagierte Hilfsbereitschaft scheinen demnach wichtiger zu sein als die Beherrschung bestimmter psychotherapeutischer Techniken.

Es stellt sich also die Grundsatzfrage, ob wir unserer Bevölkerung einen guten Dienst erweisen, wenn wir die Zahl unserer ärztlichen und nichtärztlichen Psychotherapeuten auch in Zukunft unter Inkaufname von immer weiter ansteigenden Behandlungskosten zahlenmäßig noch erheblich erhöhen. Wenn Psychotherapie nicht mehr ist als »Rent-a-Friend«, dann wäre es ja ausreichend, insbesondere die Hausärzte der Patienten stärker in die Behandlung seelischer Störungen einzubeziehen und sie dafür durch berufliche Aus- und Weiterbildung besser zu qualifizieren. Für das große Heer der psychosomatischen Erkrankungen hat sich inzwischen beispielsweise belegen lassen, daß eine kombinierte medizinische bzw. medikamentöse und psychotherapeutische Versorgung durch den gleichen Arzt die besten Behandlungsresultate bringt. Auch bei der Behandlung depressiver Patienten ist oft wegen der organbezogenen Krankheitsbilder, noch mehr aber wegen der häufigen Medikamentennebenwirkungen durch eine gezielte diesbezügliche Arzneimitteltherapie eine hausärztliche Mitbetreuung sinnvoll, ja oft sogar notwendig, weil Allgemeinärzte und Internisten in diesem medizinischen Bereich über größeres Wissen und Erfahrung verfügen. Kostengünstiger wäre eine solche stärkere Einbindung der Psychotherapie in allgemeinärztliche Behandlungsstrategien allemal.

Nicht bestritten werden soll aber in diesem Zusammenhang, daß viele von uns Hausärzten weder während unseres Studiums noch durch spätere berufliche Weiterbildung über spezielles Sachwissen verfügen, um beispielsweise die bei Phobien (Flug-, Platzangst etc.) so erfolgreiche Verhaltenstherapie selbst mit guten Erfolgsaussichten durchführen zu können. Besonnene, über ihren Tellerrand hinausblickende Psychotherapeuten, wie Horst Eberhard Richter, haben eine solche Weiterbildung schon vor Jahren vorgeschlagen und gefordert.

Dies könnte sich langfristig nicht nur als sinnvoll für die medizinische Betreuung unserer Bevölkerung, sondern auch als segensreich für unsere Gegenwartsmedizin erweisen, in dem Sinne, daß hier wieder mehr subjektbezogenes Interesse am Kranken geweckt und eine Schwerpunktverlagerung von naturwissenschaftlicher Krankheitsbezogenheit auf eine wieder mehr patientenzentrierte Krankenbetreuung erreicht würde. Dann würden vielleicht eines Tages die Menschen unsere Hochleistungsmedizin selbst dann nicht mehr als inhuman empfinden, wenn diese ihren Organdefekte beseitigenden Charakter beibehielte.

Bei der immer noch ansteigenden Zahl psychosozial bedingter Erkrankungen bräuchten auch unsere professionellen Psychotherapeuten bei Verwirklichung dieses Therapiekonzeptes nicht zu befürchten, arbeits- oder brotlos zu werden. Alle schwereren seelisch-geistigen Störungen und zahlreiche Erkrankungsformen (Schizophrenien, Psychosen, Drogen- und Medikamentenabhängigkeiten etc.) bedürfen – daran gibt es gar keinen Zweifel – einer fachspezifischen Betreuung durch gründlich und besonders ausgebildete Psychiater und Psychotherapeuten. Durch diese Konzentration auf spezielle Erkrankungen oder Krankheitsabläufe würden diese Fachleute dann auch arbeitszeitlich entlastet und könnten sich um diese Problemfälle intensiver kümmern.

Durch entsprechende Änderungen in der ärztlichen Honorarstruktur ließen sich sicher für die übrige Ärzteschaft wirksame Anreize schaffen, sich hier einer gezielten diesbezüglichen Weiterbildung zu unterziehen. Die Honorierung spezieller psychotherapeutischer Leistungen müßte dann allerdings klarer und bestimmter als bisher an eine vorhandene ärztliche fachliche Qualifikation gekoppelt werden.

Wichtiger aber noch als Änderungen der ärztlichen Honorarstruktur wäre eine geänderte berufliche Grundhaltung und eine Überwindung des vorherrschenden medizinischen Denksystems. Wir haben inzwischen zwar zur Kenntnis genommen und akzeptiert, daß insbesondere bei den psychosomatischen Erkrankungen psychische und soziale Aspekte in der Krankheitsentstehung und damit auch in der therapeutischen Beeinflußbarkeit eine entscheidende Rolle spielen, aber wir haben noch nicht in unser Bewußtsein integriert, daß es überhaupt keine Krankheiten ohne emotionale Bezüge gibt und daß selbst für den günstigen Heilungserfolg einer Operation psychische Faktoren von großer Wichtigkeit sind. Wir sollten viel mehr als bisher beherzigen, was uns Viktor v. Weizsäcker schon vor Jahren ans Herz gelegt hat: daß Krankheit schlimm ist, viel schlimmer aber noch das Leiden an den psychologischen und sozialen Folgen der hierdurch für die Betroffen verursachten Insuffizienz und damit der ihnen verbleibenden Lebensqualität.

Wir halten auch heute noch jede Verbesserung unserer bereits hochperfektionierten Medizintechnologie für einen substantiellen Fortschritt der Heilkunde und konzentrieren uns weiterhin auf die uns vertraute naturwissenschaftliche Krankheitserkennung und -behandlung. Wir gründen Selbsthilfegruppen, beispielsweise für

Koronar- und Gefäßkranke, die wir über sinnvolle Bewegungstherapie und Ernährung informieren, aber die psychischen Risikofaktoren ihrer Krankwerdung und -erhaltung kommen nur am Rand
oder gar nicht vor. Zwar wissen wir um die kausalen Zusammenhänge, aber wir setzen dieses Wissen nicht um in unsere praktischen
Therapiekonzepte. Auch müßten wir unser bisheriges diesbezügliches Wissen an unsere Patienten weitergeben, wenn wir eine Verbesserung unserer therapeutischen Effizienz erreichen wollen. Voraussetzung für eine erfolgreichere Medizin wäre aber eine Neubesinnung und Neuorientierung in unseren eigenen Wertvorstellungen, nicht nur hinsichtlich unserer beruflichen Aufgabenstellung,
sondern auch hinsichtlich des allgemeinen Lebenssinns unserer eigenen menschlichen Existenz.

Verdrängung von Emotionen macht krank

Zwar verspüren wir wie alle Menschen in unserer Zivilisation immer
stärker das sprachlose Aufbegehren unserer verdrängten Emotionalität (H. E. Richter), aber wir haben es weder als Ärzte noch als
Menschen geschafft, der immer unübersehbarer werdenden Selbstentfremdung zu entgehen. Wie sollen wir unseren Patienten bei einer kritischen Überprüfung ihrer Lebensweise und ihres Daseins-
sinns sowie ihrer sozialen Rollen und Verwurzelungen behilflich
sein, wenn wir selbst weder als Personen noch als professionelle
Heiler eine Antwort auf die wesentlichen Lebens- und Existenzfra-
gen gefunden haben? Überspitzt könnte man formulieren: Wir Ärzte müssen uns mehr oder weniger selbst behandeln oder therapieren
lassen, um im erweiterten Bewußtsein über krankmachende Einflüsse unserer Gesellschaft unsere Patientenbehandlung effizienter
machen zu können. Die nötige Zeit dazu werden wir angesichts der
auf uns zukommenden Ärzteschwemme bald haben. Aber wer
selbst noch im dunkeln tappt, kann anderen nicht zum Sehen verhelfen, wer selbst krank ist, kann andere kaum gesund machen. Obwohl sich der Glaube an den technischen Fortschritt immer mehr als
selbstzerstörerischer entfremdender Wahn erweist, verbleiben wir
beruflich wie privat im rationalistischen Sachdenken und verleug-
nen den Anspruch unserer eigenen Emotionalität genauso hartnäk-
kig wie denjenigen unserer Patienten.

Zwar leiden wir inzwischen unter zunehmenden Zweifeln an Ziel-

und Wertvorstellungen unseres beruflichen Tuns, auch unsere soziale Sensibilität sowie unser Wissen über psychoemotionale Bedingtheit von Kranksein und -werden haben zugenommen, aber hat dies zu einem neuen Berufs- und Aufgabenverständnis geführt? Ist die Bedeutung des Patienten als Subjekt in der Arzt-Patienten-Beziehung dadurch wirklich größer geworden, haben sich die Grundmuster unserer ärztlichen Handlungsweisen inzwischen verändert? Dringen wir mit unseren Hilfsbemühungen tatsächlich in die persönliche Lebenswirklichkeit unserer Patienten vor? Räumen wir ihrem individuellen Krankheitserlebnis und ihrer eigenen Krankheitsdeutung den Stellenwert und die Zeit ein, die ihnen zukommen müßten? Die wenigsten von uns Ärzten haben es bis heute geschafft, einen selbstkritischen Neubeginn zu machen und einen immer stärkeren Schwund unserer beruflich-geistigen Identität zu verhindern. Inmitten unserer medizintechnischen Hochburgen haben wir vergessen, wie Viktor v. Weizsäcker Medizin definiert hat – »als eine Weise des Umgangs des Menschen mit dem Menschen«.

Unsere berufliche Wirklichkeit heißt bis heute Krankheitssymptomen-Unterdrückung, schon sehr viel seltener -Behebung. Wir fühlen uns bereits fortschrittlich, wenn wir uns um krankheitsverbessernde Verhaltensänderungen in der Lebensweise unserer Patienten bemühen, aber in die oft bedrückende, krankmachende psychosoziale Lebenssphäre unserer Kranken greifen wir meist nicht einmal ansatzweise ein. Im Bereich der Arbeitswelt ermöglichen uns dies auch weder die führenden wirtschaftlichen noch die politischen Kräfte. Auch hierin spiegeln sich die ständig steigenden Kosten in unserem Gesundheitswesen. Aber auch unsere Patienten verschließen sich weitgehend ärztlichen Eingriffsmöglichkeiten. Ihr Gesundheitsbewußtsein ist zwar deutlich gewachsen, nicht aber ihre Bereitschaft, ihr Leben gesünder zu gestalten. Und so bleibt uns – zur Freude unserer Pharmaindustrie – trotz aller neugewonnenen Einsichten letzten Endes doch nur der Rezeptblock als von allen Seiten akzeptierte Bequemlichkeitsmedizin.

Bei H. E. Richter habe ich gelesen:

»Im Gegensatz zu den rein auf Symptomenbeseitigung bzw. auf Verhaltensänderung abgestellten Verfahren maßt sich die Psychoanalyse an, der freien psychischen Entfaltung des Menschen und der Aufdeckung und Bearbeitung der diese Entfaltung hindernden Konfliktfaktoren zu dienen.«

207

Uns Primärärzten an der medizinischen Alltagsfront erscheinen solche Gedanken als utopische Wunschträume, für deren Verwirklichung erst eine neue Gesellschaft geschaffen werden müßte. Die psychischen Wurzeln unseres sozialen Fehlverhaltens scheinen tief drinnen in unserer Industriekultur zu liegen, die die menschliche Verhaltensweise mit zunehmender Dauer ihrer Existenz immer nachdrücklicher und negativer beeinflußt.

Wer schon seit Jahrzehnten in der Krankenbetreuung unseres Landes tätig ist, muß mit Beunruhigung die offenbar unaufhaltsam fortschreitende innere Selbstentfremdung unserer Gesellschaft zur Kenntnis nehmen, die in einer immer rascher rotierenden, aber am falschen Platz ansetzenden medizinischen Leistungsspirale die Folgen falscher Arbeits- und Freizeitstrukturen korrigieren oder wenigstens lindern will, anstatt bei einer wesentlich mehr Erfolg versprechenden Prävention psychischer Entfremdung und Erkrankung anzusetzen.

In unseren Schulen wird auch heute noch unseren Kindern eine Unmenge unwichtigen Lernstoffes eingetrichtert, elementares Wissen über Krankwerdung in unserer Zeit bzw. Gesunderhaltung auch unter den gegenwärtigen soziokulturellen Lebensbedingungen wird ihnen dagegen nicht vermittelt. Wir, d. h. die helfenden Berufe, Ärzte, Psychologen, Theologen, haben bis heute auch wenig Bereitschaft und Engagement erkennen lassen, unserer heranwachsenden Generation – die bereits früher und in stärkerem Ausmaß psychosoziale Folgeschäden als die vorangegangene aufweist – informative Hilfestellung für existentielle Behauptung und Gesunderhaltung in einer schwierigen kulturellen und gesellschaftlichen Umbruchphase zu vermitteln.

Kompetenzgerangel

Unsere Psychotherapeuten aber bleiben – wie Richter ihnen mit Recht vorhält – überwiegend in ihrem professionellen Getto, wo sie unter ihresgleichen sind, umgeben von einer Krankenklientel, die ihren Erwartungen und geistigen Ansprüchen noch am ehesten gerecht wird. Es kann daher nicht erstaunen, daß ihre bisherige Breitenwirkung praktisch nahe Null geblieben ist. Wenn sich dies auch in Zukunft nicht ändern sollte, müssen andere Berufsgruppen in die Bresche springen (beispielsweise nichtärztliche Psychologen), um eine Aufgabe anzugehen, die im Interesse unserer Volksgesundheit immer wichtiger und dringender wird.

Wenn besonders in den letzten Jahren die Vorwürfe seitens der Psychiater an uns Hausärzte – also überwiegend praktische Ärzte, Pädiater und Internisten – häufiger wird, wir würden Patienten mit seelischen Störungen und Verhaltensproblemen zu selten und vor allem oft zu spät in die Hände des Fachmannes geben, so darf hierauf erwidert werden, daß 70 bis 80 % der Klientel unserer Nervenärzte ihnen von uns zugewiesen werden. Andererseits hat sich aber, wie oben ausgeführt, nicht beweisen lassen, daß dadurch mehr unserer seelisch kranken Patienten geheilt oder wenigstens entscheidend gebessert worden sind. Ich habe versucht zu begründen, warum dies auch in Zukunft so bleiben wird, ganz gleich, ob wir nun noch mehr Psychiater und Psychotherapeuten ausbilden und der Bevölkerung zur Behandlung ihrer seelischen Störungen zur Verfügung stellen oder ob wir die gesamte Ärzteschaft zu Mini-Psychotherapeuten weiter- bzw. ausbilden.

Dennoch erscheint mir der letztere Weg erfolgversprechender; kostengünstiger für die Gesellschaft wäre er in jedem Fall. Voraussetzung aber für jedes neue, vielleicht effizientere Therapiekonzept wäre das grundsätzliche Eingeständnis, daß Wunsch und Wirklichkeit der Psychotherapie in der BRD so weit auseinanderklaffen, daß bald irgend etwas geschehen muß. Dann bestünde die Hoffnung, daß eines Tages Thure v. Uexkülls Vorwurf »Es gibt eine Medizin für Körper ohne Seelen und eine für Seelen ohne Körper« nicht mehr berechtigt ist. Denn den unsinnigen kartesiánischen Gegensatz zwischen Körper und Seele, der auch heute noch unsere Medizin entgegen allen anderslautenden Beteuerungen beherrscht, gestatten sich nur die im europäischen und nordamerikanischen Kulturraum lebenden Völker.

Unsere Psychologen sagen uns, daß jede Gesellschaft ihre eigenen kollektiven Angststrukturen produziert. Das Wissen um die Spezifität und Verursachung unserer kollektiven Gegenwartsängste haben wir inzwischen erworben. Neben einer immer stärkeren Zerbröckelung unserer psychosozialen Basis und einem immer rascheren Zerfall zwischenmenschlicher personaler Beziehungen gehört zu den Hauptursachen unsere unkreative Arbeits- und Lebensweise mit immer stärkerer Einengung oder Unterdrückung unserer Elementaremotionalität.

An unseren drogen- und alkoholkranken sozialen Randgruppen

wie auch der rasch anwachsenden kriminellen Energie in unserer Gesellschaft können wir erahnen, was da in Zukunft an Konfliktpotential rasch und unabweisbar auf uns zukommt, wenn wir für unsere Gesellschaft keinen weniger krankmachenden allgemeinen Lebensmodus zu entwickeln imstande sind. Wenn wir nicht rechtzeitig nach einem Weg aus dieser soziokulturellen Gesellschaftskrise suchen, könnte unsere Epoche als Zeit der Angst und Entfremdung in die Menschheitsgeschichte eingehen.

FAZIT

Im Jahre 1988 wurden 780 000 Patienten in der BRD in psychiatrischen Anstalten stationär behandelt. Es gibt in unserem Land mindestens 500 000 schwer oder chronisch psychisch kranke Personen, 80 % von ihnen sind älter als 60 Jahre. 60 000 von ihnen dämmern unter meist elenden Lebensbedingungen in psychiatrischen Anstalten ihrem Ende entgegen, 100 000 weitere hat man im Rahmen der Psychiatriereform nach 1975 in Altenpflegeheime abgeschoben. Die überwältigende Mehrzahl von ihnen wird dort weder fachpsychiatrisch noch psychologisch oder sonstwie den Möglichkeiten unserer modernen Medizin entsprechend betreut.

Mehr als 100 000 geistig-seelisch dauerhaft kranke Menschen in unserem Land stehen im mittleren Lebensalter, 90 % von ihnen sind Dauerarbeitslose, die sich existentiell mühsam an der Armutsgrenze am Leben halten. Noch mehr als die Tatsache, daß inzwischen jeder vierte Bundesbürger über 65 Jahre an behandlungsbedürftigen psychiatrischen Störungen leidet – darunter allein rund 200 000 Personen mit Alzheimerscher Krankheit, die einem in ihrer seelischen Erstarrung oft wie Gestalten aus einem Schattenreich vorkommen –, muß alle im Gesundheitsbereich Verantwortung Tragenden die Tatsache schockieren, daß inzwischen auch 7 bis 15 % der etwa ein Viertel unserer Bevölkerung ausmachenden Kinder und Jugendlichen bis zum 18. Lebensjahr als psychisch auffällig oder krank angesehen werden müssen. Rund 5 % von ihnen sind derzeit längerfristig behandlungsbedürftig.

Zumindest eine vorübergehende fachliche Betreuung durch speziell ausgebildete Kinder- und Jugendpsychiater und -psychologen wäre für etwa 700 000 Menschen aus dieser Personengruppe erforderlich. (1987 gab es in der BRD ganze 143 Kinder- und Jugendpsychotherapeuten!)

Die von interessierten Ärztekreisen immer wieder zu hörende Behauptung, man sei in der Lage, auch die psychotherapeutische Betreuung der bundesdeutschen Bevölkerung sicherzustellen, wird durch folgende Zahlen widerlegt: Von den 13 480 Behandlungsfällen in der sogenannten kleinen Verhaltenstherapie (15 bis 30 Sitzungen) wurden 10 969 an Psychologen überwiesen, bei der großen Verhaltenstherapie waren es 2 625; gerade 74 wurden von Ärzten geleistet. Doch in diesem Delegationsverfahren kommen nicht einmal 50 % der einer Psychotherapie Bedürftigen in den Genuß einer adäquaten Therapie. Rund 65 000 Menschen fanden 1987 weder bei einem Arzt noch per Delegationsverfahren einen Therapieplatz. Im Rahmen der Blümschen Reformgesetze hat sich diese Situation noch verschärft, weil die bisher großzügige Kostenübernahme durch manche Krankenkassen (beispielsweise Technikerkrankenkasse) nun nicht mehr möglich ist.

Der zusätzliche Finanzbedarf für eine ausreichende psychotherapeutische Betreuung der BRD-Bevölkerung wird auf 2 Milliarden DM geschätzt. 1987 gaben die gesetzlichen Krankenkassen für Psychotherapie erst rund 82 Millionen DM aus, das waren 0,295 % der Aufwendungen für ambulante Behandlung durch Ärzte und Zahnärzte und 0,071 % der gesamten Kosten der gesetzlichen Krankenversicherung. Allein für die von den Ärzten verschriebenen Tranquilizer der Benzodiazepin-Gruppe werden in unserem Land dagegen 400 bis 500 Millionen DM jährlich ausgegeben (also fünf- bis sechsmal soviel, wie die GKV für Psychotherapie an die Psychologen zahlt). Seit ihrer Einführung in den sechziger Jahren waren das etwa 10 Milliarden DM.

Mißbrauch ärztlich verordneter Drogen ist nach Daten der amerikanischen Behörden in den USA für mehr Drogenschäden und für mehr Drogentote verantwortlich als der Konsum aller illegalen Drogen zusammengenommen. Fast 60 % aller ärztlichen Notfälle infolge von Drogenmißbrauch und 70 % aller einschlägigen Todesfälle lassen sich auf verschreibungspflichtige Medikamente zurückführen, schreibt Dr. C. A. Raymond im »Journal of the American Medical Association (JAMA)«. Im August 1987 wurde der praktische Arzt Dr. Karl S. wegen Körperverletzung in dritter Instanz vor einem Oberlandesgericht verurteilt, weil er einer tranquilizerabhängigen Patientin weiterhin Lexotanil verschrieben hatte. Im gleichen Jahr wurde der Bielefelder Arzt Dr. Rudolph S. zu 250 000 DM Geldstrafe verurteilt. Er hatte jahrelang medikamenten- und alkoholabhängigen Patienten große Mengen Beruhigungsmittel verschrieben. Wer die körperlichen und seelischen Höllenqualen solcher Menschen – die oft zahlreiche (zunächst meist allein und geheim durchgeführte) Entzugsversuche hinter sich haben, bevor sie sich hilfesuchend an andere wenden – einmal konkret miterlebt oder gar miterduldet hat, wird Verständnis für die Bestrafung professioneller Heiler haben, die diese armen Menschen oft ohne vorwarnende Aufklärung in diese schwierige Lebenslage gebracht haben, die ihre meist zuvor schon große psychosoziale Not nur noch erheblich und in bedrohlicher Weise verschlimmert.

Immerhin haben wir in der BRD inzwischen 500 000 benzodiazepinabhängige Menschen! Daß es auch anders geht, zeigt unter anderem das japanische Beispiel. Dort ist diese »stille Seuche« (Kornhuber) sehr selten, und der Anteil der Tranquilizer in der Medikamenteneinnahme liegt nur bei 1%.

Wie wir gesehen haben, läßt die therapeutische Effizienz und damit die Kosten-Nutzen-Relation der Psychotherapie durchaus zu wünschen übrig, doch solange wir nicht im Rahmen einer Gesundheitsprävention bereit sind, nicht nur mehr für unsere körperliche, sondern auch für unsere geistig-seelische Gesunderhaltung zu tun, haben die Opfer einer durch ihre Inhumanität krankmachenden Gesellschaft Anspruch auf Betreuung, zumindest solange diese sich als soziale Demokratie begreift und bezeichnet.

Wie fast stets gilt: Je tiefer der soziale Status, desto häufiger die psychischen Schäden, desto geringer aber auch die Chance einer Psychotherapie und desto größer die Wahrscheinlichkeit und Gefahr einer medikamentösen Dauerruhigstellung. Und so werden wir Mediziner – wenn auch ungewollt – zu den Vätern und Verursachern der Medikamentenabhängigkeit.

Wie in allen westlichen Industriestaaten »medikalisieren« auch wir BRD-Ärzte besonders die Randgruppen, die »ausgeflippten« Jugendlichen, die sozial isolierten Alten und die durch Beruf und Familie überforderten Frauen. Mit dürftigen Worten und hilflosen Behandlungsversuchen, aber großzügigem Rezeptieren von Psychopharmaka decken wir gesellschaftspolitischen Sprengsatz zu. Zwei Drittel aller Tranquilizer verordnen wir Frauen, damit sie trotz permanenter und oft lebenslanger Überforderung stillhalten in ihrer geschlechtsspezifischen Benachteiligung, die auf ihre Psyche drückt, weil sie sich nicht mit Auflehnung und Aggressionen zu wehren wissen oder getrauen.

Mit den Frauen aber werden ihre Kinder krank, die – von den Eltern oft zuviel allein gelassen – im stundenlagen Sitzen vor dem Fernseher oder Computer einen Ausgleich zu finden versuchen für das auch den jungen Menschen dieser Generation inzwischen weitgehend abhanden gekommene Gruppenerlebnis, das nicht nur für die Entfaltung von Kreativität und Solidarität, sondern auch für das innere Wohlbefinden in einer Zeit wichtig ist, die bereits vorbestimmend für psychosoziale Gesundheit und gelingende gesellschaftliche Integration ist.

Die weite Verbreitung der Psychopharmaka resultiert nicht aus ihrer Nützlichkeit, sondern ihrer ruhigstellenden Potenz. Je geringer und seltener ihre Nebenwirkungsquoten, desto besser lassen sie sich zur Systemerhaltung soziokultureller Strukturen einsetzen. Wer von den Ärzten nicht geheilt werden kann, will wenigstens seine Krankheitssymptome erträglich gemacht bekommen – und was bleibt den Ärzten da schon viel anderes übrig als der Griff zum Rezeptblock!

Diese Gesellschaft kritisiert unser hilfloses Verhalten, aber sie zeigt uns keinerlei, in reales berufliches Handeln umsetzbare Alternativen auf und gestattet und ermöglicht uns auch keine Eingriffe in kranke und krankmachende psychosoziale Strukturen und Lebensweisen.

Die Lage in der bundesdeutschen Psychiatrie liefert jedem, der es sehen will, ein bedrückendes Spiegelbild dessen, wie wir – entgegen allem politischen Sonntagsgeschwätz – mit unseren geistig-seelisch krank gewordenen Mitbürgern umgehen. In einer psychiatrischen Klinik kommen 19 Patienten auf einen Arzt, in einer somatischen durchschnittlich je nach Versorgungsstufe nur 5 bis 10. Und auch das eingesetzte Finanzvolumen ist grotesk zuungunsten der psychiatrischen Patienten verzerrt. Auch deshalb besteht wenig Hoffung, daß die Zahl der langen und leidvollen psychiatrischen Patientenkarrieren in unserer Gesellschaft nicht noch weiter ansteigen wird. Die Hilflosigkeit der Patienten und der Mediziner ist für beide Teile niederdrückend und frustrierend, sie kann jedoch nur durch einen neu zu schaffenden Konsens unserer Gesamtgesellschaft beseitigt oder wenigstens gemildert werden.

Anhang:
Das Tranquilizer-Problem

Unter Psychopharmaka verstehen wir heute (die überholten älteren Substanzen wie die Barbiturate oder kaum mehr eingesetzte Stoffe wie die MAO-Hemmer bleiben dabei unberücksichtigt) drei Medikamentengruppen: die Tranquilizer, die Neuroleptika und die Antidepressiva. Die beiden letzteren Substanzklassen haben auch bei sachgerechter Dosierung ein erhebliches Nebenwirkungspotential und machen im pharmakologischen Sinne nicht süchtig oder abhängig. Mit ihnen wird daher wesentlich weniger Mißbrauch getrieben als mit den Tranquilizern, einer ungewöhnlich gut verträglichen Medikamentenart, die wegen ihrer angstlösenden, entspannenden und muskelerschlaffenden Wirksamkeit weltweit zu den am häufigsten verordneten Medikamenten zählen. Obwohl ihr Konsum nach Bekanntwerden ihres abhängigmachenden Potentials in den letzten vier Jahren in der Bundesrepublik um 15 bis 20 % zurückgegangen ist, nehmen immer noch Millionen in unserm Land solche »ihre Seele glättenden« Medikamente ein, darunter 2 bis 3 Millionen so regelmäßig wie das tägliche Brot. Denn sie sind abhängig, süchtig geworden.

Mehr als 90 % dieser sämtlich rezeptpflichtigen Präparate, die in der BRD auf dem Markt sind, sind sogenannte Benzodiazepine (Valium, Tavor, Lexotanil, um nur die am häufigsten verordneten beim Namen zu nennen), die – und darin besteht der Teufelskreis – bei ihrem Absetzen genau diejenigen Krankheitserscheinungen auslösen, derentwegen sie ursprünglich verschrieben wurden: innere Unruhe, Schlafstörungen, Zittrigkeit, Herzklopfen, Schweißausbrüche, unmotivierte Angstzustände bis zu ausgesprochener Panikreaktion usw. Diese Entzugssymptome sind so quälend und lang anhaltend, daß es ein Patient ohne fremde, also ärztliche psychologische und psychotherapeutische Hilfe kaum je schafft, von diesem »Teufelszeug« wieder loszukommen. Wohlgemerkt: An dem pharmakologisch-therapeutischen Profil der im Grunde hervorragenden und eigentlich fast ideal verträglichen Medikamente kann kein Zweifel bestehen, bedenklich ist die Gefahr des Abhängigwerdens.

Jeder Hausarzt, Internist, Nervenarzt hat schon einmal die ungeheure Not und seelische Qual erlebt, in der sich solche Menschen befinden, wenn sie den Versuch machen, sich von ihrer »stillen Seuche« zu befreien:

Eine 45 Jahre alte Frau kommt erstmals in meine Sprechstunde und klagt über eine in den letzten Wochen stärker in Erscheinung getretene innere Unruhe, manchmal auftretendes Herzklopfen, eine allgemeine Zittrigkeit, verstärkte Schweißneigung und auch Schwierigkeiten mit dem Einschlafen. Bei der körperlichen Untersuchung decke ich nichts Pathologisches auf, auch in psychischer Hinsicht wirkt die Patientin unauffällig, eigentliche familiäre oder sonstige Konfliktsituationen sind nicht festzustellen, für eine endogene oder klimakterische Depression ergibt sich ebenfalls kein konkreter Anhaltspunkt.

Das abschließende Arzt-Patient-Gespräch war – so hatte ich den vagen Eindruck – nicht sonderlich ergiebig, zumindest blieb die Patientin beim Hinausgehen an der Tür noch einmal stehen, sie fragte zaghaft: »Verschreiben wollen Sie mir nichts? Wovon sollen denn die Beschwerden nun wohl weggehen?« Ich bat sie, noch einmal Platz zu nehmen, die in Erwägung gezogene Verordnung eines Betarezeptorenblockers in niedriger Dosis verbot sich wegen des schon seit 20 Jahren bekannten relativ niedrigen Blutdrucks, ein Magnesiumpräparat und pflanzliche Beruhigungsmittel hatte sie sich bereits selbst in der Apotheke gekauft.

Nach Erläuterung der Tranquilizer-Problematik verschrieb ich ihr Tavor; ich rezeptierte ihr nur 20 Tabletten mit der Aufforderung, dieses Medikament nur wenige Tage einzunehmen und es nach eingetretener Symptomenbesserung langsam ausklingen zu lassen bzw. nur noch nach Bedarf in niedriger Dosis zu nehmen.

Nach zehn Tagen kann sie freundestrahlend wieder und berichtete, sie fühle sich wieder völlig wohl und gesund, sie bedanke sich für das vorzügliche Medikament, das ich ihr verordnet hätte. Auf meinen Hinweis, ihr das Präparat wegen der Möglichkeit einer späteren Abhängigkeit nur noch einmal verschreiben zu können, reagierte sie mit einem verlegenen Lächeln und einem leicht indignierten Blick. Er besagte in etwa: »Doktor, stellen Sie sich doch nicht so an, ich habe eine Lösung meiner gesundheitlichen Probleme gefunden, warum wollen Sie mir dieses hervorragend wirksame Medikament, das ich auch völlig ohne jede Nebenwirkung vertrage, nicht mehr verschreiben?« Meine Einwände nahm sie offenbar nicht ernst, obwohl ich mich klar und ohne Verwendung von Fremdwörtern artikuliert hatte.

Ich bekam sie eine Zeitlang nicht mehr zu Gesicht, denn in meiner Sprechstunde tauchte sie nicht mehr auf. Ein Jahr später traf ich sie in der inneren Abteilung unseres Kreiskrankenhauses. Sie hatte sich von einem Kollegen den Tranquilizer weiter verschreiben lassen, um einer zu erwartenden Auseinandersetzung mit mir aus dem Wege zu gehen. Ein Versuch nach einigen Monaten, von dem Beruhigungsmittel wieder wegzukommen, war fehlgeschlagen; nach einem akuten Ehekonflikt hatte sie mit dem Medikament einen Demonstrations-Selbstmordversuch gemacht. Sie ging nicht – wie in derartigen Fällen meist üblich – grußlos und den Kopf abgewandt an mir vorbei, sondern blieb zögernd stehen und meinte: »Hätte ich damals nur auf Sie gehört!«

Sie war zwischenzeitlich auch wegen ihrer seelischen Befindensstörung in nervenärztlicher Behandlung gewesen, hatte diese Therapie wegen eines ihrer Meinung nach ausbleibenden therapeutischen Effektes dann aber eigenmächtig abgebrochen. Der Nervenarzt hatte zu diesem Zeitpunkt keine Möglichkeit gesehen, den Tranquilizer abzusetzen, und ihn ihr seinerseits weiterverordnet.

Da neben den Kopfschmerzen Schlaflosigkeit die häufigste Befindensstörung in der deutschen Bevölkerung ist – etwa jeder fünfte Patient klagt darüber – und Tranquilizer dabei gute Dienste leisten, ist dies der häufigste Grund für ihre Verschreibung. Gestörter Schlaf ist – wie auch die Kopfschmerzen – ein typisches Symptom in den Industrieländern, sie resultieren aus der hektischen, unbiologischen und psychosozial gestörten Lebensweise unserer Bevölkerung.

Wissen muß man aber, daß bei mehr als einem Drittel der Menschen mit Schlafstörungen diesen ganz konkrete andere Krankheitsursachen zugrunde liegen, etwa Herzkrankheiten, chronische Lungenerkrankungen mit Behinderung des Sauerstoffaustauschs, zerebrale Durchblutungsstörungen usw. Nicht selten werden Ein- oder Durchschlafstörungen auch durch die Einnahme spezieller Medikamente (Betablocker, Antidepressiva usw.) erzeugt, was viele Patienten nicht wissen. Auch das bekannte Pickwick-Syndrom (eine von Charles Dickens bei einer seiner berühmten Romanfiguren erstmals beschriebene Störung des Schlaf-Wach-Rhythmus) zählt zu den möglichen Ursachen eines derart durcheinandergeratenen biologischen Grundrhythmus.

Viele Ärzte nehmen die diesbezüglichen Klagen ihrer Patienten leider nicht ernst genug. Die Beschwerden stellen in jedem Fall eine ganz erhebliche Beeinträchtigung der Lebensqualität dar. Auch

Genußmittel (Bohnenkaffee, aber auch abendlicher Nikotin- oder Alkoholabusus) können eine solche Schlafstörung herbeiführen oder zumindest verschlimmern.

Jeder Mensch, der erstmals mit Schlafstörungen zu tun hat, sollte also zunächst einmal einen Arzt aufsuchen, um eine genaue Diagnose erstellen zu lassen und nach Möglichkeit eine zugrundeliegende Ursache der Befindensstörung herausfinden. Solchen Patienten ist dann oft durch eine gezielte Therapie zu helfen, während die kritiklose regelmäßige Einnahme von Schlafmitteln ihnen nur zusätzliche Probleme bringt und sie gesundheitlich darüber hinaus manchmal auch erheblich gefährdet.

Wissen sollte man auch, daß Schlafmittel oft bereits nach wenigen Wochen ihre pharmakologische Wirkung verlieren, sie wirken dann nur noch durch Autosuggestion (Placebo-Effekt), verursachen aber trotzdem eine Abhängigkeit, die zu beseitigen erhebliche Anstrengungen und viel Geduld sowohl seitens des Patienten wie auch seines Arztes erfordert.

Angstzustände und -reaktionen, von der harmlosen und vorübergehenden Examensangst bis zur schweren, lebensbedrohlich erlebten Phobie des Neurotikers, sind die zweithäufigste Ursache für die Verschreibung und Einnahme von Tranquilizern. Ihre ausgeprägte angstlösende Wirksamkeit ist eindrucksvoll, und natürlich sind wir Ärzte froh, diese Pharmaka zur Verfügung zu haben. Auch der kritischste und vorsichtigste Arzt wird in bestimmten therapeutischen Situationen nicht ohne den Einsatz der Benzodiazepine auskommen und auch gar nicht auskommen wollen. Das entscheidende Problem ist nur die zu häufige, zu kritiklose Verschreibung bzw. die zu lange Einnahme. Da alle Präparate dieser Stoffgruppe verschreibungspflichtig sind, können wir Ärzte die Verantwortung nicht von unseren Schultern abwälzen, zum Helfer oder Komplizen der Medikamentensucht geworden zu sein.

Im Frühjahr 1989 hat in Frankreich die Zeitschrift »Science et vie« (Wissenschaft und Leben) durch einen anklagenden Artikel gegen die Ärzte eine öffentliche Debatte über dieses Problem ausgelöst. Man beschimpfte die französischen Ärzte, »Dealer für Beruhigungsmittel« zu sein, weil bei unsern Nachbarn mit jährlich 3,5 Milliarden Beruhigungspillen (80 Pillen pro Erwachsenen) mehr Psychopharmaka konsumiert werden als in jedem andern Land der Erde. Der französische Verbrauch liegt daher noch wesentlich höher als in der BRD, er ist fünfmal höher als in den USA und zwanzigmal höher als in Japan. Wie auch bei uns sind es hauptsächlich die Praktiker, die die meisten (85 %) Beruhigungsmittel verschreiben, während die Psychiater und Neurologen beim Verordnen viel vorsichtiger sind.

Obwohl uns Ärzte also sicherlich die Hauptschuld daran trifft, daß immer mehr Menschen besonders in den westeuropäischen Ländern medikamentenabhängig sind, müssen sich die Gesellschaften dieser Staaten fragen lassen, welche konkreten therapeutischen Eingriffsmöglichkeiten man uns gibt und läßt – außer dem Rezeptblock. An dieser Stelle soll anhand eines konkreten Beispiels auch noch einmal der im Kapitel 5 bereits gegen unsere Pharmaindustrie erhobene Vorwurf untermauert werden, daß sie uns Ärzte bewußt nur mit ganz bestimmten Informationen über ihre Produkte versorgt.

Eines der neueren Benzodiazepine ist das Tetrazepam, als Musaril im Handel, das in stärkerem Maß als andere Wirkstoffe dieser Art einen entkrampfenden Effekt auf die Skelettmuskulatur hat. Das ändert aber nicht das geringste an der allseits bekannten Tatsache, daß dieses Mittel – wie alle Substanzen dieser Stoffklasse – abhängig macht. Es wird uns Ärzten als »Muskelrelaxans« angeboten und angepriesen, also als Heilmittel für degenerative rheumatische und sonstige mit Muskelverkrampfungen einhergehende Erkrankungen. Kein Wort über die abhängigmachenden Eigenschaften dieses Präparates bei längerer Einnahme, und zwar weder im wissenschaftlichen Prospekt für uns Ärzte noch im Beipackzettel für die Patienten.

Verschreibt ein Mediziner dieses Medikament einem Kranken etwa gegen bestimmte Formen der Arthritis, wird dieser Patient, ohne es zu wissen und damit ohne sich wehren oder schützen zu können, mit einem »Heilmittel« therapiert, dessen abhängig machendes Potential ihm dann vielleicht eines Tages ebenso schlimme Gesundheitsstörungen bzw. -probleme verursachen könnte wie seine ursprüngliche Erkrankung. (Auf meine Nachfrage erklärte die Herstellerfirma, daß sie zumindest den Patienten-Beipackzettel in Kürze durch eine ausführlichere Patienteninformation ersetzen wolle.)

Und so sitzt man als Kassenarzt Tag für Tag nervlich oder geistig-seelisch erkrankten Menschen gegenüber und fragt sich verzweifelt, wie und womit man diesen Menschen helfen könne. Arzneimitteltherapie ist – wie wir gesehen haben – problematisch und natürlich

Warnhinweise für den Umgang mit Tranquilizern

1. Alle Präparate dieser Stoffgruppe (besonders Benzodiazepine) bergen die Gefahr in sich, abhängig zu machen, was oft schon nach kleinen, längere Zeit genommenen Tagesdosen eintreten kann.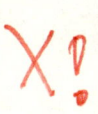

2. Der gleichzeitige Konsum von Alkohol und anderen Psychopharmaka ist besonders problematisch und gefährlich. Eine sich über mehr als drei Wochen erstreckende tägliche Einnahme eines Tranquilizers sollte nur ausnahmsweise und in Absprache mit Ihrem behandelnden Arzt erfolgen. Entzugssymptome treten wegen der langen Halbwertszeit mancher dieser Stoffe nicht selten erst relativ spät (nach ein bis zwei Wochen) auf, bei abrupter Medikamentenabsetzung sind sie um so heftiger und häufiger, weshalb »ausschleichend« therapiert werden soll.

3. Tranquilizer sind (oft nützliche, manchmal notwendige) »Pharmakrücken«, sie ersetzen nicht die eigentliche ärztliche, psychologische oder sonstige Behandlung. Zur Dauereinnahme sind sie deshalb weder gedacht noch geeignet. Sie lösen auch ebensowenig wie Alkohol Ihre psychosozialen Probleme. Gerade bei lange weiterbestehenden Konfliktsituationen ist die Heilanzeige besonders kritisch zu prüfen, sonst bekommen Sie statt einer medikamentösen Hilfe nur ein zusätzliches Problem.

4. Wie alle Psychopharmaka und sonstigen Beruhigungsmitteln beeinträchtigen Tranquilizer Ihr Reaktionsvermögen, was Sie besonders bei der Bedienung von Maschinen und bei der Teilnahme am Straßenverkehr gefährdet.

5. Da andere Medikamente das Wirkungsprofil aller Psychopharmaka verändern können (viele verstärken ihre Wirkungsintensität, aber auch ihre Nebenwirkungen), sollten Sie jeden Arzt, der Ihnen solche Stoffe verschreibt, darüber informieren, welche sonstigen Medikamente Sie zu diesem Zeitpunkt noch einnehmen. In der Hetze unseres Alltags kann es (sollte es allerdings nicht) schon einmal vorkommen, daß wir Ärzte vergessen, Sie eigens danach zu fragen. Mißtrauen Sie allen Werbesprüchen, Reklame hat immer nur eine Funktion: Umsatzsteigerung!

auch nur ruhigstellend, Symptome unterdrückend, aber keineswegs Ursachen bekämpfend. Die Patienten über ihre Sorgen reden lassen und teilnehmend zuzuhören ist wichtig, genügt aber nicht. In die Konflikte am Arbeitsplatz und in der Familie einzugreifen ist meist nicht möglich (ich habe es schon öfter versucht und dabei nicht selten Prügel von allen Seiten bezogen!). Was also sollen wir mit diesen Menschen anfangen, die so dringend der Hilfe bedürfen und doch meist mit nichts als einem Rezept in der Hand aus unseren Praxen oder Ambulanzen herausgehen?

8

Todesurteil Krebs?
Über Macht und Ohnmacht unserer Tumortherapie

> Das Wesen der Krankheit ist so dunkel als
> das Wesen des Lebens.
>
> *Novalis*

Als der Dichter der Romantik 1801 über Krankwerden und Sterben grübelte, hatte er dabei nicht den Krebs im Sinn, sondern die Tuberkulose, die damals eine der häufigsten Todesursachen in Deutschland war. Zu jener Zeit starben mehr als zehnmal so viele Menschen an Tuberkulose wie an Krebs.

Auch Novalis erlag dieser infektiösen Erkrankung. Wie sehr sich diese Relation inzwischen verschoben hat, zeigt die nachfolgende Tabelle.

Todesursachenstatistik in Deutschland	1905	1985
Tuberkulose	10,3 %	0,2 %
Krebs	3,7 %	21,5 %
Herz-Kreislauf-Krankheiten	10,4 %	50,75 %

Derzeit gibt es weltweit 18 Millionen krebskranke Menschen, weshalb der amerikanische Epidemiologe Epstein vom Krebs als der »Pest des 20. Jahrhunderts« spricht. Wie im Mittelalter die fürchterliche Seuche, so löst heute das Wort »Krebs« bei den Menschen Angst und Todesfurcht aus. Dennoch ist die schlimmste Menschheitsgeißel unseres Jahrhunderts nicht der Krebs, es sind vielmehr die Herz-Kreislauf-Krankheiten, die heute in allen zivilisierten Staaten der Erde am häufigsten die Menschen hinwegraffen (s. Tabelle). Auf 100 000 Einwohner kamen 1988 in der BRD 250 Krebstote, aber 900 an Kreislaufschäden Verstorbene.

270 000 Menschen erkranken jährlich an Krebs oder einem bösartigen Tumor; zwei Drittel von ihnen wird er eines Tages – manchmal schon nach wenigen Monaten, manchmal aber auch nach Jahren, gelegentlich sogar erst nach Jahrzehnten – das Leben kosten. Nicht nur, aber besonders in unserem Land sehen sich die Ärzte einer immer kritischer werdenden Einstellung gegenüber, wenn es um die Frage geht, wie sie mit den Krebskrankheiten oder, genauer gesagt, mit den Krebskranken umgehen.

Es läßt sich nicht leugnen: Die deutschen Krebsärzte sind in Verruf geraten! Den klinischen *Onkologen* wirft man zunehmend gedankenlose oder gar aggressive Übertherapie vor, uns praktischen Ärzten spricht man Kompetenz und Qualifikation ab, weniger in der menschlichen Betreuung der Tumorpatienten als bei der Durchführung *zytostatischer* (das Zellwachstum hemmender) Therapien oder sonstiger Krebsbekämpfungs-Maßnahmen.

Die Operationstechniken der onkologisch tätigen Chirurgen waren in den letzten drei Jahrzehnten in der Tat immer radikaler geworden, sie amputierten krebskranken Frauen nicht nur die Brust weg, sie räumten ihnen auch alle Lymphdrüsen und einen Teil der Lymphbahnen aus den Achselhöhlen aus mit der Folge lebenslang bestehenbleibender und die Frauen in ihrer Arbeitsfähigkeit stark behindernder Armschwellungen. Noch im vergangenen Jahr forderte ein bekannter Gynäkologe in der »Medical Tribune«, einer der größten Ärztezeitungen, den Krebsfrauen am besten nicht nur die vom Tumor befallene, sondern gleich auch die andere, noch gesunde Brust – quasi als Krebsverhütungsmaßnahme – abzunehmen. Kindern mit bösartigen Knochen- oder malignen Weichteiltumoren entfernte man nicht nur die Geschwulst, sondern amputierte ihnen auch den ganzen Arm oder das ganze Bein, an dem der maligne Tumor zu wuchern begann.

Besonders aber die zytostatische oder chemische Krebsbehandlung ist in den letzten Jahren in das Kreuzfeuer öffentlicher teils fachmedizinischer, teils der Laienkritik geraten. Weniger als 10 % aller bösartigen Geschwulsterkrankungen lassen sich mit alleiniger Chemotherapie heilen, in nicht einmal der Hälfte von ihnen kann man mit ihrer Hilfe eine wenn auch meist nur vorübergehende Symptomenunterdrückung (Palliativtherapie) erzielen und damit wenigstens die noch bleibende Lebensqualität verbessern. Es hat allzulange gedauert, bis die Mediziner einsehen lernten, daß bei bestimmten bösartigen Tumorformen jeder Versuch einer Chemotherapie nicht nur keine Heilung, sondern auch keine Linderung für den betroffenen Patienten brachte und damit sinnlos war. Ja, schlimmer noch, der ums Überleben kämpfende menschliche Organismus wurde zusätzlich mit gefährlichen Medikamenten belastet, da alle in der Krebstherapie eingesetzten chemischen Stoffe nicht isoliert den Tumor, sondern alle Körperzellen angreifen, insbesondere diejenigen, die sich im Wachstums- bzw. Erneuerungsstadium befinden. Da dies am intensivsten für das Knochenmarksgewebe zutrifft, zählen Schäden am Blutbildungssystem zu den gefährlichsten Seiteneffekten fast aller zytostatisch wirksamen Substanzen.

Der unerbittliche Todesengel

Wie enorm die körperliche und seelische Belastung einer Krebs-Chemotherapie für viele Menschen ist, läßt der nachfolgende Krankheitsfall erahnen:

Die damals 38 Jahre alte Frau K. beobachtet eines Morgens in ihrer rechten Brust beim Waschen einen nicht schmerzhaften, relativ derben, nur etwa pfenniggroßen Knoten, der sich durch *Mammographie* (Röntgenaufnahmen der Brust in Weichstrahltechnik) und Gewebsentnahme mit histologischer Untersuchung als bösartiger Tumor herausstellt. Es kommt zur sofortigen Operation mit Entfernung der gesamten rechten Brust, Ausräumung der Lymphknoten in der Achselhöhle, Röntgenvor- und -nachbestrahlung sowie zusätzlichen zytostatischen Maßnahmen, da eine gezielte, besser verträgliche antihormonelle Behandlung wegen Nichtansprechbarkeit der Krebszellen nicht in Frage kommt.

Bei der mit drei verschiedenen Medikamenten durchgeführten zytostatischen Therapie verliert die dadurch wie eine Greisin aussehende Frau alle Kopfhaare. Sie ist ständig appetitlos und nimmt rapide und stark an Gewicht ab. Eine ständige Übelkeit sowie ein allgemeiner Schwächezustand machen sie fast ständig bettlägerig, sie wird immer apathischer und depressiver.

Periodisch auftretendes Fieber schwächt zusätzlich ihren Organismus, die durch die stark giftigen Medikamente verursachte Knochenmarksschädigung hat weitgehend ihre Abwehrkräfte lahmgelegt, weshalb die Chemotherapie immer wieder für kürzere oder längere Zeit unterbrochen werden muß.

Den Tumor und seine Tochterabsiedlungen im Körper der Frau konnte man trotzdem nicht vernichten. Im Becken und der Lendenwirbelsäule auftretende, die Knochen zerstörende Metastasenbildungen bereiteten der schon bis an die Grenze des Erträglichen belasteten Patientin nur mit hohen Opiatdosen zu unterdrückende schwere Schmerzzustände. Als Folge der Morphiumbehandlung entwickelte sich eine medikamentös ebenfalls nur ungenügend behebbare Verstopfung, der durch Kot- und Luftansammlungen im Darm stark aufgeblähte Bauch stand in erschütterndem Kontrast zu den durch Muskelschwund und Unterernährung spindeldürr gewordenen Armen und Beinen.

Nach 18 Monaten traten Wesensveränderungen und neurologische Symptome auf, die auf eine Metastasenbildung im Gehirn schließen ließen. Als ich sie zu diesem Zeitpunkt im Krankenhaus besuchte, hatte sie wieder einmal eine komplizierende, schwere Lungenentzündung, die im Laufe dieses Tages zu einem Kreislaufzusammenbruch führte. Zu meinem Entsetzen reanimierten meine Krankenhauskollegen die Patientin, die danach noch sechs lange, qualvolle Monate am Leben blieb, bis der Tod sie endlich erlöste.

Dieser Fall demonstriert eindringlich unsere Ohnmacht in der Bekämpfung mancher Krebsformen und gleichzeitig die Erfolglosigkeit einer Chemotherapie, die manchen Menschen, statt zu helfen, noch den Rest gibt. Ihre Lebensqualität wird aufs stärkste beeinträchtigt, ihre Lebenserwartung gerade in derartig gelagerten Fällen oft nicht verlängert.

Verständlicherweise stellt sich dann die Frage nach der Sinnhaftigkeit unseres Tuns, wenn wir – wie das Kaninchen auf die Schlange – gebannt auf den Tumor blicken, um ihn mit allen uns zu Verfügung stehenden Methoden und Mitteln und ohne Rücksicht auf Verluste zu bekämpfen und zu vernichten versuchen.

Dies scheint unsere Aufgabe und nicht nur legitim, sondern unabdingbar notwendig; das entscheidende Problem entsteht dadurch, daß wir auch dann mit unseren aggressiven Behandlungsversuchen nicht aufhören, wenn uns der negative Krankheitsverlauf signalisiert, daß unsere kurativen Möglichkeiten versagt haben und im Grunde nur noch eine Palliativtherapie übrigbleibt.

Wir wollen dem Tod nicht weichen und viele von uns offenbar selbst dann nicht, wenn er für den betroffenen Menschen die barmherzigere Lösung ist, weil Lebensverlängerung fast gleichbedeutend mit Leidensverlängerung geworden ist. Man muß anscheinend Theologe sein, um Sätze wie diesen wirklich zu begreifen: »Selig ist der Mensch, der gelitten hat. Er hat das Leben gefunden« (Thomas-Evangelium). Auch von unseren Philosophen und Dichtern gibt es Aussagen zur Sinnhaftigkeit des Leides, die wir Ärzte in der harten Alltagsrealität unseres Berufslebens oft nicht ohne weiteres nachvollziehen können. Wenn beispielsweise Oscar Wilde schreibt: »Wo Leid ist, da ist geweihte Erde. Eines Tages wird die Menschheit begreifen, was das heißt. Vorher weiß sie nichts vom Leben«, dann haben wir Ärzte den Eindruck, daß es zwei verschiedene Arten von Leid sind, wenn hehre Geister auf der einen und Ärzte auf der anderen Seite es erleben und darüber sprechen.

Eines aber läßt sich nicht übersehen: Noch zu keinem Zeitpunkt in der Medizingeschichte haben die Ärzte so sehr versucht, den Tod als nicht verhinderbaren Endpunkt jeder menschlichen Existenz aus ihrem Bewußtsein zu verdrängen. Es scheint dieser Ärztegeneration schwerer zu fallen als allen vorangegangenen, sich bei im Grunde kurativ nicht mehr behandelbaren Patienten auf die Leidensbekämpfung und anteilnehmende Leidens- und Sterbebegleitung zu beschränken. Daß es aber auch das Umgekehrte gibt, daß Patienten oder häufiger noch deren Angehörige vor dem unerbittlich auf sie zukommenden Todesengel in panischer Furcht zu fliehen versuchen, zeigt die nachfolgende Krankenbiographie:

69 Jahre alter Mann. Erstmals Blutentleerung aus dem After. Koloskopie, Feststellung eines Dickdarmtumors. Operative Entfernung des Tumors selbst, nicht aber bereits vorhandener Geschwulstabsiedlungen in den regionalen Lymphbahnen. Dem Patienten wird mitgeteilt, es habe sich um einen gutartigen Tumor gehandelt, den man habe ausräumen können. Ein Jahr später: zunehmende diffuse Schmerzen im Bauch. Probeöffnung des Bauches durch den Erstoperateur aus Gründen, die ebensowenig zu erfahren waren wie die bei dieser Zweitoperation durchgeführte Entfernung der Milz. Bei einer Rückfrage erklärt der Chirurg, in der Milz habe eine einzige, relativ große Metastase bestanden, weshalb er das Organ entfernt habe.

In der Folge Einnahme eines peripheren Analgetikums mit allmählich deutlich werdenden Abhängigkeitserscheinungen. Durch zusätzlichen Einsatz von Psychopharmaka gelingt es dem Hausarzt, die täglichen Schmerzmitteldosen wieder stark zu reduzieren.

Ein weiteres Jahr später: Es treten zunehmende Magen- und Darmentleerungsstörungen auf. Bei einer Röntgenuntersuchung des Magen-Darm-Kanals wird ein Zwölffingerdarmgeschwür diagnostiziert und erfolglos mit H_2-Antagonisten behandelt.

Da der Hausarzt über Ostern in Urlaub gefahren ist, werde ich zwischenzeitlich mit der Betreuung des Patienten beauftragt. Dessen Tochter ist die einzige, die man schon nach der ersten Operation über den wahren Sachverhalt eines nicht mehr radikal operablen Dickdarmtumors aufgeklärt hat. Angesichts der zu vermutenden Sachlage – sich dem Endstadium näherndes *Kolonkarzinom* mit multiplen Absiedelungen im Bauchraum und dadurch erzeugter Magen- und Darmentleerungsstörung – versuche ich, dem ahnungslosen Patienten weitere technische Untersuchungen zu ersparen, was er nicht begreift und was ihn geradezu entrüstet:

Er wäre 20 km bis hierher gefahren, weil man ihm gesagt habe, ich wäre ein mit allem zur Bauchdiagnostik ausgestatteter Internist, so daß er hoffe, aufgrund meines Untersuchungsresultates gezielt behandelt werden zu können und über Ostern nicht im Krankenhaus liegen zu müssen.

Die kombiniert endoskopisch-röntgenologische Untersuchung bestätigte erwartungsgemäß die vermutete Diagnose. Der der Tochter des Patienten unter vier Augen gemachte Vorschlag, dem schwerkranken Mann endlich die volle Wahrheit zu sagen, damit eine sinnvolle Palliativ-Dauertherapie eingeleitet werden könne, stieß auf Ablehnung. Ich bat die Tochter, sich alles noch einmal genau zu überlegen, da ich sonst keine Möglichkeit sähe, dem Kranken, dessen Leben sich jetzt unwiderruflich seinem Ende zuneigte, wenigstens eine konsequente Symptomen- und besonders schmerzlindernde Therapie geben zu können.

Sie rief mich spätabends zu Hause an und bat mich inständig, ihrem Vater in der abschließenden Besprechung unter keinen Umständen die Wahrheit zu sagen, da er sonst seelisch zusammenbrechen und sicher sehr schnell wegsterben werde. Sie übernehme die alleinige und volle Verantwortung für diese Vorgehensweise. Offenbar kannte sie Pestalozzis Spruchweisheit nicht: »Das Auge des Leidenden ist für die Wahrheit immer am meisten offen.«

Anderntags sprach ich eine Stunde mit dem Kranken. Es war ein quälendes und letzten Endes nichtssagendes Gespräch, das ihm nichts nutzte und mir fast körperliche Übelkeit wegen seiner sinnentleerenden Unaufrichtigkeit verursachte. Auch die Verordnung eines zentral wirkenden Schmerzmittels (Morphium oder ähnliche synthetische Opiate) war kaum realisierbar, da sie dem Patienten schlagartig die wahre Sachlage enthüllt hätten. Wie aber sollte ich ihm helfen, ohne die Wahrheit auch nur anzudeuten?

Am späten Abend des nächsten Tages rief mich die Tochter wieder an: Die von mir verordneten Medikamente wären wirkungslos geblieben, die Schmerzen wären unerträglich. Der Vorschlag, mit den jetzt noch allein ausreichend wirkenden Opiaten zu beginnen, wurde erneut abgelehnt. Ich riet ihr, unter diesen Bedingungen den Kranken wieder in das Krankenhaus einzuliefern, wo er bereits zuvor behandelt worden war.

Dort hatte inzwischen ein junger Onkologe seine Tätigkeit aufgenommen. Er setzte sich über das unsinnige Verhalten der Tochter des Patienten hinweg, klärte den Kranken in einem langen, zur Wahrheit in kleinen Schritten sich hintastenden Gespräch auf und stellte ihn auf achtstündige Einnahme eines zentral wirkenden Analgetikums ein, was zu einer so raschen Schmerzbefreiung führte, daß der Patient bereits nach wenigen Tagen wieder nach Hause entlassen werden konnte. Er war nach dem über mehreren Phasen verteilten Aufklärungsgespräch keineswegs – wie von den Familienangehörigen befürchtet – seelisch zusammengebrochen, im Gegenteil – er war ruhiger und weniger ängstlich geworden, weil er jetzt wußte, woran er war.

In einem letzten Gespräch sagte mir Herr S. relativ gelassen und etwas resigniert:

»Es wäre mir lieber gewesen, früher zu erfahren, wogegen ich hätte kämpfen müssen. Meine Familie hat es gut mit mir gemeint, aber sie hat mich mit ihrem Schweigen ausgeschlossen. Die mir jetzt offenbarte Wahrheit kann ich leichter ertragen als die mich schon seit Monaten quälende Angst und Unsicherheit, die mich weitgehend daran gehindert hat, noch an etwas anderes zu denken als an meine Krankheit, deren Bedrohlichkeit und Gefährlichkeit ich natürlich längst geahnt habe. Ich möchte meiner Familie keine Vorwürfe machen, aber ich glaube doch, daß man einen kranken Menschen nicht so irreführen sollte in der Vorstellung, ihm etwas Gutes zu tun und ihn vor etwas Schlimmem zu bewahren.«

In den USA sagen nach neueren Umfragen mittlerweile 90 % aller Ärzte ihren Krebskranken die Wahrheit, vor 20 Jahren waren dies nur 10 %; das Verhältnis hat sich also inzwischen umgekehrt, und zwar weil man begriffen hat, daß es wichtig ist, sich in erster Linie nicht mit den Gesetzmäßigkeiten der Krankheit, sondern mit dem Verhalten und der Reaktion des betroffenen Menschen zu beschäftigen. Kürzliche Umfragen in der Universitätsklinik Düsseldorf haben gezeigt, daß etwa zwei Drittel der Krebspatienten die volle Wahrheit wissen wollen, und zwar um so dringlicher, je weiter fortgeschritten ihr Leiden bereits ist.

Es ist sehr problematisch, wenn Freunde und Familienangehörige des Kranken seiner wahrheitsgemäßen Unterrichtung nicht nur ausweichen, sondern – wie in unserem ersten Krankheitsfall – eine sachgerechte Information des Patienten durch seinen behandelnden Arzt verhindern.

Bereits die erste Schilderung des schicksalsmäßigen Ablaufs einer Tumorerkrankung läßt aber auch die eingangs bereits erwähnte krankheits- und nicht krankenzentrierte medizinische Betreuung erkennen, die so viele unserer Patienten von heute mit Recht beklagen und unter der sie oft ebenso leiden wie unter ihrer eigentlichen Organerkrankung und deren Folgen.

Lügen aus Barmherzigkeit

Frühere Ärztegenerationen haben, insbesondere den Krebspatienten, nie die wirkliche Wahrheit gesagt, sondern sie »aus Barmherzigkeit« so gründlich und so lange belogen, wie dies irgend möglich war. Der nachfolgende Krankheitsfall scheint dieser früheren Medizinergrundhaltung recht zu geben:

Der 75 Jahre alte frühere Metallarbeiter D. hat sich drei Wochen nach einer durchgemachten Grippe immer noch nicht richtig erholt, es ist ein trockener Reizhusten zurückgeblieben. Eine deshalb bei ihm durchgeführte Röntgen-Thoraxaufnahme zeigte eine nahe der Lungenwurzel gelegene Verdichtung, die ambulant durchgeführte Bronchoskopie einschließlich Gewebsentnahme-Untersuchung ergab leider die Diagnose eines kleinzelligen Bronchialkarzinoms.

Der Patient war ein einfach strukturierter Mann. Schon 20 Jahre wegen einer relativ harmlosen, vom damaligen Gutachter falsch eingeschätzten Erkrankung pensioniert, hatte er sein für ihn angenehmes, einfaches Leben genossen, ohne viel nach dem Sinn des Lebens zu fragen. An Beschäftigungen hatte es ihm nie gemangelt, das frühe Ausscheiden aus dem Arbeitsprozeß – er hatte in einer Automobilfabrik gearbeitet – hatte er als Erlösung aus einer Fron und als persönliche Befreiung erlebt. Er rauchte zeit seines Lebens: bis zu seiner Berentung 20 Zigaretten und mehr täglich, in den letzten Jahren noch durchschnittlich 10 Zigaretten pro Tag.

Mehrere Versuche, dem Patienten langsam die wahre Diagnose näherzubringen, waren sämtlich von ihm abgeblockt worden, er zählte offenbar zu denjenigen Menschen, die, wenn sie einmal erkranken, über ihre Gesundheitsstörungen, deren Ursachen und Zustandekommen sowie die sich daraus für ihr Leben ergebenden Konsequenzen möglichst wenig wissen wollen. Seiner Frau und seinen beiden Söhnen habe ich die volle, bittere Wahrheit mitgeteilt, auch sie sprachen mit ihrem Vater bzw. Ehemann über die Erkrankung nur in den Randbereichen, nie aber über das Wesentliche.

Meiner beruflichen Überzeugung und meinem Wissen entsprechend hatte ich dem noch weitgehend subjektiv beschwerdefreien Mann – abgesehen von seinem allmählich stärker werdenden Reizhusten – keinen Vorschlag auf eine Krankenhauseinweisung bzw. eine Röntgenbestrahlung oder Chemotherapie gemacht. Ich wußte um deren Aussichtslosigkeit, was die Lebensverlängerung betraf – eine echte Heilungschance des Tumorleidens war sowieso nicht mehr gegeben, eine Indikation zu einer jetzt schon einsetzenden Palliativtherapie sah ich nicht . . .

Nach einjährigem Krankheitsverlauf änderte sich die Situation: Zunächst trat bei körperlichen Anstrengungen und schließlich schon bei etwas schnellerem Gehen auf ebener Erde eine quälende Luftnot auf, hinzu kamen allmählich deutlicher werdende Brustkorbschmerzen, die Nachtruhe war trotz des Einsatzes starker Hustensedativa zunehmend durch einen quälenden Hustenreiz gestört.

Eine Röntgen-Kontrollaufnahme ergab jetzt eine weitgehende Verschattung der ganzen rechten Lunge, wobei zusätzliches Seitenbild und Durchleuchtung den Verdacht nahelegten, daß es durch tumorbedingte Verlegung der Hauptäste des Bronchialbaumes zu einem ausgedehnten Lungenkollaps gekommen war, der das noch beatmungsfähige, vom Tumor verschont gebliebene Lungengewebe zusätzlich erheblich reduzierte. In derartigen Fällen kann durch eine Röntgenbestrahlung des kranken Lungenflügels – meist in Kombination mit einer Chemotherapie – ein Teilzerfall der

Tumormassen bewirkt werden, wodurch sich verlegte Bronchialäste oft wieder öffnen. Dadurch bekommen die Kranken nun wieder besser Luft, auch die Brustkorbschmerzen klingen vorübergehend wieder ab oder werden schwächer.

Leider gehen damit auch beträchtliche Nebenwirkungen einher, die nun auf andere Weise die Lebensqualität der kranken Menschen einschränken: Appetitlosigkeit, Haarausfall, Entzündungen der bestrahlten Haut, Übelkeit und dergleichen. Es ist also ein sehr schmaler und schwieriger Grat der ärztlichen Ermessensfreiheit, der uns bleibt, und gelegentlich muß man sich hinterher das deprimierende Eingeständnis machen, man habe den Teufel mit Beelzebub ausgetrieben.

Das schwierige Problem war in diesem Krankheitsfall, daß der Patient – die Wahrheit seines nahen biologischen Endes weiterhin hartnäckig verdrängend – nunmehr über Details seiner Erkrankungssituation aufgeklärt werden mußte, weil er einer Klinikeinweisung ablehnend gegenüberstand. Ihm die Wahrheit in einzelnen Schritten und damit langsam und allmählich näherzubringen war jetzt nicht mehr möglich, weil für anderntags ein entsprechendes Bett in der Universitätsklinik in H. für ihn reserviert worden war, das anderweitig vergeben werden mußte, wenn er am nächsten Morgen dort nicht erscheinen würde.

In einem mehr als eine Stunde dauernden Gespräch habe ich dem Mann – so schonend, wie es mir möglich war – die Wahrheit nahegebracht und ihm Sinn und Notwendigkeit der therapeutischen Maßnahmen begründet. Schon auf dem Weg nach Hause hatte ich das unangenehme Gefühl, daß es mir nicht wirklich gelungen war, dem Patienten einerseits uneingeschränkt die Wahrheit zu sagen, ihm aber auch noch Lebenshoffnung zu lassen.

Am nächsten Vormittag ist der Patient nach kurzem Todeskampf verstorben. Es konnte kein Zweifel daran bestehen, daß die ihm jetzt bewußt gewordene bzw. ihm von mir bewußtgemachte elementare Lebensbedrohung zu einem völligen Zusammenbruch seiner Abwehrkräfte und seines Lebensmutes geführt hatte. Ich mußte an den alten medizinischen Lehrer Hufeland denken, der seinen Studenten eingeschärft hatte: »Wer Tod verkündet, tötet!«

Hatte nach der Diagnosestellung die Mauer des Schweigens zwischen diesem Kranken und mir zu lange und zu gründlich bestanden? Hätte ich ihm, sozusagen scheibchenweise, die Wahrheit auch gegen seinen offensichtlich bekundeten Willen näherbringen sollen? Er hatte noch fast ein ganzes Jahr sein Leben unbeschwert genießen können, weil er die Wahrheit über sich und seinen Gesundheitszustand nicht hatte wissen wollen. Es war ihm fast perfekt gelungen, sich selbst zu täuschen.

Wie dies einem Menschen möglich ist, vermag ich – ehrlich gesagt – nicht zu begreifen bzw. nachzuvollziehen. Offenbar galt für ihn nicht »lieber leiden als sterben« (Fontaine); als er die Wahrheit wußte, war er rasch aus dem Leben in den Tod geflohen.

Die Todesspirale aus Schmerz, Angst, Einsamkeit, Hoffnungslosigkeit und Depression verläuft von Mensch zu Mensch außerordentlich unterschiedlich, aber ebenso verschieden ist die Reaktion auf die Erkenntnis eines nur noch auf Zeit gewährten irdischen Lebens. Der eine reagiert mit Panik oder Hektik, der andere mit Nachdenklichkeit, Bewußtseinsvertiefung und Verinnerlichung. Der große verstorbene Chirurg Rudolf Nissen hat das einmal so umschrieben: »Der Tod ist der Horizont unseres Lebens, aber der Horizont ist nichts anderes als das Ende unserer Sicht.«

Dauerhafte Heilerfolge

Die ersten drei geschilderten Krebsschicksale scheinen den Eindruck zu bestätigen, daß das Wort Krebs immer einem Todesurteil gleichkommt, einem langsamen, aber sicheren Sterben, sozusagen dem Anfang des letzten Weges ohne Umkehr. Daher sollen nachfolgend die Biographien einiger Krebspatienten dargestellt werden, die von ihrer Krebserkrankung definitiv geheilt worden sind. Der erste Fall läßt sich in wenigen Zeilen darstellen:

Vor sechs Jahren erkrankte eine 18jährige Abiturientin (von Kind an Patientin von mir) an einer akuten lymphatischen Leukämie. Sie konnte durch eine konsequente Chemotherapie vor dem sicher scheinenden Tod gerettet werden.

Bis zur Etablierung der heutigen, sehr effizienten Zytostatika-Behandlung waren die jungen Menschen, die an dieser Krankheit litten, fast ausnahmslos dem Tode preisgegeben. Ihre Überlebenszeit betrug nicht selten nur 3 bis 6 Monate. Heute erreichen wir – unter Einfluß einer eventuell notwendig werdenden Knochenmarkstransplantation – in 80 % aller Erkrankungsfälle dauerhafte Heilungen. Man sieht, Krebs ist nicht gleich Krebs.

Aber auch wenn ein Mensch an einer der Krebsarten erkrankt ist, bei der unsere therapeutischen Möglichkeiten noch bescheidener sind, muß dies keineswegs immer gleichbedeutend sein mit einem tödlichen Verlauf.

Die heute 57 Jahre alte Lehrerin Frau G. war vor 20 Jahren an einem Gebärmutterhalskrebs erkrankt. Sie wurde operiert, bestrahlt und zytostatisch behandelt. Trotz der heute eher skeptisch beurteilten chemischen Tumortherapie (Nachteile: verzögerte Wundheilung, erhöhtes Infektionsrisiko bis zur Sepsis, verstärke Thrombosegefährdung) überlebte sie die aggressive, ihr zunächst biologisch ebenso wie psychologisch zusetzende ärztliche Behandlung, obwohl aufgrund einer ausgedehnten Krebsausbreitung in die regionalen Lymphbahnen eine kurative Operation, ein sogenannter Eingriff im Gesunden (es wird nicht nur der Tumor, sondern sicherheitshalber auch umgebendes, noch gesund erscheinendes Körpergewebe entfernt), nicht mehr möglich gewesen war. Ich hatte in Zusammenarbeit mit ihrem Gynäkologen die zytostatische Therapie weitergeführt. Aus einem mir zunächst unbekannten Grund blieb sie aber dann der Praxis fern, und ich sah sie erst 2 Jahre später wieder. Ihr Ehemann, bekannter Fernsehjournalist und insulinpflichtiger Diabetiker, der ebenfalls bei mir in medizinischer Dauerbetreuung stand, hatte mir auf meine Frage nur vage geantwortet, es ginge seiner Frau so gut, daß sie eine weitere ärztliche Behandlung derzeit nicht für notwendig halte.

Erst später erfuhr ich, daß sie sich in der Zwischenzeit einem naturheilkundlich orientierten Mediziner in der nahen Großstadt zur Weiterbetreuung anvertraut hatte, der ihr eine Spezialnahrung verordnete, Iscador-Spritzen machte und ihr pflanzliche Präparate in wechselnder Art und Dosis verschrieb. Sie hatte sich einfach geniert, mir dies zu offenbaren, da sie der Ansicht war, als typischer Schulmediziner könnte ich ihr vielleicht den Glauben und damit die Heilungschance durch skeptische oder ketzerische Bemerkungen über das Bemühen meines Kollegen nehmen.

Sie war daher baß erstaunt, als sie sich mir eines Tages wegen eines kürzlich aufgetretenen Herzanfalls wieder anvertrauen mußte, von mir zu hören, daß ich gegen diese Zusatztumortherapie nicht nur keine Einwände hätte, sondern sie eher darin bestärkt hätte, sie durch- und weiterzuführen. Wir wissen inzwischen, daß alle derartigen biologischen Krebstherapien im Prinzip lebenslang beibehalten werden müssen, weil ihre Wirkung ja darin bestehen soll, die biologischen Abwehrkräfte des menschlichen Körpers zu stärken und damit das Wiederauftreten eines Tumors oder von Metastasen zu verhindern oder wenigstens zu verzögern.

Fortan betreuten der Kollege Dr. S. und ich die Frau gemeinsam, wir orientierten uns gegenseitig über die uns vorliegenden Untersuchungsbefunde und sonstigen medizinischen Beobachtungen und Verlaufskontrollen, was der Patientin, die mich als Schulmediziner schätzte und im Grunde auch als Hausarzt nicht verlieren wollte, einen Stein vom Herzen nahm.

Es ging dieser Frau jahrelang gut, es kam weder zu einem Wiederaufleben des Tumors noch zu Tochterabsiedlungen an anderen Organen: die nur spärlichen medizintechnischen Nachuntersuchungen, die sie zuließ, ergaben stets beruhigende Normalbefunde.

Vor zwei Jahren meldete sie sich dann in der Sprechstunde und berichtete, sie habe erstmals eine Blutauflagerung im Stuhl bemerkt, die sicherlich eine Folge des bei ihr bestehenden Hämorrhoidalleidens wären. Wegen der durchgemachten Krebserkrankung wäre sie aber doch stark beunruhigt und wolle sich deshalb genauer den Dickdarm untersuchen lassen. Bei der Koloskopie fand ich in 20 cm Tiefe einen daumenkuppengroßen, in den Darm hineinragenden, breitbasig aufsitzenden Tumor mit unregelmäßiger, auf Berührung leicht blutender Oberfläche. Eine endoskopische Tumorentfernung war nicht möglich.

Frau G. wurde wenige Tage später in unserem Kreiskrankenhaus operiert. Leider war der gar nicht so groß erscheinende Enddarmkrebs bereits durch die Darmwand hindurchgewachsen, er hatte ausgedehnte Tumorabsiedlungen in den zugehörigen Lymphbahnen verursacht. Die ihr als Nachbehandlung vorgeschlagene Röntgennachbestrahlung hat die Patientin im nahen Großstadtkrankenhaus durchführen lassen, die ihr zusätzlich angeratene zytostatische Behandlung hat sie abgelehnt, worin ich sie bestärkt hatte.

In Abständen von einigen Jahren hat man immer wieder neue Zytostatikakombinationen in Deutschland versucht, um die Überlebenschancen der Dickdarmkrebspatienten zu erhöhen oder ihnen wenigstens die Lebensqualität der verbliebenen Jahre zu verbessern. Keines dieser Ziele ist bis heute erreicht worden. Zum gegenwärtigen Zeitpunkt läuft in der BRD wieder eine neue Chemotherapiewelle über unsere Darmkrebspatienten hinweg, weil wieder einmal in der einen oder anderen Klinik überaktive Mediziner glauben, beobachtet zu haben, die Überlebenszeit solcher Patienten um ein bis zwei Monate verlängert oder das eine oder andere Tumorsymptom günstig therapeutisch beeinflußt zu haben. Nachprüfungen derartiger Beobachtungen an hinreichend großen Fallzahlen haben bislang immer die Haltlosigkeit solcher Behauptungen ergeben.

Solche Studien sollten nur an Groß- oder Spezialkliniken unter Einhaltung exakter wissenschaftlicher Kriterien durchgeführt werden. Die bei uns noch übliche Praxis, daß jeder Klinikarzt in jedem noch so kleinen Krankenhaus seine eigene Chemotherapie betreiben darf – und das dann meist auf Kosten seiner Patienten –, sollte in der BRD endlich abgestellt werden. Solche mehr auf Glauben, subjektiver Erfahrung und »Intuition« statt auf gesichertem Wissen und entsprechenden Kontrollstudien aufgebauten »Haus-Chemotherapien« sollten nicht nur wegen der sinnlosen und hohen Kosten, die sie verursachen, sondern vor allem wegen der hohen Nebenwirkungsquote und der allzuoft völlig unbefriedigenden Behandlungsresultate grundsätzlich untersagt werden.

Baden-Württemberg geht hier einen neuen, außerordentlich sinnvoll erscheinenden Weg: In Heidelberg und bald auch in anderen Städten steht ein abrufbares Krebsteam (bestehend aus Ärzten, geschulten Pflegekräften und besonders auf diesem Gebiet erfahrenen Psychologen) zur Verfügung, das die Hausärzte anfordern können. Am häuslichen Krankenbett oder auch in der Praxis des Hausarztes treffen sich dann Patient, praktischer Arzt und Onkologenspezialisten zur Klärung diagnostischer, therapeutischer, aber auch sozialer und psychologischer Betreuungsfragen.

Ein anderer wegen des Kostenspareffektes zwar von den Krankenkassen sehr begrüßter, aber in der BRD ebenfalls bisher noch selten beschrittener Weg ist die Einrichtung von Tumortageskliniken. Tagsüber befinden sich die Patienten im Krankenhaus zur Durchführung spezieller und komplizierter apparativer, für ihre weitere Betreuung wichtiger klärender Untersuchungen oder aber zu Spezialbehandlungen (Röntgenbestrahlungen, Infusionen usw.); den Abend, die Nacht und meist auch die Wochenenden verbringen sie zu Hause in der ihnen vertrauten Umgebung.

Die große Begeisterung, mit der beide Modellversuche von den

Patienten und ihren Angehörigen aufgenommen worden sind, sollte die Zuständigen und Verantwortlichen veranlassen, solche Einrichtungen in unserem Land möglichst bald flächendeckend einzurichten. Gerade die Betreuung unserer Krebspatienten erfordert ein derart hohes Fachwissen, große berufliche Erfahrung, aber auch viel psychologisches Geschick im Umgang mit Menschen, um diesen von ihrer Erkrankung besonders hart betroffenen Patienten auf ihrem langen, leider nicht selten mit dem Tode endenden Leidensweg sachgerecht und möglichst optimal Hilfe leisten zu können.

Ich spreche sicher im Namen vieler Kollegen, wenn ich insbesondere unsere Sozialpolitiker und Krankenkassenspitzenfunktionäre sowie auch die entsprechenden politischen Gremien auf diesem Wege öffentlich auffordere, im Interesse unserer Krebspatienten die erforderlichen Finanzmittel und das entsprechende hochqualifizierte Personal in ausreichendem Umfang zur Verfügung zu stellen; denn dies wäre sicherlich gegenüber dem jetzigen Zustand eine elementare Verbesserung der medizinischen und menschlichen Betreuung unserer Tumorpatienten. Nach einer Anlaufphase würde sich außerdem rasch herausstellen, daß diese Alternativen nicht mehr, sondern langfristig eher weniger Finanzmittel erfordern. Leider bedarf es – nicht nur in der Medizin und der Sozialpolitik – allzu langer Zeit, bis man sich zum Abschneiden alter Zöpfe und zur Einführung sinnvoller Neuerungen entschließt und – was oft noch wichtiger ist – diese auch politisch durchsetzen kann.

Aber kommen wir zu unserer Krebspatientin zurück.

Sie hatte sich kaum einigermaßen von ihrer zweiten schweren Krebserkrankung erholt, als ihr Ehemann an einem Herzinfakt und als Folge eines Kreislaufzusammenbruchs an einem Hirninfarkt mit bleibender linksseitiger Körperlähmung erkrankte. Obwohl noch unter dem Schock und den Folgen ihrer Krebserkrankung stehend, kümmerte sie sich so liebevoll und hingebend um ihren kranken Mann, wie es anscheinend nur Frauen (die Ausnahmemänner mögen mir diese Bemerkung verzeihen) möglich ist. Als ich sie einmal fragte, wie sie das denn schaffe und verkrafte, meinte sie halb ironisch: »Doktor, Sie wissen ja, wie Männer sind, bei ihnen wiegt jedes Krankheitssymptom doppelt, und wenn sie krank sind, werden nicht wenige von ihnen wieder zu Kindern. Mein Mann ist da keine Ausnahme, zum Kranksein oder gar zum Sterben hatte ich selber einfach keine Zeit.«

Sicher mehr dank ihrer rührenden Fürsorge und Betreuung, in deren Verlauf sie zu einer wahren Krankenschwester wurde, erholte sich der Ehemann so gut von seinen Krankheitsfolgen, daß man ihm den Schlaganfall mit zunächst noch wochenlang bestehenden Teillähmungen an Arm und Bein nach einigen Monaten nicht mehr anmerkte. Die beiden fuhren im nächsten Frühjahr nach Kreta, in dessen alter Hafenstadt Rethimnon sie einst ihre Flitterwochen verbracht hatten. Als sie vier Wochen später braungebrannt und strahlend wiederkamen, war ich beeindruckt von dem neuen Lebensmut und -optimismus, den sie von dieser schönen Insel mit nach Hause brachten.

Seitdem sind zwei Jahre vergangen, beide fühlen sich wohl und gesund. Bei der Frau ist weder ein erneuter Tumor noch eine Tochtergeschwulstabsiedlung in einem Organ aufgetreten. Die biologische Krebszusatztherapie betreibe ich bei ihr jetzt selbst, nachdem ich in der Zwischenzeit meine schulmedizinische Arroganz abgelegt und begonnen habe, mich mit diesen in der Bevölkerung immer beliebter werdenden naturkundlichen Heilmethoden etwas vertraut zu machen. Noch sind es eher zögernde und tastende Schritte eines klassischen Schulmediziners in das mir immer noch etwas mysteriös und mystisch erscheinende Therapienebenland. Eine derartige fast stets nebenwirkungsfreie Zusatzbehandlung macht es einem aber leicht, sein Therapieprogramm in dieses Neuland auszudehnen und sich damit etwas von unseren oft allzu aggressiven speziellen Tumorbekämpfungsmaßnahmen zu trennen.

Um keinen Zweifel aufkommen zu lassen: Stahl, Strahl und Chemie werden und müssen die Basis jeder Krebsbehandlung bleiben, solange wir nicht grundsätzlich neue Therapiestrategien entdecken, die auf der Ursachenkenntnis basieren und völlig neue Krebsbehandlungsmöglichkeiten eröffnen. Von keiner der uns bisher bekannten biologischen Krebstherapien ist jedenfalls bisher der exakte Nachweis erbracht worden, daß sie allein in der Lage wäre, eine Krebserkrankung zu heilen. Das Problem ist heute zunehmend nicht mehr Schulmedizin kontra Naturheilkunde – die Diadochenkämpfe zwischen Schulmedizinern und Naturheilkundlern verlieren an Kraft, seit sich die Menschen in unserem Land zunehmend zu Alternativheilmethoden bekennen –, es gilt heute vielmehr, die Spreu des Nutzlosen vom Weizen des Erprobten und bereits Bewährten zu trennen.

Auch Biotherapie kann helfen

Auf Einzelheiten der Tumor-Biotherapie einzugehen ist hier nicht der Raum, daher nur einige Hinweise auf die biologischen Grundlagen und geistigen Konzeptionen, die dieser Krebshilfs- oder Zusatztherapie zugrunde liegen. Die meist der anthroposophischen Heilkunde zuzurechnenden Ergänzungstherapien gründen sich auf folgende vier Säulen:

a) Gesundheitsschulung und psychische Aktivierung durch positive, nicht resignierende Wegbegleitung.

b) Stärkung der körpereigenen Tumorabwehrkräfte durch physikalische Übungsprogramme, wie gymnastische und sportliche Betätigungen, Kneippsche Hydrotherapie, Terrain- und Klimakuren usw.

c) Stoffwechselaktivierungen durch Frisch- und Vollwertkost, ergänzt durch Mineral- und Spurenelemente wie Selen, Zink, Chrom und neuerdings besonders Germanium, angereichert durch Gaben von Vitamin A, C und E.

d) Bio- oder Immunmodulation mit Mistelextraktpräparaten (Iscador, Helixor), Ney-Tumorin, Enzympräparaten wie Wobe- Mugos und Organseren bzw. Extrakten aus Placenta-, Thymus- und Milzgewebe, angeblich direkt tumorwachstumshemmenden Stoffen wie Laetrile, Tumorin und Carnivora, lokaler und allgemeiner Fiebertherapie, Sauerstoffmehrschichtbehandlung nach Ardenne usw.

Diese letztgenannte naturheilkundliche Krebszusatztherapie ist es, die auch heute noch die Auseinandersetzungen zwischen Schulmedizinern und Biotherapeuten immer wieder aufflackern läßt.

Es bleibt ihr Geheimnis, warum so viele schulmedizinische Onkologen (Krebsärzte) in geistig-arroganter Verblendung in unsrer heutigen Tumortherapie immer noch alles als wirkungslos ablehnen, was sich nicht mit naturwissenschaftlicher Technik zweifelsfrei als wirksam beweisen läßt. Ganz gleich, ob es sich dabei um psychotherapeutische Hilfsbemühungen oder das Immunsystem stimulierende Mistelextrakte oder allgemein stärkende »Aufbau«-Spritzen handelt, ein Onkologe, der etwas auf sich hält, hat dafür nur ein müdes oder maliziöses Lächeln.

Auf dem Deutschen Krebskongreß im vergangenen Jahr (1988) waren endlich auch aus schulmedizinischem Munde andere Töne zu hören, und erstmals stellte man sich dort auch öffentlich dem Problem der nicht nur in unserem Land seit drei Jahrzehnten betriebenen Krebsübertherapie, bei der man in der Vergangenheit oft den Eindruck haben konnte, bei der allzu aggressiv betriebenen operativen oder chemischen Tumortherapie ginge es mehr um wissenschaftliches Profilierungsbedürfnis oder berufliches Fortkommen der Behandler als um eine Verbesserung der Lebensqualität oder der Überlebenschance unserer Krebskranken.

Dabei weiß jeder erfahrene Arzt: Was Hoffnung macht und gibt, ist positiv. Glauben gibt Kraft, Nichtglauben führt zu bewußter oder unbewußter Therapieablehnung und gefährdet dadurch den Heilerfolg. Eine nicht von Vertrauen getragene oder gar brüchige Arzt-Patienten-Beziehung ist besonders für den Tumorkranken eine manchmal existenzgefährdende Katastrophe. Auch beim Überlebenskampf gegen den Krebs kommt einem positiven Lebensgefühl, einem starken Lebenswillen elementare Bedeutung zu, sei es auch nur, um die Last der verbleibenden Zeit besser ertragen zu können.

Im oft unbegründeten Glauben an die Allmacht unserer Pharmakotherapie und Medizintechnik haben viele Ärzte und Patienten das Bewußtsein für die in uns wohnenden Geisteskräfte und die in uns schlummernden potentiellen Heilkräfte verloren. Über bioelektrische und neuroendokrine Vorgänge nimmt unser Geist auf den Körper und damit auch auf das für die Krebsbekämpfung wichtige Immunsystem Einfluß. Wir beobachten immer wieder ein gehäuftes Krebsauftreten nach dem Tod des Lebenspartners – Trauer und Depression bewirken über das Gehirn und seine Transmittersubstanzen, über unser Vegetativum und unser Hormonsystem eine Abschwächung unseres Überlebenswillens und damit unserer Überlebenskraft. Innerer Friede, Entspannung, Selbstbesinnung, Lebensoptimismus stärken über das Neuroendokrinium und das vegetative Nervensystem unsere biologische und geistige Vitalität, aber auch das für die Tumor- und Infektionsabwehr so besonders wichtige Immunsystem.

Zwei sogenannte Wunderheilungen

Zwei weitere Krebsschicksale mit erstaunlichen Heilungen sollen – kurz gestreift – diese Zusammenhänge verdeutlichen:

Das eine betrifft einen heute 54 Jahre alten Betriebselektriker, der von einem Nieren-Blasen-Krebs genesen ist, ohne daß wir eine plausible Erklärung haben, wie es zu dieser (bisherigen?) Dauerheilung gekommen ist. Der vitale Mann liebte das Leben und die Frauen. Er hatte als Handwerker noch viel schwarz arbeiten müssen, hauptsächlich, um es sich als Casanova leisten zu können, seine zahlreichen Frauen erst zum Essen und dann ins Bett einzuladen. Er war stolz auf seine Potenz und stolz auf seine Verführungs- und Eroberungskünste. Er war eine reine Frohnatur, wie man sie bei geistig etwas einfacher strukturierten Menschen ja häufiger als bei Intellektuellen antrifft.

Nach einem schmerzlos aufgetretenen Harnbluten (nicht immer, aber besonders bei älteren Menschen stets ein Warnsymptom, das zum Arztbesuch veranlassen sollte!) fand ich bei der Oberbauchsonographie einen mannsfaustgroßen Tumor, der – obwohl er das Ausscheidungsorgan bereits weitgehend zerstört hatte – bei dem Patienten bisher keine ihn warnenden Krankheitssymptome ausgelöst hatte.

Die ausgedehnten Tumormassen wurden entfernt und eine Röntgennachbestrahlung angeschlossen. Aus Sorge um seine männliche Attraktivität und Potenz lehnte er eine zusätzliche zytostatische Chemotherapie konsequent ab, nachdem die Einbringung entsprechender Substanzen in seine Blase zu bestimmten diesbezüglichen Nebeneffekten geführt hatte. Er ist in der regionalen Urologischen Universitätsklinik inzwischen fünfmal an Blasenkrebs-Rückfällen bzw. -metastasen operativ nachbehandelt und noch einige Male röntgenbestrahlt worden. Er war bei Homöopathen und in Privatkliniken (für die Behandlung in letzteren hatte er sein Haus verkauft), er ging zu diversen nichtärztlichen Naturheilkundigen in der Pfalz und in Lothringen, er ließ Pendeluntersuchungen in seiner Wohnung durchführen, beschaffte sich spezielle Betteinlagen zur Abschirmung der Magnetfelder und entfaltete noch eine weitere Zahl meist von ihm selber in Illustrierten und sonstigen Laienorganen aufgefundener Krebsbekämpfungsaktivitäten.

Ich ließ ihn gewähren, ohne ihn zu verunsichern oder gar zu verspotten. Warum ich seinen Fall hier schildere: Inzwischen sind fünf Jahre verstrichen (im medizinischen Schrifttum allgemein akzeptiertes Kriterium für erfolgreiche Krebsbehandlung), ohne daß in seinem Körper ein neuer Tumor bzw. Tochtergeschwulste nachweisbar wären.

Vor kurzem hat er eine 42 km lange Volkswanderung durch die Natur mitgemacht, er macht täglich Dauerläufe von 10 bis 20 km, er liebt die Frauen immer noch (seine derzeitige Lebensgefährtin ist 25 Jahre jünger als er), aber sein männliches Imponiergehabe ist weitgehend abgeklungen; er ist nachdenklicher, reifer und sympathischer geworden.

Was ich an dem Mann bewundere, sind die Zähigkeit und Kraft, mit der er das ihm schonungslos angekündigte baldige Lebensende (Kommentar eines seiner ihn in der Klinik behandelnden Ärzte zum Zeitpunkt des Behandlungsbeginns: »Sie haben, wenn es gutgeht, noch ein Jahr, wahrscheinlicher sind drei bis vier Monate!«) nicht akzeptiert und den Kampf gegen den auf ihn zukommenden Tod aufnahm. Er wollten den »verdammten Krebs« in sich besiegen. Vielleicht hat er es geschafft.

Mein anderer Krebspatient mit einer »Wunderheilung« ist ein wohlhabender, jetzt 61 Jahre alter Versicherungsdirektor.

Vor sechs Jahren wurde er an einem mehr als mannsfaustgroßen Sigmakrebs (Dickdarm) operiert und ebenfalls röntgennachbestrahlt. Von einer »seinen Körper vergiftenden« Chemotherapie hielt er nichts. Sobald er sich von den ärztlichen Therapiemaßnahmen erholt hatte, packte er seine Koffer und ging auf Weltreise. Aufgrund einer fürstlichen Pension konnte er es sich gestatten, in den letzten fünf Jahren die Erde zu umkreisen: Er war in Rußland, China, Japan, Süd- und Nordamerika, er lebt auch derzeit noch mehr auf Luxusschiffen oder in Fernzügen als in seiner Heimat. Er ist völlig beschwerdefrei, genießt sein Leben und läßt sich zwischen seinen Weltreisen nachkoloskopieren und bauchsonographieren, weniger um sich bestätigen zu lassen, daß ihm kein neues Unheil droht, als vielmehr um sich zu vergewissern, daß er auch 1000 km lange Reisen weiterhin durchführen kann: »Ich habe den Krebs mit Stumpf und Stiel ausgerottet. Mein ganzes Leben habe ich wie ein Stier gearbeitet und geschuftet, weil ich nach meiner Pensionierung die Welt kennenlernen wollte. Mich bringt kein Krebs um. In meinem Beruf und im Umgang mit Geld habe ich gelernt, um so konsequenter und härter zu reagieren, je stärker der auf mich ausgeübte Druck von außen wurde. Ein Leben lang darauf trainiert, habe ich nun den Druck nach innen gerichtet, um diese verfluchten Krebszellen mit Energie und Kampfeswillen zu vernichten.«

Vor einem entscheidenden Durchbruch

Dieser kurze Ausflug in die medizinische Krebslandschaft sollte nicht beendet werden, ohne wenigstens zu erwähnen, daß unsere Medizin derzeit voraussichtlich vor einem bahnbrechenden Erfolg in der Behandlung der Krebskrankheiten steht. Ermöglicht wurden diese neuen Therapiewege durch ein zutreffenderes Bild von der Entstehung der Krebskrankheiten. Die Schulmedizin hat sich allzulange ausschließlich auf das vom Tumor befallene Körperorgan und die lokale Vernichtung der in dieser Körperregion oder auch bereits in andere Organteile gestreuten Krebszellen beschränkt. Seit man weiß, daß der menschliche Organismus bereits kurz nach der Geburt beginnt, unter anderen Zellen auch entartete Körperzellen mit ungehemmter Wachstums- bzw. Vermehrungstendenz – also Krebszellen – zu bilden, hat die Medizin endlich angefangen, sich nicht mehr ausschließlich um den Tumor, seine Organlokalisation, seinen Ausbreitungsmechanismus und das Problem der Bildung von Tochtergeschwülsten in vom Tumor weit entfernten anderen Organen zu kümmern, sondern sich intensiver mit den Abwehrmechanismen des menschlichen Organismus gegen solche gefährlich degenerierten Zellkulturen zu beschäftigen.

Hier liegt die große Zukunftschance für die derzeit so oft und mit Recht geschmähte chemische Krebstherapie. Der Fortschritt betrifft vor allem das noch relativ junge Fachgebiet der Immunologie und – was die bösartigen Tumoren der menschlichen Geschlechtsorgane betrifft – die Erforschung der Hormonzellrezeptoren. So brauchen wir heute beispielsweise Männer mit Prostatakrebs nicht mehr die frühere brutale Entfernung beider Hoden oder die mit schweren Nebenwirkungen behaftete gegengeschlechtliche Hormontherapie (mit Östrogenen) zuzumuten, die ohnehin nicht in der Lage war, das Leben dieser Kranken zu verlängern oder ihnen wenigstens eine Lebensqualitätsverbesserung zu bringen.

Ein ebenfalls elementarer Fortschritt gelang mit der Entdeckung der sogenannten körpereigenen Killerzellen (B- und T-Lymphozyten, LAK-Zellen = Lymphokin-aktivierte Killerzellen), die wir heute durch Spezialmedikamente zum einen gegen die Krebszellen sensibilisieren – »impfen« – können und deren tumorzerstörende Kraft wir zum anderen durch Spezialvorbehandlungen dieser dem Körper entnommenen Zellen erheblich anregen und stimulieren können.

Damit wurden in den letzten Jahren geradezu spektakuläre Heilerfolge zum Beispiel bei der Haarzell-Leukämie, den Melanomen, den Nierenzellkarzinomen und neuerdings sogar bei den besonders bösartigen Formen des Bronchialkrebses erzielt. Die bisher am erfolgreichsten eingesetzten Wirkstoffe sind die Interferone sowie die Interleukone, leider sind sie mehrere hundertmal teurer als pures Gold. Neuerdings ist es der Medizin sogar gelungen, Viren (als Transportvehikel) im Kampf gegen den Krebs einzusetzen.

1987 sind in der BRD 166 500 Menschen an Krebs gestorben, an Herz-Kreislauf-Erkrankungen mit 342 400 aber mehr als doppelt soviel. In der internationalen Krebsstatistik liegen wir auf dem siebenten (Männer) bzw. dreizehnten Rang (Frauen), andere moderne Industriestaaten (Skandinavien, USA, Japan) liegen dagegen ganz am Ende dieser düsteren Pyramide, dokumentieren damit also entweder eine größere Leistungsfähigkeit ihrer Medizin oder eine gesündere Lebensweise ihrer Bevölkerung – wahrscheinlich beides. Krebsspitzenreiter sind weltweit die Ostblockstaaten. In der BRD gibt es die meisten Krebskranken in Rheinland-Pfalz und Nordrhein-Westfalen, in den Städten überwiegt der Lungen-, Brust- und Dickdarmkrebs, auf dem Land der Magenkrebs, bei den armen Völkern der Gebärmutterhalskrebs.

Die Rede vom Krebs als der »Pest des 20. Jahrhunderts« ist nicht zutreffend. Zwar sterben heute mit 25 Tumortoten auf 100 Sterbefälle siebenmal so viele Menschen in unserem Land an Krebs als noch vor hundert Jahren (damals waren es 3 bis 4 auf 100 Tote), doch ist dies nicht in erster Linie die Folge einer immer stärker um sich greifenden »Krebsepidemie«, sondern einer Verdopplung unserer durchschnittlichen Lebenserwartung. Im mittleren Lebensalter hat nämlich bisher nur für Männer die Krebsrate um 15 bis 20 % zugenommen, hauptsächlich infolge einer Zunahme der im Zusammenhang mit Tabakmißbrauch stehenden Tumorarten, bei der weiblichen Bevölkerung ist die Krebssterblichkeit in den letzten Jahrzehnten sogar um 10 bis 15 % zurückgegangen.

Der Krebs ist also in erster Linie eine Erkrankung der Hochbetagten, manche bösartigen Geschwülste, wie der Bauchspeicheldrüsenkrebs, kommen selbst im mittleren Lebensalter kaum vor. Doch beobachten wir leider gerade in den letzten zwei bis drei Jahrzehnten, daß manche Geschwulstarten (beispielsweise die gut- und bösartigen Wucherungen am Dickdarm) in immer früherem Lebensalter und leider auch in immer noch zunehmender Häufigkeit auftreten.

Tragischerweise ist in der BRD – wie in allen hochzivilisierten Industriestaaten – der Krebs bei Kleinkindern zum Killer Nr. 1 geworden. Aber auch dies ist keine Folge einer »echten«, ständig wachsenden Krebsmorbidität, etwa durch zunehmende Umweltverschmutzung, nein, diese Tatsache resultiert aus dem, was wir das »Paradoxon des medizinischen Fortschritts« nennen: Durch Impfungen haben wir die meisten (virusbedingten) Kinderkrankheiten weitgehend ausgerottet, und durch hochwirksame, bakterienabtötende Antibiotika verhindern wir heute fast stets, daß ein Kind noch an einer Infektion stirbt. Im Gegensatz etwa zu den armen Entwicklungsländern, wo noch viele Kinder an Unterernährung oder an den Folgen schlechter hygienischer Lebensbedingungen zu Tode kommen, bleiben bei uns durch verbesserte Lebensumstände einerseits und die Fortschritte der Medizin andererseits vor allem diejenigen Krankheiten als lebensbedrohlich für unsere Kinder übrig, denen gegenüber wir heute noch völlig oder weitgehend machtlos sind. Und das sind nun mal die Krebserkrankungen. Für Schulkinder und männliche Jugendliche ist in der BRD übrigens der Unfalltod die häufigste Todesart, wobei Verkehrsunfälle ganz wesentlich im Vordergrund stehen, doch nimmt auch die Zahl der Freizeitunfälle mit tödlichem Ausgang ständig zu. In den letzten Jahren kamen beim männlichen Geschlecht doppelt soviel Menschen bei solchen Freizeitunfällen als bei Arbeitsunfällen ums Leben.

Krebs – die unheimliche, uralte Sphinx

Zur Zeit wird die immer schon große Krebsfurcht der Menschen vorübergehend durch die rasch um sich greifende Aidsphobie in den Hintergrund gedrängt. Obwohl jeder zweite Mensch in unserem Land inzwischen an einer Herz-Kreislauf-Erkrankung stirbt, assoziieren die Menschen Lebensangst oder Todesfurcht nicht mit diesen Zivilisationskrankheiten, sondern fast stets mit dem Begriff Krebs. Vielleicht rührt dies daher, daß der Leidensweg vom Ausbruch dieser Erkrankung bis zum Tod oft besonders lang und schwer ist.

Die Aussage unserer Epidemiologen, Krebs sei zu 90 % umwelt- und nur zu 10 % genetisch bedingt, ist eine Halbwahrheit. Richtig und auch wichtig ist: Welches Organ in unserem Körper von Krebszellen angegriffen und schließlich vernichtet wird, hängt in der Tat davon ab, wie wir leben, aber auch welches Lebensalter wir bis zu diesem Krisenpunkt unserer Existenz bereits erreicht haben.

Ob wir aber überhaupt an Krebs erkranken, selbst wenn wir ein sehr hohes Lebensalter erreichen, hängt auch von unserer Erbmasse bzw. von einer gewissen genetischen Disposition ab, wie hier nur am Beispiel des Brustkrebses erläutert werden soll. Die Häufigkeit dieser Tumorform steigt proportional dem Vorkommen solcher Tumoren in beiden Elternlinien, und zwar um so stärker, je früher die Vorfahren bereits an einem solchen Tumor erkrankt waren. So steigt das Krebsrisiko bei *praemenopausalen Mammakarzinomen* (Tumorbildung bereits vor dem Aufhören der Monatsblutung) der Mutter und einer Schwester auf das Dreißigfache an, haben schon zwei Schwestern Brustkrebs, erhöht sich das Risiko für die dritte sogar um den Faktor 40.

Da den Leser aber wahrscheinlich die umweltbedingten Verursachungen der Krebsleiden mehr interessieren als die genetische Vorherbestimmung, die er ja doch nicht ändern kann, wollen wir nachfolgend die wichtigsten bisher bekannten krebsauslösenden Faktoren kurz erörtern.

Die schwarze Todeswarze

An der menschlichen Haut gibt es eine besonders bösartige Krebsform, die man wegen ihrer Farbe *Melanom*, den »schwarzen Hautkrebs«, nennt, obwohl diese Tumoren manchmal braun, gelegentlich sogar mehr gelb als schwarz aussehen. Nur in der weißen Rasse hat diese Tumorform in den letzten Jahrzehnten um das Drei- bis Vierfache auf inzwischen 20 bis 30 Neuerkrankungen auf 100 000 Einwohner zugenommen, von denen die meisten beim Erkrankungsausbruch leider erst 20 bis 40 Jahre alt sind. Der »gewöhnliche« Hautkrebs, das sehr viel weniger bösartige *Basaliom*, ist im gleichen Zeitraum sogar um das Zehnfache häufiger geworden.

Es besteht heute kein Zweifel mehr daran, daß dies eine Folge der stärkeren UV-Strahlenbelastung unserer Haut durch das Sonnenlicht ist, die ihrerseits durch das sogenannte Ozonloch zustande kommt. Wir wissen, daß die Ozonschicht über der Antarktis (Flugzeugverkehr, in die Atmosphäre aufsteigende Fluorkohlenwasserstoffe durch weltweite Verwendung von Sprays usw.) in den letzten zehn Jahren um 10 % abgenommen hat, was einer Belastungszunahme der Haut mit UV-Strahlen um etwa 20 % entspricht. Nach unserem heutigen Wissen entstehen Melanome gehäuft durch mehr kurzzeitige, intensive Lichtbelastungen und Sonnenbrände der Haut, während für die harmloseren Basaliome offenbar die Lebens-Gesamt-UV-Belastung der begünstigende Faktor ist.

Alle Sonnenanbeter sollten daher bedenken, daß ihnen die so ersehnte und gesuchte Hautbräune unter Umständen den vorzeitigen Tod bringen kann. Besonders Eltern sollten wissen, daß die melanomprovozierende Wirksamkeit der UV-Strahlen des Sonnenlichtes um so ausgeprägter ist, je jünger die menschliche Haut noch ist. Wer daher Kinder stundenlang mit nackter Haut ungeschützt in der Sonne spielen läßt, gefährdet seine Nachkommenschaft nicht nur durch schmerzhafte, aber als Einzelereignis harmlose Sonnenbrände, sondern durch eine mögliche spätere Melanomentwicklung. Durch leichte Kleidung oder die Anwendung wirksamer Sonnenschutzmittel läßt sich dieses Krebsrisiko weitgehend vermeiden bzw. unterbinden.

Da auch die sogenannten angeborenen *Pigmentnaevi* (gelbliche bis dunkelbraun aussehende Hautwarzen) krebsig entarten können, und zwar um so eher, je größer sie sind (bei einem Durchmesser von mehr als 1,5 cm Entartungsrisiko bis zum 18. Lebensjahr etwa 6 %, bei einem Durchmesser von mehr als 10 cm 15 bis 20 %, und zwar bereits bis zum 10. Lebensjahr!), hier noch einige Hinweise, wann auch bei erworbenen Hautwarzen an die Möglichkeit einer *malignen* (bösartigen) Entartung gedacht werden muß: bei Juckreiz, Knoten- oder Krustenbildung, Absonderungen oder auffallender Verletzlichkeit und stellenweise sichtbar werdenden Farbveränderungen.

Krebs und Ernährung

Da wir in einem späteren Kapitel (Kap. 11) noch ausführlich auf die gesundheitlichen Folgen einer Fehl- oder Überernährung zu sprechen kommen werden, hier nur kurz einige Bemerkungen zu den möglichen Auswirkungen unserer Ernährungsweise auf die Entstehung von Krebs: Hier gibt es gewisse Hinweise, aber eindeutig bewiesen ist bis heute fast gar nichts, wenn man von einem übermäßigen Genußmittelkonsum absieht, dessen krebsbegünstigende Gesundheitsfolgen zumindest für manche Krebsarten heute außer Zweifel stehen. Durch einen unmäßigen Tabak- oder Alkoholkonsum erhöhen wir jedenfalls unser persönliches Krebsrisiko sehr viel stärker, als wir es je durch falsche Ernährung tun könnten.

Was den Bronchial- bzw. Lungenkrebs angeht, ist spätestens seit der sogenannten Hammond-Studie wissenschaftlich zweifelsfrei gesichert, daß für diese Krebsform dem Rauchen die entscheidende Bedeutung zukommt und nicht – wie manche deutschen Gewerkschaftler meinen – der Belastung der Menschen am Arbeitsplatz durch *kanzerogene* (krebserregende) Stoffe. Eine solche Belastung gibt es zwar auch zum Beispiel durch Asbest, organische Lösungsmittel usw. (es sind heute bereits 850 chemische Stoffe als mögliche Krebserzeuger bekannt), doch beträgt die Relation von Lungenkrebs durch Rauchen zu Lungenkrebs durch Umweltschadstoffe etwa 90 : 10. Daß durch Nikotinmißbrauch auch die Entstehung von Mundhöhlen- (insbesondere Zungen-), Kehlkopf-, Penis- und Gebärmutterhalskrebs begünstigt wird, steht heute ebenfalls außer Zweifel, genauso wie Alkoholismus zu einer Häufung von Speiseröhren- und Leberkrebs führt.

Was das Essen aber angeht, sollten Sie sich nicht verrückt machen lassen! Wenn sie sich überwiegend pflanzenreich ernähren, steigt Ihre Chance, Magenkrebs zu bekommen; ernähren Sie sich faserarm und fleisch- bzw. fettreich, wächst Ihr Risiko, daß »Ihr« bösartiger Tumor am Dickdarm manifest wird. Am besten also, Sie essen überhaupt nichts!

Als einigermaßen begründeter ärztlicher Ratschlag läßt sich in diesem Zusammenhang formulieren: Halten Sie sich am besten an eine gesunde, möglichst vollwertige, wenig denaturierte Mischkost, d. h. verwenden Sie soviel wie möglich Frischobst und -gemüse (statt Konserven!) – waschen Sie es gut, oder schälen Sie es, bzw. werfen Sie die äußeren Blätter weg –, nehmen Sie Fisch häufiger in Ihren Speiseplan auf als bisher. Fleisch nur leicht zu dünsten bekommt Ihrer Gesundheit besser, als es stark durchzubraten; besonders problematisch scheint es zu sein, Fleischwaren zu räuchern, zu grillen oder zu pökeln. Vor allem für unsere Magenschleimhaut sind offenbar sehr nitrathaltige bzw. nitratvorbehandelte Lebensmittel kanzerogen.

Denken Sie aber stets daran: Ein vernünftiger Umgang mit den Genußmitteln Nikotin und Alkohol vermindert Ihr persönliches Krebsrisiko sehr viel stärker, als es jede noch so »gesunde« Normalkost oder Spezialdiät je könnte!

Viruskrebs auf dem Vormarsch

In den letzten zwei bis drei Jahrzehnten nehmen die virusassoziierten Krebserkrankungen in beunruhigender Weise zu, ihr Anteil ist allein in den letzten zehn Jahren etwa um das Dreifache gestiegen. Dies gilt allerdings nicht so sehr für die Industrienationen in Europa und Amerika, sondern vor allem für die Länder Afrikas sowie China und Indien, wo sowohl Krebserkrankungen der Mundhöhle, des Nasen-Rachen-Raumes, der Lymphdrüsen, der Leber sowie der Vulva, der Vagina und des Gebärmutterhalses enorm zugenommen haben.

Diese letztere Tumorart, an der zu erkranken Raucherinnen eine dreimal so hohe »Chance« haben wie Nichtraucherinnen, hat in Europa in den letzten fünfzig Jahren an Häufigkeit ständig abgenommen (die Gründe kennen wir nicht), während sie in den asiatischen, afrikanischen und südamerikanischen Staaten immer noch weiter zunimmt. Da dort Frauen noch viel seltener als bei uns rauchen, muß es hierfür völlig andere Gründe geben. Die von Epidemiologen herausgefundene Tatsache, daß der Gebärmutterhalskrebs beim weiblichen Geschlecht um so häufiger anzutreffen ist, je mehr Sexualpartner solche Frauen in ihrem Leben gehabt haben und je früher sie ihr Sexualleben begannen, scheidet aufgrund der in diesen Kulturräumen bestehenden Sexualnorm als Erklärung aus.

Wie wir bereits erfahren haben, ist bei den Völkern dieser Erde die Zahl der Krebserkrankungen und -todesfälle außerordentlich unterschiedlich, die häufigsten Killerkrebse sind weltweit der Lungen-, Brustdrüsen- und Magenkrebs (je 10 bis 11 % aller Krebsfälle) sowie die Dickdarmtumoren mit 9 bis 10 % und der Gebärmutterhalskrebs mit 6 bis 8 %.

Welche Krebspatienten haben eine gute Überlebenschance?

Schlecht stehen die Chancen heute leider immer noch – trotz aller medizinischen Bemühungen um Früherkennung und -behandlung – beim Speiseröhren-, Magen- und Bauchspeicheldrüsenkrebs. 85 % der von diesen Tumorarten befallenen Menschen sterben innerhalb von ein bis zwei Jahren an ihrer Erkrankung, wobei es ziemlich gleichgültig ist, wann, wo und wie sie ärztlich behandelt werden.

Eine Ausnahme bildet hier Japan, wo der Magenkrebs die häufigste bösartige Tumorform überhaupt ist. Seine Bösartigkeit ist aber nach unserem bisherigen Wissensstand meist weniger entwikkelt als beim »europäischen« Magenkrebs. Dennoch haben die Japaner bisher als erste und einzige Nation dieser Erde einen spektakulären Erfolg in der Krebsbekämpfung aufzuweisen: Durch großangelegte Krebs-Früherkennungsmaßnahmen einschließlich regelmäßiger Magenspiegelungen ab einem bestimmten Lebensalter und besonders bei Risikogruppen ist es ihnen gelungen, die Magenkrebs-Überlebenschance, d. h. die Fünf-Jahres-Überlebensrate, um 50 % zu verbessern, was in dieser Höhe sonst keiner Nation auf dieser Erde bei einem der sogenannten Killerkrebse geglückt ist.

Beim relativ seltenen und erst im hohen Lebensalter auftretenden Bauchspeicheldrüsenkrebs liegt die Fünf-Jahres-Überlebensrate seit Jahren unverändert bei nur 3 bis 5 %. Dies ist zum einen eine Folge der versteckten Organlage, die eine Frühdiagnose fast unmöglich macht – selbst bei operativ eröffnetem Bauchraum hat der Chirurg oft Mühe, den Tumor aufzuspüren –, und zum andern das Ergebnis einer fast stets sehr ausgeprägten Bösartigkeit mit schneller Tumorausbreitung in die umgebenden Organe bzw. frühzeitiger Fernmetastasenbildung.

Wie aufwendig einerseits Krebsdiagnostik und -therapie in medizinischer und ökonomischer Hinsicht sein kann und wie niederschmetternd das Resultat, läßt sich aus einem dem angloamerikanischen Schrifttum entnommenen Übersichtsreferat entnehmen:

Im Laufe von 50 Jahren konnte bei 35 000 Pankreaskarzinom-Patienten nur in 4 100 Fällen der Tumor noch operativ entfernt werden, bei allen übrigen Patienten mußten die Operateure unverrichteterdinge den Bauch wieder zunähen. Bereits nach einem Jahr lebten nur noch 11 % der Kranken, wobei es völlig gleichgültig war, ob man eine Operation versucht hatte oder nicht.

Von Prof. R. M. Seufert (Chirurgische Universitätsklinik Frankfurt) stammt die Mitteilung, daß man beim Pankreaskarzinom-Patienten 50 Menschen ohne therapeutischen Nutzwert operieren muß, damit ein einziger Patient fünf Jahre überleben kann. Es gibt bisher keine brauchbare Untersuchungsmethode, diesen einen Tumorpatienten unter den übrigen 49 »herauszufischen«.

Ist es also unter dieser Prämisse und den enormen ökonomischen Kosten überhaupt vertretbar, bei Menschen mit einem bösartigen Bauchspeicheldrüsentumor einen Rettungsversuch zu unternehmen? Unberührt von solchen Überlegungen müssen natürlich Palliativeingriffe bleiben, durch die das Leiden der Betroffenen gemindert werden kann. Wie wenig wir bei den besonders bösartigen Formen des Bronchialkarzinoms – also des Lungenkrebses – bis heute ausrichten können, wurde an anderer Stelle bereits erwähnt.

Wir wollen uns daher hier noch mit den beiden Killerkrebsen beschäftigen, die nach dem Lungenkrebs den meisten Menschen in unserm Land heute zum Verhängnis werden, nämlich dem Brustdrüsenkarzinom der Frau und dem Darmkarzinom beider Geschlechter, an denen in der BRD derzeit zusammen mehr als 60 000 Personen jährlich zu Tode kommen.

Hierbei soll dann auch zu der immer häufiger in unserer Öffentlichkeit – allerdings weniger bei unseren Patienten als unseren Gesundheitsfunktionären, Sozialökonomen und Krankenkassenfunktionären – gestellten Frage Stellung genommen werden, ob sich denn der ganze Aufwand der Krebs-Früherkennungsmaßnahmen in unserem Land aus ökonomischer Sicht für unsere Gesellschaft bzw. aus epidemiologischer Perspektive für unsere Bevölkerung überhaupt lohnt. Da von der deutschen Ärzteschaft – aus einsehbaren Gründen – in diesem Zusammenhang stets die positiven Argumente auf den Tisch gelegt werden, die für Krebs-Früherkennungsprogramme sprechen, möchte ich hier einmal die Kehrseite der Medaille zeigen.

Panik: Der Knoten in der Brust!

85 % aller Patientinnen entdecken ihren Brustkrebs beim Abtasten selber, bei 5 % fällt dem Sexualpartner eine Verhärtung auf, und nur bei 10 % resultiert die Diagnose »Knotenbildung in der Brust« aus einer ärztlichen Untersuchung. Mehr als ein Drittel der Frauen haben ihren Brustkrebs sechs Monate und 71 % zwölf Monate nach der letzten Krebs-Früherkennungsuntersuchung entdeckt, der Tumor war also zum Zeitpunkt dieser »Krebs-Vorsorgeuntersuchung« bereits vorhanden gewesen.[15] In einer großen amerikanischen Untersuchungsreihe[16] wurden unter 10 000 brustkrebskranken Frauen nur drei bösartige Tumoren durch *Mammographie* entdeckt, die einer manuellen Untersuchung entgangen waren. Dies scheint einer Wiener Frauenärztin recht zu geben, die im Rahmen ihrer Krebs-Vorsorgemaßnahmen weitgehend auf die routinemäßige Röntgenuntersuchung weiblicher Brüste verzichtet, dafür aber einen blinden

Masseur engagiert hat, weil Blinde ja aufgrund ihres Sehdefektes ihren Tastsinn überdurchschnittlich stark entwickeln.

Überträgt man dieses repräsentative Zahlenmaterial auf die Gesamtsituation der Krebssuche, so bedeutet es, daß 3 000 bis 3 500 Röntgenuntersuchungen weiblicher Brüste vorgenommen werden müssen, um ein einziges Mammakarzinom zu entdecken! Noch viel schlimmer ist die hohe falsch-positive Rate dieser Untersuchungstechnik, da bei jeder hundertsten Untersuchung ein Krebsverdacht geäußert wird, der sich dann postoperativ nicht bestätigt. Konsequenz: Allein in der Bundesrepublik Deutschland werden jährlich an Frauen Tausende von Brustoperationen durchgeführt, die sich leider erst hinterher als unnötige und damit die Patientinnen sinnlos gefährdende und überdies kostentreibende medizinische Maßnahmen herausstellen.

Da alle neueren internationalen Studien belegen, daß solche routinemäßig durchgeführten Röntgenuntersuchungen weiblicher Brüste vor dem 50. bis 55. Lebensjahr hinsichtlich der Krebs-Überlebenschance nichts bringen, daß sie hingegen die Frauen durch Röntgenstrahlenbelastungen und unnötige operative Eingriffe gefährden und darüber hinaus viel Geld kosten, sollte man in Zukunft hiervon Abstand nehmen.

Einzige Ausnahme: sogenannte Risikofrauen, bei denen folgendes zutrifft: gehäuftes Krebsvorkommen in der Blutsverwandtschaft (nicht nur, aber besonders Mammakarzinome); übergroße oder zystisch veränderte Brustdrüsen (erschwerte Möglichkeit des Tastens einer neuauftretenden Knotenbildung); bereits aufgetretene Tumorbildung in einer Brust; Frauen, die keine Kinder geboren haben, und einige weitere, nicht so stark ins Gewicht fallende Risikobedingungen, über die jede Patientin am besten mit ihrem Frauenarzt sprechen sollte. Zählt er sie nicht zu diesen Risikogruppen, sollte sie sich von ihm durch gezieltes Fragen für sie verständliche Gründe nennen lassen, wenn er sie schon in jungen Jahren regelmäßig zu Röntgenuntersuchungen ihrer Brüste auffordert.

Wichtig aber ist: Für solche Risikopatienten ist die Krebsgefährdung durch Unterlassung regelmäßiger Kontrolluntersuchungen wesentlich höher als das von den Patientinnen meist stark überschätzte Strahlenrisiko durch wiederholte radiologische Untersuchungen.

Für jede Frau ab dem 25. Lebensjahr sollte es übrigens zu einer Routineselbstverständlichkeit werden, einmal im Monat ihre Brüste gründlich auf fühlbare Knotenbildungen abzutasten. Wie Sie gesehen haben, ist dies bis heute immer noch die einfachste, billigste, ungefährlichste und effektivste Art, eine Krebsbildung in der weiblichen Brust rechtzeitig zu entdecken.

Mängel bei der Früherkennung und Nachsorge

Fast jeder zweite erwachsene Bundesbürger hat Hämorrhoiden und/oder Krampfadern – wir sitzen und stehen einfach zu viel! Für die Krebs-Früherkennungsmaßnahmen am Magen-Darm-Kanal bringt die große Häufigkeit des Hämorrhoidenleidens uns Ärzten weltweit erhebliche medizinische Probleme und den entsprechenden Bevölkerungen enorme finanzielle Belastungen, da sich positive Testergebnisse in einem hohen Prozentsatz als falsch-positiv erweisen, d. h., es steckt hinter diesem Befund nicht eine gut- oder bösartige Schleimhautwucherung am Magen-Darm-Kanal, besonders dem Dickdarm, sondern ein harmloses Hämorrhoidalleiden. Die Folge: In einem leider unglaublich hohen Prozentsatz stellen sich auch die durch einen solchen positiven Bluttest ausgelösten klärenden Untersuchungen hinterher als überflüssig heraus. Solange wir über keine einfache, im Masseneinsatz anwendbare, zuverlässigere Screening-Methode verfügen, untersuchen wir jährlich Zigtausende von Bundesbürgern mit für sie unangenehmen und auch nicht ganz ungefährlichen Diagnostikverfahren, und beim Abschluß unserer differentialdiagnostischen Bemühungen müssen wir dann allzuoft feststellen: alles »für die Katz«!

Hier dürfen noch folgende kritischen Anmerkungen gemacht werden, die sich mehr an meine Kollegen als an die Patienten richten:

Von den 16 000 im *Rektum* (Enddarm) jährlich auftretenden Tumoren (am ganzen Dickdarm sind es insgesamt rund 36 000) erreichen wir nur jeden zehnten mit dem Finger. Mit einer partiellen Koloskopie (*Rekto-Sigmoidoskopie* = Spiegeluntersuchung der hinteren 50 cm des Dickdarms) könnten wir die positive Erkennung bösartiger Tumoren am Rektum um das Zweieinhalbfache, diejenigen der meist (noch) gutartigen Polypenbildungen sogar um das Vierfache steigern,[17] dennoch haben wir diese Untersuchungsmethode nicht in das Krebs-Früherkennungsprogramm aufgenommen, und zwar nicht – wie von interessierter medizinischer Seite immer wieder behauptet wird, um die Patienten von der Krebsvorsorge nicht noch stärker abzuschrecken, sondern weil unter den niedergelassenen Medizinern nicht genügend sind, die diese Untersuchungsmethodik beherrschen. Dabei würden wir mit einem solchen Verfahren 70 % aller Dickdarmkrebse erkennen. In Japan, wo es seit einigen Jahren durchgeführt wird, hat dadurch die Inanspruchnahme von Krebs-Früherkennungsuntersuchungen keineswegs abgenommen. Es soll hier keineswegs die Negativseite solcher Massenscreenings im Rahmen eines Krebs-Früherkennungsprogramms geleugnet werden, nur sollten wir bei einer sachgerechten Problemerörterung auch alle Karten offen auf den Tisch legen und den Schwarzen Peter nicht immer schamhaft im Ärmel verstecken.

Im vergangenen Jahr hatten sich in der BRD, wie bereits auch in den Vorjahren, nur noch etwa 10 % der berechtigten Männer und 25 % der berechtigen Frauen einer Krebs-Früherkennungsmaßnahme unterzogen. Im Jahre 1987 hatten sich bei einer retrospektiven Überprüfung bei 1,3 Millionen untersuchter Personen aus dem Jahre 1984 rund 49 000 signifikante Befunde ergeben. In etwa 14 000 Fällen wurde bei der Austastung des Enddarms mit dem Finger ein verdächtiger Befund erhoben, der sich *bioptisch* (durch Gewebsentnahme und -untersuchung) nur bei 12 % dieser Menschen bestätigte. Bei den 14 000 verdächtigen Urinbefunden war die positive Ausbeute noch wesentlich niedriger, ebenso hatte es sich bei den rund 2 000 Auffälligkeiten am äußeren Genitale sowie den rund 1 000 pathologischen Befunden an der Haut überwiegend um relativ harmlose Gesundheitsstörungen gehandelt. Andererseits waren von den dabei entdeckten 880 Prostatakrebsen ein Drittel bis zum Zeitpunkt dieser Krebsfrüherkennung völlig symptomlos geblieben.

Im gleichen Jahr wurden durch das Tumorscreening der weiblichen Brust in der BRD 2 984 Mammakarzinome entdeckt, das waren etwa 10 % der Neuerkrankungen, die auf jährlich 25 000 bis 30 000 geschätzt werden. Bei jeder sechzigsten Teilnehmerin war ein Krebsverdacht geäußert worden, das waren 1,7 %. Tatsächlich bestand ein Karzinom aber nur bei 3,6 % der Verdachtsfälle, d. h., nur jeder 28. Verdachtsfall entpuppte sich wirklich als Krebs.

Weiterhin wurden 1986 durch die Krebs-Früherkennungsmaßnahmen 1 600 Dickdarmkarzinome (darunter 1 050 bei Männern und 550 bei Frauen) entdeckt. Das scheint viel, relativiert sich aber sofort, wenn man berücksichtigt, daß hier ein millionenstarkes Patientenheer einem Tumorscreening unterzogen worden ist, d. h., es mußten mehrere tausend Personen – im Grunde unnötigerweise – untersucht werden, um einen einzigen Tumorkranken herauszufinden, dessen individuelle Krebsheilungschance dann allerdings substantiell verbessert wurde.

Die zentrale Frage ist: Lohnt dieses eher bescheidene Ergebnis den enormen medizinischen und finanziellen Aufwand? Diese Frage, so denke ich, muß sich unsere Gesellschaft selbst beantworten. Wir Ärzte haben die aus der Antwort resultierenden Konsequenzen entweder in die Tat, d. h. in unsere berufliche Wirklichkeit, umzusetzen oder zu warten, bis die Menschen uns aufsuchen und uns bei ihnen aufgetretene tumorverdächtige Symptome schildern. 1988 dürfte die bundesdeutsche Gesellschaft, da sich die Krebs-Früherkennungs-Inanspruchnahme nicht nennenswert geändert hat, 400 Millionen DM ausgegeben haben. Hätten alle Berechtigten von dieser Möglichkeit Gebrauch gemacht, läge dieser Betrag zwischen 3 und 4 Milliarden DM.

Ein kritisches Wort muß auch noch zur derzeitigen Krebs- Nachsorge-Wirklichkeit in unserem Land gesagt werden. Ob es sich dabei um Blutuntersuchungen, Tumormarker, Blutbild etc., Thorax-Röntgenaufnahmen, Knochen- oder Leberszintigramme, Oberbauchsonographien oder was auch immer handelt – im Rahmen von Nachsorgebetreuungen unserer Krebspatienten sind sie, routinemäßig angewendet, praktisch wertlos, zumindest wenn man dabei eine für den Patienten noch nützliche und wichtige frühe Entdeckung eines *Tumorrezidivs* (Wiederauftreten) oder von Tochtergeschwülsten im Auge hat. Sind die Untersuchungen positiv, bedeutet das für den Patienten fast immer die biologische Katastrophe, weil nun ihre bösartige Krebserkrankung in das Stadium des nicht mehr Kurierbaren, also der Unheilbarkeit, eingetreten ist. Vertrauen Sie in diesem Fall lieber auf die Vorsehung oder den lieben Gott, besser aber noch auf Ihre eigene biologische Vitalität und Widerstandskraft. Sie erhöhen dadurch nicht nur in Ihrer Einbildung, sondern auch tatsächlich Ihre Überlebenschance bzw. die Erhaltung Ihrer Lebensqualität.

Um diese gewagt erscheinende und unter Medizinern – wie könnte es auch anders sein – kontrovers diskutierte Behauptung nur an wenigen Zahlen zu belegen:

Aus der Düsseldorfer Universitätsklinik wurde 1988 gemeldet: Bei 2 409 Röntgenaufnahmen im Rahmen eines Krebs-Nachsorgeprogrammes wurden 2 377 negative, 15 verdächtige und 17 richtig-positive Befunde, d. h. Tochtergeschwülste bzw. Tumorrezidive, erhoben. Bei 407 Lebersonogrammen waren 401 negativ, 4 falsch-positiv und nur 2 richtig-positiv. Hier lagen Lebermetastasen vor, therapeutische Konsequenzen ergaben sich daraus nicht.

Auch bei Knochenszintigrammen war die kritisch überprüfte Bilanz nicht besser: Von 871 Studien waren 807 negativ, 40 falsch- positiv und nur 24 richtig-positiv, für die ärztliche Betreuung dieser Menschen war dies wiederum von untergeordneter, meist gar keiner Bedeutung. Eine Schmerzbehandlung hätte man beispielsweise auch dann durchführen müssen, wenn der Nachweis von Knochenmetastasen durch das Szintigramm (ein nuklearmedizinisches Verfahren) unterblieben wäre.

Zu ähnlich ernüchternden Ergebnissen sind Schweizer Ärzte bei einer im Frühjahr 1989 veröffentlichten Überprüfung der eidgenössischen Tumornachsorge gekommen.[18] Sie weisen mit Recht darauf hin, daß wir durch derartige medizinische Routineuntersuchungen mehr Krebspatienten verunsichern und die Angst in ihnen vor Rückfällen oder Metastasen wachhalten, als daß wir ihnen mehr Sicherheit vermitteln. Eine Lebensverlängerung erreichen wir mit diesem irren technischen und finanziellen Aufwand ebensowenig wie eine längere Erhaltung der Lebensqualität der Kranken. Bis wir Besseres haben, sollten wir im Interesse unserer Patienten lieber auf jegliche Medizintechnik in Krebsnachsorgeprogrammen verzichten.

Während wir in unseren kurativ-therapeutischen Bemühungen allzuoft überaktiv sind, läßt sich heute eine zu große Passivität in der medizinischen Betreuung der unheilbar an Krebs Erkrankten nicht übersehen. Der Präsident der »Gesellschaft zum Studium des Schmerzes«, Prof. Dr. Manfred Zimmermann, hat vor einigen Monaten öffentlich behauptet: »Von den schätzungsweise 100 000 (ständigen) Krebspatienten mit schwerer Schmerzsymptomatik werden in der BRD aus Scheu der Ärzte vor dem Einsatz der Opiate weit weniger als 10 % diesbezüglich ausreichend behandelt.« Allgemein bekannt ist hingegen, daß 30 % unserer Krebskranken auch im Endstadium ihrer Krankheit nur leichtere bzw. nur selten auftretende Tumorschmerzen haben, bei ihnen stehen dann andere tumorbedingte Krankheitserscheinungen im Vordergrund, die wir leider oft auch heute noch nicht annähernd so gut palliativ behandeln bzw. unterdrücken können wie die Schmerzsyndrome.

FAZIT

Die Schulmedizin ist weltweit in der Krebsbekämpfung noch viel hilf- und machtloser, als sie im allgemeinen zugibt. Sowohl bei den Krebs-Früherkennungsprogrammen wie auch den routinemäßigen Nachsorgebemühungen steht einem enormen Kostenaufwand ein mehr als bescheidener Nutzen gegenüber. Nur bei einem Teil der sogenannten Killerkrebse (Brustdrüsen- und Dickdarmkarzinome) haben wir es bis heute geschafft, eine nennenswerte Lebensverlängerung und Lebensqualitätserhaltung für unsere Krebskranken zu erkämpfen. Während radikale Operationsmethoden im Kampf gegen den Krebs unter Berücksichtigung deprimierend schlechter Ergebnisse in der medizinischen Alltagswirklichkeit der Tumortherapie heute eher selten sind, gilt dies für die Krebs-Strahlenbehandlung schon weniger und für die Chemotherapie bösartiger Tumoren erst recht noch viel zuwenig.

Besonders gegen letztere richtet sich der schwere Vorwurf einer ebenso sinnlosen wie teuren Krebsübertherapie. Um auch hier vor Verallgemeinerungen zu warnen: Wir schaffen mit Hilfe der Chemotherapie zwar nur bei etwa 10 % der Krebserkrankungen langjährige Verbesserungen oder gar Heilungen, doch retten wir wenigstens auf diesem leider noch engbegrenzten Spektrum von Krebserkrankungen (Hodenkarzinome junger Menschen, Hodgkin-Krankheit, Haarzellenleukämie und lymphatische Leukämie der Kinder, um nur die wichtigsten zu nennen) heute acht bis neun von zehn Menschen das Leben oder verlängern es ihnen zumindest um viele Jahre, während solche Tumorkranken noch vor einem Jahrzehnt meist innerhalb von ein bis zwei Jahren verstorben sind.

Die mehr als berechtigte Kritik an der Krebsdiagnostik und -therapie unserer Schulmedizin richtet sich aber gegen die reflexhafte Fixierung der Ärzte im Denken und Handeln auf den lokalen Tumor, wobei die Persönlichkeit des Krebskranken und seine individuelle Krankheitsbiographie ebensowenig gebührend berücksichtigt werden wie seine für den Krankheitsablauf mitentscheidende psychische Konstellation einschließlich seiner psychosozialen Bedingtheiten und zwischenmenschlichen Beziehungen.

Der allerschwerste Vorwurf an uns »Krebsärzte« richtet sich aber gegen unsere Betreuungspassivität, die in dem Maße wächst, wie unsere heilenden Behandlungsmöglichkeiten abnehmen. Lassen wir nicht gerade diejenigen am meisten allein, die unserer Hilfe am dringendsten bedürfen, die nicht mehr Heilbaren, die Hoffnungslosen, die wir – lindernde ärztliche Hilfe gewährend – nur noch auf ihrem letzten bitteren Weg begleiten können?

Und so müssen wir als deprimierendes Endresultat unseres Ausflugs in die medizinische Krebswirklichkeit unserer Tage die niederschmetternde Schlußdiagnose stellen: Mehr noch als unsere gesamte Heilkunde ist unsere Krebsmedizin krank, sie braucht dringend wirksame Hilfe, die aber weniger von außen als von innen kommen muß. Wir alle müssen uns aufgerufen fühlen, unsere medizinische Alltagswirklichkeit so zu verändern, daß wieder der kranke Mensch und nicht der Tumor im Zentrum unserer Heils- und Hilfsbemühungen steht.

Anhang:
Kleines Krebsbrevier

Nachfolgend sollen einige der Fragen beantwortet werden, die mir in der Praxis von Krebskranken oder ihren Angehörigen besonders oft gestellt werden:

1. Krebskrankheiten sind nicht wie Infektionen übertragbar. Berührungsängste jeder Art (auch im Intimbereich) sind also medizinisch vollständig unbegründet. Besonders die Furcht mancher Männer, sie könnten sich beim Sexualverkehr mit ihrer Frau, wenn diese an einem Unterleibskrebs leidet, selbst Krebs holen, ist absolut unbegründet. Auch durch eine Krebserkrankung erlischt das sexuelle Verlangen des oder der Betroffenen keineswegs immer, besonders in einem frühen Erkrankungsstadium. Der Abbruch von Intimbeziehungen wird vom Krebspatienten daher manchmal nicht als Schonung, sondern als entfremdende Distanzierung erlebt, was dann zu depressiver Stimmung mit ihrem negativen Einfluß auf den Krankheitsverlauf führen kann. Takt und Einfühlungsvermögen sollten Wegweiser dafür sein, wie sich die zwischenmenschlichen Beziehungen auch im Intimbereich nach Erkrankungsausbruch gestalten lassen, ohne daß sie zu einer Belastung des Kranken werden.

Frauen sollten aber auch wissen, daß wir heute als gesichert annehmen müssen, daß das Risiko, an einem Gebärmutterhalskrebs zu erkranken, mit der Zahl der Sexualpartner im Leben deutlich anwächst und daß dieses Erkrankungsrisiko auch deutlich größer ist, wenn bereits in relativ frühem Lebensalter mit sexueller Aktivität begonnen wird. Da ich Mediziner und nicht Moraltheologe bin, möchte ich in diesem Zusammenhang nicht öffentlich zu monogamer Lebensweise aufrufen, doch im Zeitalter der Aidsseuche läßt sich ja ohnehin nicht mehr abstreiten, daß sexueller Promiskuität nun einmal ein erhebliches gesundheitliches Risiko innewohnt.

2. Krebs ist keine Erbkrankheit. Wie bereits weiter vorne ausgeführt, gibt es allerdings einige wenige Ausnahmen, wo für Familienangehörige aufgrund der Krebserkrankung eines ihrer Mitglieder ein erhöhtes Krebsrisiko besteht, so daß beispielsweise Geschwister oder Kinder solcher Patienten in deutlich überdurchschnittlicher Häufigkeit selbst mit der Möglichkeit einer späteren Tumorerkrankung rechnen müssen. Ein Beispiel hierfür ist die *erbliche Darmpolyposis* (genetisch bedingte, zunächst gutartige Darmschleimhautwucherungen). Angehörige aus derartigen Familien sollten besonders konsequent und regelmäßig von der Möglichkeit der Krebs-Früherkennungs-Untersuchungen Gebrauch machen und sich von ihrem Hausarzt eingehend informieren lassen, welche möglichen Frühsymptome gegebenenfalls zu erwarten sind, damit man noch rechtzeitig in Behandlung gelangt.

3. Eine sogenannte Krebspersönlichkeit gibt es ebenfalls nicht, doch wissen wir heute, daß psychosozialen Faktoren in der Krankheitsentstehung und beim Ablauf von Erkrankungen eine wesentlich größere Bedeutung zukommt, als wir bisher wahrhaben wollten. Bei Tumorpatienten glaubt man festgestellt zu haben, daß sie zu häufig ihre Emotionen unterdrücken, zuviel Rücksicht auf ihre soziale Umgebung nehmen und sich lieber anpassen, als sich mit ihrer mitmenschlichen Umwelt auseinanderzusetzen. Dies soll kein Aufruf zu egoistischer und egozentrischer Selbstverwirklichung sein. Wie meist im menschlichen Leben geht es um das Maß der Dinge.

4. Es wurde bereits am zweiten Krankheitsfall konkret dargestellt, wie problematisch es sein kann, einem krebskranken Menschen die Wahrheit so weit als möglich vorzuenthalten, selbst dann noch, wenn er aufgrund des fortgeschrittenen Krankheitsverlaufes die Wahrheit bereits ahnt, aber nicht konkret oder hartnäckig

nach ihr zu fragen wagt. Gemeinsam mit dem Hausarzt sollte man einfühlsam und taktvoll sowie Schritt für Schritt dem Kranken die Bedrohlichkeit und Schwere seiner Erkrankung nahebringen, allerdings ohne ihm die Lebens- und Überlebenshoffnung zu rauben.

Was besagt es schon, wenn bei einem nicht kleinzelligen Bronchialkarzinom der Lunge nach fünf Jahren kaum noch 5 bis 10 % der Patienten am Leben sind? Wer weiß schon, ob Arzt oder Familienmitglied, ob der betreffende Kranke zu den zählebigen oder mit starker Tumorabwehrkraft ausgestatteten Menschen zählt? Man bedenke immer, jede fatalistische Prognose ist eine ihre Verwirklichung herbeiredende und damit lebensbedrohliche Prophezeiung. Aber auch Unwissen schafft Angst und Halbwissen, oft Vorurteile und unbegründete Fehlhaltungen. Bitten Sie Ihren Hausarzt um eingehende Informationen über »Ihre« Krebsart. Falls er in einem solchen Gespräch Zeitmangel vortäuscht, fragen Sie ihn nach für Laien verständlicher Literatur oder Buchangaben. Fragen Sie ihn gegebenenfalls auch, wo es in Ihrer Lebensumgebung Spezialorganisationen gibt, die sich sachkompetent der tumorkranken Patienten annehmen (Beispiele: Deutsche Krebshilfe, Bonn, Deutsche Gesellschaft für Krebskrankheiten, Frauenselbsthilfe nach Krebs, Gesellschaft für biologische Krebsmedizin u. a.), oder erkundigen Sie sich nach Selbsthilfegruppen von Krebspatienten, die sich nach unseren bisherigen ersten Erfahrungen als außerordentlich hilf- und segensreich erwiesen haben. Scheuen Sie sich nicht, spezielle Fragen in diesem Zusammenhang an uns Ärzte zu stellen.

5. Fast alle synthetischen Medikamente – also die Stoffe, die wir Schulmediziner überwiegend verschreiben – haben neben ihren erwünschten therapeutischen Wirkungen oft auch außerordentlich unerwünschte Nebenwirkungen. Lassen Sie sich von Ihrem betreuenden Arzt erklären, ob ihr Einsatz auch weiterhin unbedingt notwendig ist oder ob man im Rahmen einer speziellen Tumortherapie nicht vorübergehend oder dauerhaft auf sie verzichten kann und soll.

6. Eine spezielle Krebsdiät gibt es bis heute nicht. Für alle bisher angegebenen Spezialernährungen konnte weder bewiesen werden, daß sie die Entstehung von Krebserkrankungen verhindern, noch daß sie deren Verlauf günstig beeinflussen. Wie bereits ausgeführt, gilt heute folgende Mischernährung als sinnvoll: viel Frisch-

obst und -gemüse, Getreideprodukte mit hohem Fasergehalt, nicht zuviel tierisches Fett. Ersetzen Sie öfter mal Fleisch durch Fisch, vermeiden Sie Über- und Fehlernährung, gehen Sie viel an die frische Luft, trainieren Sie ihren Körper sportlich mäßig, aber regelmäßig. Vertrauen Sie nicht (ohne einen Arzt oder sonstigen Fachmann zu konsultieren) auf Ihnen angebotene, meist überteuerte Krebsdiäten oder Krebswundermittel. Sie machen damit oft nur die Hersteller und Vertreiber reich, ohne daß Sie sich bei verständlicher Suche nach Hilfsangeboten einen wirklichen Dienst erweisen.

7. Rauchen belastet jeden menschlichen Organismus, leider schon in nicht sehr großem Übermaß; Alkohol wirkt dagegen erst bei regelmäßigem zu hohem Konsum gesundheitsschädlich.

8. Suchen Sie Ihren Arzt auf, wenn Sie an irgendeinem Körperteil eine plötzlich oder langsam entstandene Schwellung bemerken, gerade auch dann, wenn diese Ihnen keine Schmerzen oder sonstigen konkreten Symptome verursacht. Auch wenn Sie schon öfter bestimmte Krankheitserscheinungen gehabt haben, beispielsweise Menstruationsunregelmäßigkeiten, Blutauflagerungen im Stuhl, wiederholt auftretende Heiserkeit oder Husten, neu aufgetretene Auffälligkeiten bei der Verdauung, anhaltende Appetitlosigkeit oder einen Ihnen unerklärlich erscheinenden Gewichtsverlust, könnte diesmal eine andere, eine neue, eine tumoröse Erkrankung dahinterstecken. Damit müssen Sie immer um so eher rechnen, je weiter fortgeschritten Ihr Lebensalter ist.

9. Lassen Sie sich nicht von Hackethal und anderen medizinischen oder sonstigen Außenseitern von erwiesenermaßen nützlichen Krankheitsfrüherkennungsuntersuchungen abhalten, die demnächst in unserem Land nicht mehr auf die Krebsfrüherkennung beschränkt sein, sondern auch andere häufig Zivilisationskrankheiten (Herz-Kreislauf-Schäden, Stoffwechselstörungen etc.) einschließen werden.

10. Nach der früheren Vitamin-C-Welle rollt in unserem Land derzeit die Vitamin-E- und in den USA beispielsweise die Germanium- und die Vitamin-A-Welle über die Bevölkerung. Diese speziellen medikamentösen Tumortherapien sind entgegen anderslautenden Äußerungen ihrer Hersteller und Verkäufer, aber auch ihrer medizinischen oder heilpraktischen Vertreiber nicht immer nützlich und hilfreich, sondern manchmal zumindest

nutzlos, nicht selten aber sogar gesundheitsschädlich. Konsultieren Sie einen Arzt oder sonstigen Experten Ihres Vertrauens, mißtrauen Sie zunächst einmal Anpreisungen und Erfolgsversprechungen derjenigen, die an der »speziellen Krebstherapie« verdienen.

11. Überschätzen Sie nicht die Schulmedizin, aber es ist noch gefährlicher, sie zu unterschätzen. Von keiner Außenseiterkrebsbehandlung ist bis jetzt ein Krebskranker allein geheilt worden. Bisher nicht erklärbare gelegentliche Tumorausheilungen, selbst in weit fortgeschrittenem Krankheitsstadium, sind nicht zu bezweifeln, beweisen aber noch keine Kausalität zwischen Krankheitsverlauf und durchgeführter, vermeintlich erfolgreicher Krebstherapie. Nur eine auf rationaler naturwissenschaftlicher Basis oder wirklich gereifter heilkundlicher und homöopathischer Erfahrung beruhende Krebstherapie ermöglicht Ihnen optimale Heilungschancen. Gelegentlich zweifellos beobachtete Wunderheilungen lassen keine Rückschlüsse auf den zu erwartenden Erkrankungsverlauf bei Ihnen zu. Gesundes Mißtrauen ist – wie meist im Leben – nützlich, illusionäre Euphorie führt nach nicht eingetretener Heilserwartung allzuoft zu besonders tiefer Enttäuschung und Depression, die den weiteren Verlauf Ihrer Erkrankung dann negativ beeinflussen kann.

12. Von W. Osler stammt der Satz: »Lachen ist die Musik des Lebens.« Auch wenn Sie zum Krebskranken geworden sind, sollte nicht lebenslange Trauer angesagt sein. Lachen führt beispielsweise nicht nur zur Entspannung Ihres Zwerchfells und Ihrer Brustkorbmuskulatur und damit zur Erhöhung der Sauerstoffsättigung Ihres Blutes in der Lunge mit anregender Wirkung auf die Herz- und Kreislauffunktion, es hat auch einen positiven Effekt beispielsweise auf Ihr Neuroendokrinium (Funktionsachse Gehirn-Hormondrüsen) mit Rückkoppelung auf Ihr seelisches und geistiges Befinden.

13. Manch einer meiner Tumorpatienten aus einer nun 30jährigen Berufserfahrung hat mich tief durch die von ihm zuwege gebrachte Bewußtseinserweiterung und -vertiefung sowie die Verinnerlichung seines menschlichen Daseins beeindruckt. Reifung, auch wenn sie durch Leid bewirkt wird, verbessert nicht selten das Selbstwertgefühl, und dies verstärkt nachgewiesenermaßen Ihre Lebenskraft und erhöht damit Ihre Chancen im oft harten und langen Abwehrkampf gegen den in Ihnen sinnlos wuchern-

den und Sie bedrohenden Krebs. Selbst wenn Ihre Lebensphase nun für Sie erkennbar begrenzt sein sollte, muß dies keine Flucht in Hoffnungslosigkeit und Resignation auslösen. Auch einem Krebskranken bekommen Spiel und Spaß körperlich und seelisch meist gut, übrigens ebenso die Vertiefung echter, lohnender zwischenmenschlicher Beziehungen. Umgekehrt löst die bei uns heute übliche Reizüberflutung und Lebenshektik kaum positive biologische und psychologische Effekte aus. Das gilt gleichermaßen für gesunde wie bereits erkrankte Menschen.

Echte entspannende Ruhe, tiefer innerer Friede bewirken in Ihrem Gehirn – wie Lachen und Freude – ein vermehrtes Auftreten der Alphawellen, die von wesentlicher Bedeutung nicht nur für Ihre geistige, sondern auch Ihre seelische und körperliche Regeneration sind. Mit einer durch Meditation, autogenes Training, Joga und andere Entspannungsübungen erzeugten erhöhten Alphawellenproduktion Ihres Gehirns mit ihren erwünschten biologischen Effekten rufen Sie auch eine Erhöhung der Schmerzschwelle hervor und führen über eine Erniedrigung von Pulsfrequenz und Blutdruck zu vertiefter Atmung und damit verbesserter Sauerstoffversorgung Ihres Organismus. Machtstreben und Konkurrenzdenken verlagern das Gleichgewicht zwischen Sympathikus und Parasympathikus zuungunsten des letzteren. Dieses Ihre biologische Regeneration sichernde Nervengeflecht beeinflußt Ihren Hormonhaushalt und Ihren Stoffwechsel im Sinne einer optimalen Energienutzung, was unter anderem auch Ihrem Immunsystem zugute kommt, da es – wie Sie wissen – nicht nur für die Infektionsverhinderung, sondern auch für die Abwehr von körpereigenen gefährlichen Aggressoren von lebensentscheidender Bedeutung ist.

14. Den Angehörigen und Freunden unserer Krebspatienten sollte man sagen, daß Stimmungsschwankungen und vorübergehende Depressionen bei jedem Tumorpatienten unvermeidbar auftreten, ebenso wie oft unbegründete Hoffnungen mit übertriebenen Befürchtungen und Lebensängsten abwechseln. Verlieren Sie dann nicht allzuschnell die Geduld, gehen Sie nicht auf emotionale und allgemeine zwischenmenschliche Distanzierung. Wenn Sie sich von den Kranken zurückziehen, verkürzen Sie die ihm noch bleibende Lebenszeit, was vielleicht in Ihnen selbst lebenslang anhaltende Schuldgefühle hinterlassen könnte. Verdrängen Sie Ihr Mitgefühl nicht, aber laden Sie nicht Ihre Trauer, Ihre

Ängste, Ihre Hoffnungslosigkeit und Befürchtungen auf den Kranken ab. Belügen Sie ihn auch hinsichtlich seiner Krebserkrankung möglichst wenig. Wer eine Krankheit nicht kennt, kann weder zielgerichtet gegen sie kämpfen noch sich mit ihr arrangieren. Nur wer die Hoffnung nimmt, tötet; nicht aber derjenige, der langsam, schonend und taktvoll seinen Mitmenschen an die immer bittere und belastende Wahrheit seiner todbringenden Erkrankung heranführt.

15. Es ist meistens problematisch, wenn sich Familienangehörige und Freunde allzu intensiv in die zwischen dem Patienten und seinem Arzt vereinbarten Therapiemaßnahmen einmischen. Wer Glauben nimmt, nimmt Hoffnung; wer Hoffnung nimmt, schwächt die Abwehr des Kranken gegen die ihn bedrohende Krankheit. Schon mancher Krebskranke konnte von sich sagen, ohne sich dabei zu belügen oder etwas vorzumachen: Die Todesdrohung hat mich Leben gelehrt, die Krankheit hat mir neue spirituelle Horizonte eröffnet und mir neue Lebens- und Erlebnisintensitäten gebracht, von denen ich bisher nichts ahnte oder wußte.

Wenn Sie eine vom behandelnden Arzt vorgeschlagene Therapie für ein krebskrankes Familienmitglied in ihrer Sinnhaftigkeit oder rationalen Begründung bezweifeln, reden Sie unter vier Augen mit dem Arzt, diskutieren Sie aber nicht darüber in Anwesenheit des Kranken. Treiben Sie uns Ärzte auch nicht – was viel häufiger vorkommt, als man allgemein wahrhaben will – in allzu verzweifelte und damit leicht in Übertherapie ausartende Behandlungsstrategien. Auch Ärzte sind Menschen, die seelischen, geistigen oder sonstigen Pressionen manchmal auch dort nachgeben, wo sie es nicht tun sollten und im Grunde nicht verantworten können.

Besonders reife Ärzte und Menschen schaffen es, emotionale Aggressionsverlagerungen im Sinne einer Entlastung des Kranken ohne abwehrende Gegenreaktion hinzunehmen und zu ertragen. Von dem amerikanischen Dichter Thornton Wilder stammt das Zitat: »Da ist ein Land der Lebenden und ein Land der Toten. Und die Brücke zwischen ihnen ist die Liebe – das einzige Bleibende, der einzige Sinn.« Man braucht nur »Land der Toten« durch »Land der Krebskranken« zu ersetzen, und man weiß, was zumindest ebenso wichtig ist wie medizinische Tumorbekämpfung. Ärzte und andere – ob professionelle oder

Laienhelfer –, die das begriffen haben, sind die richtigen Lebensbegleiter unserer Krebspatienten, ob sie sich nun in einem frühen, noch Hoffnung zulassenden oder schon in einem späten, das biologische Ende nicht mehr aufhaltbaren Stadium befinden. Jenseits aller schulmedizinischen oder sonstigen professionellen Krebstherapien könnte auf dieser geistigen Grundlage die Ohnmacht der Ärzte und sonstigen Helfer im Umgang mit an Krebs Erkrankten kleiner und ihre helfende Macht in bisher vielleicht nicht geglaubtem Maß größer werden.

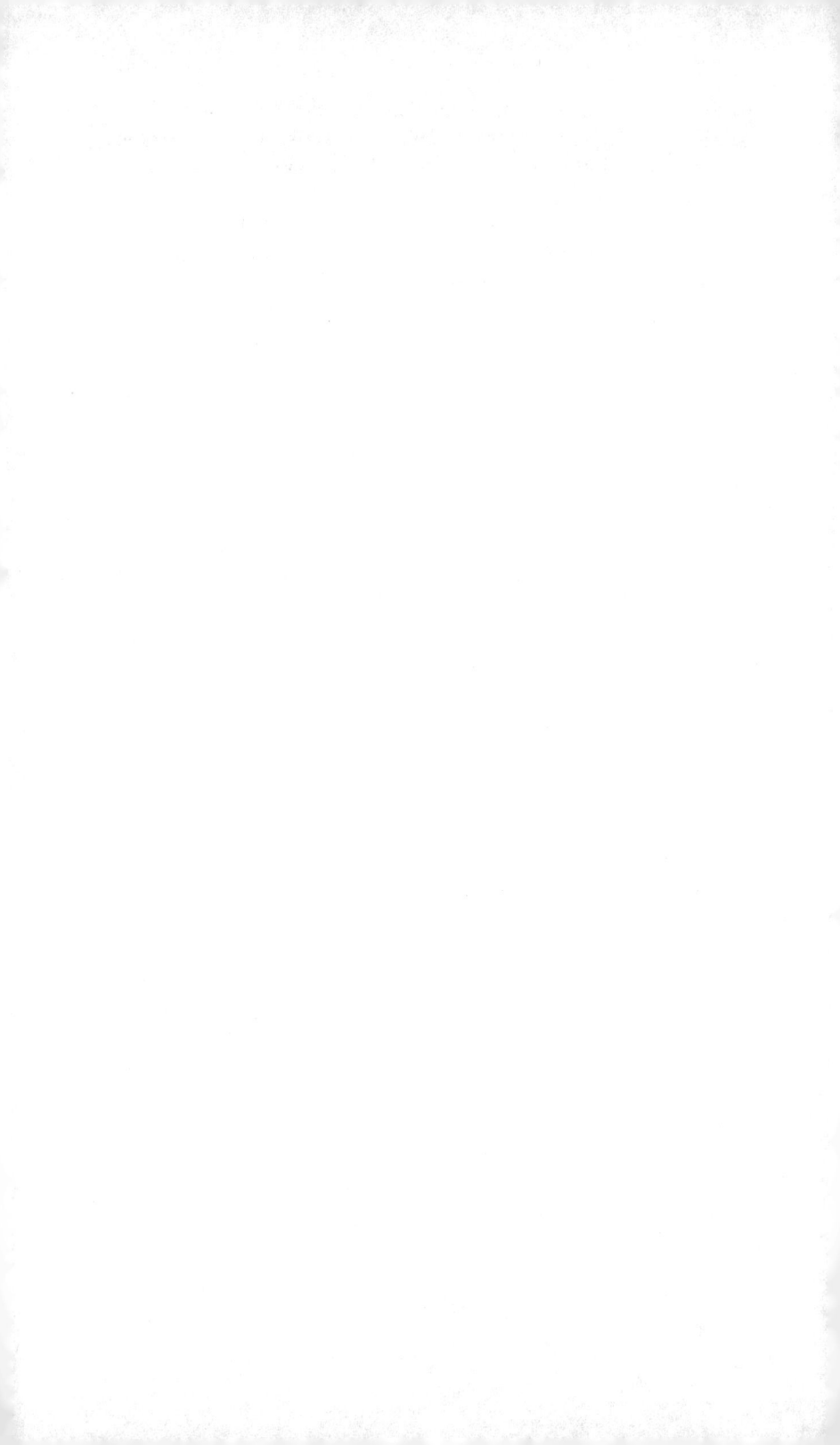

9

Am Ende des Weges
Sterbehilfe

O Herr, gib jedem seinen eignen Tod,
Das Sterben, das aus jenem Leben geht,
Darin er Liebe hatte, Sinn und Not.

Rainer Maria Rilke

Im Januar des Jahres 1989 wurde in den Vereinigten Staaten von Amerika erstmals ein Arzt freigesprochen, der aktive Sterbehilfe geleistet hatte. Drei Jahre zuvor, am 15. Januar 1986, hatte der damals 45 Jahre alte Pathologe Dr. Peter Rosier seine krebskranke Ehefrau Patricia aus Barmherzigkeit getötet oder – wie der Staatsanwalt in dem Prozeß behauptet hatte – kaltblütig ermordet. Neun Monate davor hatte seine damals 42 Jahre alte Frau und Mutter seiner zwei Kinder erfahren, daß sie an Lungenkrebs erkrankt war. Bereits innerhalb weniger Monate war es zur Ausbildung von Tochtergeschwülsten im Körper der Frau, darunter auch im Gehirn, gekommen.

Der Todestag wurde vor Gericht folgendermaßen dargestellt: Nach einem festlichen Abschiedsessen versetzte die Mutter ihre beiden Kinder durch überhöhte Dosis eines Beruhigungsmittels in einen tiefen Schlaf, um sie die folgenden schlimmen Stunden nicht miterleben zu lassen. Nachdem sie sich von ihren Familienangehörigen verabschiedet hatte, zog sie sich in ihr Schlafzimmer zurück und nahm 20 Tabletten des Schlafmittels Seconal. Einige Zeit später wurde sie bewußtlos, aber zum Entsetzen des Ehemanns trat der Tod nicht ein. Verzweifelt rief Dr. Rosier Berufskollegen an, um sie um Morphium für seine Frau zu bitten, damit der von ihr eingeleitete Freitod zu Ende geführt werden könnte. Die Ärzte, die Verständnis für seine Lage hatten, stellten ihm insgesamt 6 mg Morphium in Ampullenform und außerdem Morphiumzäpfchen zur Verfügung. Aber selbst nach Verabfolgung dieser relativ hohen Dosis des zentral wirkenden Schmerz- und Beruhigungsmittels lebte Patricia Rosier weiter. Als sie Stunden später immer noch nicht tot war, verschloß der Stiefvater der Frau ihr mit seiner Hand Mund und Nase, bis sie zehn Minuten später aufhörte zu atmen. Der herbeigerufene Arzt bestätigte auf dem Totenschein als Todesursache die Krebserkrankung und ihre Folgen, so daß das wirklich Geschehene vorläufig geheim blieb.

Erst als der Witwer sich am 12. November 1986 im amerikanischen Fernsehen offen zur Sterbehilfe an seiner damals krebskranken Ehefrau mit dem Argument bekannte, ihr ihrem Wunsch gemäß unnötige Schmerzen erspart und einen würdigen Tod ermöglicht zu haben, griff die amerikanische Justiz den Fall auf und stellte den Pathologen vor Gericht. Dem Schwiegervater, der letzten Endes die Frau erstickt hatte, hatte der Staatsanwalt Straffreiheit zugesichert, um ihn als Kronzeugen gegen den Arzt zu gewinnen.

Als das Gericht den Mann freisprach, schrie er zunächst seine Erleichterung über den Freispruch von der Mordanklage laut in den Gerichtssaal, bevor er schluchzend erklärte: »Ich wollte doch nur, daß meine Frau, die ich mit jeder Faser meines Herzens geliebt habe, in Frieden einschläft.«

Dieser Vorgang hat in der amerikanischen Öffentlichkeit die Diskussion um das Thema der Sterbehilfe erneut und heftig wiederaufflackern lassen. In Deutschland wurde dieses Thema unter anderem durch den umstrittenen Mediziner Julius Hackethal, den saarländischen Arzt Dr. Frisch, Herrn Atrott von der Deutschen Gesellschaft für Humanes Sterben und den »Todesengel« von Wuppertal (eine Krankenschwester, die angeblich 17 Menschen aus Mitleid zu Tode gespritzt hat) in die Medien und Boulevardblätter gebracht, wo dieses schwierige Problem mehr emotional, dogmatisch und polemisch als sachgerecht und sublimiert dargestellt wurde.

Mein amerikanischer Kollege Rosier hat versucht, seiner Ehefrau ihren letzten Wunsch in diesem Leben, schnell und schmerzfrei zu sterben, zu erfüllen. Hätte er ihr das Morphium nur besorgt, ohne ihr einen Teil davon selbst zu spritzen, so wäre dies straffreie Hilfe zur Selbsttötung gewesen. Rauschgiftsüchtige Fixer haben keine Probleme damit, sich selbst eine intravenöse Spritze zu machen. Patricia Rosier konnte das nicht. Ohne es zu wollen oder zu wissen, hatte die Amerikanerin dadurch ihren Ehemann in die Gefahr einer Strafverfolgung gebracht. Der Fall wurde zum Vorgang einer aktiven Sterbehilfe. Es lag nunmehr Tötung eines Menschen auf Verlangen vor, das Motiv war sekundär. Es wird nur bei der Zumessung des Straßmaßes gebührend berücksichtigt – so sagen jedenfalls die Richter! Aber bleiben wir bei den beiden Menschen: Die Frau wollte sterben, der Mann half ihr dabei, damit es so geschehen sollte, wie es ihrem Wunsch und Willen entsprochen hatte.

Und hier tut sich eine Kluft auf zwischen Jurisprudenz und Humanität, zwischen Moral und Menschlichkeit, zwischen dem Recht auf Selbstbestimmung und juristischen Normen. Wer von den urteilenden und verurteilenden Richtern war schon einmal hautnah dabei, wenn einem Mann die Frau, einer Frau der Mann oder einer Mutter das Kind langsam und qualvoll dahinstirbt?

Mich hat ein solcher Richter einmal gebeten, seinem todkranken Kind das grausame Ende abzukürzen. Nach den Rechtsgrundsätzen, denen er verpflichtet ist, hätte er mich später dafür verurteilen müssen. Dieses Erlebnis wurde für mich zum Anlaß, in diesem Buch auch über das Thema Sterbehilfe zu schreiben. Man muß sich die Widersprüchlichkeit zwischen theoretischen Grundsätzen und praktischer Lebens- und Verhaltenswirklichkeit einmal klarmachen.

Vielen von uns Ärzten brennt das Thema deshalb unter den Nägeln, weil die Angst vor der juristischen Verfolgung zunimmt. Lieber lassen wir Menschen leiden, erfüllen nicht ihren letzten Wunsch nach einem barmherzigen Tod, als daß wir unsere eigene Person (und damit auch unsere Familie) in Gefahr bringen. Aber kann unsere Gesellschaft ein Interesse daran haben, daß ein Herr Atrott oder sonst jemand in unserem Land professioneller nichtärztlicher Sterbehelfer auf Abruf wird . . . gegen 50 Mark Monatsbeitrag?

Die bekannte Volksschauspielerin Inge Meysel wirbt für die DGHS (Deutsche Gesellschaft für Humanes Sterben), deren Präsident Atrott bei einem Hearing vor dem Deutschen Bundestag äußerte: »Es ist der grundlegende Unterschied zu den Praktiken der NS-Zeit, daß nicht der Staat über die Lebensqualität eines Menschen entscheidet, schon gar nicht über sein Leben, sondern jeder Mensch, der entscheidungsfähig ist, auch selber frei bestimmt, unter welchen Bedingungen sein Leben lebenswert ist oder nicht.«

Gibt es wirklich keine andere Lösung für ein Problem, das erst langsam, aber unaufhaltsam in unser Bewußtsein dringt, nachdem einige es gewagt haben, das Tabu zu durchbrechen? Viele Ärzte verweigern sich oder haben doch erhebliche Probleme bei der Sterbehilfe, nicht nur bei der direkten, sondern auch bei der passiven oder indirekten, wie die alltägliche Sterbewirklichkeit in unseren Kliniken und Pflegeheimen zeigt.

267

Wird es irgendwann einmal eine Selbstverständlichkeit sein, daß Ärzte Todkranken auf Wunsch zum Gnadentod verhelfen? Die Nazis hatten ein solches Gesetz bereits vorbereitet, sie nannten es »das Recht auf den Gnadentod«. Sie haben mit ihrem brutalen Euthanasieprogramm zur Gesunderhaltung des völkischen Erbgutes die Diskussion um die Hilfe zum Sterben nicht nur in unserem Land auf Jahrzehnte mit einer schweren Hypothek belastet.

Hackethal und Atrott haben versucht, diesbezügliche Rechtsnormen mittels humanitärer Gesichtspunkte zu umgehen. Dafür gebührt ihnen Anerkennung. Aber was qualifiziert einen Herrn Atrott zu einem »Todesengel«? Darf jeder in diesem Staat ein zweiter Atrott werden? Sollte man nicht nach anderen Möglichkeiten suchen, die außerordentlich schwierigen und schwerwiegenden Probleme eines humanen Sterbens einer Lösung näherzubringen?

Die Station der Hoffnungslosen

Es war bei den Kindern, daß mir selbst zum ersten Mal im Leben beruflich der Tod begegnet ist. Als jungem, frischgebackenem Assistenzarzt in einer Kinderklinik hatte man mir eine Station mit 15 kleinen Patienten zwischen 4 und 11 Jahren übertragen. Sie hatten fast alle Leukämie oder andere Krebskrankheiten. Vielleicht war dies der Grund, warum man mich hier meine Arbeit als Unerfahrener beginnen ließ, denn es war die Station der Hoffnungslosen. Damals, vor 30 Jahren, gab es unsere gegenwärtige Hochleistungsmedizin erst in Ansätzen; Intensivstationen waren noch ebenso unbekannt wie Knochenmarkstransplantantionen und chemotherapeutisch-zytostatische Multibehandlungen, die heute bei einigen bösartigen Erkrankungen im Kindesalter oft beträchtliche Lebensverlängerungen, in zunehmendem Umfang sogar echte Heilungen ermöglichen und große Erfahrung sowie hohes Fachwissen der behandelnden Mediziner voraussetzen. In jenen Jahren um 1960 waren die Ärzte noch bescheidener und eher bereit, dem Tod das Feld zu räumen, und sie hatten auch ein weniger gebrochenes Verhältnis zu Leid, Krankheit und Tod. Die individuelle persönliche Betroffenheit im Grenzbereich medizinischer Handlungsweisen war dafür noch größer. Das Sterben war noch nicht so anonym, die Sterbenden wurden nicht in Kammern und Bäder abgeschoben. Sie blieben unter den Lebenden – den Mitkranken und den Pflegenden –, wodurch nicht das Heilen, wohl aber das Trösten leichter war. Auch das Sterbenlassen fiel uns damals noch nicht so schwer, die heute oft so wirksam und unmenschlich das Sterben verhindernde und verlängernde Intensivtechnik war noch nicht geboren. Man konnte damals auch noch in unseren Kliniken seinen eigenen Tod sterben.

Nach einer Woche starb der erste Patient, ein fünfjähriges Mädchen mit Stammzellen-Leukämie im Endstadium. Trotz der hohen Körpertemperatur von 40 Grad war das zarte Kinderantlitz blaß, durchsichtig, die geweiteten Augen spiegelten das große Leid, nicht aber jene große Angst, die uns heute in unserem Beruf so häufig begegnet, nicht erst im Grenzbereich des nahenden Todes.

Alle ärztlichen Behandlungsmöglichkeiten waren bei dem Kind erschöpft, die Mutter, die die ganze Nacht bei dem Kind gewacht hatte, war vor einer Weile nach Hause gegangen, um sich durch einige Stunden Schlaf auf die nächste Sitzwache körperlich und seelisch vorzubereiten. Der Puls des Mädchens war schnell und oberflächlich, die Atmung hechelnd, der ganze kleine Körper von kaltem Schweiß bedeckt. Hilflos saß ich am Bettrand, befeuchtete in Minutenabständen die trockenen Lippen des Kindes und wischte ihm den Schweiß vom Gesicht. Das kleine todkranke Mädchen gab keinen Laut von sich. Obwohl bei vollem Bewußtsein, sprach es kein einziges Wort, es sah mich an, aber ich hatte eher den Eindruck, als würde es durch mich hindurchsehen. Auch als ich seine fiebernde kleine Hand in meine nahm, reagierte es nicht, der schmächtige Körper lag, dem Tode entgegenfiebernd, in völliger Erschlaffung da.

Als die Mutter wiederkam, war das Kind bereits verstorben. Ich brachte nur mühsam einige Worte des Beileids heraus und hatte zum ersten Mal das beklemmende Gefühl, dem Umgang mit Sterbenden und ihren Angehörigen nicht gewachsen zu sein.

Diese Fälle der Unheilbarkeit stellen die größte Belastung im breiten Spektrum medizinischer, pflegerischer und menschlicher Krankenbetreuung dar. Hier begegnen einem Leid und Angst in ihrer ganzen Grenzenlosigkeit. Man erlebt die Sinnlosigkeit der menschlichen Existenz, weil uns mit der Entsakralisierung und Entmythologisierung des Daseins die Sinnhaftigkeit nicht nur von Leid, sondern von Leben überhaupt abhanden gekommen ist. In einem tiefen Gefühl von Verlassenheit erlebt man die deprimierende Hilflosigkeit eines Helfers, der in seiner Unerfahrenheit und Noch-nicht-Abgestumpftheit in der Existenzbedrohung eines anderen

Menschen die vorweggenommene eigene Endlichkeit begreift und damit zum Helfen und Trostspenden unfähig wird.

Vielleicht ahnte ich schon an diesem Tage, daß ich das Leiden und Sterben der kleinen Kinder nicht aushalten würde und in eine andere medizinische Disziplin fliehen würde. Der Tod ist immer grausam, aber am grausamsten ist das Sterben der Kinder.

Heideggers Rede vom »Sein zum Tode« ging mir durch den Kopf und der Spruch eines Dichters:

»Wo immer ein Leben endet, da ist es ganz vollendet. Die Nützlichkeit des Lebens ist nicht in der Länge, sie ist im Gebrauch: Mancher hat lange gelebt, der doch wenig gelebt hat; achtet darauf, solange ihr da seid. Es liegt an eurem Willen, nicht an der Zahl der Jahre, daß ihr genug gelebt hat.«

Hat das kleine fünfjährige Mädchen genug gelebt? Warum mußte es jetzt schon sterben, kaum zum Bewußtsein erwacht? Das Kind hatte sein Leben losgelassen, sich scheinbar mühelos in das Ende seines kurzen Lebens, sein unverrückbares Schicksal gefügt. Es hatte sicher noch nicht unser gegenwärtiges, sich in oft blinder Aktivität und Hektik erschöpfendes Zeitbewußtsein, es hatte sein Krankwerden weitgehend klaglos hingenommen, wie mir die Schwestern, die sein Leiden und Sterben schon mehrere Monate hindurch miterlebten, berichteten.

Kinder sprechen noch nicht über Krankheit und Tod, über Leiden und Sterben. Man weiß nicht, was in ihnen vorgeht, in diesen letzten Tagen und Stunden ihres Lebens. Sie weinen oft still vor sich hin, es ist kein Aufbäumen und kein Hadern mit dem Schicksal, wie wir es bei den unheilbaren Erwachsenen heute so oft erleben, selbst wenn sie eine lange Lebensdauer von 80 Jahren hinter sich gebracht haben.

»Das Maß der Leiden steht nicht bei mir« (Fidelio). Wodurch und womit soll man dem Leiden und Sterben eines kleinen Kindes Sinnhaftigkeit abgewinnen? Woher die Kraft nehmen, sein schlimmes Schicksal nicht nur zu ertragen, sondern gar zu bejahen?

Die meisten Erwachsenen wünschen sich als Tod das Nicht-mehr-Erwachen aus einem tiefen Schlaf. Es scheint ihnen nicht unangenehm, sondern eher erwünscht zu sein, daß sie sich auf den eigenen Tod nicht vorbereiten können. Sie wollen die Bedrohlichkeit ihrer Endlichkeit nicht bewußt erleben, sondern im Traum die Schwelle ins Jenseits oder Nichts überschreiben. Werden wir eines Tages das Sterben noch mehr manipulieren als heute? Werden die Mediziner eines Tages professionelle Strategien für Sterbehilfe und den Umgang mit Sterbenden entwickeln?

Meiner Generation hat man weder auf der Universität noch später beigebracht, wie man den von Schmerzen gepeinigten und von Ängsten gejagten, nicht mehr heilbaren Kranken begegnen, wie man ihnen helfen, wie man sie trösten soll. Der Mensch könne das Sterben nur bewältigen, sagte Paul Lüth, wenn er frei von Schmerzen und Angst ist. Viele von uns heutigen Medizinern knausern noch mit Morphium zur Schmerzunterdrückung, insbesondere bei den Krebspatienten, und bei ihrer Angstbewältigung lassen wir sie allein und im Stich. Versperren wir ihnen damit nicht die Freiheit zum Tod?

Lüth hat auch geschrieben, ohne das Wort, ohne die Sprache ist man als Arzt verloren; ein stummer, introvertierter Arzt hat seinen Beruf verfehlt. Wie viele von uns können heute mit den archaischen Ängsten der Unheilbaren und Sterbenden umgehen? Wie viele von uns haben die persönliche Kraft und die zum Geben befähigende Ruhe, die inneren Barrieren zu den Schwerstkranken nicht nur verbal, sondern auch mental zu überwinden! Der Theologe Jürgen Moltmann hat der heutigen Ärztegeneration vorgeworfen, dank ihrer Inkompetenz und Insuffizienz wäre das Sterben heute kein menschlicher Vorgang mehr. Gibt es einen schlimmeren Vorwurf an einen Beruf, der gelebte Humanität sein soll?

Am Totenbett des kleinen Mädchens ist mir die Schwierigkeit, Arzt zu sein, zum ersten Mal bewußt geworden. Schon damals ahnte ich, daß ich noch oft versagen würde im Umgang mit den beiden großen Gegenspielern des Lebens – dem Leid und dem Tod. Auch nach fast drei Jahrzehnte langer Berufsausübung ist es mir noch nicht gelungen, im Bereich der Grenzerfahrung menschlichen Seins wirklich Helfer zu sein. Allzuoft stehe ich immer noch vor einer Mauer des Schweigens, die entweder der Kranke oder ich selbst nicht zu durchbrechen vermögen. Nur selten ist mir Kraft und Professionalität verfügbar, um die Schwelle überschreiten zu können, die uns durch eine imaginäre, aber mächtige Grenzlinie zu trennen scheint.

Dem Kindersterben bin ich entronnen, nach einem Jahr hatte ich die Gewißheit erlangt, das Kranksein, das Leiden, das Sterben der Kinder nicht ein ganzes Berufsleben lang ertragen zu können. Der alte Landarzt Lüth hat solchen Kollegen den Rat gegeben, in die Forschung, in die Labors oder Röntgeninstitute auszuweichen. Auch dort bin ich nicht gelandet, denn es war trotz allem der Umgang mit Menschen, den ich mir zum Berufsziel machen wollte.

Den Tod mußte ich aber auch dort in Kauf nehmen. Und dabei habe ich die Voraussage Rilkes – »Der Wunsch, einen eigenen Tod zu haben, wird immer seltener. Eine Weile noch, und er wird ebenso selten sein wie ein eigenes Leben« – leider bestätigt gefunden. Man stirbt den Tod, der zu der Krankheit gehört, die zur letzten im Leben wird, und die Medizin bestimmt die Modalitäten, wo und wie gestorben wird, und das heißt zunehmend öfter: ortlos und anonym.

Das Stummelkind

Auch dem Problem der Sterbehilfe bin ich bereits in der Kinderklinik begegnet. Dort lag ein Contergan-Kind mit Stummelarmen und -beinen sowie so entsetzlich entstelltem Gesicht, daß die Eltern des Kindes, die bereits drei gesunde Kinder hatten, sich weigerten, es nach Hause in die Familie zu nehmen. Die ursprüngliche Erwartung, das Kind wäre nicht lebensfähig, hatte sich nicht bestätigt. Während einer Urlaubsvertretung kam ich zum ersten Mal mit dem inzwischen zwei Jahre alten armen Geschöpf in Berührung. Es hatte eine fieberhafte Lungenentzündung bekommen, und ich hatte kein Antibiotikum eingesetzt. Meine stille Erwartung war, das Schicksal möge ein Einsehen haben, da ich mir nicht vorstellen konnte, wie es mit diesem Kind weitergehen sollte. Die junge Stationsschwester hatte den Vorgang der Nichtverordnung eines Antibiotikums bemerkt und den Chefarzt der Klinik während der Visite darauf aufmerksam gemacht. Die Schwester, überzeugte Katholikin, hatte meine Absicht erahnt und wollte sie nun aus religiöser und ethischer Überzeugung durchkreuzen.

Es gab einen riesigen Krach, das Antibiotikum wurde gegeben, das Kind kam mit dem Leben davon. Was später aus ihm geworden ist, weiß ich nicht, da ich kurz darauf dieses Krankenhaus und diese Stadt verließ.

Vor den kranken und sterbenden Kindern zu fliehen war mir gelungen, nicht aber vor dem Sterben und der professionellen Begegnung mit dem Tod. Erwachsene sterben schwerer als Kinder, ihre Lebenskraft und oft auch ihr Lebenswille bleiben bei manchen

Menschen bis ins hohe Lebensalter erhalten. Viele stemmen sich in einem verzweifelten Abwehrkampf der Endgültigkeit des irdischen Abschieds entgegen, wodurch die Zone zwischen Sterben und Tod oft breit und der Kampf bis zum letzten Atemzug oft lange und grausam wird. Nur wem die Tröstungen der Religion mit ihrer Verklärung des Todes und ihrem Urvertrauen in Gott erhalten geblieben sind, hat in der christlichen Heilsgewißheit eine Chance, mit den drohenden Lebensängsten fertig zu werden und die aufkommenden Todesängste besser zu ertragen. Wem dieser metaphysische Anker in einem zermürbenden Leben abhanden gekommen ist, der steht allein in der herannahenden Phase der Verzweiflung vor dem auf ihn zukommenden Nichts.

Für die Erwachsenen haben unsere Dichter zum Problem des herannahenden Sterbens eine Antwort gehabt. Aber für ein verkrüppeltes Kind? Wo sollte für dieses junge, so schrecklich verstümmelte Geschöpf eine Sinngebung für sich oder andere herkommen?

Einer unserer großen Medizinlehrer, H. von Kress, hat am Anfang seiner Laufbahn ein ähnliches Erlebnis wie ich gehabt. Einem hochgradig schwachsinnigen Kind hatte er in einer akuten lebensbedrohlichen Krankheitsphase keine medizinische Maximalbehandlung angedeihen lassen, in der stillen Erwartung, der Tod wäre für alle Beteiligten eine Erlösung. Als der Vater des Kindes von dieser Verhaltensweise des Arztes erfuhr, wollte er ihm mit der empörten Bemerkung »Wußten Sie nicht, daß ich dieses Kind besonders lieb habe?« ins Gesicht schlagen. Wir dürfen uns nicht zu Göttern in Weiß machen. Wann ist ein Leben vollendet?

Bei den Hochbetagten, den in der Endphase Krebskranken oder den chronisch Kranken mit zerstörtem Gehirn läßt sich hier vielleicht noch am ehesten eine Antwort und die Berechtigung finden, nicht lebensverlängernd einzugreifen. Pauschale Problemlösungen gibt es nicht, wird es wohl auch nie geben. Offen eingestehen aber muß ich, daß ich erleichtert bin, in der Ausübung meines Berufes nicht – wie für einen Kinderarzt unvermeidbar – öfter unheilbare Kinder im Angesicht des Todes betreuen zu müssen. Vielleicht schafft man dies nur wirklich aus der Tiefe echter Religiosität oder einer sonstwie gearteten Verankerung im Metaphysischen. Vielleicht erträgt man dann grundsätzlich besser das Bewußtsein der Zeitlichkeit unserer Existenz. Aber ich habe auch Priester einen schweren Gang zum eigenen Tode gehen sehen.

Unter den Erwachsenen sind es nur noch wenige Menschen in unserem Land, die ihren eigenen Tod sterben. Es ist unsere Hochleistungsmedizin, die ihnen das Sterben fremder, schwerer und in immer noch allzu vielen Fällen unmenschlicher macht. Besonders inhuman und endlos verlassen und verloren stirbt es sich im sterilen Grün unserer Intensivstationen, wo der Tod schon durch seine Häufigkeit zur belanglosen Alltäglichkeit geworden ist. Nur kurzdauernd liegt ein bleiernes Schweigen im Raum, das vorübergehend stumm und sprachlos macht, aber kaum sind Angst und Todeskampf aus den wächsern gewordenen Gesichtern verschwunden, wird die Geschäftigkeit des High-Tech-Betriebes wiederaufgenommen.

Nur selten stirbt sich's leicht

Mein erster sterbender Erwachsener hat es sich und damit mir relativ leichtgemacht. Es war ein von Altersweisheit und derbem Humor durchdrungener Bergmann, dessen Herz, durch eine schwere Siliko-Tuberkulose chronisch überlastetet, relativ rasch den Kampf gegen den herannahenden Tod aufgab.

»Seien wir ehrlich, das Leben ist gefährlich«, zitierte der alte Mann Erich Kästner. »Der Tod ist so natürlich wie das Atmen, warum also Angst haben? Wir können nicht ewig leben, mal sind wir hier, mal sind wir dort, und geht es nicht weiter, so sind wir fort.« Solche Sprüche hatte er selbst noch an seinem Todestag auf Lager. Er ist noch seinen eigenen Tod gestorben, der alte Bergmann.

Das Bedrohliche am Sterben sind oft die Schmerzen und andere die Lebensqualität schwer beeinträchtigenden Krankheitssymptome, von denen mir Luftnot als eines der schlimmsten erscheint. Während meiner Klinikzeit in einem saarländischen Knappschaftskrankenhaus habe ich viele Kumpels an ihrer berufsbedingten Staublunge und deren Folgeschäden langsam ersticken sehen. Man kann diese Krankheit weder mit Sauerstoffzufuhr noch mit anderen Therapien wirksam bekämpfen. Bei den Schmerzen gelingt uns dies dagegen heute fast immer. Hier liegt das Problem eher darin, daß viele Ärzte, selbst bei Menschen im Endstadium, allzu ängstlich mit Morphium und anderen zentral analgetisch wirkenden Stoffen umgehen oder Hemmungen wegen des in unserem Land strengen Betäubungsmittelgesetzes haben.

Die meisten Kranken geraten in Panik, wenn sie der Endlichkeit

ihres Seins gegenüberstehen. Sie reagieren mit tiefer Niederge-
schlagenheit, viele mit innerer Abkapselung und hilfloser Resignation. In diesem Vorfeld des Todes steht oft eine unsichtbare gläser-
ne Trennwand zwischen den unheilbar dem Tod entgegengehenden
Kranken und ihrer gesamten psychosozialen Umgebung, die nicht
nur Familie und Freunde, sondern oft auch den Arzt einschließt.
Auf der einen Seite sind die wissenden Gesunden, auf der anderen
der ahnende, um sein Leben bangende, Tod und Sterben fürchten-
de Kranke. Das Sterben zu einer Gemeinschaftsaufgabe zu machen
ist eine der schwierigsten, aber vielleicht auch wichtigsten ethischen
Verpflichtungen, die nicht nur jeder Arzt, sondern jeder Mensch
hat.

Die Wirklichkeit unserer Gegenwartsmedizin lehrt, daß sie selten
erfüllt wird. Je einsamer der Sterbende hinter seiner Mauer der
Sprachlosigkeit oder Emotionssperre bleibt, um so erdrückender
wird seine Daseins- und Todesangst. Man muß zugeben, daß es nur
wenigen von uns heutigen Ärzten gelingt, die Trennmauer zu überwinden, mitzuhelfen, die zwischenmenschliche soziale Integration
zu erhalten und eine tragfähige Arzt-Patienten-Beziehung bis zuletzt zu bewahren.

Wird ein Mensch auch in dieser für ihn sicher immer schwierigsten Lebenssituation angenommen, wie er ist, taucht fast nie der
Wunsch nach vorzeitiger Lebensbeendigung auf. Dies wurde sowohl aus den sogenannten Palliativstationen (Sterbeabteilungen)
unserer Schwerpunktkliniken wie auch aus den amerikanischen und
englischen Hospizen berichtet, wo unheilbar kranke Menschen bis
zu ihrem Tode betreut werden, wo also eine echte Sterbebegleitung
realisiert wird. In einem Erfahrungsbericht aus der Chirurgischen
Universitätsklinik Köln über 281 Todkranke, die in der Zeit von
1983 bis 1987 behandelt wurden, ist erwähnt, daß kein einziger Patient um aktive Sterbehilfe gebeten habe.[19]

Kein Schwerkranker wollte vorzeitig sterben, wenn seine
Schmerzen und andere Beschwerden auf ein erträgliches Niveau reduziert werden konnten und auch seine weitere soziale Integration
verwirklicht blieb. Die Leiter der schon seit zwei Jahrzehnten in
England bestehenden Hospiz-Anstalten, in denen die Menschen in
humaner Weise und sehr persönlicher individueller Betreuung bis
zum Tode begleitet werden, haben ebenfalls immer wieder festgestellt, daß echte Anteilnahme der sozialen Umgebung, gute körperliche Versorgung und Symptombehandlung darüber entscheiden,

wie Menschen mit dem auf sie zukommenden Tod und dem Sterbevorgang fertig werden. In diese Einrichtungen werden die Kranken nicht erst in aussichtsloser Lage und ausschließlich zum Sterben gebracht, es erfolgt vielmehr bereits lange vorher eine pflegerische, psychologische und ärztliche Leidensbegleitung zu Hause in der gewohnten Umgebung des Kranken, in die dieser jederzeit auch wieder zurückkehren kann, wenn eine vorübergehende Besserung seiner unheilbaren Krankheit dies gestattet.

Eine derart intensive psychosoziale Umsorgung unheilbar Kranker ist natürlich enorm personal- und kostenintensiv, sie wird in England und den USA überwiegend durch Spenden wohlhabender Bevölkerungskreise finanziert. In den beiden letzten Jahren sind in der BRD solche »Hospize«, besonders in Nordrhein-Westfalen, entstanden; es bleibt zu hoffen, daß sich auch in unserem Land genügend wohlmeinende Spender bereit finden, diese humanitären, segensreichen Einrichtungen finanziell mitzutragen. Die USA verfügen bereits über 1 500 dieser sozialen Sterbeeinrichtungen, wodurch 70 % der vom Hospizpersonal betreuten Kranken in vertrauter Umgebung sterben können.

Aus unseren Palliativstationen ist zu erfahren, daß der Personal- und Kostenaufwand bei ihnen demjenigen einer Intensivstation entspricht. Somit werden solche Abteilungen wohl noch lange oder für immer Modellcharakter behalten, da wahrscheinlich weder die GKV noch die privaten Krankenversicherungen bereit sein werden, 700 000 Menschen in unserem Land jährlich unter »Intensivstationskosten-Bedingungen« sterben zu lassen.

Andererseits sollten Sterbeereignisse wie der nachfolgend geschilderte der Vergangenheit angehören. Sie sind in ihrer Sinnwidrigkeit kaum zu begreifen. Dieser verzweifelte Hilferuf der Tochter eines Sterbenden wurde im Dezember 1987 im »Deutschen Ärzteblatt« veröffentlicht. Ihr 88jähriger Vater (selbst Arzt) war wegen eines Hirninfarkts mit halbseitiger Lähmung ins Krankenhaus eingeliefert worden. Während der zweiten Woche kam es zu starken Brustschmerzen mit Blutdruckabfall. Verdachtsdiagnose: Herzinfarkt mit Kammerflimmern; Verlegung auf die Intensivstation:

Meine Bitte, alle Maschinen abzustellen, traf auf Unverständnis und wurde aus rechtlichen Gründen abgelehnt. Mein Vater hatte zeitweise starke Schmerzen, Atemnot und erkannte als Arzt die sinnlose Behandlung. Er bat mich um humanes Sterben. Seine 85jährige, fast blinde Ehefrau – mit ihr war er 65 Jahre lang glücklich verheiratet – und ich als Ärztin standen hilflos dabei. Hier wollten anscheinend Ärzte beweisen, was man alles kann, wie lange man mit einem Beatmungsgerät, einem Dauertropf ein ausgelebtes Leben qualvoll verlängern kann. Während der Nacht schrie mein Vater wegen starker Schmerzen um Hilfe. Den diensthabenden Arzt zu rufen, um seine Schmerzen zu lindern, hielt man für unnötig. Es war in der Nacht, der Arzt braucht seine Nachtruhe, und der 88jährige hat ja schließlich sein Leben gelebt. Statt schmerzstillende Medikamente zu geben, verabreichte die Nachtschwester gewissenhaft die verordneten Antibiotika per Magensonde, spritzte Antibiotika etc. Makaber zu sagen, daß zwanzig Minuten vor Eintritt des Todes in Gegenwart der Angehörigen die angeordnete Krankengymnastik durchgeführt wurde. Die letzten Worte des 88jährigen Arztes: »Nein, nein, nein.«

»Sie gaben ihm den Tod zollweise«, heißt es im »Coriolan«!

Dieses Beispiel einer brutalen Sterbeverweigerung ist sicher ein Extremfall, aber er zeigt das Unvermögen zahlreicher Ärzte unserer Zeit, sich einfühlend in die existentielle Krisensituation eines Menschen im Vorfeld des Todes hineinzuversetzen und sich die Frage nach der Sinnhaftigkeit ihres Tuns zu stellen.

An der Außenwand eines der englischen Hospizes steht geschrieben: *Nemo tenetur ad inutile*, und er gilt, so sagt der Heimleiter, für alle, die dort arbeiten, ja sogar für die, die dort sterben: »Niemand ist verpflichtet, etwas Nutzloses zu tun.« Verhinderung des natürliches Todes, Verlängerung des Sterbeprozesses aber ist medizinische Sinnlosigkeit, die zutiefst unärztlich und unethisch ist, sie ist vor allem vielen Klinikmedizinern, aber auch anderen Ärzten eigen, die ihren Beruf mehr als Bioingenieure oder Biotechniker begreifen und damit den Tod als persönliche Niederlage, als nicht mehr reparablen »Enddefekt«.

Noch häufiger als Oberflächlichkeit und Befangensein in naturwissenschaftlicher Beschränktheit sind es Unsicherheit und Hilflosigkeit, die zwischen Arzt und Patient eine unsichtbare, aber unüberwindliche Mauer errichten: auf der einen Seite resignatives Schweigen in einem Gefühl des endgültigen Verlorenseins, auf der anderen Seite nüchterne Geschäftigkeit und das Verbleiben im Vordergründig-Nebensächlichen.

Wer sich mit selbstschützenden Abwehrmechanismen umgibt – ob bewußt oder unbewußt –, kann niemandem helfen bei der schwierigen Aufgabe einer letzten Lebensbejahung und Ichfindung an der Pforte seiner Endlichkeit. Es ist der eigene Tod, den er im Tod des anderen sieht und fürchtet. Und so sagt der todkranke Junge in Kafkas Erzählung »Der Landarzt« vorwurfsvoll zu dem Amtsarzt, der hilflos und unsicher vor seinem Bett steht: »Statt zu helfen, engst du mir mein Sterbebett ein.« Und im Hintergrund singt bedeutungsschwer ein Kinderchor: »Entkleidet ihn, dann wird er heilen, und heilt er nicht, dann tötet ihn. Es ist nur ein Arzt, es ist nur ein Arzt.« Es klingt wie eine Drohung: Sei wesentlich, sonst töte ich dich, und seist du auch ein Arzt!

An der Wegscheide zwischen Sein und Nicht-mehr-sein-Können versagen viele von uns Ärzten, aber auch unsere Gesellschaft muß den Umgang mit den Sterbenden neu lernen. Alle sollten wissen, daß man nicht in Würde sterben kann, wenn man unter qualvollen Schmerzen, einem eingeschränkten Bewußtsein oder in völliger menschlicher Einsamkeit dem Lebensendpunkt entgegendämmert. Die Hoffnungslosigkeit vieler Unheilbarer ist erdrückend, aber es ist nicht ihre Unheilbarkeit, sondern ihre Leidensintensität, die unser Handeln bestimmen muß. Die Erträglichkeitsgrenze zu bestimmen aber hat allein der Sterbende das Recht. Hier ist kein Platz für einen Richter und auch kein Platz für eine ärztliche Standeskammer. In diesem Grenzgebiet zwischen Leben und Tod wird es nie wirkliche Rechtsklarheit und -sicherheit geben.

Auch der Erlösungstod kann nur eine Abmachung zwischen zwei Menschen sein. Am Selbstbestimmungsrecht des Betroffenen vorbei darf es hier nie einen Weg geben. Die 50jährige Tochter einer über ein Jahr dahinsiechenden und über zwei Wochen dahinsterbenden Frau hat mich einmal um eine Todesspritze für ihre 83jährige, nicht mehr bewußtseinsklare Mutter gebeten. Ich habe dieses Ansinnen abgelehnt, die alte Frau ist kurz darauf eines natürlichen Todes gestorben. Erst später hat mir die tief religiöse Tochter anvertraut, sie wäre mir jetzt für die damalige Hilfeverweigerung dankbar. In einem Anflug von physischer Erschöpfung und seelischer Verwirrung hatte sie mich um etwas gebeten, dessen Ausführung sie sicher für den Rest ihres Lebens aufs schwerste belastet hätte.

Die Nazi-Euthanasie

Ich habe in den bisherigen Erörterungen das Wort »Euthanasie« vermieden, das aus dem Altgriechischen stammt und »schöner Tod« bedeutet. Wort und Begriff sind in unserem Land leider unzertrennbar verbunden mit der Tötung »lebensunwerten« Lebens im Tausendjährigen Reich. Wie nirgend sonst auf der Welt ist deshalb jede Diskussion über Sterbehilfe mit aus der Vergangenheit in die Gegenwart hineinragenden Geschehnissen und in ihnen gründenden Negativemotionen belastet:

»Mein liebes Putteli!
Wieder ist ein harter Arbeitstag zu Ende. Ich sitze allein in meinem Hotel und habe soeben zum Abendessen gekochten Kabeljau mit Salzkartoffeln und Senfsauce zu mir genommen. Jetzt leiste ich mir eine halbe Flasche ›1934er Crettnacher Eucharienberg‹ von den Ufern der Saar . . . Die heutige Arbeit ging wieder ziemlich flott. Das Haus ›Arafna‹ mit 68 Insassen ist fertig geworden, von denen ich 34 gemacht habe . . . Meine heutige Tätigkeit erstreckte sich also auf erhebliche Todeskandidaten . . .«

Die 68 Insassen des Hauses »Arafna« waren Geisteskranke, die 34, die M. »gemacht hat«, wurden von ihm umgebracht, die meisten von ihnen hat er mit hohen Dosen Luminal zu Tode gespritzt.

Der Briefschreiber war der SS-Arzt Josef Mennecke. Für die Nazi-Ärzte war auch Töten »Heilen«. Mit dem Daumen entschieden sie über Leben und Tod. In gottähnlicher Machtanmaßung haben sie wie niemand zuvor die Medizin korrumpiert und pervertiert mit grausamen Menschenexperimenten und willkürlichen Urteilen über den Wert eines menschlichen Lebens. Sie haben uns, den Nachfahren, eine schwere Bürde hinterlassen, von der wir uns bis heute nicht befreien konnten. Über Euthanasie läßt sich auch im Deutschland des Jahres 1989 nicht sachlich diskutieren.

Es waren hunderttausend Menschen, darunter viele Kinder, die wegen Geisteskrankheit, psychischen Defektzuständen und anderen für erblich gehaltenen Erkrankungen von deutschen Ärzten, Krankenschwestern und -pflegern zu Tode gespritzt wurden. Der rassistische Kultwahn der Nazis von einer überlegenen erbbiologisch gesunden arisch-germanischen Rasse wurzelte tief in der deutschen Kulturgeschichte und wurde maßgebend von deutschen Akademikern, darunter Juristen, Philosophen und Ärzten, entwickelt und getragen. Dieses Denken begann bereits Ende des 19. Jahrhunderts, als man erstmals für das »Recht auf den Tod für alle Menschen, besonders für alte und schwache«, öffentlich einzutreten begann.

Soweit ich die diesbezügliche Literatur überblicke, hat im deutschen Schrifttum als erster A. Jost 1895 die »religiöse Absolutheit des menschlichen Lebens als inhuman und unsozial« deklariert und eine »notwendige soziale Reform« verlangt. Im gleichen Jahr forderte A. Ploetz die Tötung von Kindern mit Mißbildungen. 1920 maßen der Strafrechtslehrer Karl Binding und der Psychiater Alfred Hoche menschlichem Leben erstmals einen »positiven oder negativen Wert« zu, je nach der »gesellschaftlichen Nützlichkeit oder industriellen Brauchbarkeit eines Individuums«. Sie forderten offen und präzise »die Freigabe der Vernichtung unwerten Lebens«. Da war er geboren, der teuflische Begriff des »unwerten« menschlichen Lebens. Auf dieser geistigen Grundlage schrieb dann Adolf Hitler 1935 in »Mein Kampf« (S. 282):»Wenn die Kraft zum Kampfe um die eigene Gesundheit nicht mehr vorhanden ist, endet das Recht zum Leben in dieser Welt des Kampfes.« Wie man in den Beratungsprotokollen zum deutschen Euthanasiegesetz aus dem Jahre 1940 nachlesen kann, haben damals mit einer einzigen Ausnahme – Prof. Ewald – alle teilnehmenden namhaften deutschen Psychiater der Verabschiedung eines solchen Gesetzes zugestimmt. An den Eid des Hippokrates dachte damals wohl keiner meiner berühmten Kollegen, die auch im Nachkriegsdeutschland medizinisch und gesellschaftlich hochgeachtet blieben.

Bereits im sogenannten Erbgesundheitsgesetz aus dem Jahre 1933 – dem »NS-Gesundheitsgesetz« – hatte man die geistigen und rechtlichen Voraussetzungen für das staatlich verordnete Töten geschaffen. Ein gesundes, germanisches Volk, eine arische Herrenrasse als zukünftige biologische Elite des europäischen Raumes war die unheilvolle Wahnidee, die deutsche Biologen, Genetiker, Ärzte und Philosophen in die primitiven und krankhaft fanatischen Nazihirne gesät hatten. Ihre grauenhafte Saat führte zu einer in der Geschichte beispiellosen, grausamen Ernte, der neben den hunderttausend Geisteskranken auch 6 Millionen Juden und Zigtausende politischer Nazigegner zum Opfer fielen.

Nach den Juden, den politisch Andersdenkenden und den Geisteskranken wären nach dem Krieg alle unheilbaren Kranken und

Siechen »zum Abspritzen« freigegeben worden. Man nannte das in § 1 dieses Gesetzes »das Recht auf den Gnadentod«. Jeder Bürger Deutschlands wurde in diesem Gesetz das »Recht« eingeräumt, sich im Falle eines unheilbaren Leidens nach wissenschaftlicher Überprüfung durch ein Ärztegremium aktive Sterbehilfe durch einen Arzt geben zu lassen.

Wer will die Wahrheit, wenn sie Tod heißt?

Bereits 1957 hat das höchste deutsche Gericht verfügt: »Der Patient hat stets einen Anspruch auf die volle und uneingeschränkte Wahrheit.« Das sagen die Richter; für uns Ärzte würde das im Grunde doch bedeuten, jedem Patienten schlicht zu sagen: »Du bist todkrank, eine Überlebenschance hast du nicht mehr, bereite dich auf das Sterben vor.« Dies wäre die uneingeschränkte Wahrheit. Aber mehr als 90 % unserer Kranken wollen diese Wahrheit gar nicht hören. Sie wollen nicht Wahrheit, sie wollen Hoffnung, wenn schon nicht auf Genesung, dann wenigstens auf lindernde Lebenshilfe und -verlängerung.

Und deshalb – nicht weil wir unsere Patienten belügen wollen – müssen wir Ärzte mit der Wahrheit am Endpunkt unseres biologischen Seins wie mit einer gefährlichen Waffe umgehen. Sie ist spitz, diese Wahrheit, und gefährlich wie ein Dolch. Ein falsches Wort kann hier tödlich wirken und dem Schwerkranken die Lebenshoffnung und damit die Lebenskraft rauben.

Andererseits gestattet uns die allmähliche Überwindung des Todestabus zuzulassen, daß Sterben wieder sicht- und wahrnehmbar wird. Nicht mehr behebbares Siechtum, unaufhaltsamer körperlicher Zerfall werden nicht mehr zum kategorischen Handlungsimperativ an uns Ärzte, mit allen uns zur Verfügung stehenden Mitteln etwas dagegen zu unternehmen.

Es berührt seltsam, daß auch Papst Johannes XXIII. von seinem Leibarzt belogen wurde, als er an einem tödlichen Magensarkom, einer besonders bösartigen Geschwulst, erkrankt war. Ähnlich ging es dem berühmten Chirurgen Prof. Kirchner, der von seinem Oberarzt, dem späteren Münchner Universitätsprofessor Dr. Zenker, Gewebeproben vom Magen eines Magengeschwürpatienten vorgelegt bekam, damit der kranke Chirurg seinen bei ihm zweifelsfrei gesicherten Magenkrebs nicht erkennen konnte und sollte. Verdrängung hat noch nie wirklich geholfen, sie macht uns nur ärmer und kleiner.

Die Juristen sollten uns hier an der schwierigen Grenzscheide zwischen Leben und Tod in Ruhe lassen. Es ist nicht im Sinne unserer Kranken, wenn wir Ärzte am Sterbebett über Rechtsfragen und -folgen nachdenken oder uns gar in unseren Handlungen von Überlegungen der Rechtssicherheit für die eigene Person bestimmen lassen.

Auch der Grat zwischen *indirekter* und *direkter* Sterbehilfe ist – entgegen juristischen Vorstellungen – in der Alltagswirklichkeit unseres Berufes nur schmal, was selbst von vielen Ärzten oft verdrängt oder gar geleugnet wird. Aber gelegentlich sind passive oder indirekte Sterbehilfe und aktive Sterbe- oder Todeshilfe, also Hilfe zur Herbeiführung des vorzeitigen Lebensendes, nur in Motiv und Absicht, nicht aber in konkretem ärztlichem Tun voneinander zu unterscheiden. Die Grenzen zwischen unserer Lebenserhaltungs- und unserer Leidensverminderungspflicht sind fließend, weshalb auch die Grenzen des Erlaubten und des Strafbaren oft unklar bleiben müssen.

In Rechtskultur und Ethikbewußtsein aller Völker ist deren Glaube, Tradition und Geisteshaltung eingegangen, in unsere leider auch das Dritte Reich, dessen Schatten all denen noch lange zu schaffen machen werden, die sich in irgendeiner Weise mit dem Problem der Sterbehilfe beschäftigen wollen oder müssen. Um diese Schatten abzuschütteln, hilft uns keine Fortsetzung der öffentlichen Diskussion über Sterbehilfe, sondern eher die konkrete Erfahrung in unseren Sterbezimmern, sei es nun in den Kliniken oder in den Wohnhäusern unserer Bevölkerung. Wer wie wir Ärzte ständig in den Strudel von Leid, Elend und Sterben hineingezogen wird und immer wieder der erdrückenden Realität des Todes standhalten muß, wird die intimen Geschehnisse jeder Sterbehilfe hinter den Mauern der Sterbezimmer verwahren.

In seinem Freispruch für den Arzt Dr. Wittich führte der Dritte Senat des Bundesgerichtshofes aus: »Die Beachtung des Selbstbestimmungsrechtes des Patienten ist ein wesentlicher Teil des ärztlichen Aufgabenbereichs.« Der Arzt muß, da gibt es keine Ausnahme, das in Artikel 2 Abs. 2 Satz 1 des Grundgesetzes gewährleistete Recht auf körperliche Unversehrtheit auch gegenüber einem Patienten respektieren, der es ablehnt, einen lebensrettenden Eingriff zu dulden. Mein Kollege Dr. Wittich hatte sich geweigert, eine lebensmüde, kranke, alte Dame, die durch Altersschwäche, zahlreiche körperliche Leiden und seelische Vereinsamung am Ende ihres Lebens angelangt war und eine Überdosis Schlafmittel eingenommen hatte, entgegen ihrem klar geäußerten Todeswillen in die Intensivstation eines Krankenhauses einzuweisen. Er blieb still am Totenbett sitzen, bis der Schnitter sein immer grausames und bitteres Werk vollendet hatte.

Nach weitgehend übereinstimmender Rechtsprechung aller Straf- und Zivilsenate darf in unserem Land kein Sterbewilliger der Vernunfthoheit oder gar dem Abwägungsermessen eines Arztes ausgeliefert oder an einem Freitod, der aus schwerwiegenden, nachvollziehbaren Gründen erfolgt, gehindert werden. Deshalb ist in unserem Rechtsstaat auch Beihilfe zur Selbsttötung in derartigen Fällen straffrei. Jeder soll – so will es unsere Rechtsprechung – frei über sein Leben und damit auch seinen Tod entscheiden können. Für die Juristen heißt es in Strafverfahren stets *in dubio pro reo* – also im Zweifelsfall für den Angeklagten –, für uns Ärzte muß es allerdings stets heißen *in dubio pro vita* – also im Zweifelsfall für das Leben. Zu töten ist zweifellos ein Widerspruch zum humanitären Auftrag des ärztlichen Berufes. Auch müssen wir Ärzte stets bedenken, daß bei einem unheilbar kranken Menschen Schmerzen, Leid, Angst und die von uns verabreichten Medikamente seine Entscheidungsfähigkeit nicht selten einengen, wodurch die Sicherheit und Eindeutigkeit seiner Willensäußerung oft keineswegs zweifelsfrei erkennbar wird.

Jeder erfahrene Arzt hat Sterbefälle erlebt, bei denen es trotz der fortgeschrittenen unheilbaren Krankheit noch einmal zu einer Leidensbesserung mit vielleicht auch nur kurzfristiger Lebensverlängerung gekommen ist, wobei der Kranke für die ihm noch verbliebene Zeit nicht selten dankbar war, wenn er aus der bereits eingetretenen Bewußtseinstrübung noch einmal erwachte.

Entgegen der Ansicht unserer Rechtsprechung werde ich mich gerade in der Tiefe des Leids unserer Unheilbaren nie zur uneingeschränkten Wahrheit hinreißen lassen, die oft keine Hoffnung mehr kennt. Dem schwerkranken Menschen einen letzten Hoffnungsschimmer zu belassen wird für jeden wirklichen Arzt unabdingbare Selbstverpflichtung sein. Wahrheit und Wahrhaftigkeit müssen im ärztlichen Beruf stets relative Begriffe bleiben. Sonst müßten wir jedem Todgeweihten zurufen: »Je eher du stirbst, desto besser für dich!«

In der Medizin gibt es viel Unsicherheit und viel schwer Abwägbares, aber die Geschichte lehrt uns, wie schnell sich in der Rechtsprechung Moral und ethisches Bewußtsein ändern. Im »Dritten Reich« hätte man jeden Arzt, der eine Abtreibung begangen hätte, hingerichtet. Heute wird weltweit millionenfach Leben im Mutterleib getötet. Die Festlegung einer Frist zur Abtreibung ist dabei ebenso unsinnig, wie die so oft angeführte soziale Indikation einen zweifelhaften Rechtsanspruch darstellt. In der Nazizeit standen allzu viele Ärzte und Juristen auf der Seite des Unrechts. Daran sollten wir Ärzte denken, wenn heute viele von uns auf die Richter mit ihren schwarzen autoritätsverheißenden Roben schielen, bevor sie etwas tun oder bevor sie etwas unterlassen.

Da mir das Thema Sterbehilfe persönlich sehr am Herzen liegt, möchte ich nach diesen mehr theoretischen Vorbemerkungen nun noch einmal konkreter auf die heutige Sterbewirklichkeit bei uns zurückkommen.

Sterben heute

Beginnen wir wieder mit unseren Kliniken, wo heute in unserem Land 60 bis 70 % aller Menschen sterben.

In einem Urteil vom 3.12.1986 sprach die Dritte Große Strafkammer des Landgerichtes Ravensburg den Ehemann einer 57 Jahre alten, an einer mit Muskelschwund und -lähmung einhergehenden Degeneration des Rückenmarks erkrankten Frau von der Anklage wegen Tötung auf Verlangen frei. Die auf einer Intensivstation liegende, vom Ersticken bedrohte Frau hatte ihrem Mann auf einem Zettel mitgeteilt: »Ich möchte sterben, weil mein Zustand nicht mehr erträglich ist. Je schneller, desto besser. Dies wünsche ich mir von ganzem Herzen.«

Die Patientin hatte bereits zuvor mehrfach ihren klaren Willen bekundet, im Endstadium ihrer Erkrankung nicht durch künstliche Beatmung weiter am Leben gehalten zu werden. Als Folge zunehmender Lähmung der Atemmuskulatur kommt es bei dieser bis heute noch nicht erfolgreich behandelbaren Erkrankung zum langsamen und qualvollen Erstickungstod.

Als während der Nacht der Sohn der Kranken – selbst Arzt – ins Krankenhaus kam und seine todkranke Mutter nach einiger Zeit die Augen aufschlug, rannte er aus dem Zimmer und verlangte die sofortige Durchführung einer künstlichen Beatmung. Da der diensttuende Krankenhausarzt nicht rasch genug zur Stelle war, führte er bei seiner Mutter selbst den Luftröhrentubus ein und begann die todkranke Frau künstlich zu beatmen. Als er nach Mitternacht für kurze Zeit das Krankenzimmer verlassen hatte, schaltete der Ehemann das Beatmungsgerät ab, nachdem seine Frau ihm erneut ihren Todeswunsch signalisiert hatte.

Das Gericht sprach den Ehemann später von der Anklage einer Tötung auf Verlangen frei, da es sich bei der Tat des Mannes um einen straffreien Beistand im Sterben gehandelt habe. Hierbei stehe im Vordergrund das Selbstbestimmungsrecht und die Menschenwürde des urteilsfähigen Patienten, die jedermann – nicht nur ein Arzt – zu achten habe. Dabei spiele es keine entscheidende Rolle, ob ein Arzt, eine Pflegekraft oder ein Angehöriger einem berechtigten Verlangen auf Abbruch der Behandlung nachkomme.

Hätte der Sohn seiner Mutter ein rasch wirkendes Narkosemittel in den Infusionsschlauch gespritzt, wäre die Frau schneller und barmherziger gestorben, aber man hätte meinen Kollegen wegen aktiver Sterbehilfe verurteilt und nach heutiger Rechtsprechung auch verurteilen müssen. Rechtlich mag der Unterschied zwischen Todesspritze und Abschalten des Beatmungsgerätes klar sein, auch die medizinische Handlung ist eindeutig unterscheidbar. Geht man aber von den Belangen der todkranken Frau aus, kann die entscheidende Frage doch nur lauten: Wenn sie jetzt sterben muß und will, sollte man ihr den Sterbevorgang so erträglich wie möglich gestalten.

Dieser Fall zeigt in großer Eindringlichkeit die ungeheure menschliche Problematik, in die Angehörige geraten, wenn ein nahes, dem Tod geweihtes Familienmitglied um Mithilfe bei der vorzeitigen Beendigung eines qualvollen Sterbens bittet.

Während bei der sogenannten *passiven Sterbehilfe* in unserer Gesellschaft inzwischen weitgehend Konsens erzielt werden konnte – wobei Ärzteschaft, Rechtsprechung und Kirchen ziemlich übereinstimmende Haltungen vertreten –, bleibt in den meisten Ländern auf der Erde die *Beihilfe zum Selbstmord* ein straffähiger Tatbestand, wenn es sich in derartigen Fällen um Menschen handelt, die nicht unheilbar krank sind und sich auch nicht in einer sonstwie aussichtslosen Lebenssituation befinden. Hierbei muß in der Regel auch derjenige mit Strafverfolgung rechnen, der einen derartigen Selbsttötungsversuch nicht verhindert.

So hat 1952 der Bundesgerichtshof das Nichtretten eines Selbstmörders (die Angeklagte hatte ihren Mann bewußtlos in einer
Schlinge hängend gefunden) als Tötung durch Unterlassung beur-
teilt, weil kein nachvollziehbarer schwerwiegender Grund zu dieser
Tat zu finden war. Das Gericht nahm deshalb eine schwere Verletzung der ehelichen Fürsorgepflicht an und verurteilte die Frau wegen unterlassener Hilfeleistung.

Umgekehrt hat im vergangenen Jahr ein französisches Gericht
einen Angeklagten freigesprochen, obwohl er seinen 67 Jahre alten,
an unheilbarem Knochenkrebs erkrankten Vater, der nur noch Augen und Lippen bewegen konnte, in seinem Krankenhausbett er-
schossen hatte, nachdem er sich zunächst monatelang gesträubt hatte, den Todeswunsch des Kranken zu erfüllen. Der Sohn erlitt nach
dem Tötungsversuch an seinem Vater einen schweren seelischen
Schock. Er mußte sich mehrere Monate in psychiatrische Behandlung begeben, um sich nach dem schweren traumatisierenden Erlebnis der aktiven Sterbehilfe wieder im Alltagsleben zurechtzufin-
den. Trotz der auch in Frankreich eindeutigen Rechtslage, die aktive Sterbehilfe unter Strafe stellt, konnten sich die Richter nicht entschließen, einen Menschen, der einem anderen bis an die Grenze
des Zumutbaren Hilfe geleistet hatte, mit Gefängnis zu bestrafen.

Freigesprochen werden wird wahrscheinlich auch die Krankenschwester S., die Anfang Dezember 1987 der 30 Jahre alten Sport-
studentin Ingrid F. den Schierlingsbecher mit Zyankali so vor das
Gesicht gestellt hatte, daß die durch einen Halswirbelsäulenbruch
an Armen und Beinen gelähmt sowie unterhalb der Halsregion völlig gefühllose Frau den Becher mittels eines Strohhalms leeren
konnte. Bei ihrer Vernehmung berichtete die Krankenschwester:

»Als das Glas leer war, sprach Ingrid von einem leichten Brennen im
Magen. Dann wurde sie bewußtlos. Ihr Kopf sank nach hinten. Sie
atmete noch, tief, hart und aus der Tiefe ihres Körpers. Zwischen
dem Leertrinken des Glases und der Bewußtlosigkeit verstrich eine
Minute. Von der Bewußtlosigkeit bis zum Atemstillstand 15 Sekunden.«

Die junge Frau hatte seit dem schweren Verkehrsunfall am 16.
April 1985, dessen Folge die beschriebene Querschnittslähmung
war, über $2^1/_2$ Jahre hindurch vergeblich versucht, in ihrem Bekann-
tenkreis einen Menschen zu finden, der ihr bei der Durchführung

ihres Freitodes behilflich sein könnte. Sie hatte sich daher an die Deutsche Gesellschaft für Humanes Sterben (DGHS) gewandt, die, 1980 gegründet, inzwischen fast 15 000 Mitglieder zählt und nach ihrem eigenen Bekunden schon mehr als 2 000 Menschen Hilfe zum Freitod geleistet hat. Die aufgrund ihrer schweren und dauerhaften Behinderung am Leben verzweifelte junge Frau hatte als letzte Botschaft hinterlassen:

»Ich habe heute meinen Freitod mittels Zyankali eingeleitet. Ich habe aus freier Entscheidung gehandelt und bitte, niemanden zu verdächtigen oder gar zu beschuldigen. Zwei Jahre habe ich auf diese Stunde gewartet. Mein Tod ist die Erlösung von aller Qual. Gott ist auf seiten der Leidenden; er verurteilt die nicht, die in ihrer Not freiwillig kommen.«

Über ihrem Bett hing der Text aus einem Lied des Beatle John Lennon: »Tod, du darfst nicht sterben, sonst muß ich ewig leben.«

Der tabuisierte Freitod

Es ist eine merkwürdige Tatsache, daß in der deutschen Öffentlichkeit über die große Zahl der in unserem Land jährlich stattfindenden Selbstmorde kaum gesprochen oder diskutiert wird. 1987 sind rund 14 000 Bundesbürger durch Freitod umgekommen (zum Vergleich: Verkehrstote 8 000), die Zahl der erfolglosen Suizidversuche beziffern die Fachleute auf das Zehn- bis Zwanzigfache, d. h., in unserm Land versuchen jährlich fast 200 000 Menschen, sich das Leben zu nehmen.

Nachdenklich müßte uns insbesondere auch die deutlich steigende Tendenz machen; seit Jahren erhöht sich die Zahl der Selbstmorde um durchschnittlich 4 %. Den weitaus höchsten Anteil haben daran verständlicherweise alte und kranke Menschen, aber es nehmen sich in unserm Land jährlich auch 1 300 bis 1 500 junge Menschen in einem Alter von unter 25 Jahren das Leben (durchschnittlich 4 bis 5 pro Tag). Selbsttötungen stehen damit bei Kindern in unserm Land an zweiter und bei Jugendlichen an dritter Stelle unter den Todesursachen. Die häufigste Todesursache bei Kindern sind Krebserkrankungen, bei Jugendlichen tödliche Unfälle, in erster Linie Verkehrsunfälle.

Hinter vielen Selbstmordversuchen steht ein letzter Hilferuf von Menschen in Not. So schätzen Psychologen, daß bis zu 60 % aller durch Freitod aus dem Leben scheidenden Menschen an einer nicht rechtzeitig oder nicht adäquat behandelten Depression litten. Allein schon diese Tatsache ist ein schwerer Vorwurf an die Ärzteschaft, da nach neueren Untersuchungen der größere Teil dieser Menschen zum Zeitpunkt des Selbstmordes in ärztlicher Behandlung stand.

In einem Pressegespräch »Der Suizid-Patient – eine Herausforderung an den niedergelassenen Arzt«, das am 31. August 1987 in Karlsruhe stattfand, erklärte Prof. Hans Joachim Bochnik (Psychiatrie-Zentrum der Universität Frankfurt), die Ärzte würden häufig den schweren Fehler machen, den eigenen Zeitmangel durch das Verschreiben von Beruhigungs- und Schlafmitteln kompensieren zu wollen. Durch zu kurze Arzt-Patienten-Begegnungen bestünde kaum eine Chance, die oft nicht einfach zu erkennende Suizidgefahr noch rechtzeitig zu erfassen und den gefährdeten Kranken angemessen zu betreuen. Der Psychiater vertrat die Ansicht, daß mindestens 3 000 Menschen jährlich durch optimale ärztliche Behandlung und entsprechend intensive zwischenmenschliche Zuwendung am Freitod gehindert werden könnten.

Bei der Erforschung der Freitodmotivation ist noch vieles im dunkeln geblieben, ebenso gibt es bis heute keine vernünftige Erklärung dafür, warum in verschiedenen Ländern die Selbstmordquote außerordentlich stark differiert. So bringen sich beispielsweise in Ungarn sechsmal soviel Menschen jährlich um wie in Italien, bei uns sterben im Norden wesentlich mehr Menschen durch Freitod als im Süden, in allen Ländern gleich trifft man die höchste Suizidrate in den Großstädten.

Besonders bei Kindern und Jugendlichen ist die soziale Situation offenbar ganz entscheidend, so sind beispielsweise in unserm Land mehr als 50 % der jugendlichen Selbstmörder Kinder aus geschiedenen Ehen oder Waisen. In wirtschaftlich schlechten Zeiten steigt die Selbstmordrate vorübergehend an, aber keineswegs in dem eigentlich zu erwartenden Umfang.

Auch Zuordnungen der durch Freitod umgekommenen Menschen zu bestimmten Schichten liefern keine entscheidenden Hinweise auf die Freitodursache. Unter den Akademikern liegen die Ärzte weitaus an der Spitze, ihre Selbstmordquote liegt fast 100 % höher als beim Durchschnitt der Akademiker, wobei man bisher nicht herausfinden konnte, ob dies eine Folge berufsspezifischer psychischer Belastungen ist oder sich eher durch den leichteren Zugriff dieser Berufsgruppe zu selbstmordgeeigneten Medikamenten erklärt. Für letzteres spricht die Tatsache, daß Intensivmediziner besonders häufig freiwillig aus dem Leben scheiden.

Wenn man heute auch die Selbstmörder in unserm Land nicht mehr ohne kirchlichen Segen in anonymen Gräbern verscharrt, so versucht man doch immer noch, Selbstmordfälle in der Familie so weit als möglich zu verschweigen. Uns Ärzten fällt dabei auf, daß oft eine ausgesprochene Scheu bei unsern Patienten festzustellen ist, über Angehörige zu sprechen, die sich umgebracht haben. Ob dies damit zusammenhängt, daß man mögliche Schuldkomplexe verdecken und selbstkritischen oder peinlichen Fragen aus dem Wege gehen will, ist bis heute ebenfalls nicht näher untersucht.

Die deutsche Rechtsprechung läßt, wie bereits oben erwähnt, immer noch eine relativ unsichere Grauzone bestehen, was das Problem des Beistandes zum Freitod angeht. In aller Regel kann nur der mit Straffreiheit rechnen, der einem Mitmenschen bei den Selbstmordvorbereitungen hilft, wenn beim Selbstmörder offensichtliche und plausible Motive für dieses freiwillige Ausscheiden aus dem Leben nachweisbar sind. So wurde beispielsweise im vergangenen Jahr ein Jugendlicher wegen fahrlässiger Tötung verurteilt, weil er sich gemeinsam mit seiner Freundin durch Autoabgase umzubringen versucht hatte. Das Mädchen war dabei gestorben, er selbst wurde noch rechtzeitig gefunden und gerettet. Die Richter hatten das Selbstmordmotiv der beiden als nicht plausibel eingestuft.

Unsinnig erscheint mir die Bestimmung in unserm Strafrecht, daß Beihilfe zum Selbstmord nur dann straffrei bleibt, wenn der Tod des Selbstmörders sofort und innerhalb weniger Minuten eintritt (beispielsweise durch Zyankali), so daß eine Wiederbelebungschance nicht gegeben ist. Gibt jemand einem Sterbewilligen dagegen ein Schlafmittel, durch das er oft erst nach Stunden oder gar nach ein bis zwei Tagen stirbt, wird vom Mitwirkenden ein Eingreifen verlangt, um den Sterbevorgang abzubrechen bzw. eine Wiederbelebung zu ermöglichen. Die zunächst straffreie Tatbeihilfe wird so nur aufgrund der Länge des Sterbevorgangs zur strafbaren Handlung.

Unsere Rechtsprechung geht dabei von der für mich schwer verständlichen Annahme aus, mit dem Bewußtseinsverlust wäre auch der Wille des Patienten und damit seine Willensäußerung auf Frei-

tod erloschen. Wer in dieser Situation passiv den Tod des Selbstmörders abwarte, müsse wegen unterlassener Hilfeleistung bestraft
werden. Das gleiche soll auch für jemanden gelten, der erst in
diesem Stadium einen Selbstmörder auffindet, selbst wenn ihm
bekannt ist, daß dieser unheilbar krank ist und daß er seinen Ster-
bewunsch bei klarem Bewußtsein und in völliger Zurechnungsfähigkeit geäußert hat.

Die sogenannte *indirekte Sterbehilfe*, d. h. die Inkaufnahme einer
Lebensverkürzung durch ärztliche Maßnahmen, ist dagegen in unserer beruflichen Wirklichkeit oft keineswegs so eindeutig begriff-
lich definiert bzw. als Handlungsweise mit klarer Motivation erkennbar. Wird beispielsweise einem Kranken eine in jedem Fall
tödliche hohe Dosis eines Schlaf- oder Beruhigungsmittels injiziert
mit der klaren Absicht, dem Patienten seinen schlimmen Leidensweg bzw. seinen Sterbevorgang abzukürzen, liegt zweifelsfrei der
überall auf der Welt von Strafverfolgung bedrohte Tatbestand der
aktiven Sterbehilfe vor. Gibt man dagegen einem Menschen eine
grenzwertige Dosis eines derartigen Mittels mit nicht genau ab-
schätzbarer Folgewirkung, kann im Grunde sowohl aktive wie auch
indirekte Sterbehilfe geleistet worden sein, je nachdem, ob man sich
bei der gewählten Medikamentendosis mehr an der Symptomenlin-
derung oder am geäußerten Todeswunsch des Patienten orientiert
hat.

Jeder in der Grundversorgung unserer Bevölkerung tätige Arzt
macht die Erfahrung, daß er sich gerade in Extremsituationen so
weit wie möglich nach dem geäußerten Willen des Patienten selbst
richtet. Möchte er schnell sterben, um von seinem qualvollen, hoffnungslosen Leiden möglichst rasch erlöst zu sein, wird der Arzt eher
bereit sein, die Medikamentendosis großzügiger zu wählen. Möchte
der Patient dagegen nur eine Schmerzlinderung, keinesfalls aber eine Lebensverkürzung, wird man sich für eine niedrigere Betäu-
bungsmitteldosis entscheiden, die dem Patienten gerade die
Schmerzen nimmt, und diese dann in den Zeitabständen wiederholen, die notwendig sind, um den Schwerkranken wenigstens einigermaßen schmerzfrei zu halten.

An diesem Punkt setzt weltweit die Kritik zahlreicher Organisationen an, die für ein humanes Sterben eintreten. So hält es beispielsweise die Deutsche Gesellschaft für Humanes Sterben für unerträglich, daß der Patient in seinem qualvollen Endzustand von der
subjektiven Haltung des einzelnen Arztes zu diesen Fragen abhän-

gig ist, daß er also länger und schlimmer leiden muß, wenn er zufällig an einen ängstlichen Arzt gerät, der seine ethische Grenzziehung enger setzt oder gar aus Furcht vor möglicher Strafverfolgung mit seinen ärztlichen Hilfsmaßnahmen eher zurückhaltend ist.

Daß dies keine grundlose Unterstellung ist, weiß jeder Arzt, der an der Notversorgung teilnimmt. Man trifft im Wochenend- oder Notdienst sowie bei Vertretungen von Kollegen immer wieder auf Krebspatienten im Endstadium, die nicht ausreichend oder gar optimal mit schmerzlindernden Medikamenten versorgt sind. Nimmt man mit den entsprechenden Kollegen Rücksprache, bekommt man manchmal Hinweise auf das strenge deutsche BTM-Gesetz, oder der Kollege vertritt die Ansicht, eine höhere Dosierung der Betäubungsmittel komme praktisch einer aktiven Sterbehilfe gleich, die strafbar und nicht erlaubt wäre, zumal wenn der Kranke keineswegs den Wunsch nach Verkürzung seines Leidens geäußert habe.

Ich will diese schwierige Problematik an einem jüngst erlebten Krankheitsfall konkretisieren:

Ein 19jähriger Junge litt an einem Hodenkrebs mit Metastasenbildung, es waren inzwischen zahlreiche Knochen sowie in sehr ausgedehntem Maße auch beide Lungen von Tochtergeschwülsten befallen, erstere machten ihm unerträgliche Schmerzen, letztere verursachten eine immer schlimmer werdende Luftnot.

Während seiner zweijährigen Leidenszeit, in der der junge Mann eine bewundernswerte menschliche Größe und Tapferkeit gezeigt hatte, wurde ich von ihm in den zahlreichen längeren Gesprächen, die wir miteinander führten, wiederholt um Sterbehilfe gebeten, wenn der qualvolle Endzustand seiner tödlichen Erkrankung unmittelbar bevorstehe. Es war diese letzte Wegstrecke, vor der er große Angst hatte, seit er um sein unheilbares Krebsleiden wußte. Ich habe ihm dies versprochen, wissend, daß nur ganz wenige Menschen sich auch noch im Angesicht des auf sie zukommenden Todes ein vorzeitiges, aus Barmherzigkeit herbeigeführtes Erlöschen ihres Lebenslichtes wünschen.

Als mich eines Sonntagsfrüh der Vater um einen sofortigen Besuch bei seinem Sohn bat, traf ich diesen am »Point of no return« an: von kaltem Schweiß bedeckt, Pulsfrequenz um 140 Schläge/Minute, systolische Blutdruckwerte unter 100, höchste Atemnot, kalkweißes Gesicht mit umränderten Augen, weit aufgerissene, wie in Todesangst erstarrte Pupillen. Eine Viertelstunde vorher war der diensttuende Wochenendarzt bei ihm gewesen, er hatte es abgelehnt, dem jungen Mann, der in vierstündlichen Abständen eine Morphiuminjektion bekam, vorzeitig eine zusätzliche Morphiumspritze zu geben. Dies könne zu einer tödlichen Atemlähmung führen und damit dem Tatbestand der aktiven Sterbehilfe entsprechen.

Der junge Mensch konnte kaum noch sprechen. Als ich das Ohr an seinen Mund legte, hauchte er: »Helfen Sie mir! Sie haben es versprochen!« Ich gab dem Jungen eine Morphiumspritze, intravenös. Während ich die Ampulle aufsägte und die Flüssigkeit in die Spritze aufzog, überlegte ich, ob bei dem sterbenden Jungen nicht die halbe Dosis (0,01 g) ausreichen würde, sein Bewußtsein weitgehend oder gar vollständig auszuschalten – sicher sein konnte ich nicht. In seinem geschwächten Zustand würde er möglicherweise die volle Dosis nicht überleben. Mit der Dosishälfte bestand andererseits die Möglichkeit, die schon jetzt bestehende fürchterliche Atemnot noch zu verschlimmern, ohne daß der Kranke in das erlösende Koma mit Bewußtseinsverlust fiel.

Ich wählte eine Zwischendosis. Meine Hand war schwer wie Blei. Ich konnte kaum die Spritze ruhig halten, was unbedingt nötig war, damit die dünne Vene auf dem Handrücken nicht platzte (wegen des bestehenden Kreislaufkollapses und der zahlreichen vorangegangenen Infusionen hatte ich Mühe, noch ein Gefäß zu finden). Eine halbe Stunde später war der Junge tot.

Die vorher in Schmerz und Luftnot verzerrten Gesichtszüge mit den angstgeweiteten Augen lösten sich, er lag jetzt ganz friedlich da, alles Leid war aus ihm entwichen. Als ich ihm die Augen zudrückte, mußte ich unwillkürlich an Goethes Faust denken: »Es möcht kein Hund so länger leben!«

Ich hatte ihm im Sterben geholfen, nicht zum Sterben. Ein Arzt will helfen, nicht töten. Hatte mein Versprechen, ihn im Todeskampf nicht im Stich zu lassen, die Wahl der Morphiumdosis vielleicht in meinem Unterbewußtsein mitbestimmt? Ich weiß es auch heute noch nicht, vom juristischen Gesichtspunkt gesehen mag es so sein, aber sollten nicht ausschließlich medizinische Gesichtspunkte unser Handeln bestimmen?

Erst später hat mir ein Richter, mit dem ich befreundet bin, erklärt, es habe sich eindeutig nur um passive Sterbehilfe gehandelt. Als Arzt schulde ich auch Hilfe im Sterben, zu der die Schmerzlinderung auch dann gehöre, wenn sie als unvermeidbare Nebenwirkung möglicherweise den Todesschritt beschleunige. – Man denkt nicht an das Gesetz in diesen Momenten, wo man in einem uferlos scheinenden Niemandsland ist, nur verbunden mit einem Menschen, der verzweifelt um Hilfe bittet. In solch einem Augenblick sind uns weder die allgemeinen Sittengesetze eine Hilfe noch normative berufsethische Handlungsanweisungen, und auch der alte hippokratische Eid ist weit weg und so unwirklich wie die Jurisprudenz. Der Philosoph Eduard Spranger sagte dazu: »Sittliche Entscheidungen fallen nur in der Einsamkeit der Person. Deshalb muß jeder einzelne in sich einen Mittelpunkt haben: das sich selbst kontrollierende, wissende Selbst, das wir das wahre Gewissen nennen und das auf mehr als Irdisches bezogen ist.«

Vor dem Gesetz

Die publizitätssüchtige Art, in der die deutschen Medien in letzter Zeit das Thema Sterbehilfe unter Mithilfe zweier Medizinerkollegen (Prof. Hackethal und Dr. Frisch) in die deutsche Öffentlichkeit getragen haben, und die Existenz eines offensichtlich immer aktiver werdenden »Sterbehilfevereins« nötigt uns eine Auseinandersetzung mit einem besonders in unserem Land kritischen und heiklen Thema auf, von dem neben uns Ärzten in besonderem Maße die Juristen betroffen sind.

Bundesjustizminister Engelhard hat sich aus Anlaß der deutsch-französischen Tagung »Recht und Medizin« im Juli 1987 in der deutschen Richterakademie in Trier eindeutig zum Problem der aktiven Sterbehilfe geäußert. Anlaß war unter anderem ein aus Juristenkreisen hervorgegangener Antrag, den § 216 StGB, der die Tötung auf Verlangen verbietet, abzuschaffen oder zu modifizieren.

Der Minister vertrat noch einmal klar die von der überwiegenden Mehrheit der Rechtsgelehrten und Juristen in unserm Land getragene Rechtsposition, angesichts der Straflosigkeit der sogenannten passiven Sterbehilfe bestehe in unserer Gesellschaft kein juristischer Handlungszwang, in dieser Frage gesetzgeberisch aktiv zu werden. Auch heute schon habe jeder Arzt die Möglichkeit, seinem Patienten die im Einzelfall notwendige Hilfe beim Sterben zu gewähren, ohne deshalb der Gefahr strafrechtlicher Verfolgung ausgesetzt zu sein. Kein Arzt sei von Gesetzes wegen zur Inhumanität verpflichtet. Vielmehr könne jeder Arzt straflos passive Sterbehilfe leisten, insbesondere indem er dem Sterbenden schmerzstillende Mittel in dem erforderlichen Maße gebe. Dies gelte selbst dann, wenn es im Einzelfall zu einer Verkürzung des Lebens führen könnte. Auch sei kein Arzt gehalten, durch Einsatz moderner Intensivtherapie verlöschendes Leben unter Umständen sogar qualvoll zu verlängern.

Gegen eine auch nur teilweise Legalisierung der aktiven Sterbehilfe hingegen führte der Bundesjustizminister folgende Gründe an:

- Niemand – auch der Patient nicht – sei in der Lage, einem Dritten die Befugnisse zum Töten zu verleihen.

- Keinem Menschen sollte – insbesondere auch nicht durch den Wunsch eines Leidenden – zugemutet werden, vorsätzlich einen anderen zu töten.

- Würde die Tötung auf Verlangen zugelassen werden, so bestünde die Gefahr, daß sich auch der Patient moralisch verpflichtet fühlen könnte, den Tod zu erbitten, um anderen – etwa den Angehörigen – nicht länger zur Last zu fallen.

- Eine momentane Krisensituation des Patienten (z.B. vorübergehende Schmerzzustände) könnte von Interessierten (z.B. Erben) ausgenutzt werden, um den Kranken zu einem Aufgeben und damit zur Äußerung des Todeswunsches zu veranlassen.

- Eine auch nur teilweise Legalisierung der aktiven Sterbehilfe könnte letztlich zu dem Fehlschluß führen, über menschliches Leben verfügen zu dürfen. Ließe man die aktive Tötung auf Verlangen zu, so könnte der nächste Schritt sein, eine solche Tötung auch dort zu tolerieren, wo Patienten aus Gründen ihrer Krankheit kein derartiges Verlangen zu stellen vermögen; allein der *mutmaßliche* Wille des Patienten könnte hier dann maßgebend werden.

- Mit dem Selbstverständnis des Arztes wäre es nicht vereinbar, ihm das Recht – und damit zugleich die moralische Pflicht – zuzubilligen, einen Menschen zu töten. Das Vertrauen der Bevölkerung in den Berufsstand des Arztes könnte dadurch nachhaltig gefährdet werden.

Gegen den Vorschlag, durch eine Gesetzesergänzung den Gerichten ausdrücklich die Möglichkeit einzuräumen, in besonders gelagerten Fällen der aktiven Sterbehilfe von einer Bestrafung abzusehen, spricht nach Engelhards Auffassung folgendes:

- Eine derartige Regelung könnte in der Öffentlichkeit als erster

Schritt auf dem Wege zu einer Freigabe der aktiven Sterbehilfe verstanden werden.

– Es bestehe keine Gewähr, daß die Regelung – welche Formulierung der Gesetzgeber auch wählt – auf längere Sicht auf extreme Fallgestaltungen begrenzt bleibt.

In Japan hat 1962 der höchste Gerichtshof in Nagoya anders entschieden: Tötung auf Verlangen kann dort straffrei bleiben, wenn der Tod sehr nahe ist, unerträgliche Schmerzen bestehen und die Behebung dieser qualvollen Schmerzzustände offensichtlich die einzige Absicht des Helfenden ist. Der Patient muß bei klarem Bewußtsein sein und diese Hilfe mit der Nebenwirkung der Lebensverkürzung ausdrücklich verlangen.

Früher starben in unserm Land 90 % der Menschen zu Hause in vertrauter Umgebung, heute ist es genau umgekehrt, zwei Drittel der Bundesbürger beenden ihr irdisches Dasein in der Anonymität und distanzierenden Neutralität einer Klinik, 20 % verleben die letzten Jahre oder Monate in einem Pflegeheim.

Eine Darmstädter Studie aus dem Jahre 1984 hat eindrucksvoll dokumentiert, daß die Sterbequote hochbetagter aus stationärer Behandlung entlassener Patienten mit vergleichbaren Grundleiden und medizinischer Weiterbehandlung um so höher war, je schlechter die familiäre und soziale Betreuung dieser Menschen in ihrem persönlichen Lebensbereich war. Mit dem Grad ihrer sozialen Isolierung nahmen Lebenswillen und mittlere Lebenserwartung ab. In einer weiteren Untersuchung haben israelische Ärzte bei ähnlicher Fragestellung an einem größeren Patientenkollektiv herausgefunden, daß der Wunsch kranker Menschen nach vorzeitigem Lebensende indirekt proportional der sozialen und menschlichen Betreuungsintensität war. Auch hierbei zeigte sich wieder die besonders starke Gefährdung älterer Menschen durch einen vorzeitigen Tod, wenn sie sich überflüssig und von ihren Bezugspersonen allein gelassen fühlten. Offensichtlich ist die zwischenmenschliche Integration und Betreuung oft wichtiger für die Überlebenschancen chronisch Kranker als die eigentliche medizinische Behandlung.

1984 hat man im Beth-Israel-Hospital in Boston 150 erfolgreich wiederbelebte Patienten später befragt, ob sie mit den bei ihnen durchgeführten Wiederbelebungsmaßnahmen einverstanden wären. Ein Drittel der Kranken war dies nicht; sie blieben fast sämtlich auch später bei ihrer Entscheidung, daß sie bei einem nochmaligen kritischen Zwischenfall nicht mehr ins Leben zurückgeholt werden wollten. Auch hier war für den Entschluß der Menschen neben dem medizinischen Befund auch der soziale Status mitentscheidend.

Neuere Umfragen, nicht nur in der BRD, haben in den vergangenen Jahren einen deutlichen Umschwung in der öffentlichen Meinung aufgedeckt, was die aktive Sterbehilfe angeht. Sie wird jetzt von fast zwei Dritteln der Bevölkerung als barmherzige Hilfsmöglichkeit in der Endphase des irdischen Daseins akzeptiert, wenn ein schwerer, chronischer, nicht mehr behebbarer Leidenszustand vorliegt. Unsere Juristen sollten diesen Tatbestand zur Kenntnis nehmen, wir alle aber müssen aus dieser Sachlage die bedrückende Konsequenz ableiten, daß die Zahl der Menschen, die sich bei langdauernden medizinisch nicht mehr behebbaren oder wenigstens besserbaren Leiden den vorzeitigen Tod wünschen, eine Anklage an diese Gesellschaft ist.

Die Pflege- und Versorgungsbereitschaft in unserer Bevölkerung scheint insbesondere bezüglich der Endphase chronisch Kranker oder sehr alter Menschen immer mehr abzunehmen, was sicher der Hauptgrund dafür ist, daß wir Ärzte immer häufiger von Patienten gebeten werden, ihnen zu einem vorzeitigen, barmherzigen Tod zu verhelfen. Dies ist ein deutliches Kriterium für die zunehmende Inhumanität in unserer Gesellschaft.

Sowohl wir Ärzte als auch unsere gegenwärtige Rechtsprechung unterlaufen allzuoft das Selbstbestimmungsrecht unserer Kranken. Viele Mediziner sehen die Grenze der Lebenserhaltungspflicht offensichtlich zu eng. Wir sollten uns mutiger auf den rechtfertigenden Notstand des § 34 StGB verlassen. Nach Artikel 2 Absatz 1 des Grundgesetzes hat jeder Mensch in unserm Staat einen persönlichkeitsrechtlichen Anspruch auf einen würdigen Tod. Zu oft sind Kranke in Extremsituationen uns Ärzten praktisch hilflos ausgeliefert, und nicht selten bestimmen wir – nicht der Patient –, wann und ob er einen würdigen Tod sterben darf. Damit negieren wir sein ureigenstes Persönlichkeitsrecht und engen seine Freiheit ein, über sich und sein Leben in voller Autonomie zu entscheiden, die auch Art und Zeitpunkt seines Todes einschließen muß.

Es erscheint mir zweifelhaft, ob Mediziner wie Hackethal oder der Saarländer Frisch dem wichtigen Anliegen der Sterbehilfe mit ihren fast exhibitionistischen Darstellungen wirklich einen Dienst erwiesen haben: Auch der in den ersten Monaten des Jahres 1989 abgelaufene Prozeß gegen die wahrscheinlich geistesgestörte Wuppertaler Krankenschwester Michaela Roeder, die angeblich 17 schwerkranke, meist ältere Menschen »aus Barmherzigkeit« durch intravenöse Injektionen mit Catapresan und Kaliumchlorid den »Gnadentod« gegeben haben will, wird das Thema der Sterbehilfe in wenig hilfreicher Weise in die Öffentlichkeit und insbesondere in die Medien bringen. Fälle wie dieser oder die im April 1989 aufgedeckte Mordserie von vier Krankenschwestern am Wiener Städtischen Krankenhaus zeigen andererseits, welch ein ungeheurer Dammbruch zu befürchten wäre, würde jemals die aktive Sterbehilfe straffrei erlaubt werden. Trotz solcher Ereignisse aber müssen wir in unserer Gesellschaft allmählich die durch die Euthanasie-Aktion der Nazis besonders stark tabuisierte Diskussion um Sterbehilfe einer Lösung wenigstens näherbringen.

Der Tod als Vollendung

Mit dem Verlust metaphysischer Verwurzelungen ist für die gegenwärtige abendländische Menschheitsgeneration der Tod zum endgültigen Aus der Individualexistenz und damit zum unerträglichen Schreckgespenst schlechthin geworden. Der Tod hat somit eine neue und nur noch ausschließlich negative Bedeutung als absoluter Endpunkt unseres Seins gewonnen. Das Sterben wird nur noch zur endgültigen Katastrophe, von der sich dann verständlicherweise die meisten Menschen wünschen, daß sie so kurz und reibungslos wie möglich über die Bühne gehen möge. Denn wenn hinter dem Tod nur noch das totale Nichts steht, ist das Sterben die letzte und schlimmste dem Menschen aufgeladene Last. Eine Sinnhaftigkeit des Leids kann es zumindest zu diesem Zeitpunkt unseres Lebens nicht mehr geben, denn was soll der Schwerkranke noch an positiven Erlebnissen oder Erfahrungen gewinnen können, wenn er in qualvollem Siechtum in die Endzone seines biologischen Daseins eintritt? Vielleicht kann es uns eine kleine Hilfe in der Sinnfindung der letzten leidvollen Endstrecke unseres irdischen Weges sein, wenn wir erfahren, wie Wichtiges kreative Menschen noch geschaffen und uns hinterlassen haben, als sie bereits vom Tod gezeichnet waren.

Der siebzigjährige Theodor Storm erzählt in seiner Novelle »Ein Bekenntnis« die Geschichte eines Arztes, der seine geliebte Frau vergiftet, um sie von den Qualen eines vermeintlich unheilbaren Krebsleidens zu erlösen. Nur ein halbes Jahr später wird bei Storm selbst Magenkrebs diagnostiziert. Er will wissen, wie es um ihn bestellt ist, man sagt es ihm, er bricht zusammen und ist nicht mehr arbeitsfähig, eine begonnene Novelle bleibt liegen.

Man beschließt, ihn zu belügen: Drei Ärzte versichern, es habe sich um eine Fehldiagnose gehandelt, von Krebs sei keine Rede. Storm glaubt es und schafft es noch, an seiner Novelle weiterzuarbeiten und sie kurz vor seinem Tod zu vollenden. So haben wir diesen Medizinern, die zur bewußten Irreführung bereit waren, den »Schimmelreiter« zu verdanken.[20]

Bereits Descartes hat in seinen Briefen an Elisabeth von der Pfalz (»Die Leidenschaften der Seele«) gefragt:

»Bei einer unheilbaren Krankheit mag der baldige Tod sicher sein; aber könnte das Leben nicht noch Einsichten und Erfahrungen bringen, die das ganze Leben in einem neuen Licht sehen lassen, oder eine angesichts des Todes neue mögliche und vielleicht ganz tiefe menschliche Bewegung?«

Erinnert sei auch an Leo Tolstois »Der Tod des Iwan Iljitsch«; hierin erzählt der Dichter, daß sein »Held« erst in den letzten Stunden, nach langem und qualvollem Leiden, nach vielen durchlebten Zweifeln und Verzweiflungen zu der Gewißheit kommt, »daß sein Leben nicht so war, wie es hätte sein sollen, aber daß er es noch gutmachen könne«. Und es gelingt ihm zum ersten Mal, bereits in der Endphase seines Sterbens, eine tiefe innere Beziehung zu seiner Familie herzustellen, Liebe zu geben und anzunehmen. Daraus erwächst ihm eine Zufriedenheit, die ihn den Tod als ein Opfer für die anderen, aber auch als eine Vollendung für sich erfahren läßt. Max Frisch sagte hierzu sicherlich mit Recht, Tolstoi hätte uns mit der ganzen Wucht seines Eifers verflucht, wenn wir in dieser Erzählung die letzten zwei Seiten »durch Sterbehilfe gestrichen hätten«.

Der Sterbevorgang kann somit aus rein anthropologischer Sicht auch ohne jeden Transzendenzbezug zu einem geistigen Reifeerlebnis werden, das im Bewußtsein der Zeitlichkeit unseres Lebens zu einem würdevollen Ende unseres Weges führen kann. Das hat Rilke wohl gemeint, als er in seinem »Malte Laurids Brigge« davon sprach, daß jeder Mensch seinen eigenen Tod in sich trägt, der aus dem ihm eigenen Leben erwachsen ist. Und so stirbt auch Kammerherr Brigge einen »großen Tod«, der seinem selbstbewußten Leben und seiner selbstherrlichen Überheblichkeit adäquat ist:

»Das war nicht der Tod irgendeines Wassersüchtigen, das war der böse, fürstliche Tod, den der Kammerherr sein ganzes Leben lang in sich getragen und aus sich genährt hatte. Alles Übermaß an Stolz, Willen und Herrenkraft, das er selbst in seinen ruhigen Tagen nicht hatte verbrauchen können, war in seinen Tod eingegangen, in den Tod, der nun auf Ulsgaard saß und vergeudete.«

In unserer Zeit ist uns dieser individuelle, auf unsere eigene Persönlichkeit zugeschnittene Tod weitgehend abhanden gekommen. In der Trostlosigkeit und Anonymität unserer Kliniken sterben wir alle einen ähnlich sterilen Tod in einer personenlosen, stillen Verschwörung verlegenen Schweigens. Und genau hier liegt der wunde Punkt: Im Bedürfnis nach Verdrängung der Todesnotwendigkeit grenzen sich die Lebenden, die Gesunden von den Sterbenden ab. Sie wollen im endgültigen Dahinscheiden des anderen nicht das spätere eigene Dahinsiechen vorausahnen. Das gilt nicht nur, aber auch für uns Ärzte. Der Schweizer Jurist Peter Noll hat das in der eigenen Todesphase scharf beobachtet und in seiner Biographie des Sterbens[21] so beschrieben:

«Die Ärzte schützen sich selber, nicht die Patienten, genau wie die Juristen sich selber schützen und nicht den Angeklagten, wenn sie die Erfüllungsregeln genau einhalten. Persönliche Anteilnahme und Eingehen auf die Individualität des Patienten oder Klienten wird dadurch verunmöglicht.«

Das Recht auf den Tod

Selbst in den extremsten Fällen ziehen wir uns – das Recht unserer Patienten auf einen würdigen Tod negierend – auf den Eid des Hippokrates zurück. Aber was hätte der alte Grieche wohl zu dem nachfolgenden Fall gesagt:

Ein 29 Jahre alter Bankangestellter hatte durch Frontalzusammenstoß mit einem PKW einen schweren Motorradunfall erlitten, der zu einer Rückenmarksverletzung im Halswirbelsäulenbereich mit Querschnittslähmung führte. Als deren Folge blieb der Mann an Armen und Beinen gelähmt, Mastdarm- und Blasenfunktion waren erloschen, das Sprachzentrum schwer geschädigt, so daß er nur noch unter großen Mühen einige lallende Worte hervorbringen konnte.

Seiner Ehefrau und seinem Bruder übermittelte er – so gut dies möglich war – seinen Wunsch, sterben zu wollen und zu dürfen. Die betreuenden Ärzte hatten dies abgelehnt. Über den Familienanwalt verhinderte der Patient eine Verlegung in eine Rehabilitationsklinik.

Sechs Wochen nach dem schweren Unfall kam es zu einer Lungenentzündung und einige Tage später zu einem schweren Koma mit völliger Bewußtlosigkeit. Durch künstliche Beatmung und Einsatz aller technischen Möglichkeiten der Intensivmedizin gelang es, den Patienten lebend aus der Krise herauszubekommen.

Der Bruder des Kranken aber hatte während einer der langen Nächte, die er am Bett des Patienten verbracht hatte, den Versuch gemacht, das Beatmungsgerät abzustellen. Durch ein schrilles Signal alarmiert, hatte das rasch herbeigeeilte Betreuungspersonal dies verhindert, dem Bruder war der weitere Zutritt in die Universitätsklinik untersagt worden. Gegenwärtig wartet er auf ein ihm drohendes Gerichtsverfahren wegen versuchter Tötung. Auch alle Versuche der verzweifelten Ehefrau, ihrem Mann zum Gnadentod zu verhelfen, waren wochenlang durch den Widerstand der Ärzte und der inzwischen eingeschalteten Staatsanwaltschaft verhindert worden.

Erst 14 Wochen später trat eine aufsteigende Harnwegsinfektion mit schwerer Blutvergiftung und drohendem Nierenversagen auf, die in der Nacht zu einem plötzlichen Herzstillstand führte. Da zu diesem Zeitpunkt ein akuter Notfall in die betreffende Intensivstation aufgenommen worden war, der das diensttuende Ärzte- und Pflegepersonal wegen seines kritischen Zustandes stark in Anspruch nahm, kamen die Wiederbelebungsversuche etwas verspätet in Gang, so daß dem hoffnungslos und für immer schwer geschädigten Motorradfahrer der Gnadentod zuteil wurde.

Die Frau des Toten hatte mehrere Monate Gelegenheit, das Betreuungspersonal einer Intensivstation kennenzulernen, in seiner Denkweise und in seinem Verhalten zu beobachten. Sie verstand die behandelnden Ärzte ihres Mannes nicht. Die Verweigerungshaltung der Mediziner, ihrem todkranken Mann seinen letzten, immer wieder mühsam artikulierten Wunsch nach einem raschen Tod zu erfüllen, hatte eine tiefe Kluft zwischen ihr und dem gesamten Krankenhauspersonal geschaffen, vor allem zwischen ihr und den Ärzten. Mit dem Eid des Hippokrates konnte die Frau nichts anfangen. Ich bin sicher, der griechische Arzt hätte seinen Eid anders formuliert, wenn er auch nur ein einziges Mal in seinem Leben eine Intensivstation erlebt hätte. Was dort Tag für Tag, Woche für Woche, Monat für Monat unheilbar Kranken an menschenunwürdiger Behandlung zur Erhaltung ihres »Lebens« – notfalls auch gegen ihren ausgesprochenen Willen – widerfährt, hätte den alten Mann, dessen humane ärztliche Grundhaltung uns ziemlich zweifelsfrei überliefert ist, sicher veranlaßt, zumindest einen Teil seines Eides anders zu fassen.

Zu welch unglaublichen Geschehnissen es führt, wenn Ärzte sich den heutigen Gegebenheiten unserer medizinischen Wirklichkeit nicht anpassen, zeigt auch folgender Extremfall:

Im Boston-City-Hospital starb 1975 ein Matrose, den man bei Kriegsende vor dem Ertrinken aus dem Atlantik geborgen hatte und der seitdem nicht mehr aus seiner Bewußtlosigkeit erwacht war. Zunächst hatten die Familienangehörigen auf der Fortsetzung der Intensivbehandlung mit künstlicher Ernährung und Beatmung bestanden. Nach einigen Monaten änderten sie ihre Haltung; jetzt verweigerten die Ärzte die Abschaltung der Apparaturen.

Die Familie klagte vor Gericht, die Richter entschieden, die Behandlung sei fortzusetzen. Konsequenz für die Betroffenen: Der Mann schwebte 30 Jahre lang zwischen Leben und Tod.

Ähnlich unglaublich erscheinende Fälle werden auch aus anderen Ländern berichtet (zuletzt 1988 aus Taiwan), und was das Schlimmste ist, ihre Zahl nimmt nicht – wie man erwarten sollte – ab, sondern ständig zu.

Bei mindestens 50 000 Menschen werden in der BRD jährlich in den Intensivstationen Wiederbelebungsmaßnahmen eingeleitet, in fast 60 % der Fälle erfolglos. Jeder dreißigste Versuch, den Patienten ins Leben zurückzuholen, endet in einem tiefen Koma mit oft erst nach Monaten oder Jahren eintretendem Tod. Viele der Betroffenen fristen ein trostloses Restdasein, ihr Selbstbestimmungsrecht können sie aufgrund schwerer Hirndefekte gar nicht mehr ausüben. Nun hängt alles von den Ärzten oder auch von den Familienangehörigen und deren Weltanschauung ab. Hierbei hat tiefe Religiosität der Entscheidungsbefugten oft schwerwiegende, um nicht zu sagen verhängnisvolle Folgen:

An einem frühen Sonntagvormittag werde ich als diensttuender Wochenendarzt um einen dringenden Hausbesuch gebeten. Ich finde eine 84jährige Frau vor, die durch eine schwere Parkinson-Krankheit sowie drei Schlaganfälle praktisch bewegungs- und sprachlos ist. Die Augen sind unruhig, der Kopf, den sie noch bewegen kann, zuckt hin und her, und sie gibt gutturale Laute von sich.

Als ich der alten Dame eine Beruhigungsspritze geben will, läßt sich die Tochter der Patientin, die ihre Mutter seit vier Jahren aufopfernd pflegt, Wirkungen und Nebenwirkungen des zur intramuskulären Injektion vorgesehenen Mittels erklären. Als ich ihre Frage bejahe, das Mittel könne auch zu einer Atemdepression führen, bittet sie mich, von der Spritze Abstand zu nehmen; sie wolle versuchen, ihre Mutter durch gutes Zureden und Gabe pflanzlicher Beruhigungsmittel, die sie bisher stets gut vertragen habe, ruhig zu bekommen.

Ein direkter verbaler bzw. mentaler Kontakt mit der Patientin selbst war nicht möglich, ich fühlte mich ziemlich hilf- und nutzlos. Während des sich noch anschließenden zehnminütigen, mehr aus Verlegenheit geführten Gesprächs erläuterten mir die Tochter und ihr Ehemann, sie seien tiefgläubig religiös, jede Form der Sterbehilfe würden sie ablehnen. Gott habe ihnen diese Prüfung auferlegt, er wisse schon, warum; ihm allein müsse die Entscheidung über das Schicksal der kranken Mutter überlassen bleiben.

Das unsägliche Leiden der Patientin nahmen die Angehörigen als gottgewollt hin. Sie starb nach einem schweren, sich endlos hinziehenden Todeskampf, ohne noch einmal das Bewußtsein erlangt zu haben. Und doch muß ich zugeben: Wenn ein Patient sein Selbstbestimmungsrecht nicht mehr geltend machen kann, sind die nächsten Familienangehörigen sicher mehr befugt als der ärztliche Helfer, Entscheidungen zu treffen, die dem Wunsch des Betroffenen, wenn er sich artikulieren könnte, wahrscheinlich noch am ehesten entsprechen dürften.

Es ist immer wieder sehr beeindruckend zu erleben, wie tief zwischenmenschliche Bindungen wenigstens noch in manchen unserer Familien sind, »glücklich« die Menschen, die in einem derartigen Familienmilieu chronisch krank werden und, wenn es dem Ende zugeht, so optimal pflegerisch und menschlich versorgt den letzten Abschnitt ihres Daseins verbringen können.

Auch bei bewußtseinsklaren Patienten können sich für uns Ärzte sehr kritische Konstellationen ergeben, wenn zwischen dem Patienten und seinen engsten Angehörigen divergierende Vorstellungen über Art und Umfang von Sterbehilfe bestehen.

Kürzlich betreute ich einen Patienten mit inoperablem Speiseröhrenkrebs, der mich fragte, ob ich bereit wäre, ihm eine »erlösende Todesspritze« zu geben, wenn die tumorbedingte Enge am Ende der Speiseröhre so weit fortgeschritten wäre, daß er keine feste Nahrung mehr zu sich nehmen könne. (Den Vorschlag, sich endoskopisch ein Kunststoffrohr einsetzen zu lassen, um den drohenden Hungertod zu vermeiden, hatte er bereits abgelehnt.)
Er bat mich aber, nicht mit seiner Ehefrau darüber zu reden. Seine Frau, so teilte er mir erklärend mit, wäre tief religiös, er möchte sie nicht dadurch seelisch belasten, daß sie vor Ausführung der Sterbehilfe davon Kenntnis bekäme. Er hätte ihr vorsichtig angedeutet, durch ärztliche Hilfe den Sterbevorgang abkürzen zu lassen, eine Vorstellung, die sie so entsetzt habe, daß sie auf keinen Fall von seinem an mich herangetragenen Wunsch erfahren dürfe.

Hier gerät man als Arzt sowohl aus ethischer wie auch juristischer Perspektive in eine fast aussichtslose Lage. Jeder von uns, der schon einmal vor derartig schwerwiegende Entscheidungen gestellt war, denkt angesichts kluger Diskussionen über Sterbehilfe sicher manchmal leicht erbittert: Theoretisieren läßt sich leicht; im konkreten Fall adäquat und insbesondere im Interesse des betroffenen Kranken zu handeln hat doch eine andere Dimension der Belastung für alle Beteiligten.

Welch tragische Konsequenzen jede »falsche« ärztliche Entscheidung im Grenzbereich zwischen Leben und Tod haben kann, zeigt auch das eindrucksvolle Erlebnis meines Kollegen Prof. Dr. Schettler, das dieser in einem Artikel über ärztliche Ethik in therapeutischen Grenzbereichen[22] dargestellt hat:

»Ich erinnere mich an einen jungen Lehrer mit schwerer Gehirnentzündung, der sechs Monate tief bewußtlos daniederlag und bei dem ich in völliger Übereinstimmung mit der Familie vorschlug, die Intensivbehandlung abzubrechen. Mein damaliger Oberarzt bat mich, die Behandlung doch weiterzuführen, insbesondere mit hohen Dosen Gammaglobulin.

Nach weiteren zwei Monaten erwachte der Patient. Er ist heute in seinem Lehrberuf aktiv und Meister seines örtlichen Schachklubs. – Solche Erfahrungen drängen sich bei jeder vergleichenden Entscheidung auf.«

Derartige Vorkommnisse lassen den ungeheuer großen ärztlichen Ermessensspielraum im Grenzzonenbereich zwischen Leben und Tod erkennen, ebenso aber auch den enormen berufsethischen Verantwortungsdruck, dem wir dabei manchmal ausgesetzt sind.

In unserem Nachbarland Holland, wo schon ein Jahrzehnt lang über Sterbehilfe diskutiert wird und verschiedene Lösungsvorschläge gemacht worden sind, findet zur Zeit eine heftige, außerordentlich kontrovers geführte Diskussion über die sogenannte Früheuthanasie statt. Sie wurde ausgelöst durch ärztliche Beihilfe zur Selbsttötung bei Aids- und Krebskranken, die das Finalstadium noch nicht erreicht hatten. Einige holländische Ärzte haben öffentlich die Ansicht vertreten, es müsse jedem Menschen das Recht eingeräumt werden, sein Leben vorzeitig selbst zu beenden, wenn ihm von den Ärzten zweifelsfrei das Vorliegen einer nichtheilbaren Erkrankung mitgeteilt werde. Hier geht es also nicht um Sterbebeistand, sondern um die Möglichkeit, sich einen bevorstehenden langen Leidensweg durch Selbsttötung in einem frühen Erkrankungsstadium zu ersparen.

Im Gegensatz zur BRD ist in Holland im Prinzip jede Form der Beihilfe zum Selbstmord von Strafverfolgung bedroht. Auch ein erst kürzlich im holländischen Parlament eingebrachter Gesetzesentwurf, aktive Sterbehilfe durch Ärzte straffrei zu erlauben, ist nach heftigen politischen Auseinandersetzungen vom Parlament mehrheitlich abgelehnt worden.

Andererseits hat man es in den letzten Jahren fast in allen Fällen vermieden, Ärzte zu verurteilen, wenn sie aktive Sterbehilfe geleistet haben und dies der Öffentlichkeit bekannt wurde. Bei rein altruistischer Motivation schien es selbst den Richtern unverantwortbar, Menschen zu verurteilen, die in ihrer Hilfsbereitschaft für ihren Nächsten vielleicht weitergegangen sind, als allgemein von der Gesellschaft anerkannten ethischen und juristischen Grundsätzen entspricht. So erfolgte in 32 von 35 in den letzten Jahren bekanntgewordenen Fällen keine Verurteilung der betroffenen Mediziner.

Derzeit läuft in Holland erneut ein Verfahren gegen einen Arzt, der einem Teil seiner Kranken die sogenannte Früheuthanasie ermöglicht hat. Es handelt sich um den in der Behandlung krebskranker Kinder und Jugendlicher besonders engagierten Onkologen Prof. Dr. Voute, der in aller Öffentlichkeit erklärt hatte, daß er mehreren seiner 16- bis 18jährigen krebskranken Patienten auf deren eigenen Wunsch ein *Thanatikum* (Medikament zur Selbsttötung) mit nach Hause gegeben hatte, um ihnen die Möglichkeit zu bieten, ihrem Leben selbst ein Ende setzen zu können, wenn sie zu der Überzeugung kommen sollten, den enormen Leidensdruck ihrer unheilbaren Erkrankung nicht mehr ertragen zu können. Obwohl dieser Entscheidung ausführliche Gespräche mit den Betroffenen und deren Eltern vorangegangen waren, lehnte doch eine Mehrheit der holländischen Bevölkerung dieses Vorgehen des Mediziners als ärztlich und ethisch nicht verantwortbar ab.

Erst unter Druck von Zeitungsberichten und der berufsständischen Vertretung des Arztes erhob die Staatsanwaltschaft Klage gegen Dr. Voute, der auf Vorhaltungen wegen seiner von der Norm abweichenden berufsethischen Vorstellung erklärte, seine jugendlichen Patienten würden sich im Grunde ja nicht für den Tod, sondern nur für eine drastische Abkürzung ihres qualvollen Sterbeprozesses entscheiden, da ihnen die gegenwärtige Medizin keinerlei Hoffnung mehr auf erfolgreiche Behandlung oder Heilung ihrer Erkrankung machen könne.

Das wirkliche Problem der Sterbewirklichkeit in den heutigen abendländischen Gesellschaften ist jedoch nicht die Straffreiheit aktiver Sterbehilfe, sondern die Tabuisierung des Todes und mehr noch die Verdrängung und »Abstellung« unserer Sterbenden in die Sterbekammer einer Klinik oder eines Altenpflegeheimes. Wir wollen sie nicht mehr bis zu ihrer letzten Stunde begleiten, unsere Sterbenden. Die uns dadurch aufgeladene soziale und seelische Last scheint uns zu schwer, wir versuchen uns ihrer, wann immer möglich und oft mit den fadenscheinigsten Gründen, zu entledigen.

Wie oft sind wir Ärzte versucht, angesichts der lose gewordenen interfamiliären Bindungen den Angehörigen unserer chronisch Kranken oder Sterbenden zuzurufen: Seit gut zu euren Alten, Kranken und Sterbenden, laßt sie in den schwierigsten Wochen und Stunden ihrer irdischen Existenz nicht allein. Nur so könnt ihr hoffen, daß dann, wenn auch für euch die letzten Tage kommen, jemand da ist, der an eurem Bett sitzt, euch den Schweiß von der heißen Stirn abwischt und mitfühlend die Hand hält, wenn der Tod unbeirrbaren Schrittes auf euch zukommt.

Entgegen den Darstellungen interessierter Kreise gibt es nur wenige Menschen, die uns Ärzte um eine aktive Sterbehilfe bitten, und fast immer ist es nicht die medizinische Sachlage oder Hoffnungslosigkeit des Krankheitsbildes, sondern die ungenügende soziale Integration, die in diesem Menschen den Wunsch nach vorzeitigem Tod aufkommen läßt. Die in entsprechenden Diskussionen so oft hochstilisierte Todesspritze wird von uns Hausärzten nur selten erbeten. Wenn aber ein Mensch in ruhiger und klarer Abwägung und nach langjähriger enger vertrauter zwischenmenschlicher Beziehung meint, diesen letzten Liebesdienst von uns einfordern zu müssen – man könnte auch sagen, uns zumuten zu können –, dann sollten in einer solchen Gott sei Dank seltenen Situation, wo Lebensverlängerung und Lebenswert als Entscheidungsvariable nicht zusammengeführt werden können, nur ärztlich-berufsspezifische, keineswegs aber normative moralische oder juristische Richtlinien den Ausschlag für unser Handeln geben.

Von solchen seltenen Ausnahmen abgesehen, muß der Imperativ der Leid- und Sterbehilfe ganz und wo irgend möglich ausschließlich im Vordergrund stehen. Beihilfe zum Freitod oder Tötung auf Verlangen müssen stets die große Ausnahme als letzter Gnadenakt für einen nicht mehr rettbaren Mitmenschen bleiben. Schon um ausuferndem Mißbrauch einen dichten Damm entgegenzustellen, werden die Juristen uns Ärzten weder derzeit noch in Zukunft entgegenkommen können.

Wir Ärzte, die wir berufsbedingt immer sehr eng mit der sozialen Wirklichkeit einer Gesellschaft leben, empfinden wahrscheinlich bereits deutlicher und dringlicher, daß wir eine »Sterbekultur« in den westlichen Industriestaaten brauchen, die dabei sind, selbst den sich anbahnenden Tod in den industriell-maschinellen Komplex ihrer Technik zu integrieren.

Nur der bewußte Umgang mit dem Tod und unseren Todgeweihten kann uns allen in jenen kritischen Stunden und Zeiten die innere Ruhe und den abschiednehmenden Frieden bringen, der die letzte Qual auf Erden erträglich macht. Sieht man sich in der Literatur- und Medizingeschichte um, könnte man den Eindruck gewinnen, als wäre es den Menschen früher leichter gefallen, sich von dieser Erde zu verabschieden:

Meiner Treu, was geht's mich an, ein Mann kann nur einmal sterben, wir schulden Gott einen Tod, und wie's auch gehen mag, wer

dieses Jahr stirbt, braucht's im nächsten Jahr nicht mehr zu tun ...
Dulden muß der Mensch
sein Scheiden aus der Welt, wie seine Ankunft.
Reif sein ist alles.

Diese Worte, die eine große innere Ruhe und Gelassenheit widerspiegeln, hat vor fast 400 Jahren Shakespeare für seinen »King
Lear« geschrieben. Es wäre gut, an jenem langen, aber doch auch
zu Ende gehenden Tag wenigstens etwas von diesem Gleichmut zu
haben, der uns aus den Zeilen des großen Dichters entgegenweht.

FAZIT

Todesengel ziehen übers Land, Henker aus Barmherzigkeit und
Humanität. Sie glauben, sich durch Artikel in Illustrierten und mit
Fernsehauftritten vor den Rechtsnormen unserer Gesellschaft
rechtfertigen zu können für Taten, die jeder Rechtsstaat verfolgen
muß. Die surrende Videokamera eines Atrott, die den Sterbevorgang festhält, damit der Sterbehelfer vor dem Zugriff der Justiz be-
wahrt bleibt, oder die von einer nicht übersehbaren Profilneurose
bestimmten öffentlichen Auftritte und Ausführungen eines Julius
Hackethal sollten nicht Vorläufer und Vorboten einer neuen Eu-
thanasieform in unserem Land werden.

Die unglaublichen Vorkommnisse im Ruhrgebiet und in Österreich, wo Krankenschwestern sich zum »Herrn« über Leben und
Tod gemacht haben, führen wohl jedermann vor Augen, was auf
uns zukäme, würde aktive Sterbehilfe je straffrei bleiben. Ein
»schöner« Tod kann nur ein würdiger Tod sein. Er sollte sich in einer Schutzzone abspielen, die geprägt ist von Humanität, Intimität
und Menschenwürde. Für professionelle Todeshelfer sollte an unseren Sterbebetten kein Platz sein.

Bedrückend ist die Tatsache, daß in unserm Land immer häufiger
in der kollektiven und anonymen Kälte einer Krankenhausatmo-
sphäre gestorben wird, wo kaum je Raum ist für die Würde des
Sterbens und das intime Abschiednehmen vom Dasein und den
Mitmenschen. Eine dort auftretende, sich selbst zum »Todesengel«
ernennende Krankenschwester ist eine Horrorvision!

In einem eindrucksvollen Vorwort zu dem Buch »Tod und Sterben«[23] hat Pfarrer Zink geschrieben:

»Ich persönlich möchte es mir in aller Form verbeten haben, daß mich je ein Arzt um den bewußten Abschied bringen sollte... Wer einmal wach geworden ist für die Zeichen aus einer anderen Dimension des Daseins, wird in der bloßen Bereitschaft zum Sterben niemals einen erlösenden Sinn sehen... Biologisches Sein ist immer schon von Anbeginn an ein Stück Vergehen, Dahingehen auf dem Weg zum Ende des Daseins... Es ist ein Schritt in eine andere Wirklichkeit.«

Für uns Ärzte ist die Sterbens- und Todeswirklichkeit offenbar härter und niederdrückender als für unsere Theologen, die Ärzten vorhalten, es gehe unendlich viel Qual aus von unserer Empfindlichkeit und unserer Unfähigkeit, ertragen zu können, daß wir am Ende auf alle Fälle dem Tod das Feld überlassen müssen. Ich halte diese oft geäußerte Ansicht für ein unserer Berufsrealität nicht gerecht werdendes Klischee; ich sehe das zentrale Problem ärztlicher Sterbehilfe und -begleitung eher darin, daß wir in Grenzsituationen manchmal eine Schuld übernehmen und tragen müssen, um der Menschen und der Menschlichkeit willen.

Es gibt Patienten, die uns um einen schnellen schmerzlosen Tod bitten, einen Tod, der nicht ins Bewußtsein tritt. Manche Kranke wünschen sich den Tod als Bruder des Schlafes. Für uns Ärzte ist der Tod in aller Regel tatsächlich nicht Freund Hein, sondern eher ein unbarmherziger Würger, dem wir, um Leid zu lindern, in unserem Beruf in vielfältiger Weise entgegentreten müssen.

Die Tröstungen großer Philosophen aller Zeiten – »Vielleicht ist der Tod besser als das Leben« (Sokrates), »Das beste in diesem Leben ist die Hoffnung auf ein künftiges Leben« (Pascal), »Der Tod ist das wahre Ziel des Lebens« (Schopenhauer) – helfen den meisten von uns Ärzten bei der schwierigen Aufgabe der Todesbewältigung wahrscheinlich wenig. Mit der sterilen Neutralität unserer Apparatemedizin dehnen wir noch allzuoft nicht mehr das Leben, sondern nur noch das Sterben, und daß dies immer noch viel zu häufig aus Angst vor juristischen Konsequenzen für unsere eigene Person geschieht, finde ich barbarisch und entsetzlich.

Wir Mediziner müssen wieder mehr die Angst vor den Richtern aus unserm Bewußtsein drängen, nicht nur im Umgang mit den Sterbenden. Ich habe dieses Kapitel über Sterbehilfe mehreren Richtern vorgelegt, um sicherzustellen, daß mir meine Ausführungen im Grenzbereich zwischen passiver und aktiver Sterbehilfe nicht den Staatsanwalt in Praxis und Haus bringen. Daß ich dies tun mußte, finde ich bedrückend.

Es sollten nur unsere Sterbenden sein, die uns Ärzten die Grenzen unseres Tuns, aber auch unseres Unterlassens vorschreiben.

Nachtrag:
Der letzte Wunsch des alten Mannes

In Kapitel 6 wurde der Krankheitsverlauf eines lungenkrebskranken 77jährigen Mannes geschildert, der sich unter meiner Zustimmung und Beratung einer aggressiven Chemo- und Röntgentherapie seines inoperablen Lungenkrebses verweigert hatte. Ich hatte versprechen müssen, ihm zu einem barmherzigen Sterben zu verhelfen, wenn es soweit wäre. Ich hatte damit gerechnet, daß es so kommen würde wie meistens: Wenn es tatsächlich ans Sterben geht, äußern nur ganz selten Menschen den Wunsch, man möge die bittere Erlöschungsphase ihres Daseins abkürzen.

Einen Tag, nachdem ich dieses Kapitel abgeschlossen hatte, bat mich die Ehefrau des Herrn L. um einen Hausbesuch. Ich ging erst nach Beendigung der Abendsprechstunde hin, um mehr Zeit als üblich für ihn zu haben.

Der alte Mann lag matt und erschöpft in seinem Bett, er schaute mich aus seinen großen Augen ruhig und lange an. Dann sagte er nur: »Doktor, es ist soweit.« Ich tat so, als hätte ich ihn nicht verstanden, untersuchte ihn – obwohl es nichts mehr zu untersuchen gab –, anschließend setzte ich mich zu ihm auf den Bettrand und wartete, bis er wieder zu sprechen begann.

Er sagte: »Sie erinnern sich an unsere Abmachung. Ich möchte jetzt die Spritze haben.« Er sagte das ohne jede Erregung und fügte noch hinzu: »Es geht jetzt wirklich nicht mehr.«

In den zurückliegenden drei Jahren hatte er nicht ein einziges Mal geklagt oder mit dem Schicksal gehadert. Er war stets ruhig und gelassen, irgendwie hatte ich immer das Gefühl, er wäre weit weg. Er war nur in größeren Abständen in die Praxis gekommen, mein Angebot, ihn zu Hause in seiner Wohnung aufzusuchen, hatte er abgelehnt. »Es gibt nichts zu tun, und es gibt nichts zu sagen«, meinte er. Auch jetzt war ihm offenbar nicht danach zumute, viel zu reden.

Als ich still auf seinem Bett sitzen blieb, gewann er offenbar den Eindruck, ich hätte seine Bitte nicht gehört. Er wiederholte sie und sagte: »Ich habe meine Frau gebeten, uns allein zu lassen. Sie hat ein schwaches Herz und ein empfindsames Gemüt, man kann sie nicht in die Sache einbeziehen.«

Es war mir äußerst unangenehm, dem alten Mann erklären zu müssen, eine Todesspritze in der von ihm gewünschten Form könne ich ihm mit Rücksicht auf meine eigene berufliche und familiäre Existenz nicht geben. Auch wäre es unmöglich, seine Frau und seine Tochter nicht in das Geschehen einzuweihen.

Das letztere leuchtete ihm ein, wir baten die Ehefrau herein und besprachen mit ihr die Lage. Für die alte Frau war es trotz der langsam und mühseligen Annäherung an das Thema ein fürchterlicher seelischer Schock. Es dauerte einige Zeit, bis ihr begreiflich zu machen war, ihr Ehemann, mit dem sie fast 50 Jahre verheiratet war, wünsche eine Abkürzung seines Leidens- und Sterbeweges.

Ich besprach mit dem Patienten die Möglichkeiten, die unsere Rechtsprechung in derartigen Extremfällen den Helfern zum Tod auf Verlangen offenläßt. Gegen den rasch wirkenden Zyankalitrank hatte der alte Mann aufgrund eines neulich gelesenen Berichtes eine unüberwindliche Abneigung. Ich bot an, mich bei der DGHS nach einem anderen geeigneten und rasch wirkenden Sterbetrunk zu erkundigen.

Herr L. konnte nicht begreifen, daß sein Selbstbestimmungsrecht nach deutschem Gesetz dann erlöschen sollte, wenn er durch die Einnahme einer Überdosis beispielsweise von Schlaftabletten bewußtlos würde und zwischen dem Eintritt des Bewußtseinsverlustes und dem Tod möglicherweise noch einige Stunden liegen könnten. Es wollte ihm nicht in den Kopf, daß sich sowohl seine Familienangehörigen wie auch ich als sein betreuender Arzt strafbar machen würden, wenn wir nach eingetretener Bewußtlosigkeit keine Maßnahmen zur Wiederbelebung ergreifen würden, was im vorliegenden Falle geheißen hätte, ihn per Notarztwagen ins zuständige Kreiskrankenhaus schaffen zu lassen. Aufgrund der Rechtslage hätten auch meine dortigen Kollegen keine andere Möglichkeit gehabt, als durch Intensivbehandlung zu versuchen, den Sterbenden wieder ins Leben zurückzuholen, aus dem er dann aufgrund der Endphase seines Tumorleidens vielleicht bereits wenige Tage später doch scheiden würde.

Die Tochter des Mannes war gegen jede Form der Sterbehilfe

sowie auch der Beihilfe zur Selbsttötung. In einem langen Gespräch gelang es mir, ihr klarzumachen, in dieser letzten Etappe seines irdischen Daseins müßten doch wohl die Wünsche und Belange ihres Vaters Priorität haben und nicht ihre eigene moralische Einstellung zum Problem der Sterbehilfe.

Ich verschrieb Herrn L. ein Morphiumpräparat zur Schmerzlinderung, das er nach Bedarf und entsprechend meinen Anweisungen einnehmen sollte und konnte. Ich hatte ihm den Bedarf für eine ganze Woche auf einem BTM-Rezept verschrieben und ihm erklärt, was sich ereignen würde, wenn ein Mensch zu Beginn der Nacht alle Tabletten auf einmal einnehmen und er über die ganze Nacht hindurch allein bleiben würde.

Zwischen dem Zeitpunkt des geäußerten Sterbewunsches und der Verordnung des Morphiumrezeptes waren 48 Stunden vergangen. Ich hatte den Kranken gebeten, sich all das, was wir gemeinsam besprochen hatten, in Ruhe noch einmal durch den Kopf gehen zu lassen, und bot ihm auch an – falls er dies wolle –, ihn zur medizinischen Rund-um-die-Uhr-Versorgung in die Klinik einzuweisen. Dies entsprach weder dem letzten Willen des Patienten noch demjenigen seiner Familie. Man wollte die letzte Wegstrecke gemeinsam gehen.

Ich bestärkte sie in ihrer Entscheidung und erklärte ihnen die Wirkung einer gleichzeitigen und regelmäßigen Einnahme der Morphintabletten in Verbindung mit einem *Autiemetikum* (zur Unterdrückung des Brechreizes) und einem darmtonisierenden Medikament (um die morphiumbedingte Darmlähmung wenigstens teilweise zu kompensieren).

Die Möglichkeit, durch diese Medikamente sowohl die starken Brustkorb- und Knochenschmerzen lindern und die bohrende Bewußtseinsklarheit in einen erlösenden Dämmerschlaf verwandeln zu können, veranlaßte den Kranken offenbar, sich für diese Art der Sterbehilfe zu entscheiden. Vielleicht spielte dabei auch die Rücksicht auf seine Familie eine Rolle, die seinen Entschluß zu vorzeitiger Selbsttötung offensichtlich nicht verstehen konnte und akzeptieren wollte.

24 Stunden später wurde ich zur Leichenschau gerufen. Von den 28 verschriebenen Morphintabletten fehlten nur fünf.

Warum mich dieser Tatbestand erleichterte, weiß ich nicht. Ich weiß nur eines: Es gibt in unserem Beruf nichts Schwierigeres als

Sterbehilfe. In den starren toten Augen des alten Mannes habe ich vergeblich nach einer klaren Antwort auf die Lösung eines schwierigen ärztlichen Problems gesucht, die es anscheinend nicht gibt und nie geben wird. Es wird wohl immer ein dunkles Geheimnis der Natur bleiben, warum sie das endgültige Versiegen des Lebens oft so langsam und grausam gestaltet.

10
Blüms bittere Pillen
Der Preis der Solidarität

Die Reform unseres Gesundheitswesens
wird zum Testfall für die Reformfähigkeit
unserer Gesellschaft. Die Cleveren nutzen
die Solidarität aus, und die Anständigen
bezahlen sie.

Norbert Blüm, Arbeitsminister

Im Dezember 1988 hat das Gesundheitsreformgesetz (GRG) im
Bundesrat mit den Mehrheitsstimmen der Regierungskoalition die
letzte politische Hürde genommen. Seit 1. Januar 1989 ist es ein sozialpolitisches Faktum geworden, mit dem wir alle leben müssen.
Allen Sachverständigen ist klar, daß dies nicht das Ende, sondern
der Anfang tiefgreifender Umstrukturierungen in unserem Gesundheitssystem ist, von dem immer mehr (meist sogenannte oder
selbsternannte) Experten behaupten, es würde allmählich unbezahlbar, in jedem Falle aber wäre das in unserem Medizinbetrieb
mittlerweile verbrauchte Finanzvolumen zu hoch.

Unter dem Motto »Blüm läßt den kleinen Mann bluten« (»Der
Spiegel«) wurde in den meisten Medien Anfang dieses Jahres eine
polemische Kampagne gegen die Gesundheitsreform begonnen mit
der klar erkennbaren Absicht, die in vielen Ansätzen sinnvollen und
notwendigen, von dieser Regierung schweren Herzens (weil Wäh-
lerstimmen kostend) in Gang gesetzten Reformen zur Sanierung
unserer GKV, der 37 Millionen Mitglieder und 90 % aller Bundesbürger angehören, zu diffamieren. Gesundheitsreform wurde zum
Reizwort. Verständlich, wenn man bedenkt, daß zu den teuren Mo-
natsabzügen vom Bruttolohn und den bereits 1988 »zugezahlten«
5,6 Milliarden DM 1989 noch einmal 8 Milliarden DM hinzukom-
men werden.

Während sich die Arbeitnehmereinkommen seit 1960 verfünffacht haben, sind die GKV-Ausgaben im gleichen Zeitraum um das
Vierzehnfache auf 125 Milliarden DM im letzten Jahr hochgeschnellt. Mit 4 116 DM pro Bürger und Jahr sind die Gesundheitsausgaben inzwischen fünfmal so hoch wie etwa die für Bildung und

Erziehung. Wir geben in der BRD inzwischen sogar mehr Geld für unsere Gesunderhaltung oder gesundheitliche Wiederherstellung aus (für Gesundheitsprävention tun wir immer noch viel zu wenig!) als für Essen, Trinken und Genußmittel, wobei wir hier durch immer mehr um sich greifende Maßlosigkeit allerdings des Guten zu viel tun, was unserer Gesundheit keineswegs gut bekommt.

Die Frage nach der Relation zwischen Kosten und Nutzen in der bundesdeutschen Medizin wollen wir im letzten Kapitel eingehend erörtern. Hier soll uns mehr das Problem der Solidarität in unserem Gesundheitswesen und unserem Medizinbetrieb interessieren, die unser Arbeitsminister immer mehr in Gefahr geraten sieht. Es stellt sich hierzu also die Gretchenfrage: Wer nutzt oder beutet wen in unserer vom Ausland oft mit Neid betrachteten und bewunderten GKV aus? In der Tat ist der für die Bundesbürger abgesicherte kollektive Rechtsschutz und Hilfeanspruch keine sozialpolitische bzw. »naturgesetzliche« Selbstverständlichkeit, wie ein vergleichender Blick auf die USA zeigen soll:

Was kostet die Gesundheit?

Die Amerikaner geben zur Zeit 550 Milliarden Dollar oder 11,5 % ihres Bruttosozialproduktes, also noch wesentlich mehr Geld für ihr Gesundheitssystem aus als die Bundesrepublik Deutschland (1988 wahrscheinlich 8,5 bis 9,0 % unseres BSP), und dennoch sind 35 bis 40 Millionen amerikanische Bürger überhaupt nicht krankenversichert, entweder weil sie arbeitslos sind oder weil ihnen ihre Firma keine Krankenversicherung anbietet. Dort ist es nämlich dem Arbeitgeber überlassen, ob er seine Mitarbeiter auf seine Kosten krankenversichert oder nicht.

Zwar gibt es für die Ärmsten der Armen das sog. *Medicare/Medicaid*-Programm, das sie – zu 40 % von der Regierung, zu 60 % von karitativen Einrichtungen finanziert – vor einer lebensgefährlichen medizinischen Nichtversorgtheit und ihren verhängnisvollen Folgen schützt, doch haben in jüngsten Umfragen 7,5 % der Befragten angegeben, aus finanziellen Gründen nicht die nötigen Gesundheitsleistungen bekommen zu haben. Hochgerechnet auf die Gesamtbevölkerung der USA waren das 18 Millionen Menschen.

Wie enorm teuer eine private Krankenversicherung in den USA ist,

314

zeigt folgendes Beispiel: Eine vierköpfige Familie muß dafür jährlich auf dem freien Markt je nach Region zwischen 2 000 und 4 000 Dollar bezahlen, das sind etwa 11,5 % bis 19,5 % des durchschnittlichen Jahreseinkommens. Hinzu kommt noch, daß Arzneimittel selbst bezahlt werden und für einen Arztbesuch 20 % der Gebühr aus eigener Tasche bezahlt werden. Kein Wunder also, daß die weniger verdienenden Amerikaner das Risiko für sich und ihre Familienangehörigen eingehen bzw. eingehen müssen, im Erkrankungsfall nicht versorgt zu sein, weil sie die dann plötzlich anfallenden horrenden Kosten für medizinische Betreuung und insbesondere Krankenhausaufenthalte erst recht nicht aufbringen können. Folge: eine große Zahl leerstehender Krankenhausbetten.

Die teure Gesundheit der Amerikaner

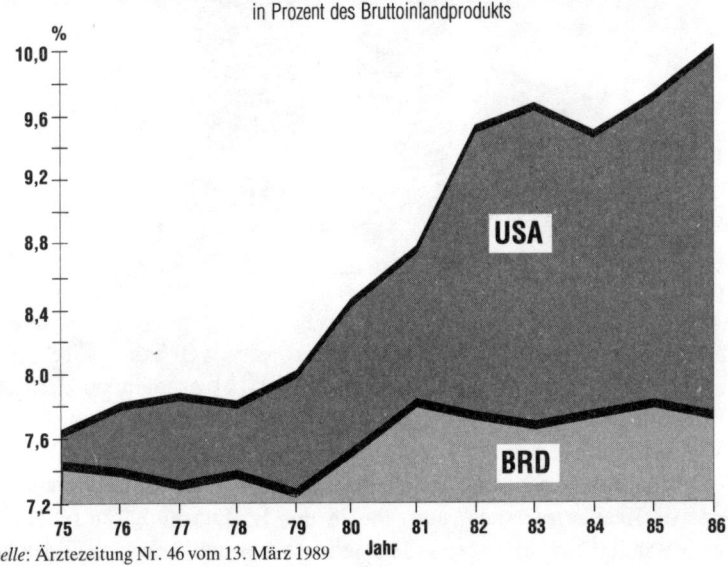

Direkte Gesundheitsausgaben 1975-1986

in Prozent des Bruttoinlandprodukts

Quelle: Ärztezeitung Nr. 46 vom 13. März 1989

Halten wir also zunächst fest: Im reichsten Land der Erde gibt es keinen Rechtsanspruch auf Krankenversicherung bzw. medizinische Betreuung. Die obenstehende Grafik zeigt außerdem, daß die Kosten im amerikanischen Gesundheitssystem in den letzten Jahren tatsächlich explodiert sind und daß sich im Vergleich dazu die bei uns eingetretenen Verteuerungen eher bescheiden ausnehmen.

Bevor wir uns nun mit dem Problem der Solidarität in unserer GKV näher auseinandersetzen, sei hier zunächst einmal festgehalten – und das läßt sich aus einer diesbezüglichen Studie der OECD eindeutig belegen –: In den letzten zehn Jahren ist Medizin weltweit erheblich teurer geworden, und zwar unabhängig von ihrer Organisationsstruktur.

Der soziale Höchstpreis

Monatliche Höchstbeiträge zur Sozialversicherung
(Arbeitnehmer- und Arbeitgeberanteile) in DM

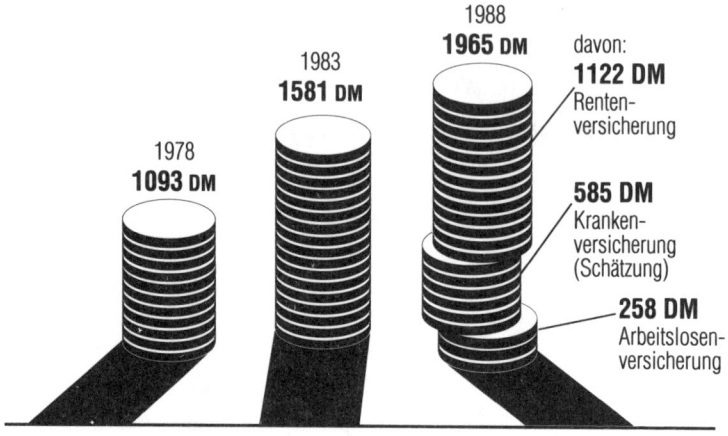

Quelle: Globus

Die Scheinsolidarität

Wie unsolidarisch die GKV-Solidargemeinschaft in Wirklichkeit ist, ergibt sich schon bei vergleichender Betrachtung der Monatsbeiträge zur Krankenversicherung, die in der BRD von 7,5 % bis 16 %, also um 100 %, differieren. Je nachdem bei welcher Orts- oder Betriebskrankenkasse ein Arbeitnehmer das Glück oder Unglück hat, versichert zu sein (die Ersatzkassen haben bundesweit gültige Beitragssätze, die zwar ebenfalls von Kasse zu Kasse unterschiedlich sind, aber mit nicht ganz so starken Beitragsunterschieden), zahlt er zur Abdeckung seines Erkrankungsrisikos Monat pro Monat, Jahr für Jahr unter Umständen doppelt soviel wie sein Nachbar oder Berufskollege. Es sind bedauerlicherweise gerade die sozial Schwa-

316

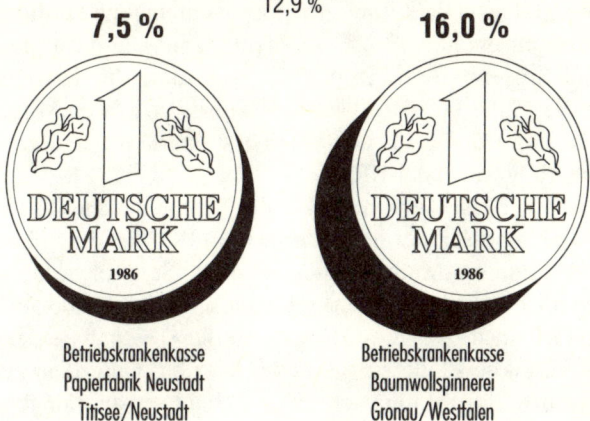

Der größte Unterschied in Deutschland

Beitragssätze in % des Bruttoeinkommens
zur gesetzlichen Krankenversicherung
Durchschnitt in der Bundesrepublik
12,9 %

7,5 %   16,0 %

Betriebskrankenkasse   Betriebskrankenkasse
Papierfabrik Neustadt   Baumwollspinnerei
Titisee/Neustadt   Gronau/Westfalen

Quelle: imu/dad

chen, die so unterschiedlich zur Ader gelassen werden, und das trotz gleichen Leistungsanspruches.

Gut verdienende bzw. wohlhabende Bundesbürger, die mit ihrem Einkommen oberhalb der Beitragsbemessungsgrenze für die Kranken- und Rentenversicherung liegen (1988: 4 500 DM) und freiwillig Mitglieder der gesetzlichen Krankenkasse geblieben sind, kommen relativ günstig zu einem Krankenversicherungsschutz, da ihre Beitragszahlungen – bezogen auf ihr Einkommen – unter dem für Pflichtmitglieder liegenden durchschnittlichen Relativbetrag von 12,9 % liegen. Durch besonders in den letzten Jahren erfolgreiche Abwerbekampagnen der privaten Krankenversicherer, die ihnen durch die defizitäre Finanzentwicklung bei der GKV stark erleichtert wurden, sind allerdings immer mehr Besserverdienende (besonders die Jungen) zur privaten Krankenversicherung abgewandert.

Seit 1989 ist unter den Kassen der Kampf um die Mitglieder erst richtig entbrannt. Neue Betriebskrankenkassen schießen wie Pilze aus dem Boden (BMW, Audi, Colonia, Deutsche Bank etc.), sie sind billiger und stehlen damit den »Armeleutekassen« (AOK genannt) die »guten« Risiken. Konsequenz: Deren eh schon schlech-

317

ter gestellte Mitglieder werden noch stärker zur Ader gelassen. Wo bleibt da die Solidarität?

Den höchsten Beitragssatz – nämlich 16 % – erhebt seit September 1988 die Betriebskrankenkasse der Baumwollspinnerei Gronau/Westfalen. Die bisherige Spitzenstellung hatte die AOK Papenburg mit ebenfalls 16 % inne. Im Gegensatz dazu die Kasse mit dem niedrigsten Beitragssatz: 7,5 % fordert die Betriebskrankenkasse der Papierfabrik in Neustadt/Titisee von ihren Mitgliedern. In keinem Land der Erde gibt es eine so stark zergliederte Krankenversicherung wie in der BRD.

Halten wir fest: Wer arm ist, zahlt für die gleiche Leistung relativ mehr als ein besser Verdienender in der GKV. Ist das Solidarität?

In besonderem Maße privilegiert unser Staat in bezug auf die gesundheitliche Risikoabsicherung auch seine 2,5 Millionen Beamten. Ohne Gehaltsabzug gewährt er ihnen die Übernahme der Hälfte aller im Krankheitsfalle entstehenden Kosten, außerdem eine zeitlich unbegrenzte Fortzahlung des Gehaltes bei Dienstunfähigkeit.

Zum Vergleich: Bei einem Mitglied der GKV erlischt nach 78 Wochen der Anspruch auf Zahlung des Krankengeldes, wenn es sich dabei um ein und die gleiche Erkrankung handelt, die zu dieser langdauernden Arbeitsunfähigkeit geführt hat. Existiert bei einem Arbeitnehmer zu diesem Zeitpunkt noch kein Rentenanspruch, muß er mit seiner Familie von dem kargen Beitrag leben, den die Fürsorge – auf die es in unserem Land ja einen Rechtsanspruch gibt – gnädig gewährt. Gerade die Ärmsten unter den Kranken, deren Krankheit chronisch geworden ist, werden von der Solidargemeinschaft der GKV also besonders hart und brutal ins soziale Abseits gestoßen.

Umgekehrt kann aufgrund der großzügigen staatlichen Beihilfe jeder bundesdeutsche Beamte sich bei einer Krankenversicherung seiner Wahl Krankenschutz-Konditionen kaufen, die der übrigen Bevölkerung in dieser Weise bzw. zu diesem Preis nicht oder kaum ermöglicht werden. Es bleibt somit die ernüchternde Feststellung: Unser Krankenversicherungssystem ist weder von der Beitragsseite noch im rechtlich abgesicherten Leistungsanspruch wirklich solidarisch!

Daß dies in einem Staat auch ganz anders und wirklich solidarisch geregelt sein kann, zeigt das Beispiel Schweden: Jeder Schwede muß – ob er will oder nicht – 14 % seines Bruttoeinkommens als Gesundheitssteuer an den staatlichen Gesundheitsdienst abführen, ganz gleich, was er verdient, ob sozial niedrig eingestufter Arbeiter oder privilegierter, wohlhabender Unternehmer. Folge: Wem's gutgeht, der zahlt mehr für den kollektiven Krankenschutz zugunsten derjenigen, denen es schlechter geht.

Auch auf der Leistungsseite gibt es in diesem skandinavischen Land mehr Gleichheit: Privatstationen in unserem Sinne gibt es nicht, doch kann sich jeder auf seine Kosten privaten Versorgungsluxus, also ein Einbettzimmer im Krankenhaus mit Telefon und Fernseher oder im ambulanten Bereich einen berühmten Professor als Hausarzt kaufen, das aber zusätzlich auf seine eigenen Kosten.

Die Bundesbürger und der blaue Dunst

Ein besonders augenfälliges Beispiel für unsolidarisches Fehlverhalten in der Solidargemeinschaft aller Versicherten ist der Nikotinmißbrauch, da er zu schweren Gesundheitsschäden führt, deren Kosten die Allgemeinheit tragen muß. Greifen wir konkrete Fälle heraus, wie sie sich zu Tausenden täglich in unserem Land abspielen:

Der heute 59 Jahre alte Maurer F. W. wurde vor sechs Jahren an einer Kehlkopfkrebserkrankung operiert und ist seitdem auch Dauerinvalide. Die Mitteilung der Ärzte, diese Erkrankung wäre nicht in erster Linie persönliches unentrinnbares Schicksal gewesen, sondern von ihm entscheidend durch seinen Nikotinmißbrauch (40 Zigaretten täglich!) hervorgerufen, nahm er nicht zur Kenntnis bzw. hielt er für eine unbewiesene Behauptung. Und so blieb er dabei, mit dem Glimmstengel langsam Harakiri zu begehen. Vor zwei Jahren traten dann belastungsabhängige Schmerzen im rechten Bein auf, die diagnostische Abklärung bestätigte die erwartete Gefäßverengung in der rechten Beckenarterie, die durch arteriosklerotische Plaquebildung hervorgerufen wurde. Durch eine Bypass-Operation war er vorübergehend wieder beschwerdefrei geworden. Da er das Rauchen immer noch nicht aufgeben wollte, erklärte ich ihm in aller Offenheit und Schonungslosigkeit, daß er geradewegs auf eine spätere Beinamputation zusteuerte, da es uns durch keine medikamentöse oder sonstige Behandlung möglich wäre, die schweren Folgeschäden eines weiteren Nikotinkonsums auf die Gefäße auszugleichen bzw. zu verhindern. Er schaffte es sechs Monate lang, dann traten wiederum Schmerzen im rechten Unterschenkel und Fuß beim Laufen auf, als deren Ursache schwere Verkalkungen im Bereich der Unterschenkelarterien und des Fußes nachgewiesen werden konnten.

Mit der Scheinlogik, der Rauchverzicht habe ihn vor dieser Entwicklung ja doch nicht bewahren können, gestattete er sich jetzt wieder 10 bis 15 Zigaretten täglich. Es kam deswegen zwischen ihm und mir immer häufiger zu schweren, die Arzt-Patienten-Beziehung belastenden Auseinandersetzungen. Innerhalb weniger Monate verkürzte sich die schmerzfreie Gehstrecke ständig, schließlich kamen äußerst quälende nächtliche Ruheschmerzen hinzu. Die Haut der Zehen und des rechten Vorfußes war jetzt immer blaß und kalt, an den Zehenkuppen entwickelten sich kleine Gewebsnekrosen, womit das letzte Stadium der arteriellen Verschlußkrankheit der Beine erreicht war. Von hier bis zur Amputation des Beines ist es oft nicht mehr weit, wenn eine reparative chirurgische Intervention oder ein operativer Gefäßersatz nicht möglich ist.

Dies traf bei ihm leider zu. Ich bot ihm daher eine Infusionsbehandlung mit Prostavasin (Prostaglandin, dem stärksten arterienerweiternden Medikament, das wir zur Zeit zur Verfügung haben) an, verband damit aber die Forderung auf erneute, sofortige, konsequente Aufgabe des Rauchens. Er bat sich eine 24stündige Bedenkzeit aus. Anderntags rief seine Frau an, um mir lakonisch mitzuteilen, ihr Mann habe sich entschlossen, den Arzt zu wechseln.

Mehrere Monate später begegnete mir mein früherer Patient auf der Straße: Er saß im Rollstuhl, das rechte Hosenbein war hochgeschlagen und leer. Man hatte ihm das rechte Bein am Oberschenkel amputieren müssen. Er lief rot im Gesicht an, als er meiner ansichtig wurde, und wandte verlegen den Kopf ab. Ein praktischer Arzt hatte ihn mit Tabletten und Spritzen weiterbetreut, ohne auf der Aufgabe des Rauchens zu bestehen (der entsprechende Kollege ist selbst starker Raucher!). Wenig später war die Beinamputation unvermeidlich geworden.

Es erhebt sich natürlich die grundsätzliche Frage, wie weit von der Ärzteschaft erwartet werden kann, daß sie sich als Gesundheitsapostel der Nation betätigt. Viele meiner Kollegen stehen auf dem Standpunkt, wir hätten unsere Patienten über gesundheitsschädliche Lebens- und Verhaltensweisen aufzuklären, es wäre aber nicht unsere Aufgabe, sie zu erziehen. Dies wäre Aufgabe der Schule und anderer Bildungs- und Betreuungsinstitutionen. Wir hätten Menschen zu behandeln; sie – wenn auch im guten Sinne – zu indoktrinieren könne keine ärztliche Berufsaufgabe sein. Ich denke darüber anders, befinde mich mit wenigen anderen Kollegen aber in einer klaren Minderheit, wie ich bei zahlreichen interkollegialen Debatten über diese Frage feststellen konnte.

Nikotinreport

1988 wurden in der BRD fast 118 Milliarden Zigaretten geraucht, etwa 800 Millionen Zigarillos und annähernd 500 Millionen Zigarren, und schließlich verdampften noch weitere 16 000 Tonnen Tabak in Pfeifen und selbstgedrehten Zigaretten. Die Bundesbürger haben dafür 25 Milliarden DM bezahlt, von denen fast 15 Milliarden DM in die Bundeskasse (Tabaksteuer) wanderten. Während sich in unserem Land der Zigarettenkonsum von 1960 bis 1988 rund verdoppelt hat und von 4 000 auf 8 000 Zigaretten pro Raucher und Jahr gestiegen ist (auf alle Bundesbürger bezogen, Säuglinge und Omas eingerechnet, waren es 2 000 Zigaretten pro Jahr oder 5,3 pro Tag), ging im gleichen Zeitraum in den USA der Nikotinverbrauch um ein Drittel zurück. Im gleichen Zeitraum haben in den USA die koronaren Herzerkrankungen und Myokardinfarkte um etwa 20 % abgenommen, bei uns sind sie im gleichen Zeitraum unaufhaltsam weiter gestiegen.

Als besonders negativ muß die Tatsache gewertet werden, daß immer mehr junge Menschen schon mit 13 oder 14 Jahren mit dem Rauchen beginnen und daß unter ihnen heute die Mädchen genauso stark vertreten sind wie die Jungen. Da viele der rauchenden Frauen gleichzeitig die Antibabypille einnehmen und deren Herz-Kreislauf-Risiko sich mit demjenigen des Nikotinmißbrauchs nicht nur addiert, sondern potenziert, ruiniert dies zahlreichen dieser Frauen schon im mittleren Lebensalter die Gesundheit. Allein in den letzten fünf Jahren hat die Lungenkrebsrate bei den Frauen um 25 % auf 5 000 Fälle im Jahre 1987 zugenommen. Jahr für Jahr sterben in unserem Land zwischen 27 000 und 28 000 Menschen an Lungenkrebs, 90 % von ihnen sind Raucher, wobei sich das Krebsrisiko bereits bei 5 bis 10 Zigaretten täglich verdoppelt und bei einem Konsum von 25 bis 30 Zigaretten verzehnfacht.

Wenn unsere jungen Frauen auch in Zukunft mit dem Glimmstengel weiter so sorglos umgehen wie bisher, werden bereits im Jahre 2010 in der BRD jährlich zwischen 20 000 und 25 000 Frauen an Lungenkrebs sterben. Auch die *myeloische Leukämie* (von den Stammzellen der Leukozyten ausgehender Blutkrebs) kommt bei Rauchern deutlich häufiger vor.[24] Nur ganz selten begegnen wir Ärzte einer Frau, die vor den Wechseljahren einen Herzinfarkt erleidet und Nichtraucherin war.

Um dem Leser die ungeheuer gesundheitsschädigende Wirkung des Zigarettenrauchens anschaulich und eindringlich klarzumachen, sei eine Statistik der WHO aus dem Jahre 1988 zitiert: Weltweit kommen jährlich 2,5 Millionen Menschen durch Tabakgenuß zu Tode, d.h., alle 13 Sekunden stirbt auf der Welt ein Raucher an seinem Laster, in der Bundesrepublik ist es alle 5 Minuten einer, pro Jahr sind es hier etwa 140 000 Personen. Starke Raucher verkürzen ihre statistische Lebenserwartung um durchschnittlich 8,3 Jahre, jeder vierte Raucher stirbt an durch Tabakrauch erworbenen Gesundheitsschäden. 80 % der nicht an Zuckerkrankheit leidenden Personen, denen man bereits vor dem 50. Lebensjahr wegen arterieller Durchblutungsstörungen an den unteren Extremitäten ein Bein amputieren muß, sind Raucher. Unter rauchenden Männern ist die Myokardinfarktrate doppelt so hoch wie unter Nichtrauchern, bei der Lungenkrebserkrankung beträgt das Verhältnis zwischen Rauchern und Nichtrauchern sogar 13 : 1! Schmeckt Ihnen, lieber Leser, wenn Sie starker Raucher sind, wirklich Ihre nächste Zigarette?

Um »Nochrauchern« Mut zum Aufhören zu machen: Nikotinbedingte Gefäßschäden bilden sich innerhalb von fünf Jahren wieder weitgehend zurück, wenn man mit dem Rauchen gänzlich aufhört. Nach zehn Jahren nähert sich bei Aufgabe des Rauchens das Lungenkrebsrisiko der Raucher wieder demjenigen der Nichtraucher. Noch ist es Zeit, werfen Sie die angebrochene Zigarettenschachtel einfach in den Mülleimer! Um Ihnen bei Ihrer für Ihre Gesundheit außerordentlich wertvollen Entscheidung, das Rauchen aufzugeben, zu helfen, nachfolgend einige ärztliche Ratschläge zu diesem Problem:

Die einzige medikamentös zur Verfügung stehende Behandlung ist die Gabe nikotinhaltiger Stoffe als Rauchersatz (Kaugummi, Hautpflaster oder Aerosole). Am meisten verbreitet sind bei uns die Nikotinkaugummis, von denen die meisten Raucher 15 bis 20 pro Tag benötigen, es gibt sie in Stärken von 2 mg sowie für stärkste Raucher von 4 mg. Sobald der Exraucher Lust auf eine Zigarette verspürt, soll er 20 bis 30 Minuten den Gummi kauen, und zwar leicht und langsam und nicht fest und hektisch. Das dabei meist auftretende Kribbeln im Mund oder sonstige Geschmacksirritationen sind harmlos, sie klingen bei vorübergehendem Aussetzen des Kauens schnell wieder ab. Gelegentlich auftretende unangenehmere Nebenwirkungen sind Schleimhautreizungen im Rachen und Mund sowie Schluckauf, Übelkeit und Magenbeschwerden. Diese Therapie sollte mindestens drei Monate beibehalten werden, danach langsam ausklingen lassen.

Die Raucher, die wegen einer »spastischen Raucherbronchitis« theophyllinhaltige Medikamente einnehmen (ein Raucher braucht davon oft wesentlich höhere Dosen als ein Nichtraucher!), sollten während einer Nikotinentwöhnungsbehandlung auf Symptome einer Theophyllinüberdosierung (Zittrigkeit, innere Unruhe, Schlafstörungen) achten, meist kann die bisherige Theophyllindosis um ein Drittel reduziert werden.

Planen Sie Ihre heroische Entscheidung gegen das Sie ruinierende Laster sorgfältig, beziehen Sie gute Freunde und wichtige Bezugspersonen in Ihren Überlebenskampf ein – und bedenken Sie (das lehrt die Erfahrung): Jeder erfolglose Entwöhnungsversuch vermindert Lust und Kraft, es noch einmal zu versuchen!

Noch ein Hinweis in diesem Zusammenhang an die Adresse der Frauen: Raucherinnen haben dreimal so häufig Früh- und Fehlgeburten wie Nichtraucherinnen; auch der Brustdrüsen- und der Gebärmutterhalskrebs tritt bei ihnen häufiger auf (beim Mann ist das Peniskarzinomrisiko ebenfalls deutlich durch Nikotinmißbrauch erhöht).

Jede Frau, die schwanger ist, versündigt sich an ihrem Kind: Viele Säuglinge starker Raucherinnen sind unterentwickelt, mangelernährt und in ihrer frühen Lebensphase krankheitsanfälliger als nicht derart vorgeschädigte Kinder. Nicht wenige Neugeborene exzessiver Raucherinnen landen nach der Geburt zunächst einmal auf einer Intensivstation! Da auch das passive Rauchen unsere Schwangeren und ihre Leibesfrucht gefährdet, ist es brutale Rücksichtslosigkeit, in Anwesenheit einer Frau zu rauchen, die ein Kind erwartet! Durch Untersuchungen aus den USA und Japan haben sich konkrete Hinweise darauf ergeben, daß die fötale Mißbildungsrate bei nichtrauchenden Müttern dann erhöht ist, wenn der Kindesvater Raucher ist.

Beim echten »Nikotiniker« spielt es übrigens hinsichtlich der Nikotinbelastung auch keine entscheidende Rolle, ob er Zigaretten mit niedrigem oder höherem Nikotingehalt raucht, da er seinen Nikotinblutspiegel stets in etwa gleich hoch hält. Erhöht er bei nikotin- und teerärmeren Zigaretten nicht die Zahl seiner Glimmstengel, erhöht er – meist unbewußt – die Tiefe seiner Inhalationszüge.

Es gibt auf der ganzen Welt nicht eine einzige Krankheitsursache, die so vielen Menschen so verhängnisvolle Gesundheitsschäden zufügt wie der Tabakmißbrauch. Man schätzt, daß in den reichen Industriestaaten etwa 20 % aller Behandlungskosten mit dem Tabakmißbrauch in ursächlichem Zusammenhang stehen. Trotz der relativ hohen Tabaksteuer müssen Nichtraucher zum nicht unerheblichen Teil aufgrund des Solidaritätsprinzips in unserer gesetzlichen Krankenkasse für ihre rauchenden Mitbürger finanziell »mitbluten«.

Es ist ein politischer Skandal, daß der Staat sich zur Finanzierung seines Haushalts die Tabaksteuer einverleibt und deshalb für die Bekämpfung der Nikotinsucht kein großes Interesse hat, wie die Vergangenheit nicht nur in unserem Land gezeigt hat. Welch verlogene Moral spiegelt sich in Politikerhirnen, wenn sie – wie im vergangenen Jahr geschehen – die Tabaksteuer in zwei »maßvollen« Schritten anheben, damit nicht zu viele Bundesbürger dazu verleidet werden, als Reaktion darauf die Zahl ihrer täglich gerauchten Zigaretten zu vermindern, und dadurch die erhoffte vermehrte Steuereinnahme zunichte machen.

Genauso verlogen war die Politik der EG-Kommission im Jahre 1987, einem Jahr, das europaweit der Krebsbekämpfung gewidmet war: 1987 wurden in der EG 1,9 Milliarden DM Staatssubventionen für den Tabakanbau (vor allem in Griechenland, Portugal, Spanien und Italien) gezahlt, im gleichen Zeitraum brachte die EG ganze 1,5 Millionen DM für eine Antiraucherkampagne auf.

Von der EG-Kommission war auf Anfrage zu erfahren, daß man die Zahl der Menschen, die jährlich allein an Krebserkrankungen durch Tabakmißbrauch zugrunde gehen, auf 220 000 schätzt. Als Begründung für die passive Haltung wurde folgendes Argument geliefert: In der EG würden 1,8 Millionen Beschäftigte in irgendeiner Weise vom Tabakanbau leben. Dies entspreche 700 000 Vollarbeitszeitplätzen, davon 230 000 allein in der Tabaklandwirtschaft. Eine schöne Rechnung: Arbeit für 230 000 Tabaklandwirte gegen 220 000 Tabakkrebstote!

Ein Zyniker hat einmal gesagt: Seien wir doch froh, daß so viele Raucher vorzeitig, im Schnitt zehn Jahre früher, an Krebs oder einem Herzinfarkt sterben, sonst kämen sie uns ja noch viel teurer! Es ist heute gesichertes Wissen, daß ein Mensch, der sein Leben lang 30 Zigaretten täglich raucht, mit einer 80%igen Wahrscheinlichkeit durch raucherbedingte Gesundheitsschäden aus dem Leben scheidet. Ist es nicht frappierend und schockierend zugleich, beobachten zu müssen, wie viele Menschen auf ihre Gesundheit pfeifen, solange sie ihnen noch nicht abhanden gekommen ist?

Wir Ärzte, zumindest die Nichtraucher unter uns, fühlen, besonders nach langjähriger Berufserfahrung, zunehmend häufiger ein lähmendes Gefühl hilfloser Resignation in uns aufsteigen, wie ein Boxer, der gegen einen übermächtigen Gegner in den Ring steigen muß und weiß, daß seine Chance, den Kampf zu gewinnen, bestenfalls 1 : 10 ist!

Eine der teuersten Behandlungsmethoden für die Gefäßschäden bei Rauchern sind gefäßchirurgische Eingriffe mit Ersatz verschlossener Arterien durch Kunststoffröhren oder körpereigene Venen. In der BRD wurden 1988 48 000 solcher rekonstruktiver Eingriffe durchgeführt. Diese Menschen bedürfen einer lebenslangen kostenintensiven Nachbehandlung.

In Schweden mit seiner vergesellschafteten Medizin stellt man derzeit Überlegungen an, dem Verursacherprinzip bei der solidarischen Belastung der Gemeinschaft in Zukunft stärker Rechnung zu tragen. Man will beispielsweise fordern, daß sich »Tabagisten« (Neudeutsch für »Raucher«) vor der Genehmigung einer Kostenübernahme für teure Bypass-Operationen einer erfolgreichen Entzugsbehandlung unterziehen. Ausnahme: akute Notsituationen mit sofortigem Handlungsbedarf. Dies wäre logisch, denn wir wissen durch mehrere internationale Untersuchungen, daß Bypässe bei Rauchern häufiger und schneller durch Rethrombosierung (Gerinnselbildung) wieder »zugehen« mit der Notwendigkeit, teure operative Behandlungen mehrfach vornehmen zu müssen.

Wir verfügen bisher noch nicht über genauere Ergebnisse einer Analyse der volkswirtschaftlichen Schäden des »Tabagismus«, die der Solidargemeinschaft der Krankenkassen durch das Kollektiv der Raucher entstehen. In jedem Falle aber sind es – durch Diagnostik- und Behandlungskosten sowie Arbeitsunfähigkeitszeiten und vorzeitige Invalidisierung – hohe zweistellige Milliardenbeträge.

Da »Nikotiniker« sozial integriert bleiben, gibt es keine gesellschaftlichen Hilfseinrichtungen für sie – etwa entsprechend den »anonymen Alkoholikern«. Aber gerade beim Nikotinmißbrauch sind psychologische Behandlungsmethoden sehr erfolgreich (besonders Verhaltenstherapie!), sie sollten daher wesentlich stärker als bisher angeboten und in Anspruch genommen werden.

Allein, ohne Hilfsmittel und fremde Unterstützung, schafft es nur einer von hundert Rauchern, mit seinem Laster aufzuhören. Die Rückfallquote liegt mit 70 % auch bei gut durchgeführten Entzugsbehandlungen mit verhaltenstherapeutischer Betreuung, Einschaltung der Familie und anderer Bezugspersonen etc. ähnlich hoch wie bei Heroinabhängigen oder Alkoholikern. Um die volle Bedeutung des weltweiten »Tabagismus« zu erfassen, folgender von sachkundigen Epidemiologen gegebene Hinweis: Von den zur Zeit in Europa lebenden Menschen werden 80 bis 100 Millionen an den Folgen des Tabakkonsums sterben!

Bei der ersten europäischen Konferenz der WHO über tabakassoziierte Gesundheitsstörungen Anfang November 1988 hat die europäische Anti-Tabak-Charta zwar wohlklingende Deklarationen formuliert: »Tabakfreie Atemluft gehört zu den Grundrechten einer gesunden Umwelt. Jedes Kind und jeder Jugendliche hat das Recht, vor Tabakwerbung geschützt zu werden. Jeder Raucher hat das Recht auf Unterstützung und Hilfe bei der Entwöhnung etc.«, doch geschehen ist bisher gar nichts, und wie Erkundigungen ergeben haben, existieren für das laufende Jahr auch keinerlei konkrete Maßnahmen oder Pläne, beispielsweise Raucherentwöhnung auf Kosten der Krankenversicherungen, die nächst den Rauchern selbst ja den größten Nutzen von einem erfolgreichen Entzug haben. US-amerikanische Erfahrungen zeigen, daß stationäre Entzugsbehandlungen – als von der Rentenversicherung finanzierte Heilverfahren (ähnlich wie bei Alkoholikern und Drogenabhängigen) – die größten Erfolgschancen haben.

Wie lange wollen unsere Politiker noch warten mit dem Rauchverbot in den Schulen und öffentlichen Gebäuden, dem Werbeverbot für Tabakwaren in allen Medien? Wann kommen Aufklärungskampagnen über die enorme Gesundheitsgefährdung durch Nikotinmißbrauch in unseren Schulen, Universitäten usw.? Um Raucher, die sich eine völlige Abstinenz nicht zutrauen, nicht zu entmutigen, noch folgender Hinweis: Im Gegensatz zu Alkoholikern und Drogensüchtigen schaffen es viele Raucher durchaus, die Quanität ihres »Drogenkonsums« zu vermindern. Ein kleiner Schritt in die richtige Richtung ist aber besser als gar keiner. Ihre Gesundheit wird es Ihnen danken!

Der unstillbare Durst der Deutschen

Neben dem Tabak ist Alkohol die meistverbreitete Genußdroge in der BRD und in der ganzen Welt, deren Mißbrauch große Schäden für die Allgemeinheit verursacht. Greifen wir wieder ein Beispiel unter vielen heraus:

Der 31 Jahre alte Schlosser A. P. ist arbeitslos und leberkrank. Er hat mit 18 Jahren zu trinken begonnen, eine zwischenzeitlich eingetretene Hepatitis-B-Infektion der Leber (virusbedingte Organentzündung) hat die Entstehung einer toxischen Leberzirrhose durch Alkoholsucht noch beschleunigt.

Die Mutter des jungen Mannes, der vier erfolglose, bis zu mehreren Monaten dauernde stationäre Entziehungskuren hinter sich hat, war zu schwach, sich dem Verlangen ihres Sohnes nach seinem Konsumgift hemmend in den Weg zu stellen. Obwohl sie als Witwe mühsam durch Putzarbeiten ihre bescheidene Rente aufbessern muß, hat sie sich von ihrem Sprößling immer wieder überreden lassen, ihm Geld für Alkohol zu geben, wenn er damit drohte, andernfalls Einbrüche zur Geldbeschaffung zu begehen. Wegen wiederholter Trunkenheit am Arbeitsplatz hat er alle bisherigen Arbeitsstellen verloren.

Der noch relativ junge Mann hat bereits einen Selbstmordversuch mit mehrwöchiger Behandlung auf einer Intensivstation hinter sich, weil die Tablettenvergiftung zusammen mit der Leberschädigung durch Alkohol den Krankheitsverlauf komplizierte und den Krankenhausaufenthalt erheblich verlängerte. Zwei Jahre vorher war eine viermonatige stationäre Behandlung in einer Unfallklinik erfolgt, weil er sich in volltrunkenem Zustand bei einem häuslichen Unfall einen Lendenwirbel- und einen Oberschenkelbruch zugezogen hatte.

Unser junger Patient fällt zwar wegen Aussteuerung hinsichtlich seines Lebensunterhaltes nicht mehr der GKV durch Krankengeldzahlung zur Last, dafür hat er aber inzwischen das Heer der über 3 Millionen Sozialhilfeempfänger um einen weiteren Menschen verstärkt, der – in seinem Fall – seinen sozialen Abstieg bis zum staatlichen Almosenempfänger allein und selbst verursacht hat.

Bereits bei kleinen Kindern von Alkoholikern findet man im EEG in 30 bis 35 % der Fälle spezifische Veränderungen des Hirnstrombildes. Daß Kinder von Alkoholikern statistisch gehäuft auch zu Trinkern werden, ist aber sicherlich auch eine Folge der sozialen Umwelt, in die hinein sie geboren werden.

Alkohol, sagt man, hilft den Gehemmten aus ihren Hemmungen und den Schüchternen aus ihrer Isoliertheit, Alkohol entspannt so angenehm nach einem berufsstreß-beladenen Tag, im Alkohol kann man seinen Kummer so schön und angenehm ertränken. Dennoch sind Äußerungen von Linksintellektuellen und wirklichkeitsfremden Literaten nach dem Motto »Jeder weiß, daß nicht der Säufer sein Leben, sondern das Leben den Säufer ruiniert hat« äußerst gefährlich und problematisch. In Systemen kollektiver gegenseitiger Absicherung muß man – ganz im Gegenteil – die Verantwortlichkeit des einzelnen für sein Schicksal wieder stärker ins Bewußtsein der Menschen bringen. Der französische Arzt Jean Carpentier hingegen hat die Verantwortlichkeit der Gesellschaft für das einzelne Individuum und sein Schicksal in seinem Buch »Aufwiegelung zur Gesundheit«[25] auf die Spitze getrieben, indem er meint, nicht der Alkoholiker wäre für sein trauriges Schicksal zur Verantwortung und Rechenschaft zu ziehen, sondern die Gesellschaft, die ihn zum Alkoholiker gemacht habe. Wenn ihm bei seinem abendlichen Glas Wein in einem Bistro seines Quartiers ein Betrunkener auffiel, sah er in ihm einen ausschließlich oder überwiegend durch die krankmachende Anarchie unserer Industriegesellschaft zerstörten Menschen. Für ihn waren diese Menschen »die Hoffnungslosigkeit, die in den Ecken der Kneipen hockt – versunken im riesigen sinnlosen Sumpf unserer Zeit«. Kein Wunder, daß er an unserem Beruf verzweifelt und resignierend meint, er habe es satt, immer nur beim Ertragen behilflich zu sein und die Schreie des Krankseins zum Schweigen zu bringen.

Wir Ärzte, schreibt Carpentier, würden nichtmedizinische Probleme als medizinische behandeln und damit die sozialen Widersprüche, aus denen Krankheit entsteht, nur zudecken. Wir Ärzte hätten keine Möglichkeit, der Rollenzuweisung zu entkommen, und wären ohnmächtig in das menschenausbeutende System des Kapitalismus integriert. Wir sollten – so meint der französische Kassenarzt – keine medizinischen Antworten mehr geben auf Probleme, die im Grunde keine medizinischen wären. Nach der Religion wäre jetzt die Reihe an der Medizin, sich für bankrott zu erklären. Es rege sich etwas in den tieferen Regionen des somatischen und psychischen Elends unserer Industriegesellschaft. Hier, wo Krankheit ihre Wurzeln habe, müsse sich die Veränderung zu einem gesünderen Leben vollziehen.

Die meisten Krankheiten wären ein Stöhnen unseres Körpers und Geistes über die unerträgliche Lage, in die wir ihn gebracht hätten. Medizinische Wissenschaft und Technik wären oft nur Abwehrmaßnahmen unserer Zunft und bezögen sich nur auf einen kleinen Teil des Problemkreises Krankheit. »Die meisten Toten in meinem Viertel sind Tote, die man umgebracht hat.« Mit unserer Therapie würden wir in der Regel nur eine von vielen Erscheinungsformen der Krankheiten behandeln, die in Wirklichkeit mehr die Krankheit der sozialen Gruppe als des einzelnen Individuums wäre. Durch unsere nur auf Symptomenunterdrückung konzentrierte Behandlung würden wir dem kranken Körper und seiner kranken Seele nur wieder die sozialen Normen unserer Gesellschaft aufzwingen.

Verlockende und auf den ersten Blick bestechende Gedanken meines französischen Kollegen zu unserer sozialen Wirklichkeit bzw. ihrer krankmachenden Wirkung auf unsere Gesellschaft, die von keinem nachdenklichen, sie kritisch analysierenden Menschen rundum bestritten werden, die aber ebenfalls nur einen Teil der Realität widerspiegeln. Wo kommen wir hin, wenn wir jede Flucht aus der Arbeit oder der menschlichen Gemeinschaft nur der sozialen Umwelt, nicht aber dem aus ihr Fliehenden zuschreiben? Wenn wir jedes die Gemeinschaft finanziell belastende gesundheitsschädliche Verhalten des einzelnen Menschen als unverschuldetes persönliches Unglück ansehen und hierfür die Solidargemeinschaft verantwortlich machen, dann müssen wir für diese Kranken als Schuldausgleich in letzter Konsequenz Supersanatorien mit jedem nur erdenklichen Komfort und Luxus erbauen und einrichten – quasi als Sühneopfer für die inhumane Gestaltung unserer gesellschaftlichen Lebenswirklichkeit.

Schon die Einzelbiographien von Alkoholikern – die man in allen sozialen Schichten und unter verschiedenen familiären und sonstigen zwischenmenschlichen Beziehungen antrifft – zeigen, daß es sich beim Zustandekommen einer Sucht um ein sehr komplexes Geschehen handelt, dessen Entstehung man nicht in derart einseitiger und vereinfachender Weise erklären und interpretieren kann. Wer Alkoholiker wird, wird dies keineswegs nur wegen seines sozialen Umfeldes oder wegen der Gesellschaft bzw. der Familie, in der er lebt. Es wäre verhängnisvoll für den einzelnen und für die gesamte Gemeinschaft, würde man das sich selbst krank machende Individuum aus seiner Eigenverantwortlichkeit für seine Gesundheitszerstörung entlassen und die Hauptschuld der sozialen Umgebung zuschieben.

Die gesundheitlichen, menschlichen und finanziellen Folgeschäden der Trunksucht sind besonders verheerend, weil sie meist über kurz oder lang zum sozialen Abstieg führen, wodurch der Betroffene der Gemeinschaft in aller Regel nicht nur seine Krankenbehandlungskosten, sondern auch seine Existenzsicherung bzw. diejenige seiner Familie aufbürdet. Alkoholkranke Menschen sind sehr häufig arbeitsunfähig, die überwiegende Mehrzahl der Trunksüchtigen wird Frührentner. Zwischen Krankheitsbeginn und Tod liegt eine wesentlich längere und kostenträchtigere, von der Solidargemeinschaft zu finanzierende Behandlungsphase als beispielsweise bei nikotinsüchtigen Kranken.

Alkoholreport

In der BRD ist seit 1950 die täglich zugeführte Trinkmenge pro Einwohner ständig gestiegen. Bei alkoholfreien Säften und Mineralwässern verursacht dies überhaupt keine, beim immer beliebter gewordenen Bohnenkaffee nur in seltenen Fällen gesundheitliche Probleme. Völlig anders verhält es sich dagegen bei alkoholhaltigen Flüssigkeiten jeder Art. Bei ihnen steigt parallel zu ihrem täglichen Konsum die gesundheitliche Gefährdung bei jedem Menschen an, allerdings mit außerordentlich unterschiedlicher individueller Wirkung. So sind Jugendliche, Frauen und ältere Menschen bei gleichem Alkoholkonsum stärker gefährdet als Personen im mittleren Lebensabschnitt. Bei jungen Menschen und Frauen ist hierfür die relativ kleinere Muskelmasse ein entscheidender Grund, da Alkohol in einem relativ hohen Prozentsatz in der Muskulatur verbrannt wird. Bei alten Menschen ist es in erster Linie der zunehmende Aktivitätsverlust eines Magenfermentes *(der Alkoholdehydrogenase),* der den Abbau des Alkohols im Magen erschwert oder gar ganz verhindert. Bei ihnen kommen aber noch weitere Negativfaktoren hinzu, die die gesundheitliche Gefährdung durch regelmäßigen Alkoholgenuß etwa ab dem 60. Lebensjahr beträchtlich ansteigen lassen: In der Leber alter Menschen wird Alkohol oft viel langsamer abgebaut, hinzu kommt eine Beanspruchung der Leberfunktion durch den ständigen Abbau der zahlreichen, oft von dieser Altersgruppe regelmäßig eingenommenen Medikamente, so daß ein Teil der alkoholabbauenden Enzymsysteme in der Leber damit bereits weitgehend in Anspruch genommen ist. Der Spruch des alten Wilhelm Busch »Rotwein ist für alte Knaben eine von den besten Gaben« war zwar witzig, ist aber ganz und gar falsch.

Dennoch sind es nicht in erster Linie die alten Menschen, die den Alkoholgenuß zum Suchtproblem nicht nur in unserem, sondern in allen Wohlfahrtsstaaten machen, sondern vor allem die jugendlichen Menschen, die immer früher, häufiger und regelmäßiger zum Bier-, Wein- oder Schnapsglas greifen. Auch die Zahl der alkoholabhängigen Frauen in unserer Gesellschaft hat in den letzten 20 Jahren bedenklich zugenommen. Es gibt heute in der BRD zwölfmal so viele Alkoholkranke wie 1950! Insgesamt gelten in der BRD 3,4 bis 4 Millionen Menschen als durch zu häufigen oder zu großen Alkoholkonsum gesundheitlich gefährdet. 1,5 bis 1,8 Millionen Bundesbürger müssen bereits als deutlich alkoholgeschädigt oder sogar abhängig bezeichnet werden, darunter 600 000 Frauen und 150 000 Jugendliche.

Eine 1988 durchgeführte Infratest-Umfrage hat ergeben, daß in der BRD 24 % der 13jährigen, 42 % der 14jährigen und 53 % der 15jährigen Jugendlichen bereits regelmäßige Biertrinker sind und daß die Zahl junger Menschen, die regelmäßig Alkohol zu sich nehmen, vom 12. bis 24. Lebensjahr von 8 auf 41 % anwächst. Die Zahl der alkoholabhängigen Jugendlichen betrug im vergangenen Jahr: 12- bis 14jährige 20 000, 15- bis 17jährige 70 000, 18- bis 20jährige 115 000, 21- bis 24jährige 245 000.

Seit 1945 ist der Alkoholdurst der Bundesbürger ständig weiter angestiegen, bis 1985 hatte er sich mit 13 Liter (umgerechnet auf reinen Alkohol) pro Kopf und Jahr der Bevölkerung mehr als verdreifacht. Erst seitdem ist ein leichter Rückgang auf 11,5 bis 12 Liter zu verzeichnen. Vernünftigerweise haben die Bundesdeutschen – um ihren anscheinend großen Durst zu stillen – dagegen den Konsum nichtalkoholischer Getränke weiter erhöht, so ist allein der Saftverbrauch 1987 um 13 % angestiegen.

Der Westdeutsche trinkt (Großmütter und Säuglinge statistisch eingeschlossen) jährlich 146 Liter Bier, 25 Liter Wein, 4 Liter Schaumwein oder Sekt und 2 Liter hochprozentigen Branntwein. Regional verschieden schwankt der durchschnittliche Bierverbrauch zwischen 60 Litern in Ostfriesland und 220 Litern in Bayern und dem Saarland. Die größten Trinker im internationalen Vergleich sind die Franzosen und Portugiesen. Wir folgen »erst« auf

331

Der Griff zur Flasche

Konsum von reinem Alkohol aus Bier, Wein und Spirituosen je Einwohner (1985)

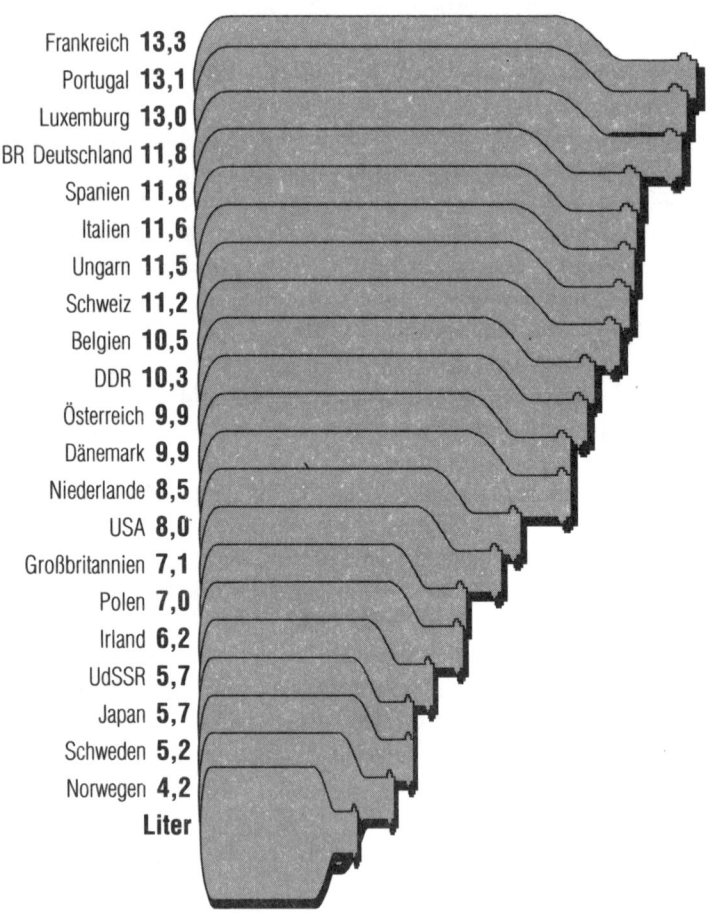

Frankreich	**13,3**
Portugal	**13,1**
Luxemburg	**13,0**
BR Deutschland	**11,8**
Spanien	**11,8**
Italien	**11,6**
Ungarn	**11,5**
Schweiz	**11,2**
Belgien	**10,5**
DDR	**10,3**
Österreich	**9,9**
Dänemark	**9,9**
Niederlande	**8,5**
USA	**8,0**
Großbritannien	**7,1**
Polen	**7,0**
Irland	**6,2**
UdSSR	**5,7**
Japan	**5,7**
Schweden	**5,2**
Norwegen	**4,2**
Liter	

Quelle: Globus

332

Platz vier. In den Ländern mit dem geringsten Alkoholkonsum sind die Preise und Steuern auf alkoholische Getränke überdurchschnittlich hoch.

Was macht nun den täglichen Alkoholkonsum aus gesundheitlicher und psychosozialer Hinsicht so bedenklich? Gibt es eine kritische Grenzmenge Alkohol, die jeder Mensch unbedenklich täglich trinken kann? Diese gibt es leider nicht, die individuelle Verträglichkeitsgrenze ist außerordentlich variabel, die gleiche tägliche Alkoholmenge kann den einen Menschen im Verlauf einiger Trinkjahre umbringen, während ein anderer mit einem gleich hohen Verbrauch ohne nachweisbare Gesundheitsschäden davonkommt. Die nachfolgenden Angaben sind daher nur als unverbindliche Richtlinien anzusehen, oberhalb derer aber fast jeder Mensch mit gesundheitlichen Folgeschäden rechnen muß:

Frauen sollten möglichst weniger als 40 g reinen Alkohol täglich konsumieren, Jugendliche und hochbetagte Menschen eher noch weniger, für Männer im mittleren Lebensalter liegt die kritische Grenze bei 60 g (und nicht bei 80 g, wie man noch bis vor wenigen Jahren annahm). 60 g Alkohol entsprechen etwa $^3/_4$ l Wein, 1 $^1/_2$ l Bier oder 150 ml Branntwein.

Warum der eine Mensch größere Alkoholmengen unbeschadet verträgt als der andere, liegt an genetischen Faktoren, vor allem an der individuell unterschiedlichen Enzymausstattung des menschlichen Organismus, insbesondere in den für Alkoholaufnahme, -abbau und -ausscheidung wichtigen Organsystemen, also in erster Linie Magen, Leber, Bauchspeicheldrüse und Nieren. Auch bei der Entwicklung einer Abhängigkeit oder Sucht spielen persönliche Dispositionen eine nicht unwichtige Rolle, wie die Ergebnisse der Zwillings- und Adoptionsforschung gezeigt haben.[26]

Welch große Bedeutung aber auch psychosozialen Umständen für das Abhängigwerden zukommt, ersieht man schon daraus, daß bei 50 % aller bereits in jugendlichem Alter süchtig gewordenen Personen ein Elternteil Alkoholiker ist. 1987 gab es bereits in jeder zehnten bundesdeutschen Familie einen Alkoholiker! Im gleichen Jahr starben 20 000 Bundesbürger an den gesundheitlichen Folgeschäden ihres unmäßigen Alkoholkonsums. Bei jedem zehnten Bundesbürger, der in ein Krankenhaus aufgenommen wird, ist Alkohol im Übermaß eine Mitursache der bei ihm vorliegenden Gesundheitsstörungen und nicht selten ein wesentlicher Grund für die Krankenhauseinweisung. Die meisten dieser Patienten verbergen sich zunächst hinter »Organmasken« wie Leber-, Bauchspeicheldrüsenerkrankungen oder Nervenleiden. Auch jeder dritte Bundesbürger, der in einer psychiatrischen Anstalt liegt, ist ein Alkoholkranker bzw. -geschädigter.

Nach Mitteilung der Drogentherapieorganisation »Daytop« in München werden nur 1 bis 2 % unserer Suchtpatienten adäquat therapiert und betreut, und nur die Hälfte von ihnen bleibt nach durchgeführter Entzugsbehandlung auf Dauer abstinent. Es wird daher mit Recht eine grundsätzliche Reform der Suchttherapie in unserem Land gefordert. Hierzu zählt unter anderem ein großzügiger Ausbau ambulanter, jedermann zugänglicher Ansprechstellen, die mit speziell für diesen Zweck ausgebildeten Personen besetzt sein sollten. Auch die Kooperation zwischen Ärzten, Psychologen und anderen in der Suchtbekämpfung tätigen Personen und Einrichtungen müßte intensiviert werden, und die allmählich immer zahlreicher entstehenden Selbsthilfegruppen sollten staatlicherseits stärker als bisher finanziell unterstützt werden. Auch müßten wir uns wesentlich intensiver als bisher einer präventiven Suchtbekämpfung widmen, denn Verhütung ist allemal einfacher, billiger und aussichtsreicher als das Behandeln bereits eingetretener Suchtzustände.

In den Schulen, am Arbeitsplatz, in den Familien und sonstigen sozialen Einrichtungen müßte mehr als bisher auf Frühsymptome des Alkoholismus geachtet werden. Es sind dies insbesondere altersinadäquate Gedächtnis- und Konzentrationsschwächen, grundlose Reizbarkeit und Stimmungsschwankungen, plötzlich auftretende unerklärliche »Blackouts« und Änderungen im allgemeinen psychosozialen Verhalten (Gleichgültigkeit gegenüber der Umgebung, Aggressionsausbrüche bei geringfügigem nicht nachvollziehbarem Anlaß usw.). Die meisten dieser Symptome gehen bereits auf eine deutliche Hirnschädigung zurück, da Alkohol – viel früher und intensiver, als in Laienkreisen allgemein bekannt – zu Schäden der Nervenzellen insbesondere auch im Gehirn führt, mit zunehmenden neurologischen Ausfallsymptomen, die im Spätstadium zu Lähmungen an den Extremitäten oder zunehmendem Persönlichkeitsabbau bis zu völliger Verblödung führen.

Viele Alkoholiker sterben übrigens nicht direkt an ihren Gesundheitsschäden, ihre häufigste Todesursache ist vielmehr Selbstmord (zwölfmal so häufig wie bei Nichtalkoholikern). Danach folgen Todesfälle durch Verkehrs-, Arbeits- und häusliche Unfälle und erst an dritter Stelle die Leberkrankheiten. Zu Beginn ist es meist eine Leberverfettung, danach eine Leberentzündung und am Ende eine tödliche Leberschrumpfung oder eine Speiseröhrenblutung durch zirrhosebedingte Krampfaderentwicklung. In der BRD sind nicht weniger als 40 % aller Leberschäden alkoholbedingt. Unter den insgesamt 4 Millionen leberkranken Bundesbürgern leidet der weitaus größte Teil an einer Fettleber, für die meist eine falsche bzw. zu üppige Ernährung und ein regelmäßiger zu hoher Alkoholkonsum die wesentlichsten Entstehungsursachen sind. Auch der Leberkrebs kommt bei Alkoholikern um ein Mehrfaches häufiger vor als bei Abstinenten.

Doch auch der Brustdrüsen- und Dickdarmkrebs steigt in einer Bevölkerung parallel mit dem täglichen Alkoholkonsum. Dies trifft noch stärker auf die Speiseröhre zu: Wer täglich 1 Liter Wein trinkt, hat eine 18mal höhere Chance, an Speiseröhrenkrebs zu erkranken, als ein nicht regelmäßig alkoholtrinkender Mensch. Raucht er zusätzlich noch 20 Zigaretten täglich, steigt sein Krebsrisiko sogar auf das 44fache an.

Für den Alkoholkonsum geben die Bundesbürger jährlich bis zu 40 Milliarden DM aus, 6 bis 7 Milliarden DM entfallen dabei auf Steuern, dieser Betrag wäre um ein Mehrfaches höher, wenn auch – wie in vielen anderen Staaten – die häufigst konsumierten Alkoholika, Bier und Wein, der Steuer unterlägen. Unsere Industrie gibt jährlich über 1 Milliarde DM für anregende Alkohol- und Tabakreklame aus: 1987 waren es 534 Millionen für Tabak- und 469 Millionen für Alkoholwerbung!

Welcher Personengruppe muß man nun aus ärztlicher Sicht zu besonderer Vorsicht im Umgang mit Alkohol raten: Daß man Jugendlichen und insbesondere Kindern von jeglichem Alkoholkonsum abraten sollte, wird selbst von Alkoholikern in ihrer Familie – wenn auch aufgrund des schlechten Beispiels mit besonders geringem Erfolg – beherzigt. Viel weniger ernst genommen wird die Warnung vor Alkohol von Schwangeren, obwohl inzwischen auch in Laienkreisen hinreichend bekannt sein dürfte, daß bei alkoholkranken Frauen nicht nur die Abort-, sondern auch die Mißbildungsrate der Neugeborenen beträchtlich über dem Durchschnitt liegt. So wie für Schwangere schon jeder Tropfen Alkohol zu viel ist, gilt dies auch für alle Leberkranken, insbesondere bei bereits fortgeschrittenem Krankheitsstadium wie etwa der Alkoholhepatitis oder Leberzirrhose. Besonders gefährlich ist Alkohol auch bei hirnorganischen Erkrankungen (Verkalkung der Hirngefäße, Alzheimersche

Krankheit, alle neurologischen Erkrankungen bei gleichzeitig bestehender Leberfunktions- oder Blutgerinnungsstörung usw.) sowie bei Menschen mit schwerer Hochdruckkrankheit.

Wie sieht es nun mit den volkswirtschaftlichen Schäden und sozialen Konsequenzen dieser immer mehr um sich greifenden Alkoholkrankheit aus? Nach Angaben von E. Knischeweski, dem Vorsitzenden der Deutschen Hauptstelle gegen die Suchtgefahren (DHF), sind alkoholabhängige Arbeitnehmer 3,5mal häufiger von Betriebsunfällen betroffen als nichtsuchtkranke Mitarbeiter. Sie erkranken jährlich durchschnittlich 2,5mal so oft und fehlen 16mal häufiger als die nichtalkoholabhängigen Kollegen (sie bringen es auf 65 bis 100 Fehltage im Jahr), 300 000 bis 400 000 Arbeitsunfälle jährlich sind auf Alkohol zurückzuführen, bei jedem dritten Verkehrsunfall ist Alkohol mit im Spiel, und bei jedem fünften Verkehrstoten war die Beeinträchtigung seiner Verkehrstüchtigkeit mitentscheidend an seinem plötzlichen Lebensende.

Alkoholkranke sterben durchschnittlich 23 Jahre früher, als ihrer normalen Lebenserwartung entsprechen würde. Die jährlichen Krankenhauskosten für ihre Behandlung betragen 1,5 Milliarden DM. Hinzu kommen 3,2 Milliarden DM für alkoholbedingte Arbeitsunfähigkeit. In der neuesten Ausgabe des von »Daytop« herausgegebenen Drogenreports wird der volkswirtschaftliche Gesamtschaden durch Alkoholmißbrauch in der BRD auf inzwischen jährlich 18 Milliarden DM geschätzt. Er ist bedingt durch Frühinvalidität, Frühsterblichkeit, Ausfall am Arbeitsplatz, durch Krankheit und Unfälle sowie fehlerhaftes Arbeiten im Beruf.

Wer jetzt immer noch meint, der erst seit 1968 in der BRD als Krankheit anerkannte Alkoholismus sei nicht ein gesundheits- sozialpolitisches Problem ersten Ranges, dem ist wohl nicht mehr zu helfen. Uns Ärzten geht es nicht um eine Verteufelung des Alkohols, gerade wir aber, die wir die Zusammenhänge und Folgen eines übermäßigen Alkoholkonsums am besten kennen und täglich in unserem beruflichen Alltag vor Augen haben, sind wohl mehr als jede andere Berufsgruppe dazu aufgerufen, unsere warnende Stimme zu erheben. Trinken sich doch immer mehr Menschen in unserem Wohlfahrtsstaat im buchstäblichen Sinne des Wortes zu Tode.

Trotz dieser alarmierenden Tatbestände sind bis jetzt von unserer Regierung sowie den anderen sozialpolitischen Institutionen und Gremien nur zögernd und in völlig unzureichendem Umfang Gegenmaßnahmen ergriffen worden. Eine Suchtwoche pro Jahr im deutschen Fernsehen ist doch wohl etwas wenig, um diesem äußerst gravierenden und in seiner sozialen Brisanz noch zunehmenden Problem beizukommen!

Mit Bestrafungen jeder Art werden wir dabei nicht weit kommen, nur durch frühe, sachgerechte und immer wieder eindringlich wiederholte Aufklärungen und Warnungen werden wir, wenn auch sicher nur mühsam und langsam, diese äußerst bedenkliche Entwicklung wenigstens abbremsen können. An dieser Aufgabe sind bisher sowohl die Krankenkassen und ihre Vertreter wie auch die Ärzteschaft ebenso gescheitert wie die Sozialpolitiker und karitativen Einrichtungen. Mit dem Auflesen und der Verwahrung der menschlichen Trümmer ist es nicht getan.

Zwar haben wir 250 auf die Suchtbehandlung spezialisierte Kliniken und Kurheime in unserem Staat, die BfA gibt für ihre Versicherten jährlich auch 500 Millionen DM für Suchtbehandlungen (davon 80 % für Alkoholkranke) aus, aber was ist dies schon angesichts der gewaltigen auf uns zu rollenden unkontrollierten Genußsuchtswoge? Im Gegensatz zum Rauchen macht beim Alkohol – ähnlich wie bei Medikamenten – zwar erst die Dosis das Gift, doch ist anscheinend immer mehr Menschen, nicht nur in unserem Land, sondern in allen Wohlstandsstaaten, die Kraft des Maßhaltens abhanden gekommen.

Zusammen mit unseren Pädagogen und Psychologen sind natürlich in erster Linie wir Ärzte dazu aufgerufen, uns im Kampf um den Alkoholismus noch weit stärker als bisher zu engagieren, insbesondere aber unsere jungen Patienten frühzeitig vor den zahlreichen gesundheitsschädigenden Folgen eines ungezügelten Konsums von Genußmitteln aller Art zu warnen.

Nach Untersuchungen des amerikanischen Psychologen G. Black werden »Alkoholkindern« im Laufe ihrer Entwicklung drei wichtige »Verhaltensbotschaften« übermittelt: 1. Sprich nicht über Alkohol und Alkoholismus. 2. Vertraue auf nichts und auf niemanden. 3. Empfinde nichts und zeige keine Gefühle. – Was soll aus einer Gesellschaft werden, in der die Zahl derart schwer psychosozial deformierter Kinder und Jugendlicher immer unaufhaltsamer wächst? Kann es sich unsere Gesellschaft angesichts der oben angeführten Zahlen über den Alkoholismus auch weiterhin noch leisten, so wenig wie bisher und bei den Jugendlichen fast gar nichts zu tun?

337

Die einen kuren, die andern zahlen

Dem heute 67 Jahre alten Rentner M. wurde aufgrund eines von ihm 1950 angestrengten Verfahrens nachträglich eine im Krieg durchgemachte Lungentuberkulose als Wehrdienstbeschädigung anerkannt. Er fährt seitdem jedes Jahr einmal auf Kosten des Staates einen Monat in einen deutschen Kurort. Die Tuberkulose ist bereits seit 35 Jahren inaktiv, es sind Vernarbungen in beiden Lungen und am Rückenfell zurückgeblieben, die Beeinträchtigung der Lungenfunktion ist nicht sehr erheblich, sonstige Folgeschäden durch dieses Kriegsleiden sind nicht aufgetreten.

So weit, so gut. In diesem Frühjahr verlangte der Rentner zum ersten Mal von mir, seinem langjährigen Hausarzt, eine ärztliche Bescheinigung darüber, daß er auf Grund seines Gesundheitszustandes nicht allein in das Heilbad reisen könne, sondern eine Begleitperson zu seiner Betreuung benötige. Mir war bekannt, daß der Mann einige Monate zuvor eine rüstige 60jährige kennengelernt hatte, die er jetzt wohl mit einem kostenlosen Badeurlaub beglücken wollte. Als ich sein Ansinnen mit der Begründung ablehnte, er sei doch kaum behindert und reise doch auch sonst das ganze Jahr über allein in der Gegend herum, wurde er sehr ungehalten und erklärte mir, er habe diesen Tip von einem Angestellten des Versorgungsamtes Saarbrücken bekommen. Ich hätte doch für meine Person als Arzt keinerlei persönliche Nachteile zu befürchten, wenn ich seinen Antrag befürworten würde. Schließlich komme er schon seit vielen Jahren in meine Praxis. Da könne ich ihm doch auch einmal einen Gefallen tun. Mein Hinweis auf die soziale Verantwortung eines Kassenarztes gegenüber der GKV-Solidargemeinschaft bzw. der Allgemeinheit stieß bei ihm auf blankes Unverständnis, zornig und enttäuscht verließ er meine Praxis. Ich habe ihn nie wieder gesehen.

Durch eine 20jährige Tätigkeit als niedergelassener Arzt und zusätzlich durch meine Erfahrungen als medizinischer Gutachter habe ich einen guten Überblick über das allgemeine soziale Anspruchsverhalten und -niveau in unserer Bevölkerung, was die Gewährung sozialer Wohltaten durch uns Mediziner angeht.

Es gibt besonders unter jungen Frauen zahlreiche, die sich das ganze Jahr über ihren Körper »durchmassieren lassen«. Schon manche Massage hat in Wirklichkeit auf der Sonnenbank zum Erwerb ästhetischer und appetitlicher Bräune auf GKV-Kosten stattgefunden. Ich könnte viele Personen benennen, die über Jahrzehnte jedes zweite Jahr (früher der gesetzliche Mindestabstand, heute sind es drei Jahre) »zur Kur fuhren«. Läuft eine solche »biologische Regeneration« über die LVA oder BfA, ist einer der wesentlichen Vorteile, daß eine solche stationäre Heilbehandlung – im Gegensatz zu den von den Krankenkassen finanzierten ambulanten Badekuren – nicht auf den Urlaub angerechnet wird. Würde dies geschehen, würden bestimmt viele unserer zahlreichen Heilbäder innerhalb weniger Jahre Pleite machen!

Wenn man das allgemeine Verhalten in der Solidargemeinschaft unserer Krankenversicherungen über viele Jahre hindurch beobachtet, kann man sich über das Verhalten des oben erwähnten Rentners natürlich nicht wundern. Er hat in dieser Gesellschaft ein Leben lang am unteren Rand der Einkommenspyramide gelebt, diesem Staat als Soldat gedient und mehrere Jahre als Gefangener in Rußland verbracht und dabei auch Erkrankungen in Kauf genommen, die seine Gesundheit zumindest vorübergehend erheblich schädigten. Hat er nicht dadurch ein gewisses Recht, jetzt jedes Jahr – wenn auch nicht unbedingt in Damenbegleitung – auf Kosten des Staates »in Urlaub zu fahren«?

Doch schauen wir uns einmal bei denen um, die so großmundig von Solidarität reden und uns ermahnen, diese wieder stärker zu praktizieren. Beginnen wir doch zunächst einmal bei unserem Arbeitsminister, dem kleinen Ritter wider den tierischen Ernst, der zur Zeit, im Frühjahr 1989, so wenig Grund zum Lachen hat.

Uns bundesdeutsche Kassenärzte schoß er scharf an: »Die Kassen sind nicht die Kuh, die alle Ärzte melken können«, doch auch gegen die GKV-Versicherten schoß er einen spitzen Pfeil ab: »Die Solidargemeinschaft ist eine Kuh, die auf Erden gemolken und im Himmel gefüttert wird.« Er hat es mit den Kühen, unser Arbeitsminister. Es ist in der Tat eine besonders schwere Kuh, von der Herr Blüm spricht: Sie war im Jahre 1988 127,5 Milliarden DM schwer, ihr Umfang ist in den letzten drei Jahrzehnten immer stärker und rascher aufgeschwollen, von 1960 bis 1988 hat sich ihr Volumen von damals erst 10 Milliarden DM auf die beunruhigende heutige Höhe ausgewachsen, sie hat sich in 27 Jahren sage und schreibe verzwölffacht! Es ist nicht nur unser vielgeplagter Arbeitsminister, der der Meinung ist, das Tier werde von zu vielen gemolken und von zu wenigen ausreichend gefüttert, wobei diejenigen, die sie so großzügig melken, fast nie die gleichen sind, die sie auch überdurchschnittlich mit Nahrung versorgen.

Wer sind diese üblen sozialen Trittbrettfahrer, die das Solidarunternehmen GKV in eine schwere Finanzkrise gebracht haben und damit die jetzige Regierung zu einer Reform im Gesundheitswesen gezwungen haben, die ihr bei den nächsten Bundestagswahlen – undankbar wie Menschen nun einmal sind – das politische Genick brechen könnte? Natürlich macht ein Politiker zunächst einmal die klar umrissene Gruppe der Anbieter in unserem Gesundheitswesen aus, etwa die Kassen- und Zahnärzte, die die GKV-Solidarkuh jährlich um runde 35 Milliarden DM melken, dicht gefolgt von der Pharmaindustrie, die Deutschlands gesetzlichen Krankenkassen 1988 rund 18 Milliarden DM aus der Gemeinschaftskasse gezogen hat, noch toller getrieben haben es die Krankenhäuser, die mit inzwischen fast 40 Milliarden DM jährlich ein Drittel der Gesamtkosten in der GKV verursachen. Über die professionellen Melker wurde in den vorangegangenen Kapiteln hinreichend und mit dem Bemühen um schonungslose Offenheit berichtet.

Aber wie steht es um das Solidargebaren derjenigen, die uns bei jeder Sonntags- oder Fernsehansprache Solidarität und gegenseitige Rücksichtnahme predigen? Wir wollen uns nur einiger Merkwürdigkeiten unserer so solidarbewußten Politiker erinnern: Versuch, Hobbyflieger von der Kraftstoffsteuer zu befreien; gescheiterter Versuch der hessischen Landtagsabgeordneten, ihre jetzt schon im Verhältnis zu allen Bevölkerungsgruppen unglaublich günstige Altersversorgung in den kommenden Jahren in völliger Abkoppelung von der voraussehbaren Entwicklung in der Rentenversicherung exponentiell weiter steigen zu lassen; rasch, wenn auch erfolglos gestarteter Versuch Anfang des Jahres 1989, den Bundestagsabgeordneten als Sonderstatus die Möglichkeit einzuräumen, sich um die Belastungen des von ihnen beschlossenen Gesundheitsreformgesetzes drücken zu können; Abschaffung des Sterbegeldes für die Zukunft und Minderung von Sterbegeldansprüchen für langjährige GKV-Mitglieder, während das Sterbegeld für die Abgeordneten bei 17 000 DM, für Minister sogar bei stolzen 40 000 DM unangetastet bleibt.

Meine Damen und Herren, sieht so Solidarität aus? Sollten Politiker, wenn schon für jedermann der Gürtel enger geschnallt werden muß, nicht mit gutem Beispiel vorangehen? Hat der oben erwähnte, von mir und meiner unkooperativen Verhaltensweise menschlich so sehr enttäuschte Patient nicht recht, wenn er sagt: »Die GKV und auch andere Solidareinrichtungen unseres Volkes werden nicht besonders häufig und nicht in erster Linie von uns da unten, sondern viel mehr und gründlicher von denen da oben ausgenutzt und ausgebeutet.«?

Man muß sich doch in der Tat die Frage stellen, wenn man das Verhalten sowohl der Anbieter wie der Nachfrager in unserem Gesundheitswesen beobachtet: Wer in diesem Staat fühlt sich denn einem sozialen System gegenüber wirklich verantwortlich (und handelt auch danach!), das sich durch anonyme kollektive Umlagefinanzierung zahlungsfähig hält, ohne daß der einzelne die genauen Negativfolgen mißbräuchlicher Inanspruchnahme auch nur erfährt? Erscheint es nicht im Gegenteil aus der Perspektive des Einzelmitgliedes der GKV vernünftig und logisch, sich aus einem riesigen gemeinsamen Finanztopf so gut zu bedienen, wie es sich irgendwie bewerkstelligen läßt? Wird dabei nicht von allen Seiten mit kleinen, keineswegs immer ganz legalen Tricks nachgeholfen, wobei Cleverness als Geschicklichkeit und Ehrlichkeit als Einfältigkeit begriffen werden?

Dieses aus der Sicht des einzelnen rationale Verhalten mündet im Kollektiv doch fast zwangsläufig in eine kostentreibende Irrationalität, die die Zielsetzungen des Ganzen immer mehr gefährden muß, solange Gleichgültigkeit und mangelnde Identifikationsmöglichkeit des einzelnen Versicherten mit seinem Interessengroßverband weiter bestehenbleiben. Ein Sozialökonom hat das unlängst so formuliert: »Nulltarif macht süchtig!« Konnte sich wirklich jemand darüber wundern, daß die GKV-Versicherten in der zweiten Hälfte des Jahres 1988 die Optiker, die Akustiker und die Zahnärzte bzw. Prothetiker geradezu gestürmt haben?! Den »Blümbauch« nannten die Sozialexperten die vorhersehbar gewesene Aufblähung der Bilanzen!

Die nachfolgende Grafik zeigt noch einmal zusammenfassend Blüms bittere Pillen, die die Volksseele so stark zum Kochen gebracht haben. Insgesamt will man im bisherigen Leistungsbereich der GKV jährlich 14 Milliarden DM einsparen, die zum einen Teil für andere soziale Wohltaten (Altenpflege, Vorsorgeuntersuchungen usw.) aufgewendet werden sollen und die andererseits das Ziel verfolgen, wenigstens in den nächsten Jahren die GKV-Beiträge weitgehend konstant zu halten. Ohne diese Aktion wären sie bereits im Jahre 1989 weiter nach oben hochgeklettert.

Sparprogramm für Krankenkassen

Die Strukturreform im Gesundheitswesen sieht jährlich folgende Einsparungen bei der gesetzlichen Krankenversicherung vor (Schätzungen in Mio. DM)

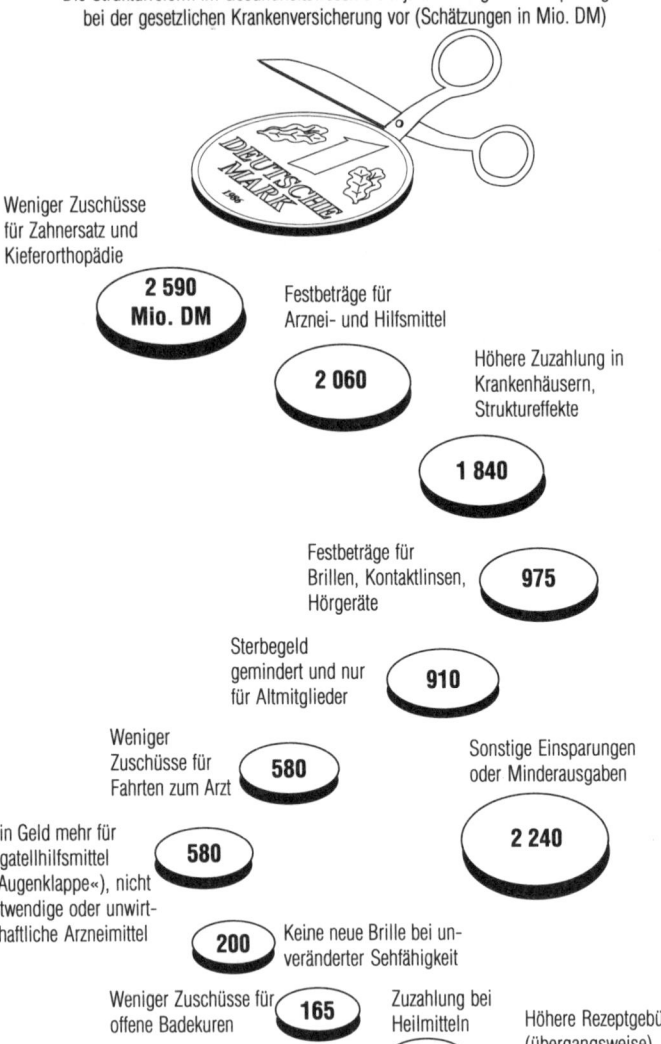

Weniger Zuschüsse für Zahnersatz und Kieferorthopädie

2 590 Mio. DM

Festbeträge für Arznei- und Hilfsmittel

2 060

Höhere Zuzahlung in Krankenhäusern, Struktureffekte

1 840

Festbeträge für Brillen, Kontaktlinsen, Hörgeräte

975

Sterbegeld gemindert und nur für Altmitglieder

910

Weniger Zuschüsse für Fahrten zum Arzt

580

Sonstige Einsparungen oder Minderausgaben

2 240

Kein Geld mehr für Bagatellhilfsmittel (»Augenklappe«), nicht notwendige oder unwirtschaftliche Arzneimittel

580

200 Keine neue Brille bei unveränderter Sehfähigkeit

Weniger Zuschüsse für offene Badekuren **165**

Zuzahlung bei Heilmitteln

100

Höhere Rezeptgebühr (übergangsweise)

100

Den größten Brocken will man mit 2,35 Milliarden DM bei den »dritten« Zähnen einsparen. Der Pharmaindustrie hofft man durch die Festbetragsregelung 2 Milliarden DM abnehmen zu können. Für Krankenfahrten rechnet man mit Minderkosten der GKV zwischen 600 und 800 Millionen DM. Die Rentner werden voraussichtlich in Zukunft 2,4 bis 2,5 Milliarden DM mehr in die Krankenkasse zahlen müssen.

Die Aidsphobie

Eine verängstigt wirkende 29 Jahre alte Frau, die eine Knotenbildung an der rechten Halsseite bemerkt hat, wünscht eine gründliche ärztliche Untersuchung. Der schmerzlose Knoten am rechten Unterkieferwinkel besteht unverändert bereits seit einem Jahr. Es werden auch keine sonstigen subjektiven Befindensstörungen vorgebracht, die körperliche Untersuchung ergibt ebenfalls nichts Krankhaftes. Dennoch wirkt die Frau äußerst beunruhigt und bittet um weitere diagnostische Maßnahmen, wie Blutanalysen, wobei man sicherheitshalber auch auf Aids untersuchen solle. Die Befragung ergibt, daß sie keine außerehelichen Geschlechtsbeziehungen in der Vergangenheit gehabt hat und daß auch ihr Ehemann ihr glaubhaft versichert hatte, zu keiner anderen Frau intime Beziehungen gehabt zu haben. Die Beunruhigung der Frau stand in krassem Gegensatz zu ihrem recht normalen Gesundheitszustand. Erst auf weiteres Nachfragen gestand sie, von panischer Aidsangst befallen zu sein, seit sie auf einem Fastnachtsball im vergangenen Jahr von einem Mann zu vorgerückter Stunde und leicht alkoholisiert einen intensiven Zungenkuß bekommen habe.

Als damals einige Zeit später die kleine Lymphdrüse an der rechten Halsseite anzuschwellen begann, redete sich die Patientin immer stärker ein, dies wäre ein dringend verdächtiges Symptom für eine Aidsinfektion, in deren Verlauf es ja zu Lymphdrüsenschwellungen komme, wie sie in Illustrierten gelesen hatte. Sie beschaffte sich ein Sachbuch über die Aidserkrankung, was ihre Furcht, sich angesteckt zu haben, aber nicht verminderte, sondern im Gegenteil noch vergrößerte. In der Ehe kam es zu beträchtlichen Spannungen, weil die immer mehr in Aidspanik geratene Frau ihrem Mann immer wieder unterstellte, er habe sie mit einer anderen Frau betrogen und sich dabei mit dem Virus infiziert.

Als der Mann, der sich völlig gesund fühlte, die Durchführung eines gemeinsamen Aidstestes verweigerte, sah sie darin eine Bestätigung ihres Verdachtes auf die Untreue ihres Partners. Der sich zuspitzende Ehekonflikt führte schließlich auch zu einer Störung im Intimbereich, mit der Folge, daß bei der jungen Frau jetzt beim Geschlechtsverkehr zunehmend stärker Probleme auftraten. Eine gynäkologische Untersuchung der Frau ergab nichts Pathologisches, man erklärte ihr, die sexuellen Schwierigkeiten stünden wohl ausschließlich im ursächlichen Zusammenhang mit der derzeit stark angespannten Partnerschaftsbeziehung. Sie forderte danach ultimativ ihren Ehemann auf, sich mit ihr einer ärztlichen Untersuchung einschließlich eines Aidstests zu unterziehen, andernfalls weigere sie sich, noch weiter mit ihm zu schlafen.

Der Test war bei beiden negativ, dennoch wurde die Frau die Vorstellung nicht los, das Aidsvirus in ihrem Körper zu haben. Als sie in einem Aids-Buch die unbewiesene Behauptung las, das Virus wäre auch im menschlichen Speichel nachgewiesen worden, weshalb man auch damit rechnen müsse, daß es durch Küssen übertragen würde, eskalierte ihre Aidsphobie erst recht. Sie suchte erneut einen Arzt auf, ließ sich von ihm gründlich ärztlich untersuchen und den Aidstest wiederholen.

Trotz des erneut negativen Untersuchungsergebnisses kam sie nicht zur Ruhe, hatte sie doch gelesen, der Aidstest werde manchmal erst relativ spät positiv und der Ausbruch der Krankheit lasse oft Jahre auf sich warten. Da es meinem Kollegen offenbar nicht gelungen war, sie von ihrer Aidshysterie zu erlösen, war sie nun – einige Monate später – in meiner Praxis aufgetaucht mit dem erneuten Ansinnen, bewiesen zu bekommen, daß sie weder aidskrank noch aidsinfiziert wäre.

Weniger aus medizinischer Notwendigkeit, sondern eher, um sie zu beruhigen, nahm ich neben einer internistischen Untersuchung auch eine Punktion des kleinen Lymphknotens unterhalb des rechten Unterkieferwinkels vor. Das histologische Untersuchungsergebnis bestätigte meine Annahme einer unspezifischen Lymphknotenentzündung – die zwar auch im zweiten Aidsstadium auftreten kann, doch verschwieg ich dies der Patientin bewußt, um sie aus dem Höllenkreis ihrer krankhaften Phantasie leichter und schneller herausbringen zu können. Erst als ich ihr mehrere Fachberichte zu lesen gab, in denen die Mitteilung enthalten war, daß eine Aidsinfektion durch Speichel bisher noch nirgends auf der Welt beobachtet worden wäre, klang ihre panische Angst, infiziert zu sein, im Verlaufe von einigen Wochen ab. Dazu waren allerdings noch einige längere Gespräche mit ihr notwendig, inzwischen hat sich auch die eheliche Beziehung wieder normalisiert, die reaktive Verstimmung der körperlich völlig gesunden Frau ist abgeklungen, und ihr Lebensoptimismus ist wiedergekehrt.

Erwähnt sei abschließend zu diesem konkreten Fall, daß die Patientin sowohl mir wie auch den anderen drei Internisten der Stadt, die sie vorher mit ihrem kleinen Lymphknötchen bzw. ihrer Aidsangst aufgesucht hatte, verschwieg, daß ärztliche Voruntersuchungen bereits stattgefunden hatten. Als ich es dann doch erfuhr und sie auf die dadurch entstandenen sinnlosen Kosten für ihre Krankenkasse und damit die Solidargemeinschaft hinwies, entgegnete sie völlig verständnislos: »Ich kann mich doch so oft ärztlich untersuchen lassen, wie ich will. Wozu bezahle ich jeden Monat meinen Krankenkassenbeitrag? Weder ich noch mein Mann waren in den letzten Jahren – abgesehen von einem Schnupfen oder einer Erkältung – krank. Wir haben in unsere Krankenkasse in den letzten Jahren nur Monat für Monat hineinbezahlt, da können wir jetzt ja wohl auch mal etwas herausholen.«

So wie unser ambulantes Gesundheitssystem aufgebaut und strukturiert ist, scheint die Argumentation der Frau logisch; die Unterstellung, sie schädige die Solidargemeinschaft durch ihre Verhaltensweise, empfand sie als abwegig.

Einer meiner Kollegen, Internist in einer bundesdeutschen Großstadt, hat derzeit ein völlig anderes und viel schwerwiegenderes Aidsproblem mit einer 18jährigen Patientin. Das junge Mädchen ist drogenabhängig und aids-positiv. Es geht auf den Autostrich, und wenn die Zahl der Freier mit kondomgeschütztem Sexualverkehr ihr nicht die zur Suchtmittelbeschaffung benötigte hohe Geldmenge einbringt, verzichtet sie unter Verdoppelung des Preises auf den »Pariser«. Sie hat meinem Freund auf entsprechende Vorhaltungen gesagt, sie habe gelesen, nur jeder hundertste Beischlaf, ja vielleicht sogar nur jeder tausendste, mit einem HIV-Positiven führe zur Ansteckung. Da sie nur hin und wieder bei dringendem Geldbedarf oder besonders freigebigen Kunden auf den Kondomschutz verzichte, dauere es ja sicher noch Jahre, bis ein Freier durch sie infiziert werde. Sie selbst habe sich wahrscheinlich nicht an einer verunreinigten Nadel, sondern an ihrem Zuhälter infiziert, der noch eine

Reihe weiterer »Pferdchen« auf dem Strich laufen habe und bei allen auf kondomfreiem und außerdem oft auch auf analem Verkehr bestehe. Solche Nutten schützt dann auch die Forderung nach dem Kondomschutz bei ihren Freiern kaum vor Aids.

Mein Kollege steht nun vor der schwierigen Frage, ob er im Interesse der öffentlichen Sicherheit sein Berufsgeheimnis brechen und beim zuständigen Gesundheitsamt Anzeige erstatten soll. Die Rechtsunsicherheit, wie mit HIV-Positiven verfahren werden soll, die weiterhin nicht-kondomgeschützten Sexualverkehr mit HIV-negativen Personen praktizieren, ist derzeit noch groß. Entgegen den Äußerungen aus der »Szene« ist die Realität in derartigen Fällen meist die, daß der jeweilige Sexualpartner über die HIV-Positivität und damit das tägliche Infektionsrisiko nicht informiert wird. Auch hier fehlt es oft an Solidarität, und daran hat sich leider bis heute, trotz aller Aufklärungskampagnen, offenbar erst wenig geändert. Zur Zeit sind wir jedenfalls noch keine Gemeinschaft der Betroffenen, sondern eine Gesellschaft, die sich in Infizierte und Nichtinfizierte, in Tolerant-Hilfsbereite und verurteilende Moralisten, in sachliche Aufklärer und Repressalien wünschende Exorzisten spaltet. Als Anhang ist diesem Kapitel ein kleines Aidsbrevier angefügt für all diejenigen Leser, die sich für dieses Thema näher interessieren bzw. sich detailliert darüber informieren wollen, was beim Geschlechtsverkehr gefährlich ist und was man zu seinem persönlichen Schutz tun kann.

Appellieren möchten wir Ärzte im Zusammenhang mit dem Aidsproblem vor allem an alle Eltern, nicht die völlig unschuldig krank gewordenen bzw. aids-positiven Kinder sozial auszugrenzen, da das Infektionsrisiko miteinander lebender und spielender Kinder nahe bei Null liegt. Es genügt, den Kindern klarzumachen, sich im Falle blutender Verletzungen sofort an Erwachsene um Hilfe zu wenden. Denn nur wenn ein aids-positives und ein aids-negatives Kind sich gleichzeitig verletzen und damit mit ihrem Blut gegenseitig in Berührung kommen, besteht in der Tat Infektionsmöglichkeit.

Gerade für unsere jungen Menschen ist die über sie verhängte psychosoziale Ghettosituation in gesundheitlicher Hinsicht ebenso gefährlich wie grausam, da sie sowohl die persönlich-individuelle wie auch die psychosoziale Zukunft in Frage stellt. Die meisten der von ihrer Mutter infizierten aids-positiven Kinder kommen leider bereits vor dem zehnten Lebensjahr an dieser heimtückischen Viruserkrankung ums Leben.

Keiner will die Alten haben

Sonntag nachmittag, 16 Uhr. Für eine 67 Jahre alte Frau wird wegen eines Nervenzusammenbruchs ein sofortiger Hausbesuch verlangt. Die verhärmt aussehende Frau sitzt zitternd und weinend auf einem alten kleinen Sofa in ihrer Küche, die gleichzeitig auch das Wohnzimmer darstellt. Die Wohnung, in der sie zusammen mit ihrem Ehemann lebt, besteht nur aus zwei relativ kleinen Räumen. Es ist sehr warm, der Küchenherd bullert vor Hitze. »Meiner Frau ist immer kalt«, sagt mürrisch der Ehemann. Die Patientin sieht krank aus, die fahlgraue Haut und die blassen sichtbaren Schleimhäute rühren von einer chronischen Anämie sowie einer Niereninsuffizienz her, die Haut fast des ganzen Körpers ist mit einem stark schuppenden Ausschlag (*Psoriasis*) bedeckt, bei jeder Bewegung oder Berührung fallen kleine weiße Schuppen ab. Der Körper ist auch übersät von zum Teil noch frischen blutenden Kratzspuren, da der starke Juckreiz die Kranke zwingt, ständig mit den Fingern bzw. Nägeln über die Haut zu fahren. Beide Knie sind durch Reizergüsse geschwollen. Durch Altersverschleiß und die psoriatischen Gelenkschäden ist sie stark gehbehindert, so daß sie nur unter Schmerzen und mittels eines Krückstocks in der Wohnung hin und her humpeln kann.

Der Blutdruck der Patientin ist auf 220/130 mm Hg erhöht, ebenso die Herzschlagfolge mit 120 Schlägen/Min. Nach Injektion eines Beruhigungs- und eines blutdrucksenkenden Mittels erzählt die immer noch zitternde Frau ihre deprimierende Lebensgeschichte:

Sie hat sechs Kinder geboren, der jüngste Sohn hat sich mit 24 Jahren mit seinem Auto zu Tode gefahren. Ein zweiter Sohn befindet sich seit vier Monaten wegen Trunksucht in einer stationären Entziehungsbehandlung. Von den drei Töchtern wohnen zwei weit entfernt in anderen Teilen der Republik, sie hat sie schon seit Jahren nicht mehr zu Gesicht bekommen. Die in der gleichen Stadt wie sie wohnende Tochter besucht sie ein- bis zweimal wöchentlich, sie hat selbst fünf Kinder und eine relativ kleine Wohnung, in der für die Mutter kein Platz ist. Dasselbe behauptet auch der ebenfalls hier wohnende älteste Sohn, obwohl er nur zwei Kinder, aber eine verhältnismäßig große Wohnung hat.

Mit ihrem Ehemann, der sie oft tagelang allein in der Wohnung zurückläßt (er ist dann bei seiner Freundin, einer rüstigen Mittfünfzigerin), versteht sie sich schon lange nicht mehr. Auch jetzt hatte

347

es wieder einen heftigen Streit wegen belangloser Kleinigkeiten gegeben, in deren Verlauf er sie beschimpft und ihr einen baldigen Tod gewünscht hatte. In den darauffolgenden Wochen habe ich der schwerkranken Frau einen Platz in einem der drei Pflegeheime der Stadt beschafft.

Alle drei Altenstifte in unserer Stadt haben das gleiche schwerwiegende Problem: chronischer Personalmangel! Zu einer menschenwürdigen Betreuung der Heiminsassen müßte der Personalbestand um 30 % bis 40 % aufgestockt werden, außerdem müßte mehr professionell ausgebildetes Fachpersonal beschäftigt werden. Denn nicht das Fehlen von Menschlichkeit, sondern das Manko an professioneller Routine führt zu der bedrückenden Betreuungssituation in den meisten Altenpflegestätten unserer Republik. Nur durchschnittlich vier Jahre bleibt ein ausgebildeter Altenpfleger(-pflegerin) in diesem Beruf, der Streß ist zu groß, die Arbeit zu deprimierend, die Bezahlung zu schlecht. Wechselschichten, länger werdende Urlaubszeiten und überdurchschnittliche Arbeitsausfälle durch Erkrankungen (meist vegetative bzw. nervliche Störungen im Zusammenhang mit der beruflichen Überforderung bzw. psychischen Überstrapazierung) verstärken die negativen Auswirkungen der ungenügenden Personalausstattung unserer Heime. Dort arbeiten zur Zeit 40 000 ausgebildete Altenpfleger und -pflegerinnen sowie weitere 40 000 Hilfspersonen. Zusätzlich benötigt würden 60 000 Personen, die möglichst überwiegend die entsprechende berufliche Qualifikation haben müßten.

In den rund 7 300 Altenpflegeheimen werden zur Zeit etwa 580 000 pflegebedürftige Menschen versorgt, fast 90 % von ihnen sind älter als 65 Jahre. Unter ihnen befinden sich auch 120 000 geistig gestörte Bundesbürger, die in den vergangenen Jahren im Rahmen der Psychiatriereform von den psychiatrischen Landeskrankenhäusern als Pflegefälle in diese Heime abgeschoben worden sind, obwohl hier kaum Psychologen oder sonstiges Fachpersonal zur Betreuung dieses Personenkreises vorhanden ist. Und so sitzen viele solcher Altenheimbewohner – nicht nur in unserer Stadt – in offenen Vorräumen oder erweiterten Fluren tagein, tagaus fast bewegungslos auf ihren Stühlen, schweigend und reaktionslos vor sich hin dösend, den Blick starr geradeaus gerichtet. Wenn man auf dem Weg zu einem Patienten grüßend an ihnen vorübergeht, schauen viele von ihnen kaum auf, die meisten verharren teilnahmslos in ihrer bei manchen bis zur Erstarrung reichenden Unbeweglichkeit. Ihre Gesichter sind leer, ihre Mienen versteinert.

Es ist ein Bild unendlichen Jammers und Elends, und es legt sich mir immer noch ein Ring um die Brust, wenn ich an diesen im sozialen Windschatten dahinvegetierenden Menschen vorübergehe, seelisch-geistige Wracks, Ausgestoßene einer wohlhabenden Gesellschaft, die zu ihrer menschenwürdigen Versorgung nicht genug Finanzmittel zur Verfügung stellt. Diese Menschen leben in einem gespenstigen Schattenreich, sie sind schon gestorben, obwohl sie noch hinter einer Mauer des Schweigens am Leben sind.

Selbst in dem wohlhabendsten unserer Altenstifte (wo die vermögendere Bürgerschicht ihre Altenlast ablädt) macht nachts in vier Etagen eine einzige Nachtschwester Dienst! Wie soll sie sich eingehender um einen der Alten kümmern, dem es vielleicht gerade besonders schlecht geht, der einen beängstigenden Alptraum gehabt hat oder dessen schlimmer Gesundheitszustand ihn in panische Todesfurcht hat geraten lassen. Die einzige Hilfe, die ihm zuteil wird, ist eine Beruhigungsspritze oder, wenn die Schwester barmherzig oder ängstlich ist, ein kurzer Arztbesuch und erst danach die ihn ruhigstellende chemische Keule. Denn nicht nur die Angehörigen unserer Alten, auch wir Ärzte machen bei dieser Klientel eher seltener als beim Durchschnitt unserer Patienten Hausbesuche, sie fallen meist auch kürzer aus als sonst üblich.

Die Weinsberger Ärztin Uta Zimmermann hat in ihrer Dissertation über Heime und ihre Bewohner geschrieben: »Wenn man Tiere so halten würde wie wir alte und kranke Menschen, würde jeder Staatsanwalt sofort einschreiten.« Wie meine oben erwähnte Patientin gehören die meisten dieser Menschen den sozial schwachen Schichten unserer Bevölkerung an, die an der Armutsgrenze von 800 DM monatlich leben. Sie haben kein Geld, um sich in eines der noch relativ gut versorgten Pflegeheime einzukaufen, und auch ihre Familienangehörigen drücken sich so lange und soweit wie irgend möglich vor finanziellen Zuzahlungen, wie die Jahr für Jahr steigenden Prozesse der Sozialämter gegen die Familienangehörigen zeigen.

Besonders betrüblich und deprimierend ist die Tatsache, daß die Zahl der geistesschwachen Personen in unseren Pflegeheimen von Jahr zu Jahr weiter anwächst. Derzeit sind rund 120 000 in Altenheimen verwahrte Personen mehr oder weniger stark und dauerhaft geistesgestört, was mit der durchschnittlich gestiegenen Lebenserwartung und den dadurch häufiger manifest werdenden hirnorganischen Altersschäden (Alzheimersche Krankheit und Zerebralsklerose der Hirngefäße) zusammenhängt. Insgesamt hat in der BRD von 1950 bis 1987 die Zahl altersgeistesschwacher Personen von 400 000 auf 1 Million zugenommen, bis zum Jahr 2030 müssen wir mit einem weiteren Anstieg auf 1,5 Millionen rechnen. Solche Personen sind natürlich nicht »pflegeleicht«, sie machen viel Arbeit und verursachen zu ihrer Versorgung hohe Kosten bis zu 4 000 DM monatlich pro Person. Bei dem durchschnittlichen Rentenniveau von 1 500 DM in der BRD ergibt sich daraus unausweichlich, daß die Sozialämter Jahr für Jahr mehr Geld für die Altenversorgung ausgeben müssen mit um so rascheren Zuwächsen, je mehr ältere Personen in soziale Pflegeeinrichtungen abgeschoben werden. Noch versorgen etwa 85 % der Familien ihre alterskranken und -schwachen Familienmitglieder selbst, doch ist die Tendenz unverkennbar,»die Altlast zunehmend in den abgeschiedenen Endlagerstätten« (»Der Spiegel«) zu verwahren.

Kranke Medizin – kranke Gesellschaft

Unser Volk scheint auch immer kränker zu werden, jedenfalls ist die Zahl der Schwerbeschädigten seit 1955 von damals 1,5 Millionen Menschen mit einem Behinderungsgrad von mehr als 30 % bis zum Jahre 1987 auf 5,2 Millionen Behinderte mit einer Minderung der Erwerbsunfähigkeit von 50 % oder mehr angestiegen.

Aber nicht nur die alten Menschen in unserem Land werden immer deutlicher zu einer sozialpolitischen Mine für unsere Gesellschaft, auch unter der arbeitenden Bevölkerung macht sich – nicht unwesentlich von den Gewerkschaften unseres Landes mitgeprägt – immer häufiger ein unsolidarisches soziales Mitnahmeverhalten breit:

Der 41 Jahre alte G., gelernter Schlosser, ist schon seit 20 Jahren als Montageleiter für einen saarländischen Stahlbetrieb tätig. Bei einer Größe von 175 cm ist er mit 102 kg schwer übergewichtig. Er raucht durchschnittlich 30 bis 40 Zigaretten und trinkt am Abend mit seinen Arbeitskollegen durchschnittlich 2 bis 3 Liter Bier. Am Wochenende zu Hause raucht er nur etwa 10 Zigaretten, und auch sein Bierkonsum ist dann nur halb so hoch.
Er kam im März dieses Jahres zu mir in die Sprechstunde, weil

eine außerhalb durchgeführte medikamentöse Behandlung seinen schon seit mehreren Wochen bestehenden trockenen Reizhusten in Verbindung mit zunehmender Anstrengungsluftnot nicht gebessert hatte. Die differentialdiagnostische Abklärung ergab eine chronische Bronchitis mit akuter Verschlimmerung, die schwere Fettsucht minderte zusätzlich die Herz-Lungen-Leistungsbreite, und schließlich deckte die Fahrradergometrie eine beginnende koronare Herzkrankheit bei vorbestehenden Risikofaktoren Übergewichtigkeit, Fettstoffwechselstörung und Nikotinmißbrauch auf.

Da es dem Mann zu diesem Zeitpunkt ziemlich schlechtging – er stand mit hochrotem Gesicht wie eine alte Lokomotive pustend in der Anmeldung, obwohl er nur wenige Treppen zum ersten Stock hatte hinaufsteigen müssen –, war der Zeitpunkt günstig, ihm klarzumachen, daß es so mit seiner Lebensweise und Gesundheit nicht mehr weitergehen könne. Nach mehreren eindringlichen und längerdauernden Gesprächen gelang es mir, den Mann davon zu überzeugen, daß ich ihn ohne seine entscheidende Mitwirkung nicht wieder gesund machen könne. In einer abendlichen Schulung gemeinsam mit seiner Frau wurden die erforderlichen Grundkenntnisse in Ernährungsfragen vermittelt. Den täglichen Zigarettenkonsum reduzierte er auf fünf pro Tag. Sehr viel besser wäre es gewesen, wenn er auf das Rauchen ganz verzichtet hätte.

Die nächste wichtige Maßnahme war es, eine Herz-Kreislauf-Kur in einer Rehabilitationsklinik für den Patienten zu bekommen. Dort sollte er nicht nur entfettet und stoffwechselbehandelt werden, auch ein systematisches aktives Kreislauf-Aufbautraining und, besonders wichtig, eine psychologische bzw. verhaltenstherapeutische Mitbetreuung sollten dafür Sorge tragen, daß der Patient dauerhaft seine bisherige gesundheitsschädigende Lebensweise aufgeben würde. Wegen inzwischen aufgetretener echter *Angina-pectoris*-Anfälle (Brustenge durch Sauerstoffnot) wollte ich ihn nicht vor Durchführung der beantragten Reha-Maßnahme in den Arbeitsprozeß mit seinen Belastungen und Verführungen (»Montageleben«) wiedereingliedern.

Trotz zahlreicher Telefonate und umfangreicher Bemühungen unter Einschaltung des Vertrauensärztlichen Dienstes war es mir aber nicht möglich, einen sofortigen oder wenigstens baldigen Termin in einer Reha-Klinik für ihn zu bekommen. Er mußte $4^1/_2$ Monate warten, bis er endlich nach Bad Salzuflen zur Kur fahren konnte. In der Zwischenzeit blieb er natürlich krank geschrieben.

Die lange tätigkeitsfreie Zeit hat ihn offensichtlich aus seinem Arbeitsrhythmus herausgebracht, jedenfalls kam er schon drei Wochen nach der Kur wieder mit dem Ansinnen auf eine erneute Krankschreibung zu mir. Kurz darauf, nach einem Streit mit seiner Freundin, der zur Trennung führte, bekam er vor lauter Aufregung und Enttäuschung Herzbeschwerden, die ihn veranlaßten, spornstreichs und ohne Zwischenschaltung seines Hausarztes das hiesige Krankenhaus aufzusuchen. Dort behielt man ihn einige Tage stationär, bis durch die entsprechenden Untersuchungen nachgewiesen war, daß es sich nicht um einen Herzinfarkt handelte.

Er kam – mittags aus der Klinik entlassen – in meine Abendsprechstunde und bat mich, ihn noch für den morgigen Freitag weiter arbeitsunfähig zu schreiben, da es sich nicht lohne, für diesen einen Tag zu seiner 200 km entfernten, derzeitigen Arbeitsstelle hinzufahren. Ich entsprach dem Wunsch des Mannes, der dann aber am darauffolgenden Montagabend wieder bei mir erschien. Ein Mitarbeiter der Krankenkasse habe ihn gefragt, bei welchem merkwürdigen Kassenarzt er denn in Betreuung wäre. Bei einer Krankschreibung einschließlich des Sonntags hätte er von seiner Krankenkasse für zwei Tage mehr Krankengeld bekommen.

Der Mann schleuderte mir diese Auskunft mit kaum noch unterdrückter Wut ins Gesicht mit der Aufforderung, die Krankschreibung nachträglich bis einschließlich Montag zu verlängern. Als ich dies verweigerte, da es sich medizinisch nicht begründen ließ (die Herzattacke war ausschließlich eine Folge der Aufregung über die Trennung von seiner Freundin), verlangte er seinen Krankenschein zurück.

Als ich enttäuscht und frustriert mit dem zuständigen Krankenkassenmitarbeiter sprach und ihm das Vorgefallene mitteilte, erklärte er mir lakonisch, es wäre üblich, daß die Kassenärzte in derartigen Fällen Krankschreibungen immer bis einschließlich Sonntag vornähmen. Wenn ich glaubte, im Interesse der Versichertengemeinschaft anders verfahren zu sollen, sei das meine Angelegenheit. Entsprechend den gesetzlichen Bestimmungen werde man dem Patienten einen zweiten Originalkrankenschein ausstellen, damit er sich von einem anderen Kassenarzt weiterbetreuen lassen könne. Aufgrund der Vorkommnisse müsse das Vertrauensverhältnis zwischen Arzt und Patient im vorliegenden Falle als tiefgreifend gestört betrachtet werden.

Hier noch einige Zahlen und Fakten aus unserer gegenwärtigen sozialen Wirklichkeit, die als Hintergrundinformationen zu Fällen wie diesem dienen können: Die Bundesdeutschen haben inzwischen unter allen Völkern dieser Erde die kürzeste Jahresarbeitszeit, sie betrug beispielsweise 1987 durchschnittlich 1 716 Stunden. Zum Vergleich: In Japan lag sie im gleichen Zeitraum bei 2 138, d.h., ein japanischer Arbeiter bringt es jährlich auf 422 Arbeitsstunden oder 11 Arbeitswochen mehr als ein bundesdeutscher. In den Fehlzeiten am Arbeitsplatz liegen die deutschen Industriearbeiter in einer entsprechenden Weltstatistik zwar »nur« an vierter Stelle – am häufigsten feiern die Schweden krank, gefolgt von den Holländern und Franzosen –, doch hält sich die durchschnittliche Arbeitsunfähigkeitsquote in der BRD mit 4,9 bis 5,1 % auf einem konstant hohen Niveau, wobei die Frauen mit einer durchschnittlichen Fehlquote von 4,1 bis 4,5 % besser abschneiden als ihre männlichen Arbeitskollegen.

In der BRD kehren auch nach einer geglückten Operation nur relativ wenige aller herzkranken Patienten zur Arbeit zurück: 70 % der Koronaroperierten werden berentet. In den USA hingegen nehmen 80 % der Operierten die Arbeit wieder auf. Bei uns scheint sich auch die gute soziale Absicherung entsprechend auszuwirken: Während auch in der BRD 80 % der Selbständigen nach einer Herzoperation die Arbeit wiederaufnehmen, sind es bei den Arbeitern nur 20 %.

Auf den ersten Blick erstaunlich erscheint die Tatsache, daß die Tätigkeit eines bundesdeutschen Beamten offenbar besonders gesundheitsschädigend ist, scheiden doch in diesem Personenkreis 20 % bereits vor dem 65. Lebensjahr aus dem Erwerbsleben aus, unter den »Normalbürgern« sind es dagegen nur 12 %. Überraschend ist auch, daß es nicht die Hilfsarbeiter sind, die aufgrund der ihnen zugemuteten, meist langweiligen und nicht kreativen Berufstätigkeit besonders lange Fehlzeiten am Arbeitsplatz aufweisen, sondern diejenigen, die in unkündbarer beruflicher Stellung sind. Es sind auch nicht die sozial schwachen Schichten unseres Volkes, die unser medizinisches Versorgungssystem besonders häufig oder stark in Anspruch nehmen, es ist gerade umgekehrt: Je höher Sozialstatus, Bildung und Einkommen, um so mehr wird von der kostenlosen Möglichkeit Gebrauch gemacht, sich über seinen Gesundheitszustand durch umfangreiche ärztliche Untersuchungen Gewißheit zu verschaffen. So hat zum Beispiel der Soziologe K.

Koos ermittelt, daß ein länger andauernder Husten für 77 % der Oberschicht ein Grund für einen Arztbesuch war, in der Unterschicht dagegen nur für 23 %. Bei chronischer Müdigkeit war das Verhältnis 80 : 19, beim Auftreten von Blutauflagerungen im Stuhl 90 : 60 und bei Schmerzen im Brustkorb 80 : 31. Durch diese geringere Inanspruchnahme der kollektiven Absicherungssysteme verlieren die sozialen Unterschichten in unserem Land den Vorteil eines niedrigeren Beitrages für die Krankenkassen-Solidargemeinschaft weitgehend wieder. Die in den letzten Jahren größer gewordene medizinische Anspruchsmentalität betrifft also weniger die soziale Unterschicht als vielmehr die Ober- und Mittelschicht. Das gewachsene Gesundheitsbewußtsein dieser Bevölkerungsgruppen kommt naturgemäß uns niedergelassenen Ärzten zugute und verschafft uns Umsatz- und damit Gewinnmaximierung. Es belastet andererseits in besonderem Maße den Kollektivhaushalt unserer Volks-, d.h. GKV-Versicherung.

Es darf daher nicht verwundern, daß die soziale Solidarität in unserem Volk zu bröckeln beginnt. Gerade diejenigen, die durch gesundheitsbewußte Lebensführung die Gemeinschaft finanziell am wenigsten belasten und beanspruchen, sind die Nettozahler, die für diejenigen die Zeche mitbegleichen müssen, die sich um die von ihnen verursachten medizinischen und sozialen Betreuungskosten am wenigsten Gedanken machen.

Die Zahl der Politiker in unserem Land, die diese immer stärker werdende Entsolidarisierungstendenz in unserem Staatswesen mit Sorge beobachten, ist noch relativ klein. Nur wenige haben den Mut, wie der baden-württembergische Ministerpräsident Lothar Späth klar und offen zu artikulieren, daß Neubesinnung und Umorientierung erforderlich sind:

»Die Solidargemeinschaft ist dort gefordert, wo die Kräfte des einzelnen nicht ausreichen, bei längerer Krankheit, Invalidität, dauernder Pflegebedürftigkeit. Es ist ungerecht, den Menschen unseres Landes die Möglichkeit zur sozialen Selbstverwirklichung zu nehmen, indem man – in pauschaliertem Umlageverfahren – immer mehr individuelle Vorsorge- und Fürsorgebereitschaft austrocknet. Es wird nicht mehr lange dauern, bis wir die sozialen Mangelerscheinungen unseres bürokratisch-materialistischen Kollektivsystems zu spüren bekommen.«

FAZIT

Von den meisten Menschen bisher noch unbemerkt ist uns die soziale Symmetrie in unserem Gesellschaftssystem immer mehr abhanden gekommen. Durch Überbetonung des kollektiven Absicherungsgedankens haben wir hingenommen, daß in unserem Gesundheitswesen ebensoviel Bagatell- wie Luxusmedizin für den einzelnen auf Kosten der Gemeinschaft finanziert wird. Für seine Krankenversicherung bezahlt in diesem Staat nicht derjenige am wenigsten, der in der Einkommenspyramide am unteren Ende steht, sondern derjenige, der einer Krankenkasse angehört, deren Mitgliederkollektiv überdurchschnittlich gut verdient. Relativ schlecht kommen diejenigen weg, die Zwangsmitglieder sind in einer gesetzlichen Krankenkasse mit einer ungünstigen Relation zwischen Beitragszahlenden und Rentnern. Bis zu 300 DM pro Arbeitnehmer für den Arbeitgeber pro Beschäftigten lassen sich dadurch einsparen, daß Betriebe aus der großen Solidargemeinschaft der AO-Krankenkassen mit ihrer schweren Sozialbürde (die Niedrigverdiener in unserem Land gehören überwiegend dieser Krankenkasse an) ausscheiden und für ein kleineres Kollektiv die Relation zwischen Beitragszahlung und kollektiver Absicherung des Erkrankungsrisikos finanziell günstiger gestalten.

Dieser Übergang von einer Volks- zur Gruppensolidarität hat die schlimme Folge, daß der Grundsatz »alle für einen« in unserer GKV immer mehr ausgehöhlt wird. Im April dieses Jahres hat deshalb Arbeitsminister Blüm die Verantwortlichen zu einer Dringlichkeitssitzung nach Bonn eingeladen. Die Aufregung des Ministers über diese neue Separationsbewegung in unserem Krankenversicherungswesen ist verständlich, denn wenn sie sich weiter ausbreitet, müßten in den nächsten Jahren die AOK-Beiträge kräftig angehoben werden.

Aber auch der immer bedrohlicher werdende finanzielle Aderlaß durch unsere Rentenkrankenversicherung übersteigt bald jedes zumutbare Maß: 1960 bezahlten die im Erwerbsleben stehenden Mitglieder der GKV 9,3 Milliarden DM in die Krankenversicherung der Rentner. 1987 war dieser Betrag bereits auf 26,7 Milliarden DM angestiegen. 1988 mußten von den Aktiven in der GKV bereits 58 % der Kosten der Rentnerkrankenversicherung solidarisch übernommen werden, in den letzten drei Jahrzehnten ist diese sogenannte Solidarquote von 30 % auf voraussichtlich 60 % im Jahre

1989 angestiegen. Um eine Vorstellung davon zu vermitteln, um welche enormen Finanzbeträge es dabei geht: Allein von 1977 bis 1986 wurden von den aktiven GKV-Mitgliedern 173,8 Milliarden DM in die Rentnerkrankenkasse eingezahlt, um diese vor dem Finanzkollaps zu bewahren.

Von 1970 bis 1986 sind die Ausgaben der GKV für die Rentner um 600 % und diejenigen für die Aktiven nur um 290 % gestiegen. Im Jahre 1987 wurden in der GKV für einen Rentner an Gesundheitsleistungen 3 690 DM aufgebracht, für die noch im Erwerbsleben Stehenden dagegen »nur« 1 590 DM. Der explosive soziale Sprengsatz wird nun noch dadurch erheblich verschärft, daß in der BRD mittlerweile 9 Millionen Menschen über 65 Jahre alt sind und damit erhöhte Gesundheitszuwendungen in Anspruch nehmen, während zum Beispiel 1925 in der Weimarer Republik bei gleicher Bevölkerungszahl nur rund 3 Millionen Personen dieser Altersgruppe angehörten.

Die Vergreisung unserer Bevölkerung hat in den vergangenen Jahrzehnten also bedrohlich und scheinbar unaufhaltsam zugenommen, und diese in sozioökonomischer Hinsicht außerordentlich bedenkliche Entwicklung wird noch dadurch verschlimmert, daß wir gleichzeitig eine immer niedriger werdende sogenannte Netto-Reproduktionsrate in unserem Volk haben, sie ist mit 0,63 die niedrigste der Welt. Während die Zahl der über 65 Jahre alten Personen in unserer Bevölkerung enorm angestiegen ist und die Rate der Menschen über 80 Jahren sich in den letzten Jahrzehnten verdoppelt hat, ist die Zahl der deutschen Kinder um etwa 40 % zurückgegangen.

Erst in etwa 20 bis 30 Jahren werden wir den Gipfelpunkt dieser volkspolitisch und soziologisch ungünstigen Veränderung in der Altersstruktur unserer Bevölkerung erreichen.

Wohl die wenigsten Menschen in unserem Land machen sich derzeit bereits klar, welche finanziellen Belastungen dadurch mit der Unvermeidbarkeit eines Naturereignisses in naher Zukunft auf uns zukommen werden. Durch den immer stärkeren Zerfall der die Generationen verbindenden sozialen Beziehungen wird die materielle und soziale Belastung unserer Gesellschaft noch weiter verschärft. Zur Zeit haben wir 600 000 ältere Mitbürger in soziale Pflegeeinrichtungen abgeschoben, zu deren Finanzierung die Volksgemeinschaft 1988 7,1 Milliarden DM aufbringen mußte. Die gesetzlichen Krankenkassen befürchten mit Recht, daß diese Summe aufgrund der sich abzeichnenden Veränderungen in der Altersstruktur der Bevölkerung demnächst etwa 15 Milliarden DM jährlich ausmachen wird.

Und da wir hier über soziale Gerechtigkeit und Solidarität sprechen, an dieser Stelle noch der Hinweis, daß soziale Vereinsamung und materielle Verelendung in unserem Staat immer noch vorwiegend das weibliche Geschlecht betreffen. 1987 waren in der BRD 79 % der Sozialhilfeempfänger über 65 Jahre Frauen. 5,8 Millionen bundesdeutsche Frauen leben in einem Einpersonenhaushalt, unter den Männern sind es (überwiegend durch die um einige Jahre kürzere Lebenserwartung bedingt) nur 3,1 Millionen. Die Durchschnittsrente der Witwen betrug 1987 in unserem kollektiven Altersversicherungssystem 620 DM, diejenige eines Witwers 1 310 DM. Wie lange will sich die Gesellschaft diese unglaubliche soziale Asymmetrie einer Schlechterstellung der Frauen in fast allen Lebensabschnitten noch leisten?

Wenn man sich näher mit der sozialen Wirklichkeit und der so oft zitierten kollektiven Volkssolidarität beschäftigt, merkt man schnell, daß sie mehr in der Vorstellungswelt von Sozialromantikern und Politikern, die es mit der Wahrheit ja oft nicht so genau nehmen, als in der Realität existiert. Am grünen Tisch geplante Sozialreformen mit dem Risiko einer noch zunehmenden sozialen Überkollektivierung haben unserem Staatswesen bisher mehr geschadet als genutzt und zu einem immer stärkeren Abbau der Möglichkeit eigenverantwortlicher Lebensvorsorge beigetragen. Wir sollten diesen Weg nicht bis zur völligen sozialen Entmündigung unserer Bürger weitergehen, sondern uns auf die kollektive Absicherung der echten großen Lebensrisiken beschränken, wie sie von vernünftigen Politikern wie Späth vorgeschlagen wird. Dann haben wir eine Chance, daß unser soziales Netz, um dessen Existenz uns in der Tat viele Völker beneiden, auch in Zukunft nicht reißen wird.

Anhang:
Kleines Aidsbrevier

Der Leiter des Aidsprogramms der Weltgesundheitsorganisation (WHO) Jonathan Mann hat auf dem Moskauer Aidskongreß im Frühjahr dieses Jahres mitgeteilt, daß weltweit derzeit in 145 Ländern 142 000 Aidskranke registriert sind, die wirkliche Zahl schätzt man aber auf 400 000 Fälle, weil manche Staaten gar keine oder erst verspätete Meldungen machen. Die Zahl der Infizierten schätzt man auf 5 bis 10 Millionen. Für 1989 werden etwa 50 000 Neuerkrankungen erwartet. Die Zahl der Neuerkrankungen verdoppelt sich etwa alle 9 Monate; bis 1991 rechnet man mit etwa 700 000 neuen Fällen weltweit.

Einsamer Spitzenreiter im internationalen Vergleich sind nach wie vor die USA mit 80 538 Fällen. In Europa ist die Erkrankung bisher bei 16 883 Menschen ausgebrochen, davon leben die meisten in Frankreich (4 874) und der Bundesrepublik (3 066), im internationalen Vergleich liegt die BRD an achter Stelle hinsichtlich der Erkrankungshäufigkeit. Wichtig zu wissen ist, daß in der BRD auf 14 an Aids erkrankte Männer nur eine erkrankte Frau kommt und daß auch bei den Aidsinfizierten eine ähnliche Relation zwischen Männern und Frauen besteht.

Aidsviren sind außerordentlich heimtückische Killer, die unser Immunsystem tödlich treffen, die aber auch – wie keine Krankheit zuvor – die humanitären Grundlagen unserer Gesellschaften bedrohen. Die beklemmende Angst der Gesunden vor Ansteckung steht ihnen oft in den Gesichtern, nur zögernd gewährt man einen mitfühlenden Händedruck, einen flüchtigen Kuß oder eine tröstende Umarmung. Man vermeidet es, die gleiche Toilette, die gleiche Tasse, das gleiche Glas, das gleiche Geschirr zu benutzen, Einladungen von Aids-Positiven geht man möglichst und mit den fadenscheinigsten Ausreden aus dem Weg.

Deshalb sagen uns aidskranke Patienten: »Das Wichtigste, was wir brauchen, sind Menschen, die keine Angst vor uns und unserer Krankheit haben.« Schon weigern sich vereinzelt Zahnärzte oder Chirurgen, Aidspatienten zu behandeln, Eltern verbieten ihren Kindern den Umgang mit aids-positiven Altersgenossen, und die meisten Intimbeziehungen gehen in die Brüche, wenn einer der Partner aids-positiv wird und dies auch offen eingesteht.

Das winzige, zu den Lento- bzw. Retroviren gehörende Aidsvirus ist nur ein Zehntausendstelmillimeter groß, in millionenfacher Vergrößerung unter dem Elektronenmikroskop sieht es aus wie Trüffel oder Kartoffelklöße. Im Gegensatz etwa zum Hepatitis-B-Virus ist der HIV-Erreger außerordentlich empfindlich und außerhalb unseres Körpers kaum und nur kurzzeitig überlebensfähig. Aus diesem Grund kann die Infektion auch nur direkt von einem menschlichen

Organismus auf den anderen erfolgen, also nicht über Zwischenträger wie bei zahlreichen anderen infektiösen Erkrankungen. Hierin liegt die entscheidende Möglichkeit, uns vor einer Ansteckung zu schützen.

Nur Blut-, Samen- und Scheidenflüssigkeit gelten als infektiös. Es wurden zwar auch im Urin, im Speichel sowie in der Tränenflüssigkeit Erreger nachgewiesen, es sind aber bisher keine Fälle bekanntgeworden, bei denen auf diesem Wege eine Ansteckung stattgefunden hat. Ob der Erreger auch in der Muttermilch aidskranker Frauen auftritt, ist derzeit noch unklar.

In der Regel ist eine minimale Verletzung bei *beiden* Geschlechts- bzw. Intimpartnern Voraussetzung für eine Erregerübertragung. Dies ist der entscheidende Grund, warum Homosexuelle besonders häufig erkranken bzw. warum der Analverkehr so gefährlich ist: Sowohl im Analbereich des einen Partners wie am Penis des anderen entstehen bei dieser Art von Sexualität viel häufiger kleine Haut- bzw. Schleimhautverletzungen als bei vaginalem Verkehr.

Wirklich sicheren Sex zwischen einem Infizierten und einem aidsnegativen Partner gibt es wahrscheinlich nicht, prospektive Studien bei Homosexuellen zeigen, daß beispielsweise Kondome das Infektionsrisiko nur um den Faktor 3 bis 6 reduzieren. Scheiden-Ovula sind zwar ein einigermaßen zuverlässiger Konzeptionsschutz (wenn auch wesentlich weniger zuverlässig als etwa die Pille), eignen sich aber als Aidsschutz ebensowenig wie Vaginalcremes, -sprays und -schäume. Das Infektionsrisiko für das medizinische Personal wird meist überschätzt, das Risiko bei einer Nadelstichverletzung wird mit 0,5 % angegeben.

Ein schwieriges Problem entsteht durch die Tatsache, daß es nicht, wie ursprünglich angenommen, immer nur 3 bis 6 Monate bis zur *Sero-Konversion* dauert, also bis zum Positivwerden entsprechender immunologischer Nachweisverfahren, sonderrn daß in Einzelfällen Jahre zwischen Infektion und Auftreten von Antikörpern vergehen können. Eine Prostituierte kann also ihrem Freier durchaus guten Glaubens erzählen, sie wäre aids-negativ, sie kann dennoch bereits infektiös sein. Übrigens: Noch konzentrieren sich in der BRD 40 % aller Aidsfälle auf die Ballungszentren Frankfurt, München und Berlin.

Der Krankheitsbeginn ist schleichend und uncharakteristisch. Nur bei 20 % kommt es zu vagen grippeähnlichen Krankheitserscheinungen, die nach 1 bis 2 Wochen wieder abklingen. Danach

kann es Monate, meist sogar Jahre bis zum Manifestwerden des sogenannten *Lymphadenopathie*-Syndroms (Fieber, Nachtschweiß,
Durchfälle, Gewichtsverlust, Haut- und Schleimhautveränderun-
gen sowie länger anhaltende Lymphknotenschwellungen) kommen.
Vergrößerte Lymphknoten (außer solchen an den Leistenbeugen),
die länger als drei Monate bestehenbleiben und deren Durchmesser
mehr als 1 cm erreicht, sollten Anlaß für eine klärende serologische
Untersuchung sein.

Sobald das menschliche Immunsystem stärker geschädigt ist (u.a.
erkennbar am starken Absinken der sogenannten *T-Helfer-Zellen*
im Blut), entwickelt sich das ARC-Stadium (*Aids-Related-Com-
plex*) mit jetzt rasch deutlicher werdendem körperlichem Verfall,
lang andauernden Fieberschüben, sich durch die übliche Behandlung nicht bessernden Durchfällen, Lungenentzündung mit schwer
unterdrückbarem Husten sowie auch zunehmend deutlicher werdenden neurologischen und psychischen Symptomen: umschriebe-
ne Gefühlsstörungen, Merk- und Konzentrationsschwäche (erst
später Störungen im Bewegungsablauf) sowie zunehmender Persönlichkeitsabbau bis zur *Demenz* (Verblödung) und immer stärker
werdender depressiver Verstimmung. Diese neuropsychiatrischen
Symptome resultieren daher, daß der Hauptangriffspunkt des Virus
nicht unser Immunsystem ist (das dieser gefährlichste aller Krankheitserreger hauptsächlich als Eintrittspforte benutzt, um geschützt
in unseren Körper einzudringen und sich dort fast unangreifbar
vermehren zu können), sondern das Zentralnervensystem und insbesondere unser Gehirn.

Was uns Ärzten an dieser Krankheit besonderes Kopfzerbrechen
macht und auch ihre Behandlung so enorm erschwert, ist die Tatsache, daß dieses *neurotrope* (das Nervensystem angreifende) Virus in
unserem Organismus quasi einen Amoklauf in der Antikörperpro-
duktion auslöst und schließlich das Gesamtsystem unserer Abwehr
so gründlich durcheinanderbringt, daß es zu einem zellulären Bür-
gerkrieg in unserem Körper kommt. Man zählt die Aidsseuche daher zu den Autoimmunerkrankungen, die dadurch gekennzeichnet
sind, daß unser Körper (meist, aber nicht nur durch von außen ein-
gedrungene Krankheitserreger) so in seinen Reaktionen und Abwehrmaßnahmen irritiert wird, daß sich sein eigenes Immunab-
wehrsystem schließlich nicht mehr gegen den von außen eingebro-
chenen Feind, sondern in einem mörderischen Harakiri gegen sich
selber richtet. In jedem Aidskranken tobt also eine gigantische, ver-

zweifelte Abwehrschlacht mit der Produktion von Millionen Zellen und Antikörpern pro Minute.

Neben dem medizin-biologischen Problem, wirksame, den Erreger lähmende oder besser noch vernichtende Medikamente und gesunde, vor der Infektion schützende Impfverfahren zu entwickeln, ist die größte Herausforderung nicht nur für uns Ärzte, sondern unsere ganze Gesellschaft, wie wir mit den geschätzten hunderttausend infizierten Bundesbürgern (die Zahlenangaben schwanken zwischen 30 000 und 300 000) umzugehen gedenken.

Wir Ärzte verstehen zunächst einmal nicht das Polittheater um die Meldepflicht. Alle Geschlechtskrankheiten sind meldepflichtig, warum ausgerechnet die gefährlichste nicht! Die Bundesrepublik Deutschland und die Niederlande sind die einzigen Länder Europas, wo es noch keine Meldepflicht für die Immunschwächekrankheit gibt. Man kann das Recht auf individuelle Freiheit auch ad absurdum führen und beispielsweise unseren Chirurgen zumuten, Tag für Tag Operationen durchzuführen und mit dem Blut dieser Patienten in Berührung zu kommen, ohne zu wissen, bei welchem von ihnen eine Infektionsmöglichkeit gegeben ist. Wir verlangen auch von den Prostituierten, daß sie sich regelmäßig auf Syphilis (die es kaum noch gibt) und Gonorrhoe (die relativ harmlos und heute stets heilbar ist) untersuchen lassen, aber wir stellen es ihnen anheim, sich Aidsteste machen zu lassen oder nicht.

Belassen wir es bei dem Hinweis auf diese Widersprüchlichkeiten, eine fundierte Auseinandersetzung mit diesem Thema erfordert mehr Raum, als er hier zur Verfügung steht.

Merke: Aids ist eine Geschlechtskrankheit und wird deshalb fast ausschließlich durch Intimverkehr übertragen. Die Möglichkeit, sich durch Blutkonserven oder Blutplasma zu infizieren (ein Teil der 600 aids-positiven Kinder in der BRD wurde auf diese Weise verseucht), ist heute in unserm Land weitgehend, aber nicht hundertprozentig ausgeschlossen. »Safer Sex« (Kondombenutzung) ist ein relativer, aber auch kein 100 %iger Schutz.

Die Amerikaner empfehlen neuerdings auch Kondombenutzung beim oralen Verkehr, absolute Sicherheit gewährt nur die kaum praktizierbare ständige Enthaltsamkeit. Monogame, über lange Zeit bestehenbleibende Intimbeziehungen geben relativ große Sicherheit; Promiskuität und homosexuelle Praktiken stellen ein relativ hohes Risiko dar. Neben den homo- und bisexuellen Männern sind drogensüchtige Prostituierte das größte Infektionsrisiko, weil sie sich selbst auf der Suche nach dem nötigen Geld für ihre Stoffbeschaffung nicht schützen, weshalb der Durchseuchungsgrad bei ihnen besonders hoch ist. In ihrer Angst, durch Geldmangel nicht rechtzeitig und in benötigtem Umfang an Rauschgift heranzukommen, ist ihnen fast alles andere unwichtig und der Freier natürlich völlig gleichgültig. Wer mit einer solchen Person oder gar mehreren Intimverkehr pflegt, handelt in höchstem Grade leichtsinnig.

Außerordentlich wichtig zu wissen ist ferner: Im täglichen Leben besteht kaum Infektionsgefahr, weder durch Hautberührung, Küssen, Verunreinigung mit Urin und Kot der Erkrankten, gemeinsame Bad- und Duschebenutzung, gemeinsames Essen, sich die Hand geben, das gleiche Handtuch in Gebrauch haben, aus dem selben Glas trinken, zusammen in der Sauna sitzen, gemeinsam mit Aidspositiven schwimmen gehen usw. Ein vernünftiger medizinischer Grund, Aidskranke wie Aussätzige zu behandeln und diese sich in großer körperlicher und seelischer Not befindenden Menschen ins soziale Abseits zu stoßen besteht also nicht.

An dieser Front wird sich mehr als irgendwo sonst in den kommenden Jahren entscheiden, ob Anteil- und Rücksichtnahme, Humanität und Solidarität in unserer Gesellschaft nur Worthülsen sind oder ob wir sie dort tatsächlich geben und praktizieren, wo sie am dringendsten gebraucht werden.

11

Verlorene Jahre
Das Wohlstandsopfer

Gesundheit erflehen die Menschen von
den Göttern; daß es aber in ihrer eigenen
Hand liegt, diese zu bewahren, daran
denken sie nicht.

Demokrit

Diese mißbilligende Äußerung und Ermahnung des alten griechi-
schen Philosophen hat – obwohl vor fast 2 400 Jahren ausgesprochen – offensichtlich ihre Aktualität nicht verloren. Die Menschen
wünschen sich vom Schicksal Gesundheit und ein langes Leben,
aber dafür selbst etwas zu tun scheint ihnen zu allen Zeiten schwer-
gefallen zu sein.

Die berühmte »Venus von Willendorf« ist 20 000 Jahre alt, sie
wurde von den Archäologen in unserer Gegend ausgegraben und
zeigt, daß die Fettsucht *(Adipositas)* offenbar ein gesundheitliches
Problem darstellt, das so alt ist wie die Menschheit selbst. Wie wir
später sehen werden, ist sie eine der Normabweichungen im menschlichen Organismus, die den Betroffenen oft 20 oder 25 Jahre kaum
irgendwelche Beschwerden verursacht, sie dann aber aufgrund
zahlreicher Folgekrankheiten wie Bluthochdruck, Gicht, Diabetes,
Gallen- und Nierensteinleiden sowie vorzeitiger Arterienverschleiß
in aller Regel früher dahinscheiden läßt als normalgewichtige Personen.

Bevor wir uns eingehender mit der Adipositas und den anderen
»Wohlstandskrankheiten« auseinandersetzen, die neben den Herz-
und Hirndurchblutungsstörungen einer der Hauptgründe dafür
sind, warum die Bundesdeutschen heute im Durchschnitt nicht noch
älter werden, müssen wir noch auf die gewaltsamen Todesfälle in
unserem Land zu sprechen kommen, da die Zahl der durch sie verlorenen Lebensjahre besonders hoch ist. Zur Zeit sind es jährlich
rund 34 500 Bundesbürger, die durch fremde oder selbstverübte
Gewalt ihr Leben verlieren. Es sind rund 13 000 Selbsttötungen und
ca. 21 200 Unfälle sowie eine kleinere Zahl von Verbrechen, die

Menschen – fast immer unerwartet und oft schon in einer frühen Lebensphase – vom Leben zum Tode bringen, ihnen wertvolle Lebensjahre rauben, manchmal eine ganze oder sogar mehrere Lebensdekaden. Besonders tragisch ist es, wenn Kinder oder Jugendliche – ob durch eigenes oder fremdes Verschulden – oft von einer Sekunde zur anderen und aus voller Gesundheit heraus ihr Leben verlieren. Unter den Unfalltoten haben Verkehrstote einen Anteil von ca. 40 %. Jedes zehnte Opfer ist ein Kind, am stärksten gefährdet sind die Radfahrer und damit die älteren Kinder, die meisten von ihnen werden auf dem Schulweg Opfer verantwortungsloser Autofahrer.

Seit 1980 steigt die Zahl der todesmutigen Raser wieder an. In den blechernen Särgen am Straßenrand liegend, haben sie nicht einmal mehr Zeit, über die Sinnlosigkeit ihrer verlorenen Lebensjahre nachzudenken. Im täglichen Millionenduell auf unseren Autobahnen und Landstraßen werden die Sicherheitsabstände immer kürzer. Im neurotischen Prickeln des Geschwindigkeitsrausches beachtet der Fahrer nicht die Warnsignale seines Körpers, so etwa die Verdoppelung seines Pulsschlages bei einer Geschwindigkeit von 160 km/h, auch sein Blutdruck schießt (besonders kritisch für Bluthochdruckkranke) steil in die Höhe, weil seine potenten Streßhormone, Adrenalin und Noradrenalin, aus dem Nebennierenmark vermehrt ausgeschieden werden, um so stärker, je höher die Geschwindigkeit.

Und so wird um den Preis schwerer Verstümmelungen oder gar des Todes eine einzige Autofahrt zum letzten Weg in Siechtum oder Tod – verschenkte Jahre, verschenktes Leben, verlorene Gesundheit: »Born to run.« Jede Minute ein Verletzter, jede Stunde ein Getöteter, Tag für Tag 1 500 bis 2 000 Verunglückte: »Freie Fahrt für freie Bürger!« – freie Fahrt ins Jenseits oder in den Rollstuhl! Die Zahl der Verkehrsunfälle pro Jahr hat 1988 erstmals die 2-Millionen-Grenze überschritten, wobei etwa eine halbe Million Verletzte zu beklagen waren. Dabei sind es nicht die Deutschen schlechthin, die Amok laufen oder, genauer gesagt, fahren, sondern nur eine kleine Minderheit, die man durch radikale und sofort auszusprechende Fahrverbote aus dem Verkehr ziehen und zu einer Verhaltensänderung bringen muß. Außerdem könnte die Zahl der getöteten Kinder und der verletzten Kinder durch eine sehr einfache Maßnahme halbiert (!) werden: durch eine Geschwindigkeitsbeschränkung von 30 km/h in allen Wohngebieten.

Pulle – Pille – Verkehr

Neben dem Alkohol spielt Medikamenteneinnahme eine immer größer werdende Rolle bei der verkehrsgefährdenden Minderung der Reaktionsfähigkeit auf unseren Straßen. Bei jedem fünften Verkehrsunfall sind Alkohol oder Medikamente ursächlich mit im Spiel mit einer Relation Alkohol : Medikamente von etwa 10:1. Gefährlich werden die Pillen vor allem in Kombination mit Alkohol, da sie dessen negative Wirkung auf die Verkehrstüchtigkeit nicht additiv verstärken, sondern in im Einzelfall kaum vorhersehbarer Weise potenzieren. Daher Hände weg von der »Flasche« für alle diejenigen, die Medikamente einnehmen, die die mentale und kognitive Reaktionsart und -geschwindigkeit beeinträchtigen: Beruhigungsmittel und Sedativa aller Art, Stimulantien, Tranquilizer, Neuroleptika, Antidepressiva, aber auch zahlreiche Medikamente, die nicht zur Gruppe der Beruhigungs- und Schmerzmittel bzw. der Psychopharmaka gehören. Fragen Sie Ihren Arzt vorher und nicht hinterher, wenn's geknallt hat und Ihnen ein Prozeß ins Haus steht.

Auf dem 27. Deutschen Verkehrsgerichtstag in Goslar im Januar 1989 haben Richter und Verkehrsexperten verlangt, in Zukunft in der BRD jedem Kraftfahrer mit einem Alkoholgehalt von 0,8 Promille (je nach Körpergewicht und Trinkzeit ca. 1 l Bier oder 1/2 l Wein) den Führerschein abzunehmen, um die immer stärker ansteigende Zahl trunkenheitsbedingter Verkehrsunfälle in unserm Land einzudämmen.

Wir sind nicht nur das einzige Land mit »freier Fahrt für freie Bürger«, wir gestatten uns auch, erst ab einem Alkoholgehalt von 1,3 Promille absolute, den Führerscheinentzug obligatorisch mit sich bringende Fahruntüchtigkeit anzunehmen (auch wenn kein Unfall verursacht wurde). Ein 70 kg schwerer Mann erreicht einen solchen Wert nach folgendem Alkoholkonsum innerhalb von 3 Stunden: 3 l Bier oder 1,5 l Wein oder 12 (kleine) Schnäpse, Whisky oder Cognacs! Lassen Sie, lieber Leser, nach dieser konsumierten Alkoholmenge einmal in einem rechtsmedizinischen Institut Ihre Reaktionsart und -geschwindigkeit testen – Sie werden staunen, nein, Sie werden erschrecken!

Es muß ja nicht gleich 0,0 Promille sein wie im Ostblock oder in der Türkei, aber mit etwas mehr politischem Mut ließen sich verkehrspolitische Entscheidungen durchsetzen, die jährlich Tausenden von Bundesbürgern einen allzu frühen Tod und Zigtausenden bleibende und oft schwerwiegende Verstümmelungen oder Gesundheitsschäden ersparen würden. Leider nimmt in den letzten Jahren auch die Zahl alkoholisierter Frauen im Straßenverkehr beunruhigend rasch zu. Bei ihnen ist besonders oft die Kombination »Pulle und Pille« im Spiel, insbesondere weil doppelt so viele weibliche Personen wie männliche (häufig oder ständig) Psychopharmaka einnehmen. Vor allem in Verbindung mit Alkohol entfalten solche Substanzen nicht nur ihre reaktionsmindernde, sondern auch ihre enthemmende Wirkung. Daher grundsätzlich: Aus dem Verkehr, wer sich Pulle und Pille gleichzeitig leistet!

Die volkswirtschaftliche Seite des Problems der Verkehrsunfälle wird deutlich, wenn wir uns die Tatsache vor Augen halten, daß in der BRD jährlich 38 Milliarden DM Behandlungs- und Folgekosten durch solche Unfälle entstehen. So sind nach Angaben des Bundesverkehrsministeriums 1987 durch tödliche Unfälle 10 Milliarden und durch Unfälle mit verletzten Personen 8 Milliarden DM Kosten entstanden. Nach Angaben der Bundesanstalt für das Straßenwesen sind noch rund 10 Milliarden DM für Schadensersatzleistungen der Versicherungen hinzuzurechnen, da reine Unfallsachschäden in den entsprechenden Kostenaufstellungen nicht enthalten sind.

In visionärer Sicht hat der Dichter Hermann Hesse in seinem »Steppenwolf« bereits 1927 ein Horrorgemälde von den blutigen Straßenkämpfen gezeichnet, die sich Tag für Tag auf den Straßen der Welt abspielen:

Da riß es mich in eine laute und aufgeregte Welt. Auf den Straßen jagten Automobile ... Ich begriff sofort: es war der Kampf zwischen Menschen und Maschinen, lang vorbereitet, lang erwartet, lang gefürchtet, nun endlich zum Ausbruch gekommen. Überall lagen Tote und Zerfetzte herum, überall auch zerschmissene, verbogene, halbverbrannte Automobile, über dem wüsten Durcheinander kreisten Flugzeuge ...

Verlorene Jahre und verlorene Gesundheit sind neben dem Straßenverkehr, im Haushalt und an den Produktionsstätten unserer Wirtschaft aber noch auf einem anderen Betätigungsbereich zu beklagen, nämlich im Sport. Von der Öffentlichkeit kaum zur Kenntnis genommen, nehmen im Freizeitbereich die traumatischen Ereignisse ständig an Häufigkeit und Schwere zu. Die aus den USA zu uns herübergeschwappte Fitneßwelle führt inzwischen zahlenmäßig zu mehr Unfallereignissen bei Sport- und Freizeitaktivitäten als im Arbeitsbereich. Noch ist zwar die Zahl der tödlichen Unfälle nicht katastrophal hoch, doch nimmt die Rate der schweren Körperverletzungen mit bleibenden Gesundheitsschäden durch sportliche Aktivitäten von Jahr zu Jahr weiter zu, weil sich immer mehr Bundesbürger auch in riskanten Sportarten wie Drachenfliegen, Fallschirmspringen, Bergsteigen, Auto- und Motorradrennen usw. »hineinstürzen« und dabei immer weniger auf ihre Gesundheit achten.

Nach Untersuchungen von Thürauf haben sich in der BRD 1982 1,5 Millionen Unfallereignisse bei sportlicher Betätigung ereignet, die zu einem Arztbesuch geführt haben. Im gleichen Jahr waren es nur 1,4 Millionen entsprechender Vorkommnisse am Arbeitsplatz. Das Bundesgesundheitsamt gab im April 1989 bekannt, daß es im Jahre 1988 4,3 Millionen Sportverletzte gegeben habe, die insgesamt Kosten von etwa 5 Milliarden DM verursachten.

Auf einer Fachtagung über diesen Problemkreis im Jahre 1988 wurden Berechnungen vorgelegt, die erhellen, welche gesundheitliche und ökonomische Bedeutung inzwischen den durch sportliche Aktivität verursachten Gesundheitsschäden zukommt. Bei zweistündiger sportlicher Betätigung pro Woche durch 10 Millionen Bundesbürger ereignen sich dabei 12mal mehr Unfälle beim Sport als am Arbeitsplatz.

Durch Freitod verschenkte Jahre

Wenn man von den Drogentoten absieht, deren Zahl in den letzten Jahren wieder unheimlich stark ansteigt, sind die bittersten verlorenen Jahre für einen Menschen vielleicht diejenigen, die er sich durch vorzeitiges, freiwilliges Ausscheiden aus dem Leben selbst wegnimmt. Jahr für Jahr erfahren wir in unseren Medien etwas über die Zahl der Verkehrstoten auf unseren Straßen, aber kaum etwas über die Selbstmordrate in unserem Land. Mit 13 000 Suiziden lag die Zahl dieser Todesfälle 1987 um mehr als 50 % über der Zahl der auf unseren Straßen zu Tode gekommenen Menschen. Gleichgültig sieht unsere Gesellschaft über die Tatsache hinweg, daß sich in unserem Land jährlich die Bewohnerschaft einer ganzen Kleinstadt vom Leben zum Tode befördert.

Im Kapitel über die Sterbehilfe wurde über die Motive und die Umstände gesprochen, die solche Menschen veranlaßt, Hand an sich selber zu legen. Die Zahl der erfolglosen Selbstmordversuche liegt nach vorliegenden Statistiken um das Zehn- bis Zwangzigfache höher, außerdem gibt es eine große Dunkelziffer an Fällen, die der Öffentlichkeit aus Scham der Betroffenen oder ihrer Angehörigen oder aus sonstigen Gründen nicht zu Ohren kommen.

Mir selbst sind im Verlaufe meiner jetzt 30jährigen Berufstätigkeit drei Menschen begegnet, die freiwillig aus dem Leben geschieden sind, weil sie auch nach gründlicher und zunächst abwartender Analyse ihrer Lebenssituation zu dem resignierenden Entschluß gekommen waren, es lohne sich für sie nicht mehr, weiter zu leben. Als besonders entsetzlich ist mir der Suizid eines 61jährigen Mannes in Erinnerung geblieben, dessen selbstgewählter Tod am Fleischerhaken mir noch Jahre hindurch immer wieder durch meine Träume gegeistert ist:

Mitten in einen spannenden Tatort-Krimi am Sonntagabend läutet das Telefon, es ist die örtliche Polizeidienststelle, die mich zu einer Totenschau ruft, ein Mann hat sich aufgehängt.

Als ich wenige Minuten später am »Tatort« ankomme, führen mich zwei Polizeibeamte in das Bad einer kleinen Zweizimmerwohnung, an dessen Decke ein schätzungsweise 60 Jahre alter Mann hängt, der furchtbar aussieht: Sein Gesicht ist tief blaurot verfärbt, die Augen quellen ihm noch viel stärker als bei einem Frosch aus den Höhlen, die Zunge ist auf das Mehrfache ihres sonstigen Volumens angeschwollen, der Tote streckt sie weit aus dem Mund, als wolle er sich mit dieser verachtungsvollen Geste dafür rächen, in den Tod getrieben worden zu sein.

Das Lebenschicksal des Mannes und das Motiv für sein vorzeitiges Ausscheiden aus dem Leben ergibt sich aus einem Abschiedsbrief, den er sich am Hemd mit einer Nadel befestigt hat:

»An die Menschheit: Ich scheide in Bitterkeit und Einsamkeit, niemand hat mich gewollt, niemand hat mich verstanden, niemand hat mir geholfen. Ich habe die letzten Jahre einsam wie ein grauer Wolf gelebt, mit mir selbst gesprochen, weil niemand da war, der mir zuhören wollte. Ich weiß nicht, warum man mich nicht geliebt und warum man mich ausgestoßen hat. Ich wünsche niemandem, daß er so leben muß, wie ich es in den letzten drei Jahren habe tun müssen.

Ich scheide in Bitterkeit und Groll und klage all diejenigen an, die mir hätten helfen können, es aber nicht getan oder nicht gewollt haben. Ich habe mich darüber belesen, wie es ist, durch Selbsterhängung zu sterben und wie man danach aussieht. Ich möchte, daß diejenigen, die mich jetzt hier am Fleischerhaken an der Decke baumelnd antreffen, dieses Erlebnis an meine Familie weitergeben, die mich so schändlich im Stich gelassen hat und die ich mit der Erinnerung an diesen scheußlichen Anblick bestrafen möchte.«

Während ich den Totenschein ausfülle, wird einer der beiden Polizeibeamten plötzlich blaß, er stürzt aus dem Zimmer und kotzt auf den Flur des Hauses, weil er sich geniert, im Bad des Mannes, der sich erst vor kurzer Zeit erhängt hat, zu erbrechen.

Der Tote war mir unbekannt, ich war nur als der an diesem Sonntag eingeteilte Bereitschaftsarzt gerufen worden, später habe ich von den Nachbarn erfahren, daß der Mann sehr zurückgezogen gelebt hatte. Einer der Söhne des Verstorbenen teilte mir mit, die Ehe seiner Eltern wäre einige Jahre zuvor gescheitert, man habe sich im unguten getrennt. Nicht nur die Ehefrau, sondern auch die Kinder hatten danach jede Beziehung zum Vater abgebrochen.

Ein zweites Selbstmorderlebnis betraf ein Schulkind, das sich mit 13 Jahren wegen eines schulischen Versagens bzw. der empörten, verständnislosen und aggressiven Reaktion der Eltern auf »sein jämmerliches Versagen« mit einer großen Überdosis Schlaftabletten vergiftet hatte, so daß es trotz achttägiger Wiederbelebungsversuche in der Intensivstation eines nahe gelegenen Großkrankenhauses verstorben ist. Die Mutter des Jungen ist an diesem tragischen Ende ihres Kindes innerlich zerbrochen, sie lebt schon seit zehn Jahren in einem psychiatrischen Landeskrankenhaus.

Ist es nicht ein bedrückendes Symptom für die inhumane Lebensweise in unserer Gesellschaft, daß sich so viele alte, aber auch leider nicht wenige Kinder umbringen, weil ihnen das Leben nicht lebenswert erscheint? Dabei ist doch »der Sinn des Lebens das Leben«, wie es unlängst der Psychiater Asmus Finzen in seinem Buch über den Selbstmord kurz und treffend formuliert hat.

Leben die Reichen länger?

Krankwerden und Sterben ist sehr davon abhängig, wie die Menschen einer Gesellschaft leben. Dies zeigt sehr schnell ein Krankheits- und Sterblichkeitsvergleich zwischen den armen Entwicklungsländern und den reichen Industriestaaten. Schon bei der Geburt sind die Lebens- bzw. Überlebenschancen außerordentlich verschieden: Von tausend lebend geborenen Kindern sterben in der »ersten« Welt 11, in der dritten Welt dagegen 130. Während in Europa vor dem Ende des fünften Lebensjahres 3 % der Kinder zu Tode kommen, sind es in manchen afrikanischen Ländern 40 %, in einigen sogar 50 %. Das riesige jährliche Sterben wird einem jedoch erst voll bewußt, wenn man die absoluten Todeszahlen hört: Nach Angaben von WHO (Weltgesundheitsorganisation) und UNICEF (Weltkinderhilfswerk) sind 1987 14 Millionen Kinder, überwiegend an Hunger, Mangelernährung und Infektionskrankheiten, gestorben (täglich kommen daran 40 000 Kinder zu Tode), davon allein 2 Millionen an Masern und 3 Millionen an Durchfallerkrankungen, also Krankheitsbildern, die bei uns aufgrund des vorbeugenden Impfprogrammes nur noch selten auftreten oder durch die uns zur

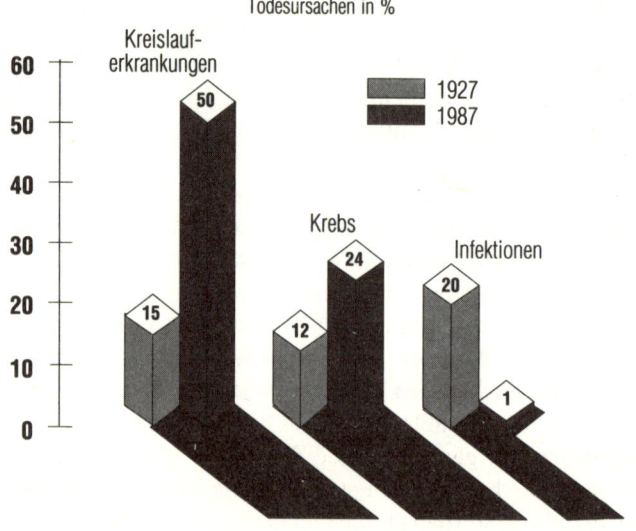

Herz- und Kreislauferkrankungen
Todesursachen in %

Verfügung stehende sichere medikamentöse Therapie mühelos beherrschbar sind.

Wie bei uns vor hundert Jahren liegt gegenwärtig die durchschnittliche Lebenserwartung in den unterentwickelten Ländern immer noch bei 45 bis 50 Jahren, während sie in den wohlhabenden Industriestaaten inzwischen auf 70 bis 71 Jahre angestiegen ist. Daraus errechnet sich ein Weltdurchschnitt von 62 Jahren. Die BRD nimmt mit einer mittleren Lebenserwartung von 71 Jahren für Männer und 78 Jahren für Frauen einen der vorderen Plätze auf der Weltrangliste der durchschnittlichen Lebenszeit ihrer Bewohner ein, noch etwa drei Jahre länger leben die Schweden, die Isländer, die Israelis und die Japaner.

Wie in allen anderen Industriestaaten sind auch in der BRD die Herz-Kreislauf-Erkrankungen zum Killer Nr. 1 geworden, dem inzwischen jeder zweite Mensch in unserem Land zum Opfer fällt. Die Grafik zeigt, daß dies vor 60 Jahren noch ganz anders war, und in dieser Tatsache spiegeln sich einerseits die geänderten Lebens- und Hygieneverhältnisse und zum andern die Entwicklung eines leistungsfähigen Gesundheitswesens und Medizinbetriebes. Von den zirka 700 000 Sterbefällen jährlich in der BRD entfallen heute 350 000 auf Herz-Kreislauf-Erkrankungen. Bei den Männern ist jeder siebte Todesfall auf einen Herzinfarkt zurückzuführen, während bei den Frauen Hirngefäßerkrankungen die häufigste Todesursache sind. Etwa ein Viertel aller Todesfälle war die Folge eines Krebsleidens. Andererseits hat man errechnet, daß bei 191,6 Krebstodesfällen auf 100 000 Einwohner durch bösartige Tumoren 1 803 000 potentielle Lebensjahre verlorengehen, durch Herz-Kreislauf-Erkrankungen dagegen trotz einer Todesrate von 324,4 nur 1 536 000.

Warum in den verschiedenen Industrienationen die Rate an Herz-Kreislauf-Erkrankungen und insbesondere an Herzinfarkten und Schlaganfällen so außerordentlich differiert, wie es Vergleichsstudien ausweisen, ist bis heute noch nicht restlos geklärt. So sterben beispielsweise in Schottland fünfmal soviel Menschen an einem Herzinfarkt wie in Spanien. Die deutschsprachigen Länder BRD, DDR und Österreich liegen in dieser Skala auf den Plätzen 13 bis 15, weltweit nehmen Rußland und die osteuropäischen Länder eine Spitzenposition ein, ganz am Ende der Vergleichszahlen liegen die Japaner als Menschen mit den stabilsten Herzen, die viermal seltener am Herzinfarkt sterben als die Deutschen.

Warum in Pirmasens doppelt soviel Menschen einen Herzinfarkt bekommen wie in Starnberg, ist ebenfalls noch weitgehend ungeklärt. In Pirmasens ist nicht nur die Säuglingssterblichkeit am höchsten und die durchschnittliche Lebenserwartung der Bürger am niedrigsten in der BRD, dort ereignen sich auch mehr Vergiftungen und Selbstmorde, und in dieser pfälzischen Mittelstadt bekommen auch mehr Menschen als sonstwo Darmleiden und Krebserkrankungen. Ohne daß dies unbedingt kausale Zusammenhänge aufdeckt, sei darauf hingewiesen, daß diese Region unseres Landes in vielerlei Hinsicht unterprivilegiert ist: Sie hat ein sehr niedriges Bildungsniveau und Durchschnittseinkommen und andererseits mehr Arbeitslose und Sozialhilfeempfänger als die meisten anderen Gebiete unserer Republik.

Macht Armsein also krankheitsanfälliger? Oder leben die Pfälzer ungesunder, und wenn ja, wieso? Ist schlechter Sozialstatus gekoppelt mit größerer Krankheitsanfälligkeit und vorzeitigem Tod? Sind diese verlorenen Jahre also mehr Schicksal als Schuld?

Oder wird in der Pfalz etwa mehr geraucht, unmäßiger gegessen und mehr Alkohol getrunken? Aus einer britischen Langzeitbeobachtung an 34 000 Ärzten wissen wir beispielsweise, daß die Raucher unter ihnen um durchschnittlich sieben Jahre früher verstorben sind als ihre nichtrauchenden Kollegen.[27] Daß die Pfälzer auch gern ihren Schoppen Wein täglich genießen, ist in der ganzen Republik bekannt – bekommen sie deshalb häufiger als sonstwo Krebserkrankungen, deren Entstehung mit Alkohol und ungesunder Ernährung in Beziehung gebracht wird?

Aus sozioepidemiologischen Erhebungen geht auch hervor, daß der durchschnittliche Fettverzehr und die tägliche Kalorienzufuhr armer Leute höher ist als bei gebildeten und wohlhabenden Schichten. Auch ist belegt, daß die sozialen Unterschichten durchschnittlich mehr Alkohol konsumieren und mehr Zigaretten rauchen und daß bei ihnen der gleichzeitige Mißbrauch beider Genußmittel deutlich häufiger anzutreffen ist als bei der Oberschicht.

In den USA haben in den vergangenen 20 Jahren – im Gegensatz zu Europa – koronare Herzkrankheit und Herzinfarkt um 20 % abgenommen, und zwar vor allem unter den sozial bessergestellten Schichten, die wesentlich seltener und weniger rauchen als die übrige Bevölkerung und die sich nach Bekanntwerden kausaler Zusammenhänge zwischen Lebensweise und vorzeitigem Tod auch um eine biologisch gesunde Lebensführung bemühen.

Wie allgemein bekannt sein dürfte, erkranken Männer etwa viermal so häufig an einem Herzinfarkt wie Frauen, die sich erst mit Eintritt der Wechseljahre in ihrer Infarkthäufigkeit allmählich dem männlichen Geschlecht annähern. Wenn eine Frau vor dem 40. Lebensjahr einen Herzinfarkt bekommt, kann man fast sicher sein, daß sie starke Raucherin war. Nimmt sie gleichzeitig die Pille, steigt ihr koronares Erkrankungsrisiko noch weiter erheblich an, weshalb wir Ärzte unseren rauchenden Patientinnen raten, wenn sie schon nicht auf das Rauchen glauben verzichten zu können, dann sollten sie doch wenigstens ab dem 35. Lebensjahr die Pille absetzen.

Daß die Entstehung eines Infarkts durch viele verschiedene Faktoren beeinflußt wird, erkennt man aber auch daran, daß es immerhin eine gewisse Zahl von Nichtrauchern gibt, die eine koronare Herzerkrankung bzw. einen Herzinfarkt bekommen. Ein hoher Teil unter ihnen ist zuckerkrank und/oder übergewichtig und führt ein zu bewegungsarmes Leben.

Streß und Herzinfarkt

Im psychosozialen Bereich gelten als gesundheitsgefährdend, besonders im Hinblick auf Herzkrankheiten: Wechselschichten und häufige Nachtarbeit, Hektik und Monotonie im Arbeitsprozeß (besonders aber die Kombination von beidem), Frustrationserlebnisse im Beruf und Privatsphäre (ausbleibender Erfolg, unerwarteter Karriereknick, Unterdrückung durch despotische Vorgesetzte), aber auch Sexual- und Partnerschaftskonflikte, die nach vergleichenden Untersuchungen Männern häufiger als Frauen auf das Herz zu drücken scheinen. Ein Erstinfarkt erhöht das Risiko für den zweiten auf das Vierfache. Ein zweieinhalbfaches Infarktrisiko haben übrigens diejenigen Männer, die mit Akademikerinnen verheiratet sind. Haben ihre tüchtigen Ehefrauen im Beruf noch mehr Erfolg als sie selbst oder verdienen sie mehr Geld, steigt das Infarktrisiko dieser Männer noch weiter beträchtlich an. Auch Bigamie ruiniert Männerherzen. Andererseits nimmt unter den Beduinen der Negev-Wüste, die in den guten alten Zeiten vier Frauen hatten, der Herzinfarkt immer mehr zu, seit sich dort die Monogamie durchgesetzt hat. Streß bedeutet eben für verschiedene Menschen Unterschiedliches, genauso wie Erfolg, Versagen, Glück, Leid, Einsamkeit, soziale Isolierung, Hektik, Beziehungsstörung, Angst etc. Inzwischen scheint aber festzustehen, daß dem individuellen psycho-mentalen Streß eine größere Bedeutung bei der Entstehung der koronaren Herzkrankheit und dem Herzinfarkt zukommt als dem sogenannten »Arbeitsstreß«.

Als sogenannter A-Verhaltenstyp bezeichnet man Menschen, die sich ständig unter Druck und Hektik setzen. Durch einen uns heute zur Verfügung stehenden, relativ einfachen Test wissen wir, daß solche Menschen die beiden Nebennierenmarkhormone Adrenalin und Noradrenalin bei jeder auch nur leichten seelischen Erregung oder Belastung in erhöhtem Maße bilden bzw. ausscheiden. Sie bewirken unter anderem einen Pulsfrequenz- und einen Blutdruckanstieg, setzen also den Kreislauf unter Druck und unseren Organismus in Leistungsbereitschaft, was dann naturgemäß im Laufe der Zeit zu vorzeitigen Verschleißerscheinungen am Gefäßsystem führt.

Mein Kollege J. Schmidt-Voigt hat diese Zusammenhänge neulich bildhaft und amüsant so formuliert:

»Es ist nicht entscheidend, wieviel Butter jemand ißt, sondern mit wem er sie ißt. Mit einem angenehmen Lebenspartner kann man fingerdick Butter essen, ohne Schaden zu nehmen. Wenn man aber einen Drachen zu Hause hat, genügen unter Umständen schon fünf Gramm Butter täglich, um jemanden reif für einen Herzinfarkt zu machen. Morgens Jogging machen, möglichst noch mit der Stoppuhr, und sich dann ärgern, daß andere mit dem Auto ins Büro fahren. Anschließend zu Hause noch irgendwelches Grünzeug oder trockene Müsligerichte essen und mißmutig auf die anderen herabschauen und ihnen das nicht gönnen, was sie essen . . . Wenn jemand raucht, schlecht verheiratet ist, einen hohen Blutdruck und Diabetes hat und außerdem als fauler Sack, der sich nicht bewegt, noch übergewichtig ist, bietet er ideale Voraussetzungen für Herzinfarkt und Schlaganfall.«

Nikotinmißbrauch ist eine häufige, aber nicht die alleinige Ursache, die die so sensiblen Herzkranzgefäße vorzeitig zugrunde richtet. Besonders gefährlich ist es, wenn bei einem Raucher sowohl eine Herz- wie eine Lungenerkrankung vorliegt. Nicht selten kommt in derartigen Fällen die tödliche Katastrophe aus heiterem Himmel und so schnell, daß jede ärztliche Hilfe vergeblich ist:

In der Nacht um 3 Uhr läutet das Telefon. Aus einem Traum aufgeschreckt, greife ich schlaftrunken zum Hörer, eine erregt sich überschlagende Männerstimme fordert mich auf: »Bitte kommen Sie sofort, meine Frau erstickt.« Die Wohnung der Patientin liegt $2^1/_2$ km entfernt in einem Vorort, die Fahrt dorthin scheint ewig zu dauern. In der Nähe des abseits der Landstraße liegenden Wohnhauses signalisiert mir die Tochter im Schlafanzug, daß ich am Ziel angekommen bin. Sie zittert vor Kälte und ruft nur immer wieder: »Sie atmet nicht mehr, sie atmet nicht mehr.«

Ich stürze ins Haus, die Frau liegt blaß und reglos auf dem Bett. Keine Atmung, keine Herzaktion, kein Puls mehr. Ihr Nachthemd ist verschmiert von Erbrochenem. Nach schneller mechanischer Reinigung des Mundes beginnen der Ehemann und ich mit der Wiederbelebung: Mund-zu-Mund-Atemspende und rhythmische Brustkorbkompressionen. Ohne Ergebnis. Es scheint eine Ewigkeit zu dauern, bis der sofort verständigte Notarztwagen mit dem diensttuenden Kollegen eintrifft. Mühsam haben wir in dem engen Schlafzimmer die Frau auf den Boden gelegt, aber auch die Fortsetzung der künstlichen Beatmung mit einem Beutel ändert an der trostlosen Situation nichts. Selbst nach der von meinem Kollegen vorgenommenen *Intubation* kommt es zu keinem Lebenszeichen mehr. Es besteht Herzstillstand, auch nach einem Elektroschock beginnt das Herz nicht mehr zu schlagen. Nach einer weiteren halben Stunde aussichtsloser Bemühungen geben wir auf: Die erst 39 Jahre alte Frau ist tot. Im ersten Stock des Hauses beginnt ein Kind in hemmungsloser Verzweiflung laut zu schreien.

Betreten und hilflos stehen wir herum, zwei Ärzte, zwei Polizisten und zwei Sanitäter; verlegen versuchen wir, Trost zu spenden, wo es keinen gibt. Während ich den Totenschein ausfülle, spule ich in meinem Gedächtnis die kurze Lebensgeschichte der Frau ab:

Seit 20 Jahren allergisches Bronchialasthma, trotzdem über all die Jahre 25 bis 30 Zigaretten täglich. Mehrere Kurbehandlungen bringen nur vorübergehende Besserung, eine Desensibilisierungstherapie bleibt ohne Effekt. Ständige Einnahme hoher Dosen die Bronchien entkrampfender Medikamente, über längere Zeiträume auch Nebennierenrindenhormone. Vor einem Jahr ergometrischer Nachweis einer koronaren Herzkrankheit, trotzdem keine Aufgabe des Rauchens. Jetziges Katastrophenereignis: Herzinfarkt mit Sekundenherztod durch Herzstillstand. Verhängnisvolle Kombination eines schweren Bronchialasthmas mit koronarer Herzkrankheit und dadurch gegebener Doppelbelastung von Herz und Lunge. Bilanz: viele auf dem Altar einer unsinnigen Lebensweise geopferte Jahre, ein unglücklicher Ehemann, zwei verzweifelte, allein gelassene Kinder!

Die Cholesterinschlacht

Eine zentrale Rolle bei der Entstehung einer vorzeitigen Aderverkalkung und damit bei Krankheit und Tod kommt offenbar einer Störung des Fettstoffwechsels zu, die sich als »Blutverfettung« äußert, wobei eine Erhöhung der Triglyzeride und/oder des Cholesterins die am häufigsten zu beobachtenden Normabweichungen sind. Eine krankhafte Erhöhung der Cholesterinwerte im Blut kommt nicht ganz selten als genetisch bedingte, also ererbte Stoffwechselstörung schon bei noch sehr jungen Menschen, manchmal sogar schon bei kleinen Kindern, vor und ist in diesen Fällen keine schuldhaft durch falsche oder Überernährung erworbene Krankheit. Sehr viel häufiger aber sind solche Fettstoffwechselstörungen »angegessen«, also durch eine überhöhte Zufuhr von Kalorien mit der Nahrung bedingt, wobei zwar meist ein Übermaß an fetten Speisen (besonders tierischem Fett) eine Rolle spielt, doch kann man sich auch durch reine Kohlehydrat- (seltener Eiweiß-)Ernährung eine solche Gesundheitsstörung erwerben, da der menschliche und tierische Organismus überzählig aufgenommene Kalorien nur in Form von Depotfett speichern kann. Bei gleicher Mengenzufuhr verleibt man sich mit Fett allerdings die doppelte Kalorienmenge ein, da reine Kohlehydrate und reine Eiweißstoffe pro Gramm nur etwa halb soviel Kalorien enthalten wie Fett, und zwar ganz gleich, ob pflanzliches oder tierisches Fett.

Neben dem Gesamtcholesterinwert, der für den menschlichen Organismus um so gefährlicher ist, je höher er liegt und je früher im Leben eine solche Normabweichung auftritt, ist auch die Zusammensetzung des Cholesterins von erheblicher Bedeutung. Das sogenannte HDL-Cholesterin (high density lipoproteid) hat eine gewisse Schutzwirkung auf unsere Adern, die besonders durch das LDL- und VLDL-Cholesterin (low density und very low density lipoproteid) zu vorzeitigem Verschluß, also einengender Verkalkung bis zum völligen Gefäßverschluß, gebracht werden.

Daß »schlechte« Blutfettwerte einen beträchtlichen Risikofaktor insbesondere für die Herzkranzgefäße darstellen, erscheint nach zahlreichen, über Jahrzehnte durchgeführten weltweiten Studien heute als ziemlich gesichert. Wissen sollten Patienten vor allem, daß es für einen 30jährigen mit einem erhöhten Cholesterinwert sehr viel gefährlicher ist, mit einer solchen Stoffwechselstörung zu leben, als für einen Menschen, der bereits 60 Jahre oder älter ist. Die Behandlungsnotwendigkeit ist im ersteren Falle daher von wesentlich größerer Bedeutung hinsichtlich einer vermeidbaren lebensgefährlichen Herz-Kreislauf-Erkrankung (insbesondere eines Herzinfarktes) und damit eines vorzeitigen Todes.

Besonders steil steigt das Risiko, vor Erreichen der biologischen Lebensgrenze krank zu werden und zu sterben, wenn neben einer solchen Fettstoffwechselstörung noch weitere Risikofaktoren für Herz und Gefäßsystem bestehen, in erster Linie ein erhöhter Blutdruck, ein Diabetes oder eine Fettsucht. Wie bei den Frauen die Kombination Pille + Rauchen kritisch ist, gilt dies bei Männern für die Kombination Fettstoffwechselstörung + Nikotinmißbrauch.

Daß ein Zusammenhang der Ernährung und damit auch der Fettstoffwechselstörungen mit der Infarkthäufigkeit existieren muß, zeigen die genannten internationalen Untersuchungen: So erkranken beispielsweise die Skandinavier, die durchschnittlich mit ihrer Nahrung 40 % und mehr Fettkalorien zu sich nehmen, viermal so oft an einem Herzinfarkt wie die Menschen in den mediterranen Ländern Spanien und Süditalien, wo der Fettanteil in der Nahrung nur 25 % beträgt. Das eine Zeitlang als ungesund eingeschätzte Olivenöl ist nicht zuletzt aufgrund solcher Beobachtungen inzwischen rehabilitiert, als besonders gefährlich gelten derzeit die »unsichtbaren« Fette in unseren »Kalorienbomben« (Backwaren, Wurst, Gebratenes, Gehacktes usw.).

Günstig für das Herz-Kreislauf-System, ebenso wie für die Gesundheit überhaupt, scheint eine eiweiß- und ballaststoffreiche Ernährung (in erster Linie Vollkornbrot, Kartoffeln, Reis, Frischobst und -gemüse und Fisch) und eine gleichzeitig fettarme Kost (weniger als 30 % Kalorienanteil) zu sein. Die Europäische Arteriosklerose-Gesellschaft (EAS) hat 1988 in London folgende Grundsätze für die Zusammensetzung einer gesunden Nahrung aufgestellt: Gesamtkalorienzahl aufteilen in Kohlehydrate 50 bis 60 %, Proteine 10 bis 20 %, Fette höchstens 30 %, wobei möglichst ein Drittel aus gesättigten, ein Drittel aus einfach ungesättigten und ein Drittel aus mehrfach ungesättigten Fettsäuren bestehen soll. Nahrungscholesterin (besonders im Eigelb, Innereien, tierischem Fett) unter 300 mg.

Noch ist die Butter-Margarine-Schlacht nicht entschieden (ob die einfach oder mehrfach ungesättigten Fettsäuren in Pflanzenfetten und -ölen dem Menschen und seinen Gefäßen wirklich zuträglicher sind als gesättigte, die im wesentlichen in Tierfetten vorhanden sind, wissen wir immer noch nicht mit zweifelsfreier Sicherheit!), da bahnen sich schon neue Kämpfe an: Aufgrund ihres hohen Stearinsäuregehaltes – so behauptet beispielsweise Dr. A. Bonanome aus Dallas – sei Fleischfett weniger schädlich als Butter, da es im Blut die besonders schädlichen LDL-Lipoproteine senke und die Gesamtcholesterinwerte nicht oder kaum erhöhe, während Butter und Palmenfett im Experiment an Freiwilligen die Cholesterinwerte um 20 % in die Höhe getrieben habe.

In unseren Fachzeitschriften werden wir Ärzte unablässig und Tag für Tag mit ganzseitigen Inseraten bombardiert: Becel ist gesund (Pflanzenfetthersteller), Butter ist keineswegs schädlich (Landwirtschafts- bzw. Butterlobby)! Eine dritte Interessengruppe versucht – letzter Schrei auf dem Lipidschlachtfeld –, uns von den einzigartigen Vorzügen des Fischöls zu überzeugen. Es scheinen die Omega-3-Säuren im Hochseefischfett (Makrelen, Lachs) zu sein, die das Wunder vollbringen, daß Eskimos und japanische Küstenfischer trotz großem Fettkonsum so selten an koronarer Herzkrankheit bzw. Herzinfarkt erkranken.

Um aber die nötige Menge Fischfett in den Bauch zu bekommen, müßten wir täglich 300 g Hochseefisch konsumieren, was eine Steigerung unseres derzeitigen durchschnittlichen Verzehrs um 1 000 % bedeuten würde. Um uns dies zu ersparen, hat die clevere Pharmaindustrie längst Fischölkapseln auf den Markt gebracht, von denen man aber 16 bis 20 und mehr pro Tag verschlingen muß, wenn man eine Wirkung (in erster Linie eine Senkung der Triglyzeride, angeblich auch eine Verminderung der Thromboseneigung) erzielen will. Neben den relativ hohen Kosten ist auch die Geruchsbelästigung unangenehm, die aus den Körperöffnungen und über die Haut wahrnehmbar wird.

In der Bevölkerung hat sich übrigens – wie bei kaum einem anderen gesundheitlichen Risikofaktor – die Kenntnis von der negativen Wirkung einer Fettstoffwechselstörung auf Herz und Gefäße verbreitet. Um nichts werden wir praktischen Ärzte und Internisten von unseren Patienten bei Blutuntersuchungen so häufig gebeten wie um die Erstellung eines Lipidstatus (Bestimmung der Blutfettwerte). Nur – je weniger die Menschen bereit sind, aus einer bestehenden Erhöhung der Werte die Konsequenzen zu ziehen, desto häufiger lassen sie sich »ihren« Lipidstatus machen. Obwohl der medizinische Nutzen lipidsenkender Medikamente bis heute nicht zweifelsfrei belegt ist, schlucken die Menschen lieber Pillen oder neuerdings Fischölkapseln, als sich vernünftig zu ernähren.

Der neueste Hit sind übrigens inzwischen Haifischölkapseln, die derzeit in Skandinavien bereits reißenden Absatz finden. Sie sollen vor Krebs schützen. Bewiesen oder auch nur wahrscheinlich gemacht hat das zwar bis jetzt niemand, man schließt das ganz einfach analog daraus, daß Haifische die einzigen Tiere sind, die grundsätzlich nicht an Krebs erkranken und denen man auch Krebs nicht »einimpfen« kann. Wer dann trotz regelmäßigen Konsums von Haifischleberöl (es schmeckt nicht gut und riecht auch nicht besser als Lachsöl!) dann eines Tages dennoch aufgrund einer Krebserkrankung ins Jenseits abgefahren ist, darf als Trost mitnehmen, daß durch den Konsum von Haifischleberöl seine Haut etwas besser vor den Wirkungen der Sonnenstrahlen und möglicherweise auch vor Röntgenstrahlen geschützt war. Eine die körperliche Immunität aktivierende bzw. stimulierende Wirkung wird von forschen Pseudoforschern überdies als möglich bis wahrscheinlich angenommen, auf meine telefonische Anfrage bei einem solchen skandinavischen »Experten« bekam ich als Antwort allerdings nur phantasievolle Vermutungen und, als ich mit Fragen nachbohrte, nur ein verlegenes Schweigen.

Es ist erstaunlich, wie oft man in der angeblich heute so wissenschaftlich fundierten Medizin statt zweifelsfrei gesichertem Wissen von unseren sich oft so selbstsicher fühlenden Koryphäen nur Vermutungen, Annahmen, Unterstellungen und Wahrscheinlichkeits-Prognosen bekommt. Spätestens seit die Europäische Arteriosklerose-Gesellschaft verkündet hat, ein Gesamtcholesterinwert von 200 mg/dl signalisiere ein erhöhtes koronares Risiko, er müsse daher ebenso wie das LDL-Cholesterin (auf weniger als 135 bis 155 mg/dl) und die Triglyzeride (auf unter 150 mg/dl) gesenkt und gleichzeitig das HDL-Cholesterin auf über 35 mg/dl angehoben werden, beginnen viele von uns Ärzten an der medizinischen Front den Kopf über unsere »Lipidpäpste« zu schütteln. Bei derart radikalen Prämissen und daraus abgeleiteten Forderungen wäre bereits jeder zweite erwachsene Bundesdeutsche ein potential kranker Mensch, und da schlechte Fettwerte besonders mit der Infarkthäufigkeit in Zusammenhang stehen, impfen wir Millionen unserer Mitbürger eine für die meisten in Wirklichkeit gar nicht begründete

Herzangst mit psychologischen und dadurch später eventuell auch biologischen Folgen ein, die möglicherweise sehr viel negativer sind als das Bestehenlassen nicht allzu stark pathologisch veränderter Fettwerte. Bis heute hat nicht eine der zahlreichen existierenden epidemiologischen Langzeitstudien eine Kausalität zwischen *Hypercholesterinämie* (Erhöhung der Cholesterinwerte im Blut) und Infarkthäufigkeit wirklich zweifelsfrei bewiesen. Wir wissen nur, daß ab einem Cholesterinspiegel oberhalb von 250 mg/dl die koronare Herzkrankheit parallel zu diesen Blutfettwerten zunimmt, und zwar um so mehr, je früher eine solche Fettstoffwechselstörung manifest wird. Aber so wenig Fieber die Ursache eines Infektes oder ein erhöhter Blutzucker die Ursache der Zuckerkrankheit ist, können wir aus der Parallelität hoher Blutcholesterinwerte und Infarkthäufigkeit Rückschlüsse auf kausalgenetische Zusammenhänge ziehen.

Eine der aufwendigsten epidemiologischen Forschungsarbeiten zu dieser Fragestellung stammt aus der DDR (MONIKA-Studie), an der sich in 39 Kreisen 3 Millionen DDR-Bürger beteiligt hatten. Im Vergleich der Registerdaten aus dem Jahre 1970 und 1984/85 ließ sich bei den Herz-Kreislauf-Erkrankungen weder eine Senkung der Neuerkrankungsrate noch der Sterblichkeitsrate feststellen, obwohl eine deutliche Verbesserung der prähospitalen Behandlung und Verkürzung der prähospitalen Verzögerungszeiten sowie eine durchschnittliche Verbesserung der apparativ-technischen Ausstattung erzielt wurde. Im gleichen Zeitraum waren insbesondere bei den Männern nicht nur die Cholesterinwerte, sondern auch das Körpergewicht und der mittlere Blutdruck angestiegen. Ähnlich wie in der BRD hat in dieser Zeit auch der Fettanteil in der Ernährung zugenommen, ebenso die durchschnittliche Nikotin- und Alkoholmenge. Wir haben hier also ein ganzes Bündel von möglichen Ursachen vor uns als Erklärung für das in dieser Zeit erfolgte, scheinbar unaufhaltsame Zunehmen der Herz-Kreislauf-Erkrankungen und die wachsende Erfolglosigkeit medizinisch-epidemiologischer Schadenbegrenzungsbemühungen.

Was ich mit diesen kritischen Anmerkungen zur Cholesterindebatte bezwecken möchte? Zunächst möchte ich die Menschen dafür sensibilisieren, medizinischen »Wahrheiten« von heute nicht eine ähnliche Sicherheit wie mathematischen oder »göttlichen« Wahrheiten zuzumessen. Lassen Sie sich also nicht von jeder neuen Publikation zu diesem oder einem anderen medizinischen Thema beunruhigen oder gar verrückt machen! Die medizinischen Wahrheiten von heute sind oft die kaum mehr begreifbaren Lügen von morgen. Als Laie macht man sich keine Vorstellung davon, wie oft sich die Medizin oder, sagen wir genauer, die Mediziner in der tausendjährigen Geschichte ihres Berufsstandes bereits geirrt haben.

Mir wird nachträglich noch schlecht, wenn ich mir die vor wenigen Jahrzehnten aufgestellten »gesundmachenden« Diäten für verschiedene Ernährungsstörungen und Erkrankungen (Magen-Darm-Krankheiten, Geschwüre, Schleimhautentzündungen, Steinbildungen in der Gallenblase oder Niere) vor Augen führe. Man hat unzähligen Menschen damit günstigstenfalls über Wochen und Monate, oft aber über viele Jahre ihre Lebensfreude getrübt, ohne daß sie dafür im geringsten einen medizinischen bzw. biologischen Nutzen gehabt hätten. Hören Sie daher weder derzeit noch in Zukunft auf doktrinäre Ideologen, die aus Profilneurose, Karrieresucht oder sonstiger Wichtigtuerei so tun, als hätten sie den Stein der Weisen bezüglich unserer Herz-Kreislauf-Erkrankungen oder sonstiger Gesundheitsstörungen gefunden.

Gesichert ist an dem ganzen Lipidtheater bisher lediglich folgendes: Ein höherer Anteil als 30 % Fett in unserer Ernährung ist wahrscheinlich ungesund und kann die Entstehung bestimmter Krankheiten, insbesondere solcher des Magen-Darm-Kanals und des Herz-Kreislauf-Systems, und auch der Krebsleiden offensichtlich begünstigen. Viel eindeutiger gesichert hinsichtlich ihrer gesundheitsschädigenden Wirkung sind dagegen eine überkalorische zu reichhaltige Ernährung und in noch stärkerem Maß ein Überkonsum an den Genußmitteln Nikotin und Alkohol sowie ein langfristig über der Norm liegender Blutdruck.

Das Schadstoff-Medienspektakel

In den letzten Jahren werden hier in der BRD die Menschen wie in keinem anderen Land der Erde fast täglich in den Tageszeitungen, besonders den Boulevardblättern, den Illustrierten sowie den Fernsehmagazinen, mit Meldungen über die immer mehr zunehmende Vergiftung unserer Böden und damit unserer Nutzpflanzen sowie unserer Schlachttiere und somit auch des menschlichen Organismus bombardiert.

Nicht daß die Zahlenangaben etwa über den Gehalt von Seefischen an Blei, Quecksilber, Thallium und Kadmium nicht zuträfen, unzutreffend ist nur, daß die im Fischfleisch gemessenen Restbestände eine solche Gefährdung der menschlichen Ernährung darstellen. Ein starker Raucher nimmt täglich in seinem Glimmstengelrauch ein Mehrfaches der Menge Kadmium auf, die er sich je mit Lebensmitteln einverleiben könnte. Noch kein Arzt hat je einen Patienten zu Gesicht bekommen, der nur durch die zur Zeit in Nahrungsmitteln vorhandenen Restbestände von Schwermetallen, Schädlingsbekämpfungs- und Düngemitteln oder durch die Arzneimittelreste in Tieren akut oder chronisch krank geworden wäre.

So war beispielsweise der bundesdeutsche »Hormonkälberskandal« aus dem Jahre 1988 insoweit eine Erfindung der Medien, als durch die Sexualhormonbehandlung junger Kälber keinerlei gesundheitliche Gefährdung unserer Bevölkerung entstanden wäre. Schon seit Jahren essen wir unbeanstandet argentinische und amerikanische Steaks von hormonbehandelten Schlachttieren. Die überstürzte, von Politikern erzwungene Notschlachtung Tausender von Tieren in Nordrhein-Westfalen war also eine hysterische Überreaktion. Denn die in der Tierzucht verwendeten Hormone werden in der menschlichen Leber abgebaut und damit völlig neutralisiert. Im übrigen nimmt eine Frau mit einer einzigen Antibabypille täglich eine Menge synthetisch hergestellter Sexualhormone auf, die etwa derjenigen Substanzmenge entsprechen würde, die jemand in sich aufnimmt, wenn er an einem einzigen Tag das Fleisch von einem Dutzend Kälbern verspeisen würde. Ich möchte nicht mißverstanden werden: Dies ist kein Plädoyer für die Hormonmafia, sondern ein Appell an alle, sich nicht verrückt machen zu lassen.

Im Gedächtnis ist noch die panische Reaktion nach dem Tschernobyl-GAU mit großangelegten Nahrungsmittel-Vernichtungsaktionen besonders in der BRD und der vorübergehenden, völlig unbegründeten Furcht der Mütter, ihre Kinder auf Spielplätze, Wiesen oder den Wald zu lassen. Das Mehr an Strahlenbelastung der Bevölkerung nach dieser Atomindustriekatastrophe betrug in unserem Land zwischen 20 und 50 % derjenigen Strahlenbelastungsmenge, die wir seit Urzeiten (ausgesendet von radioaktivem Gesteinsbodenmaterial) in uns aufnehmen. Superschlaue Scheinexperten haben uns damals schon bis auf die Stelle hinterm Komma prognostiziert, wieviel mehr Bundesbürger in 20 oder 30 Jahren deswegen besonders an Schilddrüsenkrebs, aber auch an anderen

Tumoren sterben würden. Wochenlang bekam man mancherorts keine Jodtabletten mehr, weil diese, in hoher Dosis genommen, die Aufnahme radioaktiven Materials durch die Schilddrüse weitgehend hemmen.

Um auch hier keine Mißverständnisse aufkommen zu lassen: Wir Mediziner, Biologen und Ernährungswissenschaftler sind grundsätzlich und mit durchaus vernünftigen Argumenten gegen jede krankmachende Manipulation unserer Nutzflächenböden und damit indirekt unserer Pflanzenernährung, und wir werden auch in Zukunft, wie schon stets in der Vergangenheit, vehement (bisher aber weitgehend erfolglos) gegen jede pharmakologische »Verseuchung« unserer Nutztiere protestieren, in denen man mittlerweile die neuesten Errungenschaften unserer Pharmaindustrie in kaum mehr übersehbarer Zahl wiederfinden kann: Sulfonamide, Antibiotika, Hustenmittel (wegen der »Fleischverbesserung«), Betablokker, Psychopharmaka etc. Diesen Mißbrauch zu bekämpfen ist eine wichtige Sache und Aufgabe unserer politischen und juristischen Instanzen. Unsere Bevölkerung ständig mit den neuesten, in ihrer Bedeutung weit überschätzten Nahrungsmittel-Schadstoffreporten zu überfallen und zu sensibilisieren ist eine andere Sache.

Derzeit will der deutsche Allergikerbund zum Beispiel mit beunruhigenden Zahlen Aufsehen erregen: 20 Millionen Bundesbürger würden bereits unter allergischen Reaktionen und Krankheiten leiden durch eine immer hemmungsloser betriebene Chemisierung unserer Welt und unseres Lebens. Zunächst einmal ist die Zahl der Allergiker nach entsprechenden medizinischen Statistiken wesentlich niedriger, mit 10 % unserer Bevölkerung aber dennoch bedenklich hoch. Nur: Die Zahl dieser allergisch reagierenden Menschen nimmt durch die zunehmende Chemisierung unserer Umwelt natürlich nicht wesentlich zu, da solche Reaktionsweisen in der Genstruktur des Individuums begründet, also ererbt sind. Somit steigt die Zahl der Kranken nicht mit der gleichen explosiven Geschwindigkeit wie die Zahl der Allergien auslösenden bzw. induzierenden Stoffe. Auch ist klarzustellen, daß die ganz überwiegende Zahl wirklich gefährlicher nahrungsmittelallergischer Reaktionen durch die entsprechenden Nahrungsmittel selbst (besonders häufig durch Mehl, Ei, Fisch, Schalentiere und Gewürze) ausgelöst wird und nicht durch Nahrungsmittelzusatzstoffe.

Auch hier sind wir Mediziner natürlich gegen den immer stärker um sich greifenden Unsinn, aus optischen Gründen und unter Chemieeinsatz Kalbfleisch weißer zu machen, als es normalerweise ist, Tomaten roter, als die Natur es bestimmt hat, und dergleichen mehr an »Vorspiegelungen falscher Tatsachen«. Auch zahlreiche Farb- und Konservierungsstoffe in unseren Nährmitteln sind heute in der Ära der Kühlschränke und Tiefgefriertruhen großenteils entbehrlich, und die Verbraucher sollten wissen, daß Frischnahrung stets nicht nur besser bekömmlich, sondern auch biologisch gesünder ist als jede Art von Fertig- oder Konservennahrungsmitteln. Wenn die Konsumenten wüßten, in wie großem Stil unsere Nahrungsmittelindustrie Chemie einsetzt, würden sie vielleicht eher bereit sein, auf den Markt zu gehen, um sich täglich oder wenigstens jeden zweiten oder dritten Tag Frischobst und -gemüse sowie andere, möglichst wenig denaturierte Lebensmittel zu kaufen.

Leider wird derzeit allerdings mit dem Begriff »biologisch angebaut« hemmungslos Schindluder getrieben, da die auf unserem Lebensmittelmarkt befindliche Menge solcher Produkte etwa zehnmal so groß ist wie die derzeit biologisch bearbeitete Anbaufläche in der BRD. Da in unseren Nachbarstaaten noch stärker als bei uns die Produktionssteigerung und nicht eine bodenschonende Landwirtschaft im Mittelpunkt steht, ist klar, daß ein Großteil der angeblich »biologischen« Anbauprodukte in Wirklichkeit nur unter diesem werbewirksamen Etikett an den Mann bzw. die Frau gebracht wird. Außerdem können sich nur die Wohlhabenden eine konsequent biologische Lebensweise auch finanziell leisten, solange Bioprodukte im Schnitt 72 % mehr als herkömmliche Produkte gleicher Art kosten (Vollkornmehl aus kontrolliertem biologischem Anbau kostet sogar etwa das Vierfache von »normalem« Mehl). Übrigens: Die meisten und insbesondere die gefährlichsten Schadstoffe kommen über Regen und Wind auf unsere Pflanzen, und davor kann sie leider auch der Biobauer nicht schützen.

Der krankmachende Überfluß

Wenn man auf eine Kurzformel bringen will, worauf die so häufig gewordenen kostenträchtigen Ernährungsschäden in unserer Bevölkerung im wesentlichen zurückgehen, könnte man sagen: zu viel, zu fett, zu süß und zu salzig.

Nach den Amerikanern (täglicher durchschnittlicher Kilokalorienkonsum: 3 700) sind die Bundesbürger die zweitgrößten Fresser

Ernährungsbedingte Krankheitskosten

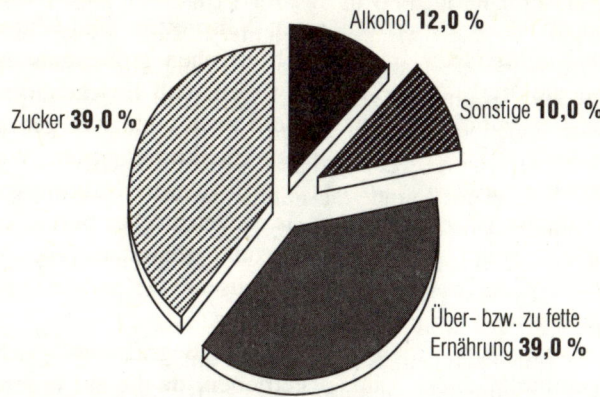

Alkohol **12,0 %**

Sonstige **10,0 %**

Zucker **39,0 %**

Über- bzw. zu fette
Ernährung **39,0 %**

Von den Gesamtkrankheitskosten des Jahres 1986 in Höhe von 206 Mrd. DM
sind nach Berechnungen der Deutschen Gesellschaft für Ernährung
56 Mrd. DM (27 %) durch falsche Ernährung verursacht worden.

dieser Erde (3 500 Kilokalorien), gefolgt von den Schweizern
(3 400) und den Holländern (3 300). Man beachte, daß unsere französischen Nachbarn, die als größte Feinschmecker der Welt gelten,
in diesem Spitzenquartett nicht vertreten sind.

Dennoch hat auch bei den Nachfahren der Gallier die Fettsucht –
wenn auch nicht so stark wie in der Bundesrepublik – deutlich zugenommen und – was die französische Regierung berechtigterweise
zunehmend beunruhigt – vor allem unter den jungen Franzosen.
Das französische Kulturministerium hat daher jetzt eine großangelegte Aufklärungsaktion über gesunde Ernährung in den Schulen
begonnen, und zwar schon in den ersten Klassen der Grundschule,
weil größere epidemiologische Untersuchungen ergeben haben,
daß zum einen Übergewicht um so gesundheitlich bedenklicher ist,
je früher es auftritt, und daß es zum anderen vor allem die sozialen
Unterschichten sind, deren Kinder durch zu reichhaltige Ernährung
fett werden. Mit früheren in den Gymnasien durchgeführten Auf-
klärungsaktionen erreichte man also nur noch den kleineren Teil
der jungen französischen »Rundbäuche«. Durch repräsentative
Analysen haben die Franzosen in jüngster Zeit festgestellt, daß unter den gebildetsten Schichten, insbesondere in intellektuellen Fa-

milien, Fettsucht grundsätzlich seltener ist, und zwar sowohl bei den Eltern wie auch bei der Nachkommenschaft.

Über das Zuviel an Fett in unserer Ernährung haben wir bereits gesprochen, kommen wir nun zu dem Problem des »zu süß«: Obwohl bereits in den Nachkriegsjahren kohlehydratreiche Backwaren aller Art sprunghaft zugenommen haben, haben wir unseren Zuckerverbrauch auch in den letzten 20 Jahren noch einmal um weitere 20 % gesteigert. Mit all den »leckeren« Sachen – wem läuft nicht das Wasser im Munde zusammen, wenn er in einer leistungsstarken bundesdeutschen Konditorei steht – lassen sich problemlos Überkalorien zuführen. Der das Hungergefühl entscheidend mitbestimmende Insulingehalt unseres Blutes weist unter dem Verzehr solcher »leeren«, weil biologisch weitgehend wertlosen Kohlehydrate wesentlich stärkere Schwankungen auf, als wenn man etwa die gleiche Kalorienmenge durch komplex aufgebaute Kohlehydrate zu sich nimmt, etwa dunkles Brot, oder wenn man aus Eiweiß und Kohlehydrat gemischt zusammengesetzte Nahrungsprodukte verspeist.

Jeder hat sicher schon die Erfahrung gemacht, daß sein Hungergefühl schneller wieder auftaucht, wenn er zum Beispiel Backwaren mit einem Kaloriengehalt von 400 gegessen hat, als wenn er die gleiche Menge an Fleisch oder vegetarischen Nahrungsmitteln zu sich genommen hat. Ein Zuviel an Süß bedeutet also fast stets überkalorische Ernährung mit daraus resultierender Fettsucht. Eine weitere große Gefahr dieser »leckeren« Kohlehydrate ist ihre diabetesinduzierende Wirkung, wie man nach einer Latenz von 10 bis 20 Jahren bei vielen der spät zuckerkrank gewordenen Menschen beobachten kann (sogenannter Typ II b der Zuckerkrankheit).

Süß macht zuckerkrank

Während der juvenile oder Typ-I-Diabetes in der Bundesrepublik mit 80- bis 100 000 Personen nach wie vor relativ selten ist – er ist eine teilweise genetisch vorbestimmte, wahrscheinlich durch Virusinfektion induzierte Immunerkrankung –, ist die Zahl der »Wohlstands«-Diabetiker seit 1945 kontinuierlich und sprunghaft bis zur jetzigen Höhe von mehr als 2,5 Millionen diabetischer Bundesbürger angestiegen, so daß heute 3 bis 4 % unserer Bevölkerung mehr oder weniger stark zuckerkrank sind. 85 % von ihnen sind (meist deutlich) übergewichtig (Typ II b), nur ein kleiner Teil (Typ II a) ist normalgewichtig, sehr wenige sind untergewichtig. Da diese alles andere als harmlose Störung des Kohlehydrat-Stoffwechsels über viele Jahre hindurch keine die Kranken belästigenden bzw. warnenden Beschwerden und Symptome hervorruft, wird ihre Gefährlichkeit in Laienkreisen enorm unterschätzt.

Besonders das arterielle Gefäßsystem altert unter dem Einfluß dieser Stoffwechselstörung wesentlich rascher und intensiver, so daß diese Menschen deutlich häufiger einen Herzinfarkt, einen Schlaganfall oder eine arterielle Verschlußkrankheit der Beine bekommen. Auch chronische Nierenschäden bis hin zur dialysepflichtigen Harnsäurevergiftung und schweren Schäden an den Augen sowie Kribbelgefühl oder Lähmungen erzeugenden Nervenschäden zählen zu den Sekundärfolgen der Zuckerkrankheit, die man als sogenannte Spätkomplikationen zusammenfaßt. Nicht weniger als 800 000 Bundesbürger haben beispielsweise eine *diabetische Retinopathie* (gefährliche Netzhauterkrankung, sie ist mit weitem Abstand die häufigste Ursache für eine Erblindung in der BRD). Wichtig zu wissen für den Zuckerkranken ist, daß im Organismus nur in der Muskulatur Zucker ohne Insulin verbrannt werden kann.

Folgerung: Körperlich-sportliche Aktivität ist wichtig und nützlich. Sie entlastet bzw. glättet den Stoffwechsel und führt damit zu einer besseren »Einstellung« des Diabetes. Nur eine solche aber vermag langfristig die für das Schicksal und die Lebenserwartung des Diabetikers so entscheidenden Spätkomplikationen – besonders an den arteriellen Gefäßen – zu verhindern, wobei Augen, Herz, Nieren und Beine am stärksten von den daraus resultierenden Durchblutungsstörungen und Nervenschäden betroffen sind. Körperliche Belastungen sollten regelmäßig mehrmals wöchentlich, aber nicht zu intensiv oder zu lange (Gefahr des Unterzuckerungsschockes!) erfolgen.

Noch schädlicher als für Normalbürger ist für Zuckerkranke ein Nikotinmißbrauch, da sich beide krankmachenden Faktoren in bezug auf das Gefäßsystem nicht nur addieren, sondern potenzieren. Ein rauchender (wenn auch schlanker) Typ-I- und ein übergewichtiger Typ-IIb-Diabetiker mit komplizierendem Bluthochdruck und womöglich auch noch einer Fettstoffwechselstörung werden in aller Regel nicht alt, wenn sie ihr qualmendes Laster beibehalten. Damit soll niemandem gedroht, sondern nur die Wahrheit gesagt werden. Wer dann noch sündigt, weiß wenigstens, was er tut, genauer gesagt, was er sich antut.

Viele Typ-II-Diabetiker begehen den verhängnisvollen Fehler, zu glauben, sie könnten sich die Einhaltung einer speziellen Zuckerdiät durch Einnahme blutzuckersenkender Medikamente (Sulfonylharnstoffe, Biguanide und neuerdings die Glukoseaufnahme im Darm verzögernde Alphaglucosidasehemmer) ersparen. Keines dieser Medikamente ist in der Lage, die gefährlichen Spätkomplikationen der Zuckerkrankheit zu verhindern.

Der Diabetiker braucht übrigens auf Süßungsmittel nicht zu verzichten, da ihm Süßstoffe (Saccharin, Cyclamit, Aspartame) oder kalorienhaltige Zuckeraustauschstoffe (Fruktose, Sorbit, Xylit) zur Verfügung stehen, wobei letztere allerdings bei der Zusammenstellung der täglichen Kohlehydratmenge bzw. Broteinheiten zu berücksichtigen sind.

Bei einer vernünftigen Zuckerdiät sollten die drei Nährmittelgruppen in folgender Relation zusammengestellt werden: Kohlehydrat 50 % bis 55 %, Fette 30 % bis 35 %, Eiweiß 15 %. Wer sich eine spätere Niereninsuffizienz mit der Notwendigkeit einer künstlichen Blutwäsche oder einer Nierentransplantation ersparen will, höre nicht auf Diätapostel, die noch die veraltete eiweißreiche und relativ kohlehydratarme Kost für Zuckerkranke empfehlen. Außenseiterdiäten sollten grundsätzlich in der Ernährungsbehandlung eines *Diabetes mellitus* nichts verloren haben, sie sind teuer und sinnlos. Bei den zahlreichen auf dem Markt befindlichen »Zuckertees« wird unseren Diabetikern zwar das Geld aus der Tasche gelockt, aber ebenfalls nicht geholfen.

Jeder Zuckerkranke sollte in Ballaststoffe eingebundene Kohlehydrate (Frischgemüse und -obst) bevorzugen. Die Nahrungsaufnahme sollte stets auf 6 bis 7 kleinere Mahlzeiten verteilt werden, um eine Stoffwechselüberlastung und damit einhergehende Blutzuckerspitzen zu verhindern. Wer zuckerkrank und trotzdem stärker übergewichtig ist, nimmt seine Krankheit nicht ernst.

Zwei weitere wichtige Hinweise: Unter Laien zu wenig bekannt ist die blutzuckersenkende Wirkung von Alkohol, was besonders in Verbindung mit blutzuckersenkenden Medikamenten verhängnisvoll werden kann. Aber auch bei appetithemmenden Krankheiten (fieberhaften Atemwegsinfekten, Magen-Darm-Störungen und dergleichen), bei denen nichts oder weniger gegessen wird, kann die Einnahme einer wirkungsstarken Substanz mit Glibenclamid zu lebensbedrohlichen Unterzuckerungszuständen führen, wie folgendes Beispiel zeigt:

Donnerstag abend, 20 Uhr 30, ich sitze gerade mit meiner Familie beim Abendessen, als das Telefon läutet. Eine weibliche Stimme bittet um einen sofortigen Hausbesuch, die 78 Jahre alte Oma liege in ihrem Bett und rühre sich nicht mehr.

Ich finde die alte Frau bewußtlos im Bett liegend vor. Sie ist kaltschweißig, das Gesicht eingefallen, die Pupillen weit und starr. Der Ruheblutdruck ist für ihr Alter mit 110/70 mm Hg ungewöhnlich niedrig, der Puls mit 120 Schlägen/Min. erhöht. Sie reagiert weder auf Zurufe noch auf Nadelstiche. Der linke Arm und das linke Bein fallen nach dem Anheben schlaffer und schneller herab als auf der Gegenseite, sind also offensichtlich gelähmt. Sie hat eingenäßt. Die Atmung ist tief und schnarchend. Von den Angehörigen war zu erfahren, daß ein Trauerfall in der Familie sie sehr mitgenommen und deprimiert gemacht habe. Sie habe seitdem kaum mehr etwas gegessen, sich aber erst vor einer Stunde mit der Bemerkung, sie fühle sich nicht gut und sei völlig kraftlos, zu Bett gelegt.

Auf Nachfrage erfuhr ich, daß sie am frühen Morgen sowie erneut um 18 Uhr eine Glibenclamid-Tablette eingenommen hatte.

Wenige Minuten später kam die Patientin zu sich und schaute irritiert um sich. Eine kurze Befragung ließ erkennen, daß sie zeitlich und örtlich desorientiert war. Ich ließ sie ein halbes Glas Zuckerwasser trinken und ein Stück Brot essen.

Unter einer Laevuloseinfusion und Glukagoninjektion (Gegenspieler des blutzuckersenkenden Insulins) stabilisierte sich der Kreislauf, 10 Minuten später war die alte Dame wieder bewußtseinsklar.

Die Lähmung des linken Armes und linken Beines bildete sich in der Folge wenigstens teilweise wieder zurück, was keineswegs immer der Fall ist.

Das bundesdeutsche Zuckergebiß

Ein weiteres Opfer unserer »süßen Last« ist unser Gebiß. Dieser Zuckerschaden ist der volkswirtschaftlich verhängnisvollste. Wie wir bereits gehört haben, verursacht ein ausgiebiger Genuß leicht aufschließbarer Kohlehydrate vor allem in Form von Süßspeisen jeder Art (Schokolade, Pralinen, Bonbons, Gebäck, Kuchen und sonstigen Süßigkeiten) Milliardenschäden an unseren Zähnen.

Auf diesem Gebiet sind wir Bundesdeutschen wieder einmal unrühmliche Weltmeister: 90 % unserer Schulanfänger haben bereits ein kariöses Gebiß; in der Schweiz sind es 40, in Holland 30 und in

Skandinavien 20 %. Geht man der Frage nach, ob diese Nachbar-
völker denn weniger Zucker konsumieren als wir, stellt man fest,
daß dies gar nicht zutrifft. So verspeisen beispielsweise die Schweizer trotz deutlich besserer Zähne pro Kopf der Bevölkerung und
Jahr 38 kg Zuckerwaren, wir dagegen nur 33 kg. Andererseits haben
die spanischen und portugiesischen Kinder noch schlechtere Zähne
als die unseren, obwohl sie als ärmere Länder sich nur geringere
Mengen Süßes für ihre Kleinen leisten können.

Es liegt auch nicht an der Fluorprophylaxe, warum die Karieshäu-
figkeit in der Welt von Volk zu Volk so erheblich differiert. Diese
Maßnahme hat sich in zahlreichen Ländern, so zum Beispiel in den
USA, als obligatorische Trinkwasserfluorierung zweifellos bewährt, doch hat sich der »Volkszahn-Status« in Holland nicht verschlechtert, seit man dort 1973 die Zwangsfluorierung aufgegeben
hat.

Wesentlich effektvoller als der Fluorschutz der Zähne ist auf jeden Fall eine früh einsetzende, regelmäßig betriebene und intensive
Zahnhygiene. Bestimmte Länder – etwa die Holländer und Skandinavier – haben einen eigenen Berufsstand, die Zahnhygieniker,
entwickelt, die sich um einen Zahnschutz bereits der kleinsten Kinder bemühen. Welches Einsparpotential für unser Gesundheitssystem hier ungenutzt verpaßt wird, zeigt eine von dem Schweizer
Zahnarzt Dr. Felix Magri (Universität Zürich) aufgestellte Berech-
nung, daß in der BRD eine Zahn-Gruppenprophylaxe nach Schweizer Art mit 70 Millionen DM jährlich weniger als ein halbes Prozent
der derzeitigen Kassenausschüttung für zahnärztliche Leistungen
(14 Milliarden DM pro Jahr!) kosten würde.

Ist sie bundesdeutschen Zahnärzten finanziell nicht attraktiv genug? Hat unser Arbeitsminister Blüm recht, wenn er sarkastisch
meint, in der Zahnprothetik wären wir Deutschen Weltmeister, in
der Zahnprophylaxe bestenfalls Kreismeister?

Halten wir fest: Ohne Süß keine Karies, aber wenn schon Süß,
dann gründliche und früh einsetzende Zahnpflege. Zuckertees
schon für die Kleinkinder und süße Zwischenmahlzeiten für unsere
Schulkinder sind Gift für ihre Zähne, ein Pudding nach dem Mittag-
oder Abendessen ist weniger schädlich als Schokolade beim Fernsehen oder vor dem Schlafengehen. Zähne sollte man morgens und
abends putzen!

Das Salzproblem

Es ist noch nicht lange her, daß wir Mediziner von jedem Menschen mit hohem Blutdruck mehr oder weniger vehement (je nach Grad der Überzeugung) verlangt haben, er solle salzarm leben. Daß salzarme Kost fade schmeckt, weiß jeder Mensch. Daß eine salzarme Ernährung bei berufstätigen oder sonstigen Personen, die viel außer Hause sind und auswärts essen müssen, kaum realisierbar ist, wissen wahrscheinlich ebenfalls die meisten. In einer Ära überwiegender Fertignahrungsmittel und Konservenkost ist eine Ernährung mit einem Kochsalzgehalt von 5 g pro Tag oder gar weniger im Alltag der meisten Bundesbürger heute kaum noch ohne extremen Aufwand machbar.

Zur Illustration hierzu nur einige Beispiele: 25 g Tomatensuppe aus der Dose enthalten genausoviel Kochsalz wie 1 300 g frische Tomaten, 25 g Hülsenfrüchte aus der Konserve gar genausoviel wie 2 500 g getrocknete Hülsenfrüchte, und 25 g gesalzene Erdnüsse oder 35 g Gemüse aus der Dose sind so salzhaltig wie 5 kg ungeschälte und ungesalzene Erdnüsse bzw. 5 kg Frischgemüse.

Zum Glück für die Menschen hat sich auch hier wieder einmal herausgestellt, daß die dogmatischen »Salzpäpste« unter den Medizinern mit ihren übertriebenen Forderungen nach salzarmer Kost unrecht gehabt haben. Unter dem Motto »Verzicht auf Salz macht meist nur das Essen fad« hat ihnen der niederländische Epidemiologe Dr. D. E. Grobbe auf einem Seminar in Heidelberg im März 1989 nach der Analyse von 13 Fachstudien eine zur Mäßigung aufrufende Gardinenpredigt gehalten. Nur bei schwerem Bluthochdruck und besonders bei alten bzw. nierenkranken Menschen komme dem Kochsalz eine schädliche, den Bluthochdruck verschlimmernde Bedeutung zu. Bei dieser Personengruppe könne man dann durch Salzbeschränkung auch deutliche Blutdrucksenkungen bis zu 10 mm Hg systolisch erzielen; beim riesigen Heer jüngerer und leichter erkrankter Hypertoniker beobachtet man dagegen nach verminderter Kochsalzzufuhr nur Drucksenkungen um durchschnittlich 3,6 mm Hg systolisch und 2,0 diastolisch. Daher müsse man sich bei dem relativ geringen Nutzeffekt der Kochsalzbeschränkung bei jüngeren Bluthochdruckkranken die Frage stellen, ob es gerechtfertigt ist, diesen jungen Menschen die Alltagsbelastungen zuzumuten, die eine kochsalzarme Ernährung für sie und ihre Familien mit sich bringt.

Dr. Grobbe steht mit seiner Meinung nicht allein da. Sprechen

Sie als Hochdruckpatient daher zuerst mit Ihrem betreuenden Arzt, bevor Sie sich unnötige Minderungen Ihrer Lebensfreude und zusätzliche Arbeit in Ihrer Ernährungszubereitung zumuten.

Deutschland unter Druck

Ein die durchschnittliche Lebenserwartung entscheidend mitbestimmender Faktor ist die Höhe des systolischen und insbesondere des diastolischen Blutdruckes (für Erwachsene pathologisch ab 140 bzw. 90 mm Hg). Der zu hohe Blutdruck ist – wie übrigens bei allen Industrievölkern – auch in der BRD nach wie vor die Volkskrankheit Nummer 1. Jeder fünfte Erwachsene, das sind ca. 6 Millionen Bundesbürger, leidet an einem zu hohen Blutdruck. Nach einer neuen Münchner Studie werden nur etwa 20 % der betroffenen Männer und 40 % der Frauen zufriedenstellend auf eine Normalisierung ihres Blutdrucks hin behandelt.

Das besonders Gefährliche an der Hochdruckkrankheit ist die oft über Jahre bestehende völlige oder relative Symptomenarmut. Geht ein Mensch erst in ärztliche Behandlung, wenn der Bluthochdruck bei ihm schon Schäden am Gefäßsystem erzeugt hat, handelt es sich in jedem Fall um eine Späterkennung mit dann bereits gegebener erheblich verkürzter individueller Lebenserwartung. Da wir überhöhte Blutdruckwerte immer häufiger auch schon bei Kindern und Jugendlichen antreffen – als negative psychosoziale Folgen unserer hektischen, von Reizüberflutung geprägten Industriekultur –, sollte sich jeder Mensch wenigstens einmal im Jahr seinen Blutdruck bei einem Arzt, einem Apotheker oder einem Bekannten, der ein entsprechendes Meßgerät hat, kontrollieren lassen.

Zum Glück leiden 85 % aller Bundesbürger nur an einem milden Bluthochdruck, der aber bei etwa drei Millionen von ihnen nicht bekannt ist oder aus Leichtsinn nicht behandelt wird. Würden alle Hochdruckfälle früh erfaßt und adäquat behandelt, könnten jährlich in der BRD etwa 3 700 Schlaganfälle mit ihren schwerwiegenden Folgen für das Gehirn vermieden werden. Für Hypertoniker läßt sich durch eine sachgerechte Behandlung die durchschnittliche Lebenserwartung nachweislich deutlich erhöhen, und zwar um so stärker, je massiver ihr Hochdruck ist. Würden sie alle behandelt, müßte man zwar trotzdem jedes Jahr bei ihnen mit 6 900 kardiovaskulären Todesfällen rechnen; ohne eine solche Therapie aber sterben 16 400 von ihnen jährlich an ihrem überhöhten Blutdruck. (Diese Berechnungen wurden auf der zweiten nationalen Blutdruckkonferenz im Oktober 1987 in München vorgelegt.)

Weil es unter Laien noch wenig bekannt ist, sei hier kurz auf den Zusammenhang zwischen Alkohol und Blutdruck eingegangen. Für etwa jeden fünften Hypertoniker ist erhöhter Alkoholkonsum, d. h. täglich mehr als 50 g reiner Alkohol (ca. 1,3 l Bier oder 0,7 l Wein), die entscheidende Hochdruckursache. Etwa eine halbe Million Bundesbürger bräuchten keine blutdrucksenkenden Medikamente mehr, wenn sie weniger oder nicht regelmäßig alkoholische Getränke zu sich nähmen.

Besonders für folgende Organsysteme hat ein nicht ausreichend oder nicht lange genug behandelter Bluthochdruck verhängnisvolle Folgen:

1. Für das Herz: Hochdruckkranke bekommen nicht nur häufiger einen Herzinfarkt, es sterben auch doppelt so viele von ihnen an diesem Ereignis als andere, die einen normalen Blutdruck haben. Neben einer Schädigung der Herzkranzgefäße hat ein lange bestehender Hochdruck auch direkte Negativfolgen auf die Herzmuskulatur. Es kommt zu einer Herzmuskelhypertrophie, also einer Verdickung der Herzwand, weil das Herz auf die Druckerhöhung in den Adern mit einer Vermehrung seiner Muskelmasse reagiert. Dies führt mittelfristig nicht nur zu einer Verschlechterung der Durchblutungssituation des Herzmuskels, es kommt auch vorzeitig zu einer lebensbedrohlichen Einschränkung der Pumpfunktion des Herzens. Um viele Jahre früher entwickelt sich daher bei Menschen mit hohem Blutdruck eine Herzinsuffizienz mit Blutüberflutung der Lunge oder der Körperperipherie (Leber- und Beinschwellung, Stauungssymptome in der Niere und anderen Organen).

2. Das Risiko der Hypertoniker, einen Schlaganfall zu bekommen, ist besonders in den jungen Lebensjahren um ein Mehrfaches höher als dasjenige der Menschen mit normalem Blutdruck. In den USA sind durch Aufklärungskampagnen und sorgfältigere Behandlung der Bluthochdruckpatienten in den letzten Jahren 200 000 Schlaganfälle weniger aufgetreten, als nach den bisherigen Krankheitsstatistiken zu erwarten gewesen wäre. Die Weltgesundheitsorganisation schätzt, daß mehr Schlaganfallpatienten die Krankenhausbetten belegen als Krebskranke und Unfallopfer zusammen. Bei rechtzeitiger und konsequenter Behandlung des Bluthochdruckes könnten acht von neun tödlich verlaufenden Schlaganfällen

393

verhindert werden, außerdem 75 % aller Gehirnschläge, die zu Lähmungen und Körperbehinderungen führen.

3. Bei langfristig nicht behandelter Hypertonie kommt es zu chronischen Schäden in den Nieren mit der Konsequenz einer sich entwickelnden Niereninsuffizienz, also einer Dauervergiftung mit harnpflichtigen Stoffwechselprodukten, die dann nicht mehr aus dem Körper ausgeschieden werden können. Früher sind viele Hochdruckpatienten an einem nicht mehr behebbaren Nierenversagen verstorben. Heute besteht ein nicht geringer Teil der Dialysepatienten, also der Menschen, die nur mittels künstlicher Blutwäsche am Leben gehalten werden können, aus nicht ausreichend behandelten Hypertonikern.

4. Eine nicht adäquat behandelte Hypertonie ist – besonders in Kombination mit der Zuckerkrankheit – auch eine der häufigsten Ursachen für Erblindung und eine arterielle Verschlußkrankheit der Beine. Bei der letzteren Erkrankung kommt es durch einen Verschluß oder eine Verengung großer oder kleiner Beinarterien zu belastungsabhängigen Schmerzen in den Füßen, den Waden oder auch im ganzen Bein, die beim Stehenbleiben rasch wieder abklingen (»Schaufensterkrankheit«) und deshalb in ihrer krankhaften Bedeutung oft unterschätzt werden.

Wie beim Herzinfarkt sind – besonders in den mittleren Lebensabschnitten – Männer bis zu fünfmal häufiger von dieser PAVK genannten Krankheit (periphere arterielle Verschlußkrankheit) an den Beinen betroffen. Wie beim Herzinfarkt und dem Lungenkrebs kommt dem Rauchen die entscheidende Bedeutung dafür zu, warum das männliche Geschlecht eine so erheblich höhere Krankheits- und Sterberate an diesen Krankheiten aufzuweisen hat.

In den letzten zwei Jahrzehnten steigt bei den Frauen die Erkrankungshäufigkeit auf allen drei Organgebieten an, und zwar parallel zu dem sich ausbreitenden Nikotinmißbrauch bei den Frauen. Bei allen drei Erkrankungsarten dauert es in der Regel 20 bis 30 Jahre, bis die Gefäßschäden so erheblich sind, daß sie vom Körper nicht mehr kompensiert werden können und entsprechende klinische Krankheitssymptome in Erscheinung treten.

Das Beinopfer

In der BRD werden jährlich zwischen 25 000 und 30 000 Menschen beinamputiert, weil das Körpergewebe aufgrund einer ungenügenden Nähr- und Sauerstoffversorgung abstirbt, so daß wegen der dann oft unerträglichen Ruheschmerzen uns Ärzten nichts anderes mehr übrigbleibt, als das kranke Bein abzuschneiden. Besonders bei peripherer Lokalisation reichen auch die modernen Behandlungsverfahren (gefäßplastische Eingriffe zur Aderstenosenüberbrückung und PTA, perkutane transluminale Angioplastie, mit Beseitigung umschriebener Aderverengungen durch Druck, einen Laserstrahl oder eine rotierende Stahlspirale) nicht mehr aus bzw. sind an diesen kleinen Gefäßen nicht mehr anwendbar, so daß nach dem Versagen konservativ-medikamentöser Maßnahmen und einem entsprechenden Bewegungstraining die Beinamputation oft die einzige therapeutische Möglichkeit darstellt, um diese Menschen von ihren furchtbaren Schmerzen zu befreien. Bereits fünf Jahre nach dem ersten Auftreten der »Schaufensterkrankheit«, also belastungsabhängiger Schmerzen in den Beinen, liegt die Amputationsrate bei 70 % und die Rate der Todesfälle nach der Operation bei 30 %.

Unter den Menschen bis zum 45. Lebensjahr beträgt das Verhältnis von Rauchern zu Nichtrauchern an dieser Erkrankung 10 : 1, und da bei PAVK-Patienten oft gleichzeitig auch Gefäßverkalkungen an den Herzkranz- und Hirngefäßen vorhanden sind, sterben diese Menschen durchschnittlich zehn Jahre früher als eine Vergleichsgruppe. Die *Letalität* (Sterblichkeitsrate) dieser Patientengruppe ist doppelt so hoch wie die der Gesamtbevölkerung, bei Männern über 60 Jahren liegt sie sogar um den Faktor vier über dem zu erwartenden Wert.

Durch langjährige Kontrolluntersuchungen ist heute eindeutig bewiesen, daß es sich selbst bei fortgeschrittenen Erkrankungsstadien noch lohnt, das für diese Patientengruppe so besonders schädliche Rauchen aufzugeben. Die kumulative Sterblichkeitsrate beträgt dann nur noch 6 % im Vergleich zu den Kranken, die weiter rauchen und bei denen sie dann im Mittel auf 43 % ansteigt. Also selbst derjenige, bei dem bereits eine PAVK manifest geworden ist, braucht noch nicht zu verzweifeln. Er kann seine 10-Jahres-Überlebenschance allein durch Aufgeben des Rauchens von 46 % auf immerhin 82 % steigern.

Erst unter den Hochbetagten steigt durch altersbedingten Verschleiß die PAVK-Erkrankungsrate auch bei Nichtrauchern drastisch an, um bei den über 70jährigen Erkrankungshäufigkeiten zwischen 15 und 20 % zu erreichen, wobei sich die geschlechtsbedingten Unterschiede dann allmählich ausgleichen, weil die rauchenden Männer schon vorher an ihrer Nikotinsucht zu Tode gekommen sind. Wenn die Frauen in unserem Land allerdings weiter so hemmungslos und ohne jede Rücksicht auf ihre Gesundheit rauchen, wird es in 2 bis 3 Jahrzehnten zwischen beiden Geschlechtern keine großen Unterschiede in den Krankheits- und Sterblichkeitsraten bei dieser Erkrankung mehr geben.

In diesem Zusammenhang noch ein Wort zur heute so oft geschmähten Medizintechnik. Während uns eine gute *Anamnese* (Krankenbefragung) bei 70 % aller Patienten den richtigen Zugang zur Diagnose finden hilft, trifft dies für die PAVK in keiner Weise zu. Treten erst die typischen Schmerzen beim Gehen auf, liegt immer bereits ein weit fortgeschrittenes Spätstadium dieser Erkrankung vor. Werden umgekehrt Mißempfindungen an den Füßen ohne eindeutige differentialdiagnostische Abklärung allzu großzügig als Durchblutungsstörungen gedeutet und behandelt, bringt dies oft einen teuren und sinnlosen finanziellen Aufwand mit sich. Dann kommt es nicht selten »durch eine Multitherapie bei Minibefunden zu Maxikosten« (H. D. Klimm). Durch dopplersonographische Druckmessungen an den Beinarterien sind wir heute in der Lage, eine beginnende arteriosklerotische Gefäßerkrankung schon Jahre vor dem Auftreten subjektiver Beschwerden zu erkennen.

Wenn die Krankenkassen sich heute darüber beschweren, daß jährlich 1,5 bis 2,5 Milliarden DM für gefäßtherapeutische Medikamente ausgegeben werden, wobei nicht zu Unrecht bei vielen von ihnen eine Wirksamkeit bestritten wird, sollten sie auch bedenken, daß jedes Absinken der Qualität unserer Diagnostik und Differentialdiagnostik die Therapieeffizienz senkt und damit die Behandlungskosten in die Höhe treibt.

Die Last der fetten Jahre

Abschließend wollen wir noch einmal auf das Problem der immer mehr um sich greifenden und krankmachenden Überernährung zurückkommen. Nach 30jähriger Berufserfahrung möchte ich sagen, sosehr es der Medizin gelungen ist, die Menschen von der gesundheitsschädigenden Wirkung einer Blutverfettung zu überzeugen, sowenig hat sie es geschafft, allen bewußtzumachen, daß die dieser Stoffwechselentgleisung meist zugrunde liegende *Adipositas* der vorgeschaltete Faktor und der eigentliche krankmachende Umstand ist. Mehr als 90 % aller Fettstoffwechselstörungen sind erworben, also nicht genetisch bedingt, und dabei kommt der Übergewichtigkeit bzw. Fettsucht die größte Bedeutung zu.

Derzeit gibt es in der Bundesrepublik zwischen 11 und 12 Millionen überernährte Menschen, 15 % der Knaben und 13 % der Mädchen sind dies bereits in frühem Lebensalter, zwei Drittel von ihnen werden lebenslang mit allen schädlichen Folgen für ihre Gesundheit dick bleiben. Diese Kinder haben bereits erhöhte Harnsäurewerte mit dem Risiko einer »Gichtniere«, die langsam und symptomlos, aber unaufhaltsam weiter Schaden nimmt und nicht selten später in einem tödlichen Nierenversagen endet. Viel früher und häufiger bekommen diese Jugendlichen Bluthochdruck und Zuckerkrankheit, sie leiden häufiger unter Infekten, und ihr Stütz- und Bewegungsapparat verschleißt sich aufgrund des Übergewichtes und einer dadurch mitverursachten Bewegungsträgheit oft schon im mittleren Lebensalter. Neben den bereits besprochenen Wohlstandkrankheiten wird die Fettsucht somit zu einem der wichtigsten lebensverkürzenden Faktoren in unserer Gesellschaft, eine Tatsache, die leider erfahrungsgemäß ausgerechnet von denen am wenigsten akzeptiert wird, die davon betroffen sind.

Das Problem der Fettsucht ist sicher schon so alt wie die Menschheit, schon vor 2 000 Jahren hat Jesus Sirach seine Mitmenschen ermahnt: »Und eßt nicht so gierig, denn viel fressen macht krank.« Der Mann würde heute wahrscheinlich vor Schreck tot umfallen, könnte er erleben, in welchem Umfang und Ausmaß sich seine prophetische Warnung bei den Menschen unserer Zeit bestätigt. Bereits bei deutlicher alleiniger Fettsucht erhöhen sich Erkrankungshäufigkeit und überhöhte Sterblichkeit im Vergleich zu einer normalgewichtigen Gruppe um 60 %, die postoperative Komplikationsrate sowie die Narkose- und Operationssterbefälle um 100 %, und bei gleichzeitiger Kombination mit Hypertonie, Diabetes oder einem Leberleiden steigt dieser Prozentsatz auf erschreckende 250 %!

Als der Altersforscher H. Franke vor einigen Jahren in Würzburg 575 »Uralte« aufsuchte, war darunter nicht ein einziger Dicker. Alle Hochbetagten waren schlank, die meisten hatten ein Untergewicht von 5 bis 10 %. Während in der Medizin viele Erfahrungen und Wahrheiten immer wieder revidiert werden mußten oder in der Wissenschaft umstritten waren, ist sich in diesem Punkt einmal die Ärzteschaft der ganzen Welt einig: Wer lange leben will, muß versuchen, schlank zu bleiben.

Wir Ärzte müssen resignierend feststellen, daß wir in der Bekämpfung der Fettsucht weltweit ziemlich erfolglos waren. Es gibt eine Reihe von Untersuchungen und kritischen Berichten darüber, daß Deutschlands Mediziner weder von der Kochkunst noch von Ernährungsphysiologie genügend verstehen, um ihren Patienten sachkundige Helfer zu sein. Über zusätzliche psychologische Kenntnisse und Fähigkeiten (insbesondere die Verhaltenstherapie) verfügen die meisten schon gar nicht, so daß es kein Wunder ist, daß speziell geschulte Diätberaterinnen und Verhaltenstherapeuten (besonders in gegenseitiger Zusammenarbeit) wesentlich erfolgreicher im Kampf gegen die schwere Last der fetten Jahre sind.

In der Tat: Allzu viele von uns niedergelassenen Internisten und praktischen Ärzten geben sich nicht gerade überwältigend große Mühe und nehmen sich auch nicht genügend Zeit zu individueller Ernährungsberatung. Das in vielen Praxen meist übliche Aushändigen eines vorgedruckten, nicht auf den Einzelfall und seine Besonderheiten eingehenden Diätplanes ist nach allgemeiner Erfahrung weitgehend wirkungslos. Auch eine Ernährungsberatung mit einem verheirateten Mann ohne seine ihn »ernährende« Ehefrau ist ziemlich aussichtslos. Am besten bewährt haben sich kleine, über längere Zeit in regelmäßigen Abständen wiederholte Gruppengespräche, besonders bei Mitwirkung eines sachkundigen und erfahrenen »Diät-Psychologen«.

Nicht empfehlen kann ich die sogenannte Nulldiät oder das Hunger- bzw. Saftfasten. Diese Radikalkuren sind zum einen nicht ungefährlich (je übergewichtiger und kränker ein Mensch bereits ist, um so mehr Zwischenfälle bis zum tödlichen Ausgang sind möglich), und zum anderen halten diese kurzfristig erzielten Gewichtsabnahmen nie länger stand, unter anderem deswegen, weil solche relativ brutalen Hungerkuren fast nie mit einer entsprechenden Schulung und Erfahrung verbunden werden, wie man seine Ernährung erfolgversprechend und sinnvoll langfristig umstellen kann.

Besonders warnen möchte ich aber davor, solche radikalen Eingriffe in die biologische Substanz ohne vorherige ärztliche Untersuchung und ohne Überwachung durchzuführen. Gichtanfälle, Ausbildung von Gallen- oder Nierensteinen sind dabei noch relativ harmlose Ereignisse, ebenso Wadenkrämpfe, allgemeine Schwächezustände und leichtere Kreislaufstörungen. Da bei überstürzter Fettreduktion im menschlichen Organismus ungeheure Mengen von Fettsäure in die Blutbahn gelangen und damit eine meist schon bestehende Blutverfettung noch drastisch verschlimmern, kann es auch zum schweren Kreislaufzusammenbruch, Herzinfarkt, zu Bluthochdruckkrisen mit Schlaganfall bis hin zum akuten Todesfall kommen.

Bei einer täglichen Kalorienbeschränkung auf weniger als 600 Kalorien müssen auf jeden Fall hochwertige Eiweißstoffe, Mineralien, Elektrolyte, Vitamine und Spurenelemente zugeführt werden, da hierbei der Eiweißabbau noch stärker ausgeprägt ist als der Fettabbau. Daß im übrigen nicht fette, sondern überkalorische Ernährung fett macht, wurde bereits erwähnt. Die Schutzbehauptung vieler Dicker, der übermäßige Fettansatz wäre ihnen von den Eltern vererbt, ist erwiesenermaßen falsch. Richtig hingegen ist, daß bei übergewichtigen Eltern oft schon die Säuglinge kalorisch überfüttert werden, mit der Folge, daß sich die in dieser Zeit noch mögliche Fettzellenzahl-Vermehrung einstellt, die dann das ganze Leben über dafür sorgt, daß der Körper müheloser Energie in Form von Fett speichern kann. Je stärker später dann der Rundbauch wird, um so stärker nimmt die Bewegungsarmut eines Übergewichtigen zu, was naturgemäß dann einer weiteren Verschlimmerung der Fettsucht Vorschub leistet.

Jogging allein macht nicht schlank

Die nachfolgenden Zahlen sollen jedem von vornherein die Illusion nehmen, er könne allein durch Verstärkung seiner körperlichen Aktivität ein deutlich zu hohes Körpergewicht reduzieren: In 1 kg Körperfett sind 7 000 Kilokalorien gespeichert, Spazierengehen in schnellem Tempo verbraucht nur 100 Kalorien pro Stunde, forciertes Laufen ebenfalls nur 200 Kilokalorien pro Stunde. Um 1 kg Fett »abzuarbeiten«, muß man also rund 70 Stunden spazierengehen oder einen Marathonlauf durchführen, zu dem ein Dicker aber in der Regel weder die Konstitution noch die Ausdauer hat.

Das schmälert Wert und Nutzen körperlicher Aktivität aber in keiner Weise. Amerikanische Langzeitstudien haben ergeben: Wer wöchentlich sportliche Aktivitäten für 500 bis 3 500 Kilokalorien entfaltet, lebt durchschnittlich zwei Jahre länger. Wer nichts tut, stirbt früher, das scheint noch einsehbar, erstaunlich ist dagegen, daß sich auch derjenige früher unter die Erde bringt, der es mit seiner sportlichen Aktivität übertreibt. Man sieht, es ist wie überall im Leben: Das gesunde Mittelmaß bringt's!

Ein praktikabler Vorschlag: Dreimal wöchentlich körperliche Belastung von jeweils 20 Minuten, wobei man außer Atem kommen und die Pulsfrequenz etwa zwei Drittel des individuell erreichbaren Maximums betragen sollte.

Je übergewichtiger und je kränker Sie sind, um so mehr ist – ebenso wie bei der Abmagerungskur – vor Beginn eines forcierten sportlichen Trainingsprogramms eine ärztliche (u. a. ergometrische) Untersuchung notwendig, zum einen, um Ihr Leistungsvermögen bzw. den für Sie gesundheitlich noch unbedenklichen Leistungsgrad zu bestimmen, zum andern, um bestehende Gesundheitsschäden, die in Verbindung mit dem Training eine Gefährdung darstellen, rechtzeitig zu erkennen.

Noch ein Wort zu den unzähligen Spezialdiäten zur Abmagerung, die sich auf dem Diätnahrungsmarkt nur so tummeln. Der Nutzen der meisten ist gering, ihr Preis hoch, mögliche Nebenwirkungen und schädigenden Folgen sollten mit einem in Ernährungsfragen Kundigen vorher besprochen werden. Werfen Sie auch nicht gutes Geld für schlechte Ware weg: »Tiefenwärmer« und »Stoffwechselaktivatoren« (also Diathermie- und Gleichstromgeräte) sind als nennenswerte Kalorienverbrenner ebenso weitgehend wirkungslos wie Saunaanzüge zum »Abschmelzen des Hüftspecks« oder Bäder, »die das Fett aus dem Körper ziehen«.

Eine ganze Industrie lebt von solch irreführenden Ankündigungen und Versprechungen. Lassen Sie sich nicht von aggressiven, aber verlogenen Inseraten oder rhetorisch cleveren Vertretern als einer der »Dummen« das Geld aus der Tasche ziehen. Neulich wurde in der BRD ein Mann verhaftet, der isländische Algen als Spezialnahrungsmittel zur Fettverbrennung verkauft hatte: das Kilogramm für 35 DM (Einkaufspreis in der Futtermittelbranche: 35 Pfennig pro Kilogramm)!

Lukullus und die Folgen

Die sogenannten Zivilisationskrankheiten, in erster Linie die Herz-Kreislauf-Störungen, die mehr als 50 % von uns heute vorzeitig unter die Erde bringen, sind überwiegend Schuld und nicht Schicksal. Dies kann auch jeder Laie leicht erkennen, wenn er sich in einem armen Entwicklungsland umsieht oder wenn er einmal darüber nachdenkt, warum sich die Zahl der dicken Bundesbürger seit den Hungerjahren nach dem Krieg rund verzehnfacht hat. Seit 1947 hat das durchschnittliche Gewicht der Bundesdeutschen um 10 kg zugenommen, und da nur jeder dritte bis vierte Bürger fett ist, bedeutet dies, daß viele unter uns bis zu 40 kg Übergewicht haben. Der Speck ist angegessen, Fettsucht ist weder eine »Drüsen-« noch eine Erbkrankheit.

Immer hemmungsloser haben wir die Zahl starker, aber biologisch wertloser Kalorienbomben erhöht: Reine Kalorienträger wie Teigwaren haben wir statt der biologisch wesentlich wertvolleren Nahrungsmittel wie Kartoffeln (und auch Reis) auf die Speisekarte gesetzt. Wir essen heute 240 % mehr Käse und 115 % mehr Sahne als vor 40 Jahren, und außerdem verschlingen wir auch 55 % mehr Fleisch (103 kg pro Bürger und Jahr), und obwohl wir bereits 1969 zuviel Fett und Zucker konsumiert haben, haben wir deren Verzehr in den letzten 20 Jahren noch weiter um 26 bzw. 20 % gesteigert. Auch die gesundheitlich problematische Cholesterinzufuhr haben wir in dieser Zeit um fast 30 % erhöht und unseren Alkoholkonsum (flüssige »Luxuskalorien«) um weitere 15 % gesteigert.

Einziges hoffnungsvolles Zeichen: Seit zwei Jahren futtern wir wenigstens wieder mehr Pflanzliches (Obst, Gemüse, Zitrusfrüchte), und hinsichtlich einer gesünderen Relation von tierischer zu pflanzlicher Ernährung haben wir uns auf den richtigen Weg gemacht: 1987 hatte der Pflanzenkostanteil mit 36 % seinen bisherigen Rekord erreicht bei gleichzeitigem Rückgang des »Animalischen« von 43 % im Jahre 1970 auf jetzt nur noch 34 %. Leider »verspeisen« wir pro Mann und Tag immer noch 500 bis 1 000 Kalorien mehr, als unserem wirklichen Tageskalorienbedarf entspricht.

Da weltweit allzu viele Mitglieder der Spezies Mensch den lukullischen Verlockungen nicht widerstehen können und sich außerstande sehen, ihren übergroßen Appetit zu zügeln, haben sie verständlicherweise schon früh begonnen, sich nach Hilfsmitteln umzusehen, um mit diesem für sie oft lebenslangen Problem fertig zu werden. Naturgemäß haben sich übergewichtige Menschen schon vor Tausenden von Jahren in erster Linie an ihre Ärzte gewandt in der Hoffnung auf wirksame Hilfe. Aber schon damals ist den Heilkundigen wenig Überzeugendes oder Originelles eingefallen. Von der Empfehlung des »F. d. H.« bis zum »Finger in den Hals stecken«, vom Abspecken in der Sauna bis zur »Schlankheits«-Massage reichten die ebenso phantasiearmen wie wirkungslosen Ratschläge.

Es war unserer Zeit vorbehalten, die aufgrund einer neurotischen Persönlichkeitsentwicklung periodisch auftretende Freßgier auf die Spitze zu treiben und mit künstlich erzeugtem Erbrechen nicht nur zu kompensieren, sondern bis zum Auftreten einer gefährlichen Magersucht überzukompensieren. Es sind besonders junge Frauen, die von dieser *Bulimie* genannten, das normale Sättigungsgefühl weitgehend ausschaltenden Erkrankung befallen sind. Die Ursache dafür liegt ausschließlich in seelischen Störungen, und zwar fast immer in unbewältigten zwischenmenschlichen Störungen und psychischen Belastungen am Arbeitsplatz und/oder in der Familie (besonders demütigende Situationen), die diese Menschen dazu bringen, ihre für sie nicht verkraftbaren emotionalen Spannungen in sich hineinzufressen. Selbst nach längerer psychotherapeutischer Betreuung führen aktuelle Konflikte zu Heißhungerattacken, denen die Patienten dann fast ohnmächtig ausgesetzt sind. Durch relativ rasch eintretende Gesundheitsschäden stellen sich bei ihnen viel früher als bei »normalen« Vielessern bedrohliche Folgen bis zum Verlust des Lebens ein.

Während ich dies schreibe, ringt eine mir bekannte 25 Jahre alte Frau auf der Intensivstation mit dem Tode. Trotz fast ununterbrochener, teils ambulanter, teils stationärer Behandlung durch Ärzte und Psychotherapeuten war es nicht gelungen, sie von ihrer schweren neurotischen Fehlhaltung abzubringen. Sie wiegt derzeit bei einer Körpergröße von 170 cm nur noch 45 kg. Während der zweijährigen Krankheitsdauer ist sie nun schon zum dritten Mal in intensivmedizinischer Behandlung, und niemand, der diese fast nur aus Haut und Knochen bestehende junge Frau ansieht, kommt auf die Idee, daß sie sich fast zu Tode gefressen hat.

Glücklicherweise sind solche Sonderformen einer schweren Störung des Sättigungsgefühls noch relativ selten, sie nehmen aber in den letzten fünf Jahren unter den Frauen in beängstigendem Tempo zu. Man kann jedem Menschen, der davon »befallen« wird, nur raten, möglichst schnell in ärztliche und psychotherapeutische Behandlung zu gehen, da in frühen Krankheitsphasen Heilungen noch sehr viel leichter, schneller und sicherer möglich sind.

Es versteht sich von selbst, daß die von Wohlstandskrankheiten befallenen Menschen auch schon früh versucht haben, sich die Arzneimitteltherapie zunutze zu machen, um ihre krankmachende Lebensweise nicht aufgeben zu müssen und dennoch deren negative gesundheitliche Folgen wenigstens teilweise auszugleichen. Es gibt heute leider keinerlei Zweifel mehr daran, daß dies so gut wie überhaupt nicht möglich ist und daß man sich mit solchen »Pharmakrükken« oft nicht nur unbegründete Hoffnungen und Illusionen macht, sondern sich in vielen Fällen noch zusätzliche medizinische oder psychopathische Probleme schafft. Im Anhang zu diesem Kapitel wird kurz zu den medikamentösen Behandlungsmöglichkeiten der Fettsucht, des Diabetes und der Fettstoffwechselstörungen Stellung genommen, vor allzu großen Hoffnungen sei aber schon hier gewarnt.

Außer den medikamentösen und diätetischen Behandlungsstrategien der Fettleibigkeit bieten spezielle psychologische Betreuungsformen aussichtsreiche Möglichkeiten, ein gestörtes Eßverhalten zu beseitigen oder wenigstens teilweise zu kompensieren. Wir wissen ja schon lange, daß seelische Streßsituationen, Gefühle der Langeweile und Unausgeglichenheit, ein eingeengter Interessenradius und eine generell unterdurchschnittliche Aktivität bzw. Initiativfreudigkeit häufig zusammen mit Fettsucht angetroffen werden, kurz, daß Eßwut also nicht selten mit Frustration im persönlichen oder beruflichen Lebensbereich gekoppelt ist. Bei solchen Gefühlen der sozialen Isolation, der Vereinsamung und des Unbefriedigtseins, also der »inneren Leere«, greift man ja bekanntlich besonders gern zu Schleckereien, quasi um sich selbst zu trösten und zu entschädigen für unerfüllte Erwartungen und für Enttäuschungen im zwischenmenschlichen Bereich. Hier hat sich vor allem die Verhaltenstherapie als sehr wirksam erwiesen.

Als perverse Medizin möchte ich dagegen chirurgische Behandlungsmethoden der Fettsucht bezeichnen, die durch verstümmelnde Eingriffe am Magen-Darm-Kanal die Menschen daran hindern wollen und in der Tat bei entsprechender Radikalität des Eingriffs auch hindern können, zuviel zu essen – allerdings um den Preis späterer, schwerer gesundheitlicher Schäden, die oft noch größer sind als diejenigen der unbehandelten Fettsucht. Somit müssen solche operativen Behandlungsverfahren der Adipositas, die in den Hirnen krankhaft überaktiver Chirurgen geboren sind, entschieden abgelehnt werden.

Derzeit in Mode ist der sogenannte Magen-Bypass, bei dem mit verschiedenen Operationstechniken und in unterschiedlicher Weise der Magen operativ verkleinert wird, womit ein rascher eintretendes Sättigungsgefühl beim Essen erzeugt wird. Bei dieser Technik sind die sekundären Gesundheitsschäden noch am geringsten, doch steht bisher noch jeder Beweis durch Langzeitbeobachtungen aus, daß solche operierten Übergewichtigen im Vergleich zu nicht operierten Fettsüchtigen eine verlängerte Lebenserwartung oder eine länger erhalten bleibende Gesundheit mit diesen chirurgischen Interventionen erreichen.

Nicht verstümmelnd und weniger problematisch, aber dennoch keineswegs harmlos ist die sogenannte endoskopische Magen-Ballon-Behandlung der Fettsucht. Hierbei wird mittels eines Gastroskops ein Ballon in den Magen gebracht und dort mit 400 ml Luft oder einer Flüssigkeit aufgefüllt. Beim Essen kommt es dann früher als vorher zu einem Magenfüllungseffekt mit negativer Rückwirkung auf Appetit bzw. Eßlust. Unangenehmes Völlegefühl und krampfartige Oberbauchbeschwerden besonders in den ersten Tagen nach Einbringung des Ballons sind häufig, aber harmlos, was für später eintretende Nebenwirkungen keineswegs mehr zutrifft (Wandschleimhautentzündungen bis zu Geschwürsbildungen, Lähmungen des Dünndarms).

Unter dem seelischen Druck meiner übergewichtigen Patienten habe ich mir dieses Verfahren vor einigen Jahren angeeignet, angesichts der inzwischen aber vorliegenden negativen Langzeitergebnisse jedoch nicht in mein Behandlungskonzept der Adipositas übernommen.

Lassen Sie uns abschließend noch einmal die wichtigsten Grundsätze festhalten, die man im Bemühen um eine Verminderung seines Körpergewichtes kennen und beachten sollte: Machen Sie Radikalkuren nie ohne vorherige ärztliche Untersuchung und Überwachung. Kombinieren Sie ihre Hungerkur mit regelmäßiger, aber nicht überstarker körperlicher Aktivität. Medikamente sind im Rahmen von Abspeckungskuren entbehrlich, wenig hilfreich und keineswegs ungefährlich. Es existieren weder sogenannte »Schlankmacher« noch »Kalorienblocker«. Solche Scheinhilfsmittel dienen nur dem Hersteller und Verkäufer, geben Sie daher Ihr Geld für Sinnvolleres aus!

Hilfreich dagegen ist hier – wie bei anderen Zivilisationskrankheiten – die Hinwendung zu einer gesünderen Lebensweise: Nehmen Sie sich beim Essen, bei der Arbeit und bei der Erholung Zeit, aber sorgen sie auch für genug Bewegung! Ein tierischer oder menschlicher Organismus, der keine Muskelarbeit leistet, verkümmert und wird krank. Kein Fernsehprogramm ersetzt ein zwischenmenschliches Gespräch bzw. die für unser seelisches und damit auch biologisches Wohlbefinden wichtigen psychosozialen Beziehungen und Bindungen. Gehen Sie hinaus in die Natur, notfalls allein, besser und schöner aber mit einem Menschen, den Sie mögen. Einsamkeit und soziale Ausgrenzung machen nicht nur unglücklich, sie verhelfen auch – daran gibt es heute keinen Zweifel mehr – zu einem vorzeitigen Tod.

Genießen Sie Ihre Genußmittel, bedenken Sie aber, daß an Nikotin-, Alkohol-, Drogen- und Medikamentenmißbrauch zusammen in den Industrieländern mehr Menschen sterben als an jeder anderen rein schicksalhaften Erkrankung.

Um Ihnen dies noch einmal bildlich vor Augen zu führen und die biologischen und volkswirtschaftlichen Folgen noch etwas zu quantifizieren, nachfolgende zwei Tabellen von Henke und Mitarbeitern, die sich in Deutschland mit diesen Problemen besonders intensiv beschäftigt haben:

Mittlerer Lebensverlust pro Person durch direkten Einfluß ernährungsabhängiger Krankheiten

Krankheit	verlorene Lebensjahre
zerebrovask. Krankh./Hochdruck	8,4
ischäm. Herzkrankheiten	9,2
Struma	10,3
Diabetes	10,4
Divertikulose	10,5
Anämie	12,6
Pankreatitis	17,0
Leberzirrhose	17,8

Quelle: Henke et al. 1986

Krankheitsursachen	direkte Kosten Mio. DM	indirekte Kosten insgesamt Mio. DM	Kosten insgesamt Mio. DM
Karies	16 470	11	16 481
ischämische Herzkrankheiten	3 214	4 324	7 538
Bluthochdruck	2 135	867	3 002
Diabetes mellitus	1 587	446	2 033
zerebrovask. Erkrankungen	1 138	1 252	2 390
andere	4 702	5 736	10 438
alle ernährungsabhängigen Krankheiten	29 246	12 636	41 882

Quelle: Henke et al. 1986

Im übrigen möchte ich – weil Lebensangst ein in unserer Gesellschaft immer noch weiter um sich greifendes Phänomen ist – zu etwas mehr Gelassenheit, aber auch mehr Besinnlichkeit aufrufen, denn auch die für unsere Zeit so typische Arbeits- und Freizeithektik ist alles andere als gesunderhaltend und lebensverlängernd.

Nur wenigen Menschen war und wird es auch in Zukunft vergönnt sein, 100 Jahre oder älter zu werden. Dazu verhelfen uns auch die sogenannten *Geriatrika* nicht, für die in der BRD jährlich mehr als 70 Millionen DM ausgegeben werden. Sich zuviel Gedanken über die Gesundheit zu machen ist der Gesundheit nicht zuträglich. So ist von dem chinesischen Kaiser Wu-ti überliefert worden, daß er vor 2 100 Jahren ein ganzes Heer von Beamten einzig und allein damit beschäftigt hat, nach einer lebensverlängernden Droge und wenn möglich sogar nach einem Unsterblichkeitselixier zu suchen. Aus Empörung darüber, daß man nicht fündig wurde, ließ er die Kommandeure dieses Suchtrupps öffentlich köpfen. Dennoch mußte er mit 51 Jahren das Zeitliche segnen. Wir Ärzte können nur hoffen, daß derart rauhe chinesische Sitten sich nicht eines Tages auch bei uns etablieren.

Immerhin verdanken es viele Menschen unserer soviel geschmäh-

ten, aber leistungsfähigen Medizin, daß sie trotz ihrer krankmachenden Lebensweise heute fast doppelt so alt werden wie ihre Vorfahren vor 100 Jahren und daß die durchschnittliche statistische Lebenserwartung der Bundesbürger zur Zeit noch Jahr für Jahr um 0,3
Jahre ansteigt. Sie liegt heute für neugeborene Knaben bei 71,8 Jahren, für Mädchen sogar bei 78,4 Jahren.

FAZIT:

Die größten gesundheitlichen Gefahren gehen heute in unserer Gesellschaft vom Überfluß aus: Wir essen, trinken und rauchen uns
krank. Wir mißbrauchen unsere Freiheit in unserer Freizeit zu ris-
kanter, nervenkitzelnder, sportlicher Aktivität. Wir rasen uns auf
unseren Straßen vorzeitig zu Tode. Wir verkürzen unsere Lebenszeit durch Hektik am Arbeitsplatz und gefährden unsere Gesundheit durch Reizüberflutung während der arbeitsfreien, der biologischen Erholung zugedachten Zeitspanne, die wir mehr in Kneipen
oder vor dem Fernsehapparat als in der Natur verbringen. Den unserer Medizin immer häufiger gemachten Vorwurf einer ungenügenden therapeutischen Effizienz bzw. einer schlechten Kosten-
Nutzen-Relation müssen wir Ärzte dieser Gesellschaft zurückgeben
und ihr mit den uns heute zur Verfügung stehenden Fakten und
Zahlen ein Spiegelbild ihrer unbiologischen, krankmachenden Lebensweise vorhalten.

Es scheint, als ob mein Kollege Gerok recht hätte, der neulich auf einer Fortbildungsveranstaltung bitter gemeint hat, Vernunft könne nur
annehmen, wer welche habe. Weil allzu viele von uns hierzu nicht
bereit oder in der Lage waren, haben in den letzten vier Jahrzehnten
die Zivilisationskrankheiten von 15 % auf 50 % zugenommen.

Von einer neueren großangelegten amerikanischen epidemiologischen Studie wissen wir, daß in der Tat unsere Gesundheitsverfas-
sung zu etwa 50 % mit unserer selbstbestimmten Lebenssituation
zusammenhängt, die andere Hälfte krankmachender Ursachen verteilt sich zu 20 % auf genetische Disposition, ist also in unseren Erb-
anlagen begründet, zu 20 % auf unsere Umwelt als Folge der in
den letzten Jahrzehnten rasant zunehmenden Zerstörung unserer
Natur, und zu 10 % ist sie eine Folge medizinischer Aktivitäten –
ein, wie ich finde, erstaunlich hoher und beunruhigender Prozentsatz.

Demnach rauben auch wie Ärzte durch unsere Berufsarbeit, genauer durch Unterlassung, häufiger aber durch Überdiagnostik und -therapie bzw. falsches diagnostisches und therapeutisches Handeln, manchem Mitbürger ungewollt einige Lebensjahre. Viel häufiger aber sind es die Patienten selbst, die durch falsche Diät oder Überernährung, krankmachenden Überkonsum von Genußmitteln, Bewegungsmangel und Süchte aller Art, aber auch durch zunehmende Zerstörung ihrer soziokulturellen Lebensgrundlagen ihre biologische Existenz gefährden, so daß viele von uns früher ins Jenseits gelangen, als es die Natur oder – naturwissenschaftlicher ausgedrückt – die biologische Determination uns vorherbestimmt haben.

Anhang:
Die Medikamentenfalle

Wie wir gesehen haben, ist der Kampf gegen die meisten Ursachen der Zivilisations- oder Wohlstandskrankheiten lange und hart, er erfordert von uns Mäßigung im Nahrungs- und Genußmittelkonsum, Verstärkung unserer körperlichen Aktivität und auch Umorientierungen im psychosozialen Bereich unserer Industriegesellschaft. Es lag daher nahe, daß die Pharmaindustrie auf der Suche nach Absatzerweiterungsmöglichkeiten alle denkbaren chemischen Ansätze aufgegriffen und zur Anwendungsreife gebracht hat, um den Menschen zu ihrem Nutzen und sich selber zur Umsatzsteigerung Hilfen anzubieten.

Gäbe es eine solche Parallelität der Interessen tatsächlich, wäre dies natürlich eine ideale Problemlösung. Leider trifft dies nicht zu. Zwar hat die Pharmaindustrie in der Tat solche neuentwickelten Stoffgruppen in großem Umfang zu ihrem finanziellen Vorteil nutzen können, für die Patienten aber sind die ihnen zur Bekämpfung der Wohlstandskrankheiten angebotenen Pharmasubstanzen zum einen wenig wirksam im Sinne einer gesundheitlichen Gefahrenminderung oder gar -beseitigung und zum anderen oft alles andere als harmlos und gut verträglich.

Daß sie im schlimmsten Falle einen Menschen auch um viele Jahre, manchmal sogar Jahrzehnte seiner biologischen Existenz bringen können, schildert der nachfolgende selbsterlebte Krankheitsfall:

Die damals 48jährige Mathilde M. hat während dreier Monate ohne vorherige ärztliche Untersuchung eine dreimonatige Abmagerungskur mit dem Präparat Menocil gemacht. Sie hat mit diesem Stoff insgesamt 5 kg ihres Körpergewichtes durch Appetitbremsung verloren, und da sie dies ohne schlimme Hungerphasen geschafft hatte, war sie von dem Medikament begeistert. Ich bekam sie als Arzt erst zwei Jahre nach diesem Ereignis zu sehen: Sie hatte zu diesem Zeitpunkt eine ungewöhnliche, intensive Blauverfärbung der ganzen Gesichtshaut, auch ihre Schleimhäute waren bläulich verfärbt, ohne daß ich einen Herzfehler oder eine sonstige angeborene oder in der Vergangenheit erworbene Herzerkrankung für dieses auffallende Phänomen hätte nachweisen können.

Die nachfolgende Analyse der Geschehnisse ließ dann keinen Zweifel daran, daß es bei der Patientin unter der Einnahme des Appetitzüglers Menocil zu einer *pulmonalen Hypertonie* (Hochdruck im Lungenkreislauf) gekommen war. Fünf Jahre später verstarb die Frau langsam und qualvoll an den Folgen dieses Medikamentes. Für 5 kg verlorenes Gewicht hat sie vielleicht 20 oder gar 25 Jahre ihrer Lebenserwartung geopfert. Ein wahrhaftig tragisches Lebensschicksal!

Von den derzeit noch auf dem bundesdeutschen Arzneimarkt befindlichen Substanzen sind derart gravierende Nebenwirkungen nicht bekannt, doch sollte ihre Gefährlichkeit bei zu häufiger oder zu langer Einnahme keineswegs unterschätzt werden. Welcher Mißbrauch mit »Schlankmachern« in unserem Land betrieben wird, ist bereits aus der Tatsache zu ersehen, daß die Pharmaindustrie jährlich 7 bis 8 Millionen Schlankheitsmittel-Packungen unter das Volk bringt. Die gleichen Mittel werden häufiger auch als »Muntermacher« gegen Müdigkeit und Abgeschlagenheit als zur Hungerdämpfung eingesetzt, und aufgrund dieser anregenden und stimulierenden, leicht euphorisierenden Wirksamkeit wohnt ihnen eine starke suchtauslösende Potenz inne.

Zur Lösung Ihres Gewichtsproblems sind sie weitgehend wertlos, selbst bei korrekter Einnahme treten in etwa 15 % der Fälle Nebenwirkungen (Nervosität, innere Unruhe, Schlafstörungen, Zittrigkeit, Herzstolpern, unmotivierte Angstzustände) auf, und beim Absetzen der »Weckamine« – besonders wenn es abrupt erfolgt – kommt es zu ausgeprägten Erschöpfungszuständen und Stimmungsschwankungen, in seltenen Fällen sogar zu schweren Depressionen oder paranoiden Reaktionen. Derzeit befinden sich völlig neue Medikamente gegen die Fettsucht in der Erprobung, darunter Substanzen, die als Stoffwechselaktivatoren wirken oder die Produktion endogener Appetitzügler stimulieren; bisher am erfolgversprechendsten sind die derzeit in England erprobten adrenergen Beta-Agonisten, die an der Fettzelle selbst angreifen, also dort, wo sich der entscheidende, zur Übergewichtigkeit führende Vorgang abspielt.

Bisher scheinen diese neuen Substanzen zum Glück auch relativ nebenwirkungsarm zu sein, so daß man unseren wohlbeleibten Mitbürgern mit gedämpftem Optimismus in Aussicht stellen kann, daß wir in absehbarer Zeit vielleicht endlich über eine wenigstens etwas wirksamere Arzneimitteltherapie gegen die überzähligen Pfunde verfügen.

Sehr problematische Stoffe sind auch die in großem Umfang zur Behandlung von Fettstoffwechselstörungen eingesetzten sogenannten Lipidsenker. Sowohl das älteste Präparat dieser Medikamentengruppe, das unter zahlreichen Namen im Handel befindliche Clofibrat, wie auch die neueren Substanzen Etofibrat, Bezafibrat und Gemfibrozil sind zwar in der Lage, erhöhte Triglyzerid- und/ oder Cholesterinwerte (letztere deutlich weniger als erstere) zu senken, nicht aber die negativen Wirkungen solcher Blutverfettungen auf das Gefäßsystem zu verhindern.

So hat die jüngste Großuntersuchung mit einem dieser Lipidsenker, die Helsinki-Heart-Studie, zwar ergeben, daß die Zahl nicht tödlich endender Herzinfarkte während einer fünfjährigen Beobachtungsphase um etwa ein Drittel gesenkt werden konnte, nicht aber die Rate der tödlich endenden Herzattacken. Außerdem war die Sterblichkeit in der Versuchsgruppe, die einen solchen Lipidsenker bekommen hatte, insgesamt nicht niedriger, sondern sogar etwas höher als in der Kontrollgruppe.

Mit großem Getöse wird uns Ärzten von den Herstellern solcher Wirkstoffe dann zwar die erste Erfahrungstatsache solcher Studien mitgeteilt und als substantieller Fortschritt in der Behandlung von Fettstoffwechselstörungen verkauft, über das deprimierende Zweitfaktum aber wird man in aller Regel nur dann informiert, wenn man die Originalarbeit studiert oder eine seriöse medizinische Fachzeitschrift sich dieses Themas annimmt.

Denn schon jeder Laie wird sich doch die naheliegende Frage stellen: Was ist eine Arzneimitteltherapie wirklich wert, wenn sie letzten Endes die lebensverkürzenden Folgen der Herz-Kreislauf-Erkrankungen nicht zu kompensieren in der Lage ist? Durchaus nicht zu bestreitende Teilerfolge stehen jedenfalls in keinem vernünftigen Verhältnis zu den enormen finanziellen Kosten.

Wichtige Schlußfolgerung für die Patienten: Wer an einer Fettstoffwechselstörung leidet, kann nicht damit rechnen, daß Pillen ihm eine Ernährungsumstellung ersparen, die für ihn unangenehm ist bzw. seine Selbstdisziplin beansprucht.

Den Laien kaum bekannt – und von manchen Ärzten nicht genügend beachtet – ist auch die Tatsache, daß nicht wenige (zu anderen Zwecken verordnete) Medikamente eine *Hyperlipidämie* (Erhöhung der Blutfettwerte) hervorrufen können. Die wichtigsten sind die bei Herz- und Bluthochdruckkranken eingesetzten Diuretika, die Antibabypille und andere Sexualhormone (Gestagene), ferner die Nebennierenrindenhormone (anabole und Kortikosteroide) und Retinoide (starke und gefährliche Hautpräparate zur Behandlung der Akne).

Um aber nicht als pharmakofeindlicher Defätist verschrien zu werden, will ich zum Abschluß eine außerordentlich erfreuliche Meldung bringen: In den letzten Jahren haben fast alle internationalen Großstudien gezeigt, daß wir mit einer völlig anderen Stoffgruppe, den sogenannten Thrombozyten-Aggregationshemmern, einer vorzeitigen Arterienverkalkung entgegenwirken können, wobei diese Stoffe nicht nur zur Behandlung bereits eingetretener Gefäßschäden an unseren Arterien zum Einsatz kommen, sie haben sich vielmehr auch überzeugend in der Vorbeugung gegen solche Aderverkalkungen bewährt.

Wer an einer Durchblutungsstörung der Beine, des Gehirns und des Herzens leidet oder bei wem die Entwicklung solcher Schäden zu befürchten ist, sollte mit seinem Hausarzt über die Möglichkeit sprechen, vorbeugend ein solches Medikament einzusetzen, um arteriosklerotische Plaquebildungen oder arterielle Thrombosen zu verhindern bzw. zu vermindern. Derzeit wird hierzu noch überwiegend das alte Aspirin (Acetylsalicylsäure) eingesetzt – in der internationalen Ärzteschaft ist nur noch die erforderliche Dosis umstritten, manche halten bereits eine Minidosis von 100 mg ASS für ausreichend, andere postulieren die zehnfache Menge, nämlich 1000 mg – doch arbeitet die Pharmaindustrie inzwischen mit Hochdruck an der Entwicklung ähnlich wirksamer, aber noch besser verträglicher Substanzen.

Merke: Wer glaubt, krankmachende Lebensweisen durch Pillen – ob zur Körpergewichts-, zur Blutfett- oder zur Blutzuckersenkung – kompensieren zu können, geht in die Medikamentenfalle ebenso wie derjenige, der meint, nur durch Einnahme von Tabletten entscheidend die Durchblutung seiner Organe oder das Wohlbefinden seiner Seele steigern zu können!

12

Die Kostentreiber
Über die ungleiche Gleichung
Geld – Gesundheit

Die bundesdeutsche Medizin ist das Geld
nicht wert, das sie kostet.

Prof. Hans Schaefer

Dieser provokante Satz des bekannten Heidelberger Sozialmediziners klingt wie eine ungeheure Beleidigung für die Mediziner und spiegelt vielleicht mehr professorale Arroganz als eine fundierte Sachaussage wider. Vielleicht hatte den Mann auch die Lust am pointierten Formulieren gepackt, oder wollte er mit einer gegen besseres Wissen gemachten Äußerung einfach nur Aufsehen erregen? Oder sollte er etwa recht haben? Schaefer steht als nichtärztlich tätiger Wissenschaftler nicht am Krankenbett, sondern am Vorlesungspult seiner Universität, oder er sitzt in den Räumen seines Heidelberger Instituts. Er kennt den Medizinbetrieb unseres Landes meines Wissens also nur von außen. War seine die bundesdeutsche Ärzteschaft als ganzen Berufsstand diffamierende Äußerung also in erster Linie in ökonomischer Hinsicht gemeint? Wollte er etwa sagen: Für das, was in der Medizin unseres Landes getan und erreicht wird, geben wir aus volkswirtschaftlicher Sicht unverantwortbar viel Geld aus? Oder gibt es in der BRD eine kostentreibende Überaktivität des medizinisch-industriellen Komplexes?

Gehen wir der Frage auf den Grund, versuchen wir, Schaefers Aussage zu widerlegen oder wenigstens zu relativieren. Sollten wir aber im Gegenteil auf eine ganze Reihe hochverdächtiger Indizien oder gar Beweise für des Professors Aussage stoßen, wollen wir die Fakten auf den Tisch legen, auch wenn sie als Beschmutzung des eigenen Nestes empfunden werden und heftige emotionale Reaktionen auslösen. Um nicht im Theoretischen zu bleiben und *in medias res* zu kommen, zunächst wieder einige Geschehnisse aus meinem eigenen Berufsalltag:

In der Chirurgischen Klinik eines saarländischen Großkrankenhauses lag zwei Wochen ein Mann, der sich dort an einem Leistenbruch operieren lassen wollte. Nach 14 Tagen war er immer noch nicht operiert, weil man den Operationstermin aus nachvollziehbaren medizinischen Gründen immer wieder hatte verschieben müssen. Man hat ihn schließlich in ein regionales Krankenhaus überwiesen, wo er am nächsten Tag auch sofort seinen harmlosen Leistenbruch operiert bekam. Völlig unnütze und vermeidbare Kosten für die Krankenkasse 5 600 DM. Dieses Faktum hat mir der entsprechende Chirurg selbst mitgeteilt.

Ich hatte Gelegenheit, in den letzten zwei Jahren den Ablauf in diesem Großklinikum über Wochen von innen studieren zu können. Die Arbeits- und psychologische Überforderung des Personals sind unerträglich, die Arbeitsbelastung zu hoch, ebenso die Zahl der verlangten Überstunden, die seit Anfang 1989 überdies (aus Geldnot der saarländischen Regierung) teilweise kostenlos geleistet werden müssen. Die Krankenhausverwaltung verlangt vom Klinikpersonal, geleistete Überstunden »abzufeiern«, die Klinikchefs können besonders ihren qualifizierten Mitarbeitern diese Möglichkeit nicht gewähren, da sonst die Aufgabenstellung nicht mehr erfüllt und ein einigermaßen reibungsloser Arbeitsablauf ohne ständigen Aufstau nicht durchgeführter Operationen und anderer Spezialbehandlungen nicht mehr zu gewährleisten wäre.

Ein weiterer Fall aus der gleichen Klinik:

Für einen Patienten mit einer arteriellen Durchblutungsstörung des linken Beines wurde mir ein Operationstermin für den 16.3.1989 gegeben. Da der Mann zu diesem Zeitpunkt einen grippalen Infekt hatte und man nicht operieren würde, bevor dieser ausgeheilt ist, rief ich in der Klinik an, um den Termin verschieben zu lassen. Obwohl die operationsvorbereitende Diagnostik (einschließlich einer angiographischen Gefäßdarstellung) bereits ambulant durchgeführt worden war, beschloß die Klinik, den Mann trotzdem stationär aufzunehmen. Ich hatte meinen Patienten aufgefordert, sich zwar in der Klinik vorzustellen, nicht aber aufnehmen zu lassen, da er sonst nur etwa eine Woche länger umsonst in einem Krankenbett liegen würde (400 DM x 7 = 2 800 DM!). Der Mann wurde tatsächlich erst nach einer Woche operiert.

An den Ärzten, nicht an ihm liegt es, daß seiner Krankenkasse sinnlose Mehrkosten entstanden. Im ersten Fall aber waren beide daran beteiligt, Arzt und Patient, daß volkswirtschaftliche Substanz vergeudet wurde. Der Leistenbruchpatient hätte sich seine harmlose Operation ja auch gleich in einem regionalen Krankenhaus machen lassen können, nein, es mußte eine Universitätsklinik sein – das Feinste vom Feinen! Als ich den Chirurgen fragte, warum man denn den Mann überhaupt aufgenommen habe, bekam ich eine ebenso verblüffende wie einleuchtende Antwort: Man müsse auch »Leistenbrüche« aufnehmen, schließlich habe man junge Chirurgen auszubilden, die auch diese Operationstechnik erlernen müßten und zu ihrer Fachausbildung benötigten.

Der Patient hatte in den zwei Wochen sechsmal auf dem Operationsplan gestanden. Immer waren akute Notfälle dazwischengekommen, zweimal lag er sogar schon im Operationsvorraum. Resigniert hatte er sich schließlich mit seiner Verlegung in ein anderes Krankenhaus einverstanden erklärt. Schlimmer noch als das hinausgeworfene Geld und die psychische Strapazierung des Patienten durch das wiederholte Absetzen der Operation wiegt für mich die Tatsache: Zwei Wochen war ein wichtiges chirurgisches Bett belegt und stand für die Aufnahme von Patienten mit schwierigeren operativen Eingriffen nicht zur Verfügung.

Dies sind Einzelfälle, gewiß, aber sie machen zunächst einmal nachdenklich und führen uns wieder zu der provokanten Äußerung meines Kollegen Schaefer zurück. Schauen wir uns daher zunächst in der bundesdeutschen Krankenhauswirklichkeit genauer um, ob sich dort in großem Stil kostentreibende Überaktivitäten, unnötig lange stationäre Verweildauern oder sonstige Fakten finden lassen, die die Annahme rechtfertigen, wir könnten bei rationellerer und kostenbewußterer Betreibung des stationären Sektors unserer Medizin jährlich Milliardenbeträge einsparen.

Überflüssige Operationen

In einer der größten internationalen medizinischen Fachzeitschriften[28] war kürzlich unter der Überschrift »Immer mehr Kaiserschnitte, nur weil's bequem ist« zu lesen:

»Was sich an Nachwuchs im Uterus nicht 100%ig achsengerecht, wohlrotiert und ideal proportioniert einstellt, wird – schwupp – per Schnitt geholt! Gar nicht so selten heißt das Deckmäntelchen für

415

Feigheit und geburtshelferisches Unvermögen oder für die Fehlein-
schätzung dann eben ›Fet (Fötus) in Not‹, ›verstockte Wehen‹ oder
›Beckenanomalie‹. Schließlich geht es per *Sectio* ja auch recht fix
und ohne allzu großes Risiko, immer nach dem Motto ›dem Staatsanwalt keine Chance‹. Die Letalität ist dabei jedoch doppelt so
hoch wie bei vaginaler Entbindung!«

Diese schockierenden Äußerungen stammen von einem Mann, der
es eigentlich wissen muß: Prof. Dr. Ernst-Joachim Hickl von der
Frauenklinik Finkenau (Hamburg), sie wurden beim 12. Weltkongreß für Gynäkologie und Geburtshilfe im Frühjahr 1989 gemacht.
Im Gegensatz zu Schaefer legt Hickl auch konkrete Fakten auf den
Tisch, die eine schwerwiegende Fehlentwicklung in der bundesrepublikanischen Geburtshilfe bloßlegen, die nicht nur viel Geld kostet, sondern überdies auch Leben und Gesundheit junger Frauen in
unverantwortbarer Weise gefährdet.

Nun läßt sich zeigen, daß dieses beunruhigende Phänomen nicht
nur in der BRD, sondern in allen europäischen Ländern in ähnlicher
Weise zu beobachten ist. Noch schlimmer als die europäischen Mediziner treiben es wieder einmal die Amerikaner, wo 1987 bereits
jeder vierte Säugling per Skalpell zur Welt kam. Bei unseren französischen Nachbarn ist die Sectio-Frequenz, also der Anteil der Kaiserschnitte, allein von 1977 bis 1981 von 11,4 % auf 21,1 % gestiegen. Da wir aufgrund der föderalistischen Zergliederung unserer
Republik nicht über repräsentatives Zahlenmaterial aus dem ganzen Bundesgebiet verfügen, hier die entsprechenden Zahlen aus
Bayern: Dort stieg die Zahl der Kaiserschnitte von 1979 bis 1986
von 11,3 % auf 15,2 %.

Eine Umfrage bei deutschen Frauenkliniken zur derzeitigen Situation der operativen Geburtshilfe erbrachte nach Prof. H. Albrecht
von der städtischen Frauenklinik Konstanz folgende Resultate:
durchschnittliche Zunahme der Schnittentbindungen an 16 Univer-
sitätskliniken von 11 % im Jahre 1977 auf 18 % im Jahre 1987. An 56
Frauenkliniken der Zentralversorgung stieg sie von 1977 bis 1987
von 10,5 auf 15 % und an 37 Frauenkliniken der Grund- und Regel-
versorgung in den letzten 10 Jahren von 12 % auf immerhin noch
14 % an.

Sind Europas und Amerikas Geburtshelfer operationswütig geworden, bereichern sie sich auf Kosten gebärender Frauen durch
medizinisch nicht indizierte Schnittentbindungen? Der bereits er-

wähnte Prof. Hickl nennt als die wesentlichen Gründe für die steigenden Schnittentbindungsraten: vorausgegangener Kaiserschnitt (wurde eine Frau schon als Erstgebärende schnittentbunden, verzichtete man nur in 8 % bei der Zweitgeburt auf eine nochmalige Operation, obwohl dies in etwa 50 % der Fälle möglich gewesen wäre), verschleppter Geburtsablauf, Steißlage und andere ungewöhnliche Kindslagen, fehlende Geduld beim Zuwarten und Bequemlichkeit, organisatorische Engpässe, zunehmende operative Überaktivität bei allen kompliziert verlaufenden Schwangerschaften und noch einiges mehr.

Prof. Hickl hat auf dem erwähnten Weltkongreß seinen geburtshilflich tätigen Kollegen massiv die Leviten gelesen: Es fehle ihnen mittlerweile der Mut zum vertretbaren Risiko, sie praktizierten ein beruflich übertrieben defensives Denken, viele hätten offenbar das handwerkliche Rüstzeug zur vaginalen Entbindung bei geburtshilflichen Problemen verlernt, die bei entsprechender Beherrschung manueller Techniken früher durchaus keine Indikation zur Schnittentbindung dargestellt hätten. Wer bald jede fünfte Schwangere per Kaiserschnitt entbinde, mache etwas falsch oder habe andere Interessen. Werde die Indikation zur *Sectio* von einem erfahrenen Geburtshelfer wohlüberlegt gestellt, komme er mit einem Schnittentbindungsanteil von 10 bis 15 % problemlos über die Runden.

»Diktiert vielleicht der Staatsanwalt inzwischen zunehmend öfter indirekt den Geburtsakt?« fragte der Hamburger Gynäkologe provokativ die Kongreßteilnehmer. Schließlich wäre heute eher der »dran«, der eine Sectio unterlasse, wo sie nötig gewesen wäre, als der, der einmal zuviel operierte. Es wäre schlimm für unser Volk, wenn ich mit diesen Zitaten aus einem fachkompetenten, aber kritischen Referat die sowieso schon große Angst junger, gebärfähiger deutscher Frauen noch weiter geschürt hätte, doch geht es bei diesem Problem für viele werdende Mütter schließlich um Leben und Tod (bei Schnittentbindungen sterben doppelt so viele Frauen wie beim natürlich ablaufenden Geburtsvorgang).

Kommen wir noch einmal zurück zu meinem eigenen Fachgebiet, der inneren Medizin, sowie zu deren Berührungspunkten mit der Chirurgie, die in den letzten zwei Jahrzehnten ja immer zahlreicher geworden sind. Durch diese bessere und vertrauensvollere Zusammenarbeit zwischen den konservativen Behandlern und den operativ aktiven Medizinern bekommt man dann auch genauere Kenntnis über therapeutische Handlungsabläufe. Als »Zulieferer« für unsere

chirurgisch tätigen Kollegen dürfen wir aber, so meine ich jedenfalls, uns auch das Recht herausnehmen, ihnen auf die Finger oder
über die Schulter zu schauen, und insbesondere die kritische Frage
nach operativer Überaktivität stellen.

Ausufernde Bypass-Chirurgie

Beginnen wir mit einem Teilgebiet, das – ähnlich wie die Organtransplantation – in den letzten 20 Jahren eine explosionsartige Expansion aufzuweisen hat.

Gemeint ist die Bypass-Chirurgie, wobei
wir uns hier auf das Gebiet der koronaren und zerebralen Bypässe,
also der Überbrückung arteriosklerotisch verengter oder verschlossener Herzkranz- und Hirngefäße durch Kunststoffrohre oder körpereigene Venen, beschränken wollen.

Zur Zeit findet in der medizinischen Fachwelt der USA eine heftige Debatte darüber statt, ob man dort bei einer großen Zahl von
Menschen die gefährliche und kostenintensive koronare Bypass-
Operation ohne echte medizinische Indikation durchführt. Unterstellt man die drei entscheidenden, nicht mehr kontrovers diskutier-
ten Hauptindikationen zu diesem Eingriff (Erkrankung aller drei
Koronararterien, Verstopfung der linken Hauptarterie des Herzens
und Zweigefäßerkrankung vom Linksversorgungstyp), muß man
bei der inzwischen erreichten Zahl koronarer Operationen konstatieren, daß zwei Drittel dieser Herzkranken in der Tat einer teuren
und gefährlichen Behandlung unterzogen werden, die sie in Wahrheit gar nicht benötigen.

Um die Brisanz dieses Themas zu verdeutlichen, einige Zahlen:
Im vergangenen Jahr wurde bei 320 000 US-Amerikanern eine ko-
ronare Bypass-Operation vorgenommen. Wenn die Kritiker der
Herzchirurgen recht haben, bedeutet das: Man hat mehr als 200 000
Menschen einen lebensgefährlichen operativen Eingriff zugemutet,
dessen Begründung aus der medizinischen Sachlage nicht stichhaltig
ist. Dazu muß man wissen: In der privatwirtschaftlich organisierten
US-amerikanischen Medizin kostet ein solcher Eingriff 4 500 US-
Dollar, in Kanada und Australien mit weitgehend vergesellschafte-
ter Medizin kostet er aber nur 1 100 bzw. 800 US-Dollar. In diesen
beiden Staaten existiert eine ähnliche Erkrankungshäufigkeit an
Herz-Kreislauf-Krankheiten wie in den USA, und auch die Leistungsfähigkeit der Medizin in diesen Ländern ist vergleichbar.

Bis jetzt hat sich niemand in der Lage gesehen, für diese unglaubliche Differenz in der Relation zwischen konservativer und operativer Therapie der koronaren Herzkrankheit eine Erklärung zu liefern. Auch in unserem Land hat sich die Operationshäufigkeit bei Herzkranzgefäßerkrankungen in den letzten Jahren auf 21 000 im Jahre 1988 stark erhöht. Dies ist eigentlich erstaunlich, weil sich inzwischen völlig neue, weniger *invasive* (aggressive) und damit für die Patienten wesentlich weniger gefährliche Behandlungsverfahren zunehmend etabliert haben, für die sich der Oberbegriff *Dilatations*-Verfahren zunehmend eingebürgert hat. Im Fachjargon nennt man sie PTCA *(perkutane transluminale koronare Angioplastie),* worunter man die Beseitigung von Verengungen in den Herzkranzgefäßen durch thrombenauflösende, lokale, medikamentöse oder mechanische Auflösung mit Druck rotierender Metallspirale bzw. Laserstrahlen versteht. Ursprünglich hatte man nur 5 % der koronaren Herzpatienten mit dieser Methode therapiert, inzwischen ist ihr Anteil auf fast 40 % derjenigen gestiegen, die man einer invasiven Therapie unterzogen hat.

Diese neue therapeutische Schwerpunktbildung ist für die Patienten wie für die Krankenkassen in gleicher Weise erfreulich: Ein mittels Bypass operierter Herzkranker ist über gut zwei Stunden narkotisiert, der knöcherne Brustkorb wird aufgeschnitten, und er wird über die Herz-Lungen-Maschine versorgt. Der Dilatations- Patient hingegen bekommt eine ungefährlichere Lokalanästhesie (örtliche Betäubung), die ganze Behandlungsprozedur dauert oft weniger als eine Stunde, und der knöcherne Brustkorb wird dabei nicht verletzt. Aus diesem Grund können solche Patienten bereits nach wenigen Tagen aus der stationären Behandlung entlassen werden. Sie können auch – wenn sie es wollen – nach etwa einer Woche bereits wieder an ihren Arbeitsplatz zurückkehren. Man kann diese Behandlung bei Bedarf fast unbegrenzt wiederholen, den Brustkorb aufschneiden kann man einem Menschen dagegen schließlich nicht beliebig oft. Wesentlich gravierender aber ist die Differenz hinsichtlich der Todesfälle bzw. bleibender Gesundheitsschäden durch die invasive Herztherapie. 2 bis 3 % der Bypass-Operierten sterben an dem Eingriff, etwa 5 % von ihnen bekommen während der Operation den Herzinfarkt, dessen Eintreten man durch die Operation gerade hatte verhindern wollen, und 10 % dieser Patienten erleiden nach der Operation lebensgefährliche Infektionen, Herzmuskelschwächen oder Schlaganfälle mit bleibenden Gehirnschäden.

Erstaunlich ist nun die Tatsache, daß durch diese neue Therapiestrategie die Zahl der koronaren Bypass-Operationen nicht – wie man erwarten sollte – deutlich abgenommen hat, sondern in gleicher Weise wie bisher steil angestiegen ist, so als gäbe es die neue Behandlungsmethode überhaupt nicht. Man muß feststellen, daß nun immer mehr bereits schwer Herzkranke und zunehmend häufiger auch Kranke operiert werden, die älter als 65 Jahre sind, und daß dadurch den gesetzlichen und privaten Krankenkassen nicht nur erhebliche zusätzliche Kosten entstanden sind, sondern daß die Operationssterblichkeit bei diesen Eingriffen in den letzten Jahren in der BRD ebenso wie in den USA wieder stärker zugenommen hat. Im Klartext heißt das: Wegen der größeren operativen Aggressivität sterben jetzt fast doppelt soviel Menschen an einer Operation, die ihnen eigentlich das Leben verlängern soll.

Auf der 61. Jahrestagung der »American Heart Association« im November 1988 in Washington konnte man erfahren, daß sich die durchschnittliche Operationsdauer von 3 Stunden, 46 Minuten auf inzwischen 5 Stunden und 1 Minute erhöht hat und damit auch die Kosten des Eingriffs entsprechend gestiegen sind. Gleichzeitig hat sich die Aufwand-Nutzen-Relation deutlich verschlechtert. Kein Wunder, wenn man hört, daß die Zahl der Operierten über 70 Jahre um das Sechsfache (von 5 % 1974 auf 28 % 1987) gestiegen ist und auch die Zahl der notwendig gewordenen Reoperationen von 1 % auf 9 % stark zugenommen hat. Je älter die Operierten waren, um so häufiger und früher mußte in aller Regel eine noch teurere und noch riskantere Zweitoperation vorgenommen werden. Deren Zahl hat sich in einer größeren amerikanischen Testgruppe inzwischen auf 38 % erhöht, wenn man alle Fälle mitzählt, die bis zum 15. postoperativen Jahr noch einmal operativ behandelt werden mußten.

Kritisch anzumerken ist zu diesem Thema noch folgendes: Die symptomenunterdrückende Wirkung (insbesondere belastungsabhängige Brustkorbschmerzen) der invasiven Behandlungsverfahren (Bypass und PTCA) ist unbestritten, die durchschnittlich erreichbare Lebensverlängerung dieser invasiven Therapien ist aber mehr als bescheiden. Durch die Entwicklung neuer Wirkstoffgruppen (insbesondere Betablocker und Kalzium-Antagonisten) ist es uns heute auch fast immer möglich – von ganz wenigen Ausnahmen abgesehen –, Patienten mit koronarer Herzkrankheit bzw. Angina-pectoris-Anfällen (Brustenge) auch mit rein konservativer Behandlung völlig oder weitgehend schmerzfrei zu bekommen.

Vor diesem Tatsachenhintergrund sollte auch die Forderung unserer Thoraxchirurgen kritisch hinterfragt werden, ob der von ihnen geforderte weitere rasche Ausbau herzchirurgischer Operationskapazitäten tatsächlich notwendig und im Hinblick auf die gespannte Finanzlage in unseren Krankenversicherungssystemen ökonomisch vertretbar und medizinisch verantwortbar ist. Warum konzentrieren sich unsere Herzchirurgen nicht in erster Linie auf die operative Korrektur angeborener und erworbener Herzfehler, für die es oft gar keine Behandlungsalternative zur Operation gibt? Allein von 1987 auf 1988 wurden in unseren inzwischen 35 Herzzentren (1970 erst 16) 7 % mehr Menschen am offenen Herzen operiert als im Vorjahreszeitraum, das waren immerhin 30 500 Operationen. (21 000 davon waren koronare Bypässe. Zumindest für einen Teil davon hätte es – wie wir gesehen haben – auch andere Behandlungsmöglichkeiten gegeben.) Unsere Herzchirurgen beziffern den Jahresbedarf an Operationsmöglichkeiten auf diesem Fachgebiet mit 38 000, sie bringen uns außerdem zur Kenntnis, daß ständig rund 10 000 Menschen auf ihrer Warteliste stehen. Unter diesen Umständen kann nicht ausbleiben, daß mancher bereits sterben muß, bevor er einen Operationstermin bekommt.

Niemand wird diese Tatsachen und medizinischen Gegebenheiten bestreiten wollen, unsere tüchtigen Herzchirurgen sind schließlich verantwortungsbewußte Mediziner, aber als kritischer Beobachter möchte man doch die Frage stellen: Warum wird, wenn schon mehr Behandlungsmöglichkeiten für invasive Therapien der koronaren Herzkrankheit benötigt werden, nicht mit Volldampf und Nachdruck das für die Patienten schonendere, wesentlich weniger gefährliche und auch beträchtlich kostengünstigere PTCA-Verfahren weiter ausgebaut?

Es soll nicht bestritten werden, daß mit der in den letzten Jahren forcierten kardiologischen Diagnostik die Quantität des invasiven Handlungsbedarfs gestiegen ist, doch wird hier nicht weit über das sinnvolle Ziel hinausgeschossen? Die Verhältnisse in den USA werden uns als beispielhaft und nachahmenswert hingestellt, aber sind sie das wirklich? Immerhin gibt es auch unter den amerikanischen Ärzten eine kleine, aber stets wachsende Zahl, die immer nachdrücklicher zum Einhalten raten bzw. eine Neuorientierung in der Behandlung der koronaren Herzkrankheit zugunsten der medikamentösen, diätetischen und Bewegungstherapie fordern. In diesem Zusammenhang muß allerdings erwähnt werden, daß ein amerikanischer Kardiologe – also ein Internist – etwa dreimal soviel Geld an einem koronaren Herzpatienten verdient, wenn er ihn auf einen operativen Eingriff vorbereitet, als wenn er nur in dem Umfang Voruntersuchungen anstellt, die zu medikamentöser oder sonstiger konservativer Therapie benötigt werden.

Merkwürdigerweise haben wir auf einem andern Arbeitsgebiet – der Gefäßchirurgie – keine nachweisbare chirurgische Überaktivität oder Überkapazität. Hier wird nicht Super-High-Tech betrieben mit Herz-Lungen-Maschine usw., die »peripheren« Gefäßchirurgen arbeiten mit subtiler, zeitaufwendiger manueller Technik, aber nicht apparateglitzernder Spitzenausstattung in aller Stille, von der medizinischen und Laienöffentlichkeit wenig beachtet. Auch hier gibt es die Konkurrenz: konservative PTA (perkutane transluminale Angioplastie), also schonenderes und billigeres Dilatationsverfahren, gegen chirurgischen Bypass, aber hier ruft niemand nach Ausweitung der Operationskapazitäten, obwohl es auch hier schon zu Wartezeiten von 6 bis 12 Monaten kommt (geschätzter Jahresbedarf an solchen Operationen ca. 100 000, Zahl der 1988 durchgeführten peripheren und zerebralen Bypässe 48 000). Hier gibt es keine so aufsehenerregenden, der Karriere oder dem wissenschaftlichen Ruhm fördernden Ergebnisse. Und auch hier müssen die Chirurgen rettend eingreifen, wenn bei der konservativen Dilatation etwas schiefgeht, was in 15 % dieser mißglückten PTAs dann trotzdem Beinamputation bedeutet. Am Herzen sind die Folgen einer mißglückten PTCA noch gravierender, hier bedeuten sie nicht selten tödlichen Ausgang.

25 000 Menschen verlieren jährlich durch Amputation aufgrund durchblutungsbedingter Arterienverengungen oder -verschlüsse ein Bein. Es könnten weniger sein, wenn wir mehr »am Bein arbeitende« Gefäßchirurgen hätten. Die Amputation ist »einfacher« – operationstechnisch gesehen – als die subtile Bypassüberbrückung einer verschlossenen Arterie, sie ist auch wesentlich billiger.

Ein solcher Bypass ist oft nur für einige Jahre offen, dann muß er wegen thrombotischen Verschlusses erneuert werden. Die schon bei der Erstoperation nicht niedrigen Kosten steigen dadurch beträchtlich weiter an, zwischenzeitlich ist eine teure – auch nicht ungefährliche – blutgerinnungshemmende medikamentöse Zusatztherapie erforderlich, oft sogar lebenslang und nicht selten durch kostenintensive und keineswegs harmlose Komplikationen belastet. Also – weil es billiger ist – lieber gleich das Bein ab?

Und da wir solche peripheren Gefäßverschlüsse – häufiger als die koronaren – überwiegend bei Hochbetagten antreffen (Ausnahme: Raucher und Diabetiker), wird – in Verbindung mit der zunehmenden Überalterung unserer Bevölkerung – das Kostenproblem noch weiter verschärft. Die über 60jährigen Bundesbürger haben schon in den letzten Jahren 45 % der stationären Behandlungskosten verursacht, obwohl ihr Anteil an der Bevölkerung nur rund 20 % beträgt. In den nächsten 3 bis 4 Jahrzehnten wird sich der Anteil dieser Altersgruppe noch einmal verdoppeln, das heißt, wir werden für solche reparativen bzw. prothetisch-chirurgischen Maßnahmen erheblich mehr Behandlungskapazität und Finanzmittel benötigen. Da auch die durchschnittliche Lebenserwartung der Menschen in unserem Land langsam noch weiter ansteigt, vermehrt dies zusätzlich das erforderliche Therapiepotential, wenn wir auch in Zukunft den Menschen unseres Landes so gut helfen wollen, wie es der jeweilige medizinische Leistungsstand ermöglicht.

Aber haben die Kritiker – es sind in erster Linie Sozialökonomen – mit ihrem Effizienzgerede und ihren neudeutschen Wortschöpfungen wie »Input-Output-Relation« einmal darüber nachgedacht, was es für einen Menschen bedeutet, für den Rest seines Lebens auf einem Bein durch die Welt humpeln zu müssen? Und wie wichtig es zumindest für die Betroffenen ist, ihr – wenn auch krankes und schmerzendes – Bein noch 2 oder 3 Jahre länger zu behalten? Haben wir nicht gerade für solche Patientengruppen das kollektive Absicherungssystem unserer GKV vor 100 Jahren zu schaffen begonnen und bisher trotz aller Degenerationserscheinungen und um sich greifender Ausbeutungsmentalitäten erfolgreich verteidigt?

Auch auf dem Gebiet der Neurochirurgie – hier insbesondere im Sektor *extrakranielle* Gefäßchirurgie (Eingriffe an den außerhalb des Schädels gelegenen Hirnarterien) – lassen sich international ganz ähnliche Beobachtungen machen, die uns zur Neubesinnung unseres Handelns veranlassen müßten. Wie bei der koronaren Herzchirurgie ging eine fundamentale Kritik der operativen Eingriffe an der *Carotis*-Strombahn (Halsschlagader) von den Amerikanern aus, die auch diese Art der chirurgischen Therapie ausgiebig und mit enormen Steigerungsraten in den letzten Jahren betrieben haben. Hier geht es darum, arterielle Gefäßveränderungen an der Halsschlagader durch Einlegung eines Kunststoffrohres und/oder Auskratzung arteriosklerotischer Gefäßverengungen zu beheben, um zu verhindern, daß die Patienten einen Schlaganfall aufgrund zerebraler Durchblutungsstörungen mit schwerwiegenden Folgen für die betreffende Person (Gliedmaßenlähmungen, Gefühlsstörungen, Sprachstörungen, Persönlichkeitsabbau usw.) erleiden.

Durch internationale Forschungen wurde ein inzwischen weitgehend aufgegebenes Operationsverfahren (der sogenannte extra- intra-kranielle Bypass, also die Herstellung einer künstlichen Gefäßverbindung zwischen intra- und extrakraniell gelegenen Hirnarterien) als für die Patienten völlig wertlos, ja eher gefährlich »entlarvt«. Diese Menschen waren in ihrer Mehrzahl durch den operativen Eingriff nicht besser dran als vorher, sondern wegen der operativen und postoperativen Komplikationen oft sogar schlechter als die Patienten, die man nur konservativ, d.h. mit entsprechenden Medikamenten, behandelt hatte. Zur Zeit läuft eine ähnliche internationale Studie über operative Eingriffe an der Carotis, um zu klären, ob auch diese Operationstechnik im Grunde weitgehend wertlos ist oder ob sich klare spezielle Indikationen herausarbeiten lassen, bei denen ein chirurgisches Vorgehen sinnvoll, das heißt für den Patienten nützlich und damit medizinisch verantwortbar, ist. Es mag also durchaus sein, daß wir eines Tages solche operativen Therapiestrategien mit bewiesenem Nutzeffekt in Sonderfällen werden durchführen können, bisher aber fehlen uns klare Abgrenzungsrichtlinien für konservatives oder operatives Behandeln noch weitgehend. Solange es sich so verhält, sollten wir im Interesse der Menschen, die sich vertrauensvoll in unsere Hände begeben, mit den Indikationsstellungen sowohl zu koronaren wie zu zerebralen Bypass-Operationen wesentlich zurückhaltender sein als bisher.

Es soll keineswegs bestritten werden, daß bei rund 240 000 Schlaganfällen pro Jahr in der BRD (durchschnittlich 400 auf 100 000 Menschen) dringender Hilfsbedarf gegeben ist, bleiben doch von den überlebenden Patienten rund 20 % total und für ihr Restleben pflegebedürftig (30 % sind nach dem Schlaganfall schwerbehindert, und weitere 30 000 behalten erhebliche neurologische Restschäden, nur 20 bis 25 % kommen mit geringen bleibenden Defekten davon). Doch können wir dieses Problem nicht dadurch lösen, daß wir ohne Rücksicht auf die Effizienz und ohne selbstkritische Überprüfung der Resultate unsere operativen Aktivitäten verstärken.

Doch nicht nur im therapeutischen, sondern auch im diagnostischen Bereich dieses Arbeitsgebietes haben neuere kritische Überprüfungen unserer Arbeitsweise Beunruhigendes zutage gefördert: Wir haben bisher offenbar die Gefährlichkeit der *zerebralen Angio-*

graphie (heute meist computergesteuerte Gefäßdarstellung der Hirnarterien mit Kontrastmittel), die heute noch von den meisten Gefäß- bzw. Neurochirurgen unseres Landes als Operationsvoraussetzung gefordert wird, unterschätzt. Entsprechende retrospektive Recherchen[29] haben aufgedeckt, daß allein schon durch diese invasive diagnostische Maßnahme in 2,4 % der Fälle genau die Komplikation, nämlich ein Schlaganfall, eintritt, die man durch die operative Intervention verhindern wollte. Dabei verfügen wir heute durchaus über ein ebenso leistungsfähiges wie ungefährliches alternatives Untersuchungsverfahren (Duplexsonographie = Kombination aus Ultraschall- und Dopplertechnik). Daß die mit der Durchführung von Angiographien betrauten Radiologen die Gleichwertigkeit dieses Konkurrenzverfahrens anzweifeln und es nur als ergänzende Untersuchungsmethode anerkennen, kann keinen Kenner der Materie erstaunen. Mit der neueren Ultraschalltechnik sind den Röntgenärzten in der Vergangenheit schon allzu viele Betätigungsfelder abhanden gekommen und damit »Felle« davongeschwommen.

Ein kritisches Wort muß auch zum ärgerlichen, aber immer noch existierenden Problem unnötiger Gallenblasenentfernungen gesagt werden. Die enorme ökonomische Bedeutung der Gallensteinerkrankung für unser Gesundheitswesen geht daraus hervor, daß es in der Bundesrepublik etwa 5 bis 6 Millionen Gallensteinträger gibt, zum größeren Teil ältere und darüber hinaus in der Mehrzahl auch übergewichtige Menschen mit deutlich erhöhter Komplikationsrate bei chirugischen Eingriffen. Wir finden heute bei fast jedem dritten Menschen über 60 Jahre in den Wohlstandsländern Gallensteine. Auch diese Erscheinung ist eine Folge unserer Über- oder Fehlernährung, und die hierdurch für die Volksgemeinschaft jährlich entstehenden Kosten sind alles andere als gering.

Unnötige Gallenblasenoperationen

Wird ein Gallenstein zufällig bei einer ärztlichen Untersuchung entdeckt, so hat der Betreffende laut amerikanischen Studien nur ein 2%iges Risiko, in den nächsten fünf Jahren Symptome zu bekommen. Insgesamt entwickelt nur etwa jeder dritte Steinträger irgendwann in seinem Leben auf den Gallenstein zurückgehende Symptome. Je länger ein symptomloser Gallenstein vorhanden ist, desto unwahrscheinlicher wird es, daß er eines Tages doch noch

»verrückt spielt«. Da den Komplikationen des Gallensteinleidens praktisch immer eine Kolik vorausgeht, kann bis zu diesem Zeitpunkt mit der Behandlung, also der Operation, gewartet werden. Zwar wissen wir, daß der gefährliche Gallenblasenkrebs fast ausschließlich bei Menschen vorkommt, die vorher ein Gallensteinleiden gehabt haben, doch liegt dieses Erkrankungsrisiko nur bei etwa 1 %. Da auch in guten chirurgischen Abteilungen das Operationsrisiko der Gallenblasenentfernung immer noch etwas höher liegt, ergibt die prophylaktische Operation keinen Sinn. Obwohl also weder die Gefahr von Komplikationen noch das Risiko eines Gallenblasenkarzinoms so groß sind, daß präventiv eingegriffen werden muß, nehmen die meisten Chirurgen unseres Landes dies auch heute noch nicht zur Kenntnis. Einige Hinweise in diesem Zusammenhang für Gallensteinträger: Jeder fünfte Gallenstein läßt sich heute durch Tabletteneinnahme auflösen – Voraussetzung, er besteht nur aus Cholesterinkristallen –, doch kommt es innerhalb von fünf Jahren bei einem Drittel dieser Patienten zur erneuten Steinbildung. Auch bei der Steinzertrümmerung durch Ultraschall muß man bereits nach zwei Jahren mit einer Rückfallrate von 15 % rechnen. 12mal effektiver und 40mal billiger als die Ultraschalltherapie ist nach Prof. Dr. Ulrich Leuschner[30] die Auflösung von Cholesteringallenstein durch direkte Gallenblasenpunktion und 12- bis 20stündige Steinumspülung mit Äther. Behandlungsdauer nur 1 bis 2 Tage, Erfolgsquote 94 %, Kosten durchschnittlich 250 DM. Eine Ultraschallbehandlung kostet dagegen pro Patient 1 000 bis 4 000 DM, weil dazu eine 2 bis 3 Millionen DM teure Maschine notwendig ist.

Kalkhaltige und Pigmentgallensteine sind nach wie vor nur durch Operation behandelbar. Aber nur die 7 % symptomatischer, d.h. Oberbauchbeschwerden verursachender, Gallensteine bedürfen überhaupt einer Therapie, und zwei Drittel dieser Menschen können wir heute helfen, ohne daß sie sich der chirurgischen Behandlung mit stetem Verlust der Gallenblase unterziehen müssen.

Nun könnte ein aufmerksamer Leser den Eindruck gewinnen, hier wettert ein konservativer Mediziner gegen seine operativ tätigen Kollegen, aus welchen Motiven auch immer, vielleicht aus Neid, nicht über vergleichbare therapeutische und oft ja auch so spektakulär erfolgreiche Behandlungsmethoden zu verfügen. Deshalb wollen wir nachfolgend die Internisten unter die Lupe nehmen, ob sich denn bei ihnen in ähnlichem Umfang über das notwendige Maß hinausgehende Behandlungsaktivitäten aufspüren lassen.

Zu viele Herzschrittmacher

Den kardiologisch tätigen Internisten wirft man neuerdings am häufigsten und hartnäckigsten vor, sie würden herzkranken Personen viel häufiger einen Herzschrittmacher implantieren, als aus streng medizinischer Indikation notwendig wäre. In der BRD gibt es mehr als 400 000 Menschen mit einem Herzschrittmacher, jedes Jahr kommen 30 000 neue hinzu, wobei die Zuwachsrate immer schneller ansteigt. Der durchschnittliche Behandlungspreis beträgt 10 000 DM, wenn man die Nachbetreuungskosten hinzurechnet. In keinem anderen Land der Erde werden pro Jahr und pro 1 Million Bewohner so viele elektrische Taktgeber eingepflanzt wie in unserem Staat (421 auf 1 Million Einwohner, in der Schweiz nur 250 und auch in den USA und Schweden deutlich weniger). Nach Einschätzung unserer »Experten« sind hierzulande weitere 200 000 bis 300 000 Patienten »reif« für einen Schrittmacher!

In den USA ist aber nach Einführung von Indikationskontrollen für Schrittmachereinpflanzungen die Zahl der Neueinpflanzungen von 516 auf 369 pro Jahr und 1 Million Einwohner abgesunken. Erste amerikanische[31] und neuerdings auch schwedische und bundesrepublikanische Studien haben nämlich ergeben, daß bei mindestens jedem vierten eingepflanzten Herzschrittmacher von den nachkontrollierenden Kollegen kein vernünftiger Grund für diese therapeutische Maßnahme gefunden werden konnte. Die Schweden haben dafür auch den Beweis geliefert: Sie schalteten bei Patienten, die bereits vier Jahre einen solchen Herzschrittmacher trugen, diesen einfach ab, und in 65 % aller Fälle passierte überhaupt nichts.[32]

Im Sommer 1988 gab es in der medizinischen Fachwelt eine kontroverse Debatte darüber, ob wir einen großen Teil der Herzinfarktpatienten unnötig lange im Krankenhaus behandeln würden.[33] Noch vor einigen Jahren waren 6- bis 8wöchige stationäre Behandlungen wegen eines Herzinfarktes keine Seltenheit. Sie haben sich bei uns inzwischen auf 2 bis 3 Wochen, in den USA, Kanada und Japan sogar auf durchschnittlich 10 Tage verkürzt. Dr. Eric J. Topol und seine Mitarbeiter von der University of Michigan haben nun in einer spektakulären und von manchen Kardiologen als unverantwortbar bezeichneten Studie gezeigt, daß Infarktpatienten ohne besondere Komplikationen bereits nach drei Tagen aus der Klinik entlassen werden können (beim Fehlen von Zeichen einer Angina

427

pectoris, Herzinsuffizienz oder Rhythmusstörungen unter Ergometerbelastung, durchgeführt 72 Stunden nach Infarkteintritt), ohne das Leben der Patienten zu gefährden oder eine Häufung späterer gesundheitlicher Folgeschäden zu riskieren. Es würde ein Drittel der Behandlungskosten eingespart und außerdem die durchschnittliche Arbeitsunfähigkeitsdauer um ein Drittel verkürzt.

Um nicht den Eindruck zu erwecken, hier werde nur an der Krankenhausmedizin herumkritisiert, sei in diesem Zusammenhang noch kurz auf eine ärztliche Auseinandersetzung in der »Medical Tribune«[34] eingegangen, bei der es um die Frage ging: »Werden zu viele junge Leute gastroskopiert?« Englische Gastroenterologen (Ärzte für Magen-Darm-Krankheiten) hatten nämlich im Rahmen einer medizinischen Effizienzanalyse von 16 000 gastroskopierten Patienten aus Leicester und Umgebung nur bei 13 der Magengespiegelten eine Tumorerkrankung festgestellt, worunter außerdem nur 4 Personen mit einem Magenfrühkarzinom waren, die sich durch rechtzeitige Diagnosestellung eine Lebensrettung oder wenigstens -verlängerung erhoffen konnten. Für die restlichen neun kam jede heilungversprechende Hilfsmöglichkeit bereits zu spät. Alle Tumorpatienten waren älter als 45 Jahre.

Die daraufhin ausgesprochene Empfehlung, bei jüngeren Menschen mit der Indikation zu einer Gastroskopie zurückhaltender zu sein als bisher, erregte heftigen Widerspruch mit der Begründung: Erstens liege die Magenfrühkarzinomrate andernorts erheblich höher und solche frühen Krebsstadien treffe man auch schon bei Menschen ab dem 35. Lebensjahr an, und zweitens wirke ein negatives Untersuchungsergebnis der Magenspiegelung auf Menschen mit dyspeptischen Oberbauchbeschwerden (Druckgefühl in der Magengrube, Völlegefühl, Sodbrennen usw.) oft bereits so beruhigend und damit beschwerdebeseitigend, daß sich dadurch häufig eine medikamentöse Therapie erübrige, was ja dann auch Kosten spare, und zwar ohne daß eine Krankheitsabklärung unterbleibe, von der immerhin eine bestimmte Patientenzahl profitiere.

Das gleiche läßt sich von der Ultraschalluntersuchung der Oberbauchorgane sagen, die zudem – da nicht belästigend – von den Patienten stets ohne Einwand akzeptiert wird, während viele Menschen vor dem »Schlauchschlucken« auch heute noch Angst haben. Rechtfertigt sich also großzügige medizintechnische Diagnostik allein schon als kostensparender Therapieersatz, zumal in unserer Zeit mit ihrer oft schon unter jungen Patienten weitverbreiteten

Krankheitsangst? Oder machen wir auf dieser Grundlage unnötig viele Blutentnahmen, Elektrokardiogramme, Sonographien etc.? Kein Zweifel, wir machen das in der Tat, jedenfalls dann, wenn wir uns bei unserer Indikationsstellung zu solchen Untersuchungen mehr nach Anspruch und Erwartung der Patienten als nach unserem konkreten Verdacht auf das Bestehen einer organpathologischen Erkrankung richten. Und bei uns Kassenärzten kommt dann noch der Kassenumsatz, die ökonomische Existenzsicherung als ein persönliches materielles Interesse hinzu. Wenn wir aus solchen Motiven handeln, bestätigen wir allerdings – ebenso wie die Krankenhausmediziner – Hans Schaefers häßliche These.

Sind andere Länder sparsamer?

Es stellt sich also die berechtigte Frage: Könnte unsere Medizin nicht billiger sein, wenn wir unser Leistungsvolumen auf das medizinisch tatsächlich Notwendige begrenzen würden? Werfen wir zunächst einen kurzen Blick auf die vergleichende Statistik, um zu sehen, ob andere Länder es geschafft haben, weniger für ihre Ge-

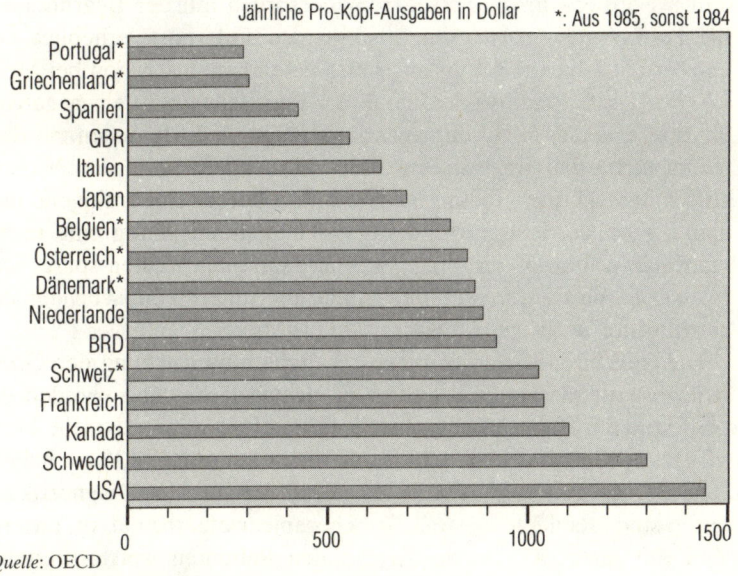

Gesundheitsausgaben im internationalen Vergleich

Jährliche Pro-Kopf-Ausgaben in Dollar   *: Aus 1985, sonst 1984

Quelle: OECD

429

sundheit auszugeben als die Bundesbürger. Neuere offizielle Zahlen standen leider nicht zur Verfügung, doch ist Veröffentlichungen aus den Niederlanden und der Schweiz zu entnehmen, daß diese beiden Länder die BRD inzwischen überrundet haben, was den Anteil der Gesundheitsausgaben an ihrem Bruttosozialprodukt betrifft.

Aus den Unterlagen der OECD gehen noch zwei weitere interessante Fakten hervor: Erstens sind die Gesundheitsausgaben in denjenigen Ländern im letzten Jahrzehnt am stärksten gestiegen, wo sie – aufgrund einer Hochleistungsmedizin – bereits am höchsten waren. Und zweitens gibt es weltweit eine ganze Reihe von Ländern, deren Gesundheitsausgaben in den letzten Jahren noch wesentlich drastischer gestiegen sind als die unsrigen. Sind also Ärzte weltweit verantwortungslose Kostentreiber?

In Frankreich hat sich die »Consommation médicale« zwischen 1980 und 1986 um 43,4 % erhöht (im gleichen Zeitraum ist der gesamte Verbrauch der Haushalte nur um 14 % gestiegen) und erreicht inzwischen 9,1 % des Bruttoinlandsprodukts. In den wohlhabenden Ländern der EG (BRD, Frankreich, Holland und Dänemark) beansprucht die medizinische Versorgung der Bevölkerung inzwischen rund 9 % des Volkseinkommens. Übertroffen wird dieser Betrag weltweit nur noch von Schweden und den USA.

Verweilen wir für einen Moment noch bei unseren französischen Nachbarn. Eine Analyse der Struktur des dortigen Gesundheitssystems ergibt folgende bemerkenswerte Tatsachen:

1. Trotz hoher Selbstbeteiligung der Patienten (je 30 % für Medikamente und 30 % für Arztrechnungen) ist dort der medizinische Bedarf nicht weniger, sondern noch stärker gestiegen als bei uns, d.h., selbst fühlbare finanzielle Zuzahlungsbelastungen für die Patienten konnten nicht verhindern, daß die Krankenbehandlungskosten weiter gestiegen sind.

2. Obwohl die Franzosen sich kräftig an der Mitfinanzierung ihrer Arzneimittel beteiligen müssen, liegt Frankreich unter den pillenschluckenden Nationen auf einem Weltspitzenplatz. Daran hat sich auch dann nichts geändert, als die »Securité sociale« eine große Zahl von Arzneimittelspezialitäten von der Erstattung ganz ausschloß.

3. Die Franzosen haben 1988 für ihre Gesundheit 135,8 Milliarden DM, das waren 2 432 DM pro Kopf, ausgegeben. Die Gesamtkosten sind allein 1988 um 8,8 % und damit wesentlich stärker als in der BRD gestiegen. Nur im Krankenhaussektor haben die Franzo-

sen schon vor einigen Jahren die Notbremse gezogen: Der stationäre Kostenanteil fiel seit 1980 von 77 % auf 48,6 % im Jahre 1988.

4. Wesentlich stärker als bei uns werden die französischen Arbeitgeber an der Finanzierung der Krankheitskosten ihrer Mitarbeiter zwangsbeteiligt: Sie müssen 66,4 % der Finanzaufwendungen zahlen, die Arbeitnehmer selbst nur 25,9 %, und die staatliche Subvention fällt hierbei mit 4,1 % kaum ins Gewicht. Zum Vergleich: In Frankreich betragen die Sozialbeiträge der Arbeitgeber 12,86 % gegenüber »nur« 7,22 % in der BRD und gar nur 3,52 % in Großbritannien.

Über die Verhältnisse in den USA, Schweden und Großbritannien wurde ja bereits berichtet, erwähnt sei hier noch, daß die führende asiatische Industrienation, Japan, in den letzten Jahren eine Vervierfachung ihrer Ausgaben im Gesundheitswesen verkraften mußte. 1985 waren dies zwar nur 6,6 % des Bruttosozialproduktes – während wir im gleichen Jahr für den gleichen Zweck 8,2 % unseres Volkseinkommens aufgewendet haben –, doch haben die Japaner in den letzten zwei Jahrzehnten rasant aufgeholt, und nur aufgrund des niedrigeren Ausgangsniveaus haben sie den hohen Stand der Gesundheitsausgaben in den wohlsituierten westeuropäischen und nordamerikanischen Staaten noch nicht erreicht.

Die Engländer stehen im internationalen Vergleich hinsichtlich der Kosten in ihrem Gesundheitswesen anscheinend relativ günstig da, was aber durch eine echte »Billigmedizin« erkauft werden mußte. Angesichts der immer bedrohlicher werdenden Engpässe im englischen Gesundheitswesen hat sich die Regierung Thatcher 1989 entschlossen, zusätzlich 3 Milliarden englische Pfund in das Gesundheitswesen zu stecken, um wenigstens die schlimmsten Notzustände zu mildern.

Wie wir gehört haben, beschweren sich unsere Thoraxchirurgen darüber, daß auf ihrer Warteliste 10 000 Menschen stehen. In England warten Jahr für Jahr zwischen 600 000 und 700 000 Briten auf einen Operationstermin, und zwar nicht nur diejenigen, denen eine operativ-prothetische Supermedizin gewährt werden soll, nein, Zigtausende von Engländern warten Monate oder noch länger auf ganz banale Operationen wie Leistenbrüche, Gallenblasenentfernung usw. Bei uns bekommt heute fast jeder chronisch Nierenkranke einen Dialyseplatz, in Großbritannien stirbt jeder zweite vorzeitig, weil er keinen bekommen kann. Sollen in der BRD tatsächlich durch überzogene und aus ökonomischer Sicht gar nicht zwingend notwendige Leistungseinschränkungen ähnliche Zustände eintreten?

Wir haben gesehen, wofür diese Gesellschaft nicht alles Geld hat und was sie sich an Überkonsum und Luxus nicht alles leisten kann (man denke nur an unsere Vorliebe für teure Auslandsreisen oder für das Auto, durch das wir nicht nur beträchtliche Geldmengen binden, sondern auch noch zur fortschreitenden Umweltzerstörung beitragen), warum sollte ausgerechnet für ein so wichtiges Gut wie die Gesundheit oder die Finanzierung des medizinischen Fortschritts kein Geld mehr dasein?

Noch ein Wort in diesem Zusammenhang zum Gesundheitswesen der DDR: Von 1970 bis 1986 sind die Gesundheitsausgaben dort um 150 %, das Nationaleinkommen ist dagegen nur um 68 % gestiegen, auch dort sind die medizinischen Betreuungskosten doppelt so rasch hochgeschnellt wie das Bruttosozialprodukt. Der Staat mußte daher seinen Subventionszuschuß für das Gesundheitssystem in dieser Zeit um 160 % erhöhen. Zugegeben, wir hatten im gleichen Zeitraum wesentlich höhere Kostensteigerungen zu verkraften, doch will wirklich jemand behaupten, die Medizin der DDR weise denselben Leistungsstand auf wie die bundesdeutsche?

Man kann nehmen, was man will: die medizintechnische Ausstattung, teure lebensverlängernde Operationen (Organverpflanzungen und andere teure prothetische Versorgungen), ausreichende Versorgung mit »guten«, modernen Pharmasubstanzen – auf fast allen Gebieten ist die DDR im Vergleich mit der BRD medizinisches Entwicklungsland. Und mit Sicherheit wären unsere ostdeutschen Landsleute glücklich, in den Genuß einer Medizin wie der bundesdeutschen zu kommen.

Das trifft in noch höherem Grade auf die übrigen Nationen des Ostblocks zu. Um den Leser nicht mit immer mehr Zahlenangaben zu bombardieren, hier nur die Erwähnung eines Leitartikels aus der Parteizeitung »Prawda« vom Herbst 1988, in dem bedauert wurde, daß man in Rußland vom internationalen medizinischen Standard noch unerträglich weit entfernt wäre. So würden beispielsweise in der riesigen Sowjetunion jährlich nur mehrere hundert koronare Bypass-Operationen durchgeführt, während in der BRD mit einer um das Vierfache kleineren Bevölkerung jährlich inzwischen 15 000 bis 20 000 derartige Eingriffe vorgenommen würden. Daß dies vielleicht des Guten zuviel ist, steht auf einem anderen Blatt, wie wir ja bereits gesehen haben.

Halten wir abschließend zu diesem Fragenkomplex fest: Je größer der Wohlstand eines Landes und je leistungsfähiger seine Medizin, um so rascher wachsen die Ansprüche seiner Bevölkerung, aber auch die (Über-)Aktivitäten seiner Ärzte und sonstigen Helfer. Dieser Trend ist völlig unabhängig von der Organisationsstruktur des medizinischen Betriebes, er läßt sich in gleicher Weise in Ländern mit reiner Staatsmedizin (Schweden, Großbritannien, Ostblockstaaten) wie in solchen mit fast ausschließlich privatwirtschaftlichem Medizinbetrieb (USA) oder mit einem teilvergesellschafteten Gesundheitswesen feststellen.

Auch die Höhe des BSP-Anteils an den Gesundheitskosten läßt keine Rückschlüsse darauf zu, wer wirtschaftlicher arbeitet: die medizinischen Staatsbeamten oder die gewinnmachenden medizinischen Geschäftsleute. Schwedens verstaatlichtes Gesundheitswesen und die kapitalistische USA-Medizin haben ein annähernd gleich hohes Kostenniveau, ebenso auf niedrigerem Stand Großbritannien und Japan. Und so gerät sie ins Wanken, die griffige Mär von den kostentreibenden Anbietern der Medizin, deren hemmungslose materielle Gewinnsucht angeblich der entscheidende Grund für die Kostenexplosion im Gesundheitswesen ist.

Auch die zu hohe Zahl der koronaren und zerebralen Bypässe unterscheidet sich ebensowenig wie die Rate eingepflanzter Herzschrittmacher in Ländern mit Privat- und in solchen mit Staatsmedizin (Beispiel USA–Schweden), wohl aber ist sie deutlich abhängig vom BSP der entsprechenden Staaten, also dem Wohlstand seiner Bevölkerung (Beispiel USA–Ostblockstaaten). Halten wir als international entscheidendes Phänomen für das Kostenniveau eines Gesundheitswesens fest: Je besser es den Menschen materiell geht, um so höher ist ihr Anspruch an die medizinische Versorgung. In der DDR und der UdSSR gibt es das Problem zu häufiger Bypässe oder Schrittmachereinpflanzungen nicht. Und trotzdem sind die Menschen dieser Länder nicht glücklich darüber, im Gegenteil: Sie beneiden uns – die USA, Schweden, BRD usw. – um unsere zwar teure, aber leistungsfähige Medizin!

Ein Bettenberg?

Im vergangenen Jahr hat hierzulande auch eine mehr von Politikern als von Ärzten begonnene Diskussion darüber eingesetzt, ob wir nicht zuviel Krankenhausbetten in der BRD hätten. Speziell im Bereich der Akutkrankenhäuser glaubt man – ohne Qualitätsverluste für die medizinische Versorgung unserer Bevölkerung – gleich 100 000 Klinikbetten einsparen zu können.

Wenn man sich die Krankenhauslandschaft in unserem Staat mit seiner stark zergliederten föderalistischen Struktur ansieht, stellt man fest, daß es in manchen Ländern und Regionen bis zu 30 % mehr Krankenhausbetten pro 100 000 Bewohner gibt als in anderen. Es läßt sich auch zeigen, daß es in den gynäkologischen und geburtshilflichen Stationen ebenso wie in den Kinderkliniken aufgrund der stark abgesunkenen Kinderzahl eine Reihe von mehr oder weniger ständig leeren Betten gibt (in manchen Krankenhäusern bis zu 30 % mit allen dadurch verursachten Vorhaltekosten!). Es läßt sich auch nicht leugnen, daß die Amerikaner oder die Japaner Mandeloperationen überwiegend ambulant durchführen, und wenn sie doch stationär erfolgen, werden solche Patienten bereits nach 1 bis 2 Tagen aus dem Krankenhaus entlassen – bei uns beträgt die durchschnittliche Liegezeit hierfür immer noch 5 bis 7 Tage.

Wieso sind in den klimatisch gesünderen Sommermonaten unsere Kliniken genauso voll wie in den Schlechtwetterzeiten? Warum nimmt die durchschnittliche Krankenhausverweildauer in einer Klinik immer dann zu, wenn der nicht belegte Bettenanteil relativ hoch ist? Warum liegen Selbständige bei gleichen Erkrankungen kürzere Zeit in einem Krankenhausbett als Arbeitnehmer?

Alle diese Ungereimtheiten sollen in keiner Weise verschwiegen oder verdeckt werden. Doch sollte vor dem großen Krankenhausbettensterben erst einmal eine vernünftige regionale bzw. länderübergreifende Ist-Analyse erstellt und der tatsächliche Gesamtbedarf sowohl an Akut- wie Sonderkrankenhäusern ermittelt und unter Berücksichtigung der auf uns zukommenden Entwicklungen wenigstens für die nähere Zukunft auch hochgerechnet werden.

Gelingt uns durch noch forciertere Arbeitsabläufe eine weitere Verkürzung der durchschnittlichen Klinikverweildauer, werden zumindest in den Akutkrankenhäusern die pauschalen Tagespflegesätze ansteigen, weil der erforderliche Diagnostik- und Therapieaufwand ja der gleiche bleiben wird. Auch würde beim jetzt schon bestehenden Pflegenotstand trotz Bettenabbaus kein Krankenhauspersonal eingespart werden können, zumal durch den medizinischen Fortschritt die Zahl der nur stationär erbringbaren medizinischen Leistungen auch in Zukunft weiter wachsen wird.

Eines steht jedenfalls fest: Neben der Ärzteschaft haben auch die Patienten selbst und noch mehr ihre Familienangehörigen dazu beigetragen, daß in den letzten drei Jahrzehnten in der BRD die stationären Behandlungen von Jahr zu Jahr unaufhaltsam zugenommen haben. Die Motive sind bekannt, mit denen zunehmend auf uns Kassenärzte Druck ausgeübt wird, kranke Menschen manchmal auch dann in eine Klinik einzuweisen, wenn eine ambulante Versorgung ausreichend wäre: Die Menschen unseres Landes haben sich durch die weitverbreitete Todestabuisierung immer mehr darauf eingestellt, daß im Krankenhaus gestorben wird. Man will dem sich oft lange hinziehenden Sterbevorgang eines nahen Familienangehörigen nach Möglichkeit aus dem Wege gehen. Bei chronisch kranken Hochbetagten wird mancher deshalb in eine Klinik eingewiesen oder dort länger »verwahrt«, weil sich in der Familie niemand bereit findet oder in der Lage sieht, den kranken Angehörigen pflegerisch zu betreuen, wobei die Bereitschaft hierzu in dem Maße abnimmt, in dem der Kranke sich der Grenze seiner biologischen Existenzmöglichkeit nähert und damit immer stärker pflegebedürftig wird.

Wir brauchen daher zuerst mehr krankenhausentlastende soziale Pflegeeinrichtungen und Übergangsstationen von einer Klinikbehandlung zur ambulanten Weiterversorgung, ehe wir ohne soziale oder humanitäre Härten eine größere Zahl von Akut- oder Sonderkrankenhäusern abbauen können.

Wir freiberuflich arbeitenden Kassenmediziner sind aufgrund unserer merkwürdigen Zwitterstellung als Kleinunternehmer und Sozialverwalter sowie oft jahrelang bestehender zwischenmenschlicher Beziehungen mit unseren Patienten und deren Familie nicht in der Lage, uns den gestiegenen sozialen und sozialmedizinischen Erwartungshaltungen in der Bevölkerung aus Rücksicht auf die Finanzkrise unseres Gesundheitswesens stets und konsequent zu verschließen. Eine sich ausschließlich an medizinischen Kriterien orientierende Handlungsweise ist meines Erachtens nur aus der Distanz eines medizinischen »Staatsbeamten« möglich.

Noch stärker als eine zu häufige stationäre Einweisung wird uns Kassenärzten von den Gesundheitspolitikern und Krankenkassenfunktionären unsere ausgeuferte und ganz zweifellos die Kosten in unserem Medizinbetrieb erheblich hochtreibende Apparatemedizin vorgehalten.

Der Arzt als Gesundheitsingenieur

Die immer stärkere Durchtechnisierung der westlichen Medizin scheint sich in Eigengesetzlichkeit unaufhaltsam weiter fortzuentwickeln. Dient sie, wie immer häufiger behauptet wird, nur der Bemäntelung unserer Hilflosigkeit oder unserer nicht mehr ausreichend vorhandenen Bereitschaft, uns intensiv mit dem Subjekt »kranker Mensch« zu beschäftigen? Ist der Umfang, mit dem wir sie einsetzen, wirklich von der Sache her gerechtfertigt und damit vor der Gesellschaft verantwortbar?

Warum konzentrieren wir Mediziner von heute uns immer stärker auf unsere Medizintechnik, so daß unsere Patienten oft den Eindruck haben, wir verschwänden hinter unseren Apparaturen? Warum hat diese apparativ-technische Medizin, deren falsche Schwerpunktsetzung inzwischen von vielen Seiten kritisiert wird, sich vor allem in Europa und Nordamerika so unbehindert ausbreiten können? Die Antwort auf diese Frage finden wir vielleicht in einer bereits 1959 in Cambridge gehaltenen Vorlesung des englischen Physikers Charles Snow, der darin auf eine eigenartige Aufsplitterung im abendländischen Geistesleben hingewiesen hat: Es hätten sich in unserem Lebensraum zwei Denkweisen bzw. »Kulturen« entwickelt, die sich im Laufe der Zeit mit immer stärkerer wechselseitiger Ablehnung bis zu ausgesprochener emotionaler Aversion begegnen: die naturwissenschaftlich-technische und die geisteswissenschaftlich-philosophische.

Verfolgt man die Entwicklung der abendländischen Medizin über die letzten drei Jahrzehnte, so läßt sich mühelos erkennen, daß zu keiner Zeit und in keinem anderen Kulturraum jemals so viele Fortschritte in Diagnostik und Therapie erreicht werden konnten. Von daher scheint die zunehmende Verwissenschaftlichung und Technisierung unserer medizinischen Praxis doch offenbar gerechtfertigt. Nur sie hat uns schließlich unsere gegenwärtige Hochleistungsmedizin beschert, auf die wir stolz sind und über deren Existenz wir um so froher sind, je mehr uns unsere Gesundheit abhanden gekommen ist.

Trotzdem müssen wir uns immer wieder die Frage stellen: Worin begründet sich die enorme, scheinbar nicht mehr zu bremsende Dynamik dieses Umwandlungsprozesses in unserem Medizinbetrieb, dessen »innere« Maßlosigkeit die ökonomische Grundlage unseres Gesundheitswesens stärker bedroht als alles andere und als deren unerwünschte Nebenwirkung das Subjekt »kranker Mensch« immer mehr zum apparatefütternden Objekt geworden ist, während seine Leidensindividualität zum kollektiv-anonymen Organdefekt herabgewürdigt wird?

Für uns, die die Apparate bedienenden und uns auf ihre »Arbeitsweise« und Funktion einstellenden Mediziner, wird es immer schwieriger, trotz aller Bereitschaft uns zu »Gesundheitsingenieuren« zu entwickeln, mit dieser Technikexplosion in der Heilkunde Schritt zu halten, die in ihrer fast unübersehbaren Undurchsichtigkeit unsere ärztlich-rationale Selbständigkeit allmählich zu untergraben droht. Und so ist aus dem vermeintlichen Meister und Beherrscher des medizintechnischen Imperiums inzwischen ein sein Leistungsvermögen überschätzender und seine eigentliche Aufgabe verkennender Zauberlehrling geworden, der – wie unter einem unbewußten Zwang – pausenlos weitere Medizintechnik produziert.

Wenn seit 1970 die Zahl der medizinischen Laboruntersuchungen in der BRD um jährlich 15 % gestiegen ist und inzwischen die astronomische Höhe von 1 Milliarde DM pro Jahr erreicht hat (jedem Bundesbürger werden statistisch betrachtet 16 Laboranalysen jährlich gemacht!), wird wohl niemand behaupten können, dies wäre die zwangsläufige Folge des medizinischen Fortschritts gewesen. Wir Mediziner müssen uns die kritische Frage gefallen lassen, ob die hier jährlich anfallende stolze Summe von 7 Milliarden DM wirklich im Interesse der Patientenbetreuung sinnvoll ausgegebenes Geld ist.

Eine Aufschlüsselung zeigt andererseits, daß auf den ambulanten Sektor unserer Medizin mit 3 Milliarden DM nur 40 % dieser Kosten entfallen, was 45 bis 50 DM pro Bundesbürger und Jahr entspricht, während im Krankenhaus pro Pflegetag und Patient 20 DM Laborkosten, insgesamt also 4 Milliarden DM pro Jahr, anfallen. Dieser Vergleich zeigt, daß es nicht nur ärztliches Streben nach Gewinnmaximierung sein kann, das diesen Laborboom allein ausgelöst hat, denn die Krankenhausmediziner verdienen an dieser Ausweitung medizinischer Laborchemie ja keinen Pfennig. Es ist also das Denken und berufliche Handeln in naturwissenschaftlichen Kategorien, das zu dieser das sinnvolle Maß übersteigenden Ausweitung geführt hat.

Labormediziner haben keine, Röntgenärzte und andere technische Spezialisten nur noch oberflächliche Kontakte zu den Patienten. Die Subspezialisierung in der Medizin hat uns zwar Höchstleistungen ermöglicht, aber auch immer mehr Fachidioten beschert. Es ist kein auf die Medizin beschränktes, sondern ein allgemeines Problem industrieller Produktionsweisen, das Oskar Lafontaine, der saarländische Ministerpräsident, so formuliert hat:»Auf partielle Arbeitsabläufe spezialisiert, verlieren die Menschen die Endprodukte aus den Augen, können sie und wollen sie nicht mitverantworten.«

Das Rettungswesen

Was es für unsere Patienten bedeuten würde, auf Teile unserer Hochleistungsmedizin wieder verzichten zu müssen, soll nachfolgend am Beispiel des in der BRD gerade in den letzten Jahren ausgebauten Notarztrettungswesens illustriert werden. Hier läßt sich andererseits auch am eindrucksvollsten zeigen, wie ökonomisch ineffizient der ganze moderne Apparateaufwand dann werden kann, wenn wir ihn in einen Grenzbereich hinein entwickeln. Der Grenznutzen nähert sich hier manchmal in der Tat fast dem Nullpunkt, ohne daß – betrachtet man das individuelle Schicksal der betroffenen Menschen – die Existenzberechtigung einer Notfallmedizin an der Schwelle des Todes dadurch in Frage gestellt würde. Wie froh sind Menschen und ihre Angehörigen, aber auch wir Ärzte, wenn wir vor einem akut lebensbedrohten Menschen stehen und das näher kommende Signal des Martinshorns hören, das uns baldige und (aufgrund von Ausstattung und Spezialausbildung) professionelle Hilfe verspricht.

Sonntag morgen, 6.30 Uhr. Ein Golf GTI rast mit Höchstgeschwindigkeit über die Autobahn Mannheim–Saarbrücken. In ihm sitzen vier junge Männer, Zollbeamte vom Frankfurter Flughafen, die nach Absolvierung ihrer Nachtschicht möglichst schnell daheim sein wollen. Durch die überhöhte Geschwindigkeit kommt das Fahrzeug beim Überholvorgang ins Schleudern, gerät gegen die Leitplanke, überschlägt sich. Der Fahrer bleibt unverletzt, zwei Mitfahrer werden leicht, der vierte schwer verletzt. Neben zahlreichen Rippenbrüchen sowie einem Milz- und Leberriß trägt er auch eine schwere Hirnverletzung davon. Nur durch den raschen Einsatz eines Rettungsfahrzeugs mit Notarztbesatzung wird der junge Mann lebend in ein Krankenhaus in Kaiserslautern eingeliefert. Auf der dortigen Intensivstation liegt er vier Wochen, bis sich endlich eine Wende zum Besseren ergibt. Er hat unsagbares Glück, denn er wird nicht nur überleben, nein, er wird auch für den Rest seines Daseins nicht zu den »Geisteskrüppeln« zählen, die uns Rettungswesen und Intensivmedizin leider ungewollt bescheren.

Die Schattenseite dieses effizienten Rettungswesens besteht nämlich darin, daß es uns eine immer mehr zunehmende Zahl körperlich und/oder geistig schwer verkrüppelter Menschen hinterläßt, deren lebenslange Betreuung und Versorgung der Allgemeinheit enorme zusätzliche Kosten verursacht. Natürlich hat diese Gesellschaft auch einen Anspruch und ein Recht darauf, daß wir mit dem von ihr zur Verfügung gestellten Geld sinn- und verantwortungsvoll umgehen.

Aber als normativer Handlungsimperativ kann doch die ökonomische Effizienz nicht die Hauptrichtschnur sein. Was würden unsere immer zahlreicher werdenden Kritiker denn wohl denken und sagen, wenn sie schwer verletzt auf einer Straße lägen und das sich über sie beugende Rettungsteam erst einmal anfinge, zu überlegen, wie hoch denn die voraussichtlichen Kosten wären, um einen Rettungsversuch als der Gesellschaft gegenüber noch verantwortbar anzusehen! Ob ein schwerverletzter Sozialökonom nach einem solchen Schockerlebnis sich immer noch gedrängt fühlte, von der Medizin unseres Landes mehr ökonomisches Verantwortungsbewußtsein dem Volksganzen gegenüber zu verlangen?

Vom Städtischen Krankenhaus Aschaffenburg wurden vor kurzem erstmals retrospektive Erfolgsüberprüfungen unseres Rettungswesens vorgelegt. Aus ihnen war zu ersehen, daß von allen außerhalb einer Klinik durchgeführten Wiederbelebungsversuchen nur 7 % erfolgreich waren. Bei 93 von 100 wiederbelebten Personen mit plötzlichem Herz-Kreislauf-Zusammenbruch waren also die außerordentlich kostenintensiven Rettungsversuche erfolglos. Wenn man dann noch weiß, daß von den Geretteten ein Teil nur mit bleibenden körperlichen und/oder geistigen Defekten überlebt, kann schon der Gedanke auftauchen: Sollen wir es nicht lieber lassen und unser teures Notarztrettungswesen wieder abschaffen?

Aber überwältigend erfolgreich sind solche Wiederbelebungsbemühungen auch in unseren Kliniken nicht. Hier überleben zwar von 100 Menschen immerhin 16, aber die meisten nur für eine relativ kurze Lebensspanne, und nicht wenige von ihnen führen für den Rest ihres irdischen Daseins ein eher quälendes als beglückendes Leben.

Die chronisch Nierenkranken

Sozialökonomen, Gesundheitspolitiker, Krankenkassenspitzenfunktionäre, ärztliche Standesfunktionäre und gesundheitspolitische Gewerkschaftler – sie alle haben sich schon unüberhörbar zu den Vorgängen und Entwicklungen in unserem Medizinbetrieb geäußert und fast stets kritisch und meist mehr polemisch als sachkompetent. Deshalb hielt ich es für gerechtfertigt, daß nun auch einmal wir, die Ärzte an der Kassenarzt- und Krankenhausfront, Stellung zur medizinischen Wirklichkeit unserer Tage beziehen. Und um zu demonstrieren, daß es sich bei dem herausgegriffenen Beispiel unseres Rettungswesens keineswegs um einen Einzelfall handelt, der keine Rückschlüsse auf das ganze Problem zuließe, hier noch ein Blick auf weniger spektakuläre, aber wegen ihrer sozioökonomischen und sozialethischen Folgen bedeutsame Probleme, die uns ins Haus stehen.

Das erste betrifft die medizinische Versorgung der chronisch nierenkranken Patienten. Im Frühjahr 1989 gab es erst in der französischen Fachwelt, später in der gesamten Öffentlichkeit dieses Landes eine heftige Auseinandersetzung über eine vom Gesundheitsministerium an die *Nephrologen* (Nierenärzte) verschickte Anweisung. Der Minister forderte darin meine französischen Kollegen auf, aus Kostenerwägungen in Zukunft unter zehn chronisch nierenkranken Franzosen nur noch jeweils einen auszusuchen, der bei bestehender chronischer Blutarmut mit dem gerade auf den Markt gekommenen, gentechnisch hergestellten, außerordentlich teuren Erythropoetin-Hormon behandelt werden sollte. Die Zusatzbehandlung eines einzigen Nierenkranken mit diesem neuen Arzneimittel kostet 15 000 DM.

In Frankreich gibt es wie in der BRD rund 20 000 chronisch Niereninsuffiziente, die überwiegend mit der künstlichen Niere (Blutwäsche) und nur zum kleineren Teil mit einer Spenderniere versorgt werden. Würde man nun all die Personen, bei denen sich bereits eine solche schwere Blutarmut entwickelt hat, mit diesem Erythropoetin behandeln, so würde dies – das hat der französische Gesundheitsminister ausrechnen lassen – die Krankenkassen allein für diese Patientengruppe mit 300 Millionen DM belasten. Die ohnehin schon hohen Finanzaufwendungen für sie würden dann pro Jahr von 1 Milliarde auf 1,3 Milliarden DM weiter ansteigen.

Sollen wir nun diese Erythropoetin-Therapie in der Bundesrepublik erst gar nicht einführen, damit unserer Medizin die sehr hohen Zusatzkosten erspart bleiben? Für unsere GKV sind seit Mitte der sechziger Jahre die Aufwendungen für künstliche Blutwäsche von 50 Millionen DM auf 1 Milliarde DM im Jahre 1987 angestiegen. Vor 30 Jahren konnten wir mangels Behandlungskapazität nicht einmal jedem 25. chronisch Niereninsuffizienten die Lebensqualität verbessern und das Leben verlängern. Statt damals 700 können wir jetzt 20 000 Menschen wirksame, leider allerdings auch teure medizinische Hilfe anbieten. Natürlich hat diese aufwendige Therapie, die nur einem relativ kleinen Bevölkerungsteil zugute kommt, die »Input-Output-Relation« unserer Medizin erheblich verschlechtert. Sollen wir deshalb auch die Dialysegeräte wieder verschrotten?

Kurzbericht von der Aidsfront

Und ein zweites Problemgebiet will ich beispielhaft beleuchten, damit mir nicht vorgehalten werden kann, ich greife, um unsere Gegenwartsmedizin zu verteidigen, nur solche Sachgebiete heraus, die keine Rückschlüsse auf die gesamtmedizinische Situation und Wirklichkeit zuließen. Hier also ein letzter Kurzbericht von der medizinischen Aidsfront, einem derzeit noch relativ kleinen Problem, das sich aber bereits innerhalb der nächsten fünf Jahre in einer Weise vergrößern wird, die Kenner der Materie bereits voraussagen, während allzu viele politisch Verantwortliche noch immer bewußt oder unbewußt die Augen davor verschließen.

Die Kosten für die Aidsbehandlung belaufen sich in der BRD auf durchschnittlich 100 000 DM pro Patient. Bisher sind die der GKV-Solidargemeinschaft dadurch entstandenen Jahreskosten (1988 zirka 280 Millionen DM) in erster Linie durch die zunehmende Zahl der Aidskranken rasch gewachsen. Einen exponentiellen Kostenanstieg werden wir aber in den vor uns liegenden Jahren dadurch bekommen, daß es der Medizin jetzt erstmals möglich ist, durch teilwirksame medikamentöse Behandlungen diese armen Menschen, die bisher meist innerhalb von 1 bis 2 Jahren zu Tode kamen, länger am Leben zu halten. In der Vergangenheit war ein Aidskranker vom Ausbruch seiner Erkrankung bis zum bitteren Ende durchschnittlich 200 Tage in Krankenhausbehandlung. Die durchschnittliche Zahl der Überlebensjahre unserer Aidskranken wird aber durch den bereits jetzt sich abzeichnenden medizinischen Fortschritt in der Aidsbekämpfung deutlich zunehmen und damit nicht nur die stationären, sondern auch die ambulanten Behandlungskosten ganz gewaltig in die Höhe treiben. Auf dem Moskauer Aids-Kongreß im März 1989 wurden Hochrechnungen vorgelegt, aus denen man schließen kann, daß bereits 1995 unsere bundesdeutschen Krankenkassen mindestens 2 Milliarden DM jährlich zur Versorgung der aidskranken Bürger werden aufbringen müssen.

Der medizinische Fortschritt mit seinen voraussehbaren Teilerfolgen in der Bekämpfung der Lustseuche beschert uns aber neben rasch wachsenden Finanzbelastungen auch zunehmende und in ihren epidemiologischen Folgewirkungen außerordentlich bittere »Fortschrittsfrüchte«. Da die Bekämpfung der Aidskrankheit bisher noch weitgehend erfolglos war, verfielen die von ihr betroffenen Menschen relativ rasch in einen körperlichen Schwächezustand, der ihr sexuelles Verlangen und ihre Potenz schon nach kurzer Zeit zum Erliegen brachte. Gelingt es uns mittels einer verbesserten Pharmakotherapie, den körperlichern und durch Hirnschäden auch geistigen Verfall dieser bedauernswerten Personen aufzuhalten, bleiben sie länger bei Kräften und in besserem Allgemeinzustand, einschließlich der Erhaltung ihres sexuellen »Leistungsvermögens«.

Sie werden dadurch länger sexuell aktiv bleiben können, und die Realität zeigt leider, daß dies die Zahl ihrer infizierten Opfer, also krank werdender Intimpartner, in wesentlich größerem Umfang vermehren wird, als es bisher aufgrund der geschilderten Sachlage möglich war. Denn im Gegensatz zu manchen sozialromantischen Träumern wissen wir Ärzte besser, wie verantwortungsvoll oder verantwortungslos sich die Mehrzahl der Aidsinfizierten verhält. »Brav« bzw. auf die Ansteckungsgefahr Rücksicht nehmend und ihre Sozialpraktiken danach orientierend werden die meisten Aidspatienten leider erst, wenn die furchtbare Lustseuche sie bereits deutlich zu zeichnen beginnt. Erst angesichts des auf sie zukommenden und nicht mehr wegzuleugnenden Todes reifen sie dann zu verantwortungsvollerem Verhalten heran.

Sollen wir angesichts all dieser ökonomischen, medizinischen und menschlichen Folgen nun das Steuer unseres Behandlungskonzeptes im Umgang mit diesen armen Menschen herumreißen, um damit die weitere katastrophale Verschlechterung der Kosten-Nutzen-Relation zu verhindern? Da wir dadurch, daß wir diesen Menschen derzeit erst wenig, in absehbarer Zukunft aber besser und wirksamer helfen können, der Ausbreitung der Aidsseuche auch noch Vorschub leisten, könnte der Tag kommen, an dem Sozialökonomen und Epidemiologen uns Ärzte dafür verantwortlich machen wollen, eine gefährliche Seuche durch eine von »Humanitätsduselei« geprägte Berufsausübung gefördert und unserer Volksgesundheit schweren Schaden zugefügt zu haben.

Die Menschen beklagen sich immer häufiger und lautstärker über eine zunehmende Inhumanität der Medizin. Was soll aus unserer Heilkunde erst werden, wenn wir Ärzte, die wir heute schon mehr, als uns selbst und unseren Patienten lieb ist, zu Gesundheitsingenieuren und -technikern geworden sind, in Zukunft uns von Sinn und Aufgabe unseres Berufes zusätzlich noch dadurch entfernen, daß wir uns von Gesundheitspolitikern oder Krankenkassenfunktionären zu sozialmedizinischen Bütteln machen lassen, die, bevor sie kranken Menschen helfen, erst darüber nachdenken, ob sie das der Solidargemeinschaft ökonomisch zumuten können? Soll das die Medizin von morgen werden? Wäre es nicht vielmehr an der Zeit, daß diejenigen, für die dazusein unsere lebenslange Berufsaufgabe ist, allmählich begreifen, was hier gespielt wird und wer letztendlich die Rechnung dafür bezahlen muß, wenn die Sozialbürokratie den ärztlichen Berufsstand »kleingekriegt« hat?

FAZIT

Die immer noch anhaltende Explosion des Machbaren in unserer Hochleistungsmedizin wird uns alle – Ärzte wie Patienten – in Zukunft noch stärker als heute zwingen, über Kosteneinsparungen oder Leistungsbegrenzungen in unserem Gesundheitswesen nachzudenken. Der medizinische Fortschritt früherer Zeiten war relativ preiswert zu haben – man denke etwa an die Entwicklung von Schutzimpfungen –, die durchschnittliche statistische Lebensverlängerung um 3 Jahrzehnte hat daher in der Vergangenheit dank gleichzeitig erheblich gestiegenem Volkseinkommen die Menschen gerade in den wohlhabenden Staaten nicht überfordert.

Das scheint im Grunde auch heute noch so zu sein, zumindest gewinnt man diesen Eindruck, wenn man sich folgende Wirtschaftsdaten vor Augen hält: 1949 haben die Erwerbstätigen in der BRD ein Volksvermögen von 374 Milliarden DM erarbeitet. Im Jahre 1989 wird dieser Betrag auf etwa 2 228 Milliarden DM angestiegen sein; der volkswirtschaftliche Ertrag unseres Staates hat sich in diesen 40 Jahren also versechsfacht. Um rund 600 % sind in den letzten 20

Jahren auch die Kosten in unserem Gesundheitssystem gewachsen, nachdem sich in den ersten 20 Nachkriegsjahren die Aufwendungen nur langsam und nicht besorgniserregend erhöht hatten.

Die nachfolgende Tabelle zeigt, daß die Behauptung der Politiker unrichtig ist, in unserem Gesundheitswesen und speziell in unserer GKV habe in den letzten Jahren eine volkswirtschaflich bedenkliche Kostenexplosion stattgefunden.

Jahr	Bruttozozialprodukt	Leistungsausgaben GKV	
	in Mrd. DM	in Mrd. DM	% vom BSP
1975	1 040	58,2	5,6
1976	1 125	63,6	5,7
1977	1 201	66,6	5,5
1978	1 294	71,5	5,5
1979	1 395	77,4	5,5
1980	1 485	85,9	5,8
1981	1 545	92,2	6,0
1982	1 597	92,7	5,8
1983	1 679	95,9	5,7
1984	1 763	103,6	5,9
1985	1 847	108,6	5,9
1986	1 949	113,8	5,8
1987	2 023	118,8	5,9

Leistungsausgaben (ohne Verwaltung) der gesetzlichen Krankenversicherung (GKV) im Verhältnis zum Bruttosozialprodukt (BSP)

Wie man sieht, haben sich BSP und Leistungsausgaben der GKV parallel entwickelt. Letztere liegen seit 13 Jahren unverändert bei 5,5 bis 6,0 %. Auch die Gesamtausgaben für unsere Gesundheit sind in diesem Zeitraum nicht besorgniserregend angeschwollen (siehe Tabelle Seite 445).

Seit dem Jahr 1975 sind BSP und Gesamtausgaben in unserem Gemeinwesen parallel und um jeweils genau 87 % gewachsen. Im Durchschnitt aller Jahre wurden insgesamt konstant 13 % vom

Gesamtausgaben für Gesundheit (einschließlich Krankheitsfolgeleistungen), vorbeugende und betreuende Maßnahmen, Ausbildung und Forschung sowie nicht aufteilbare Ausgaben im Verhältnis zum Bruttosozialprodukt (BSP)		
Jahr	Bruttozozial-produkt	Gesamtausgaben für Gesundheit
	in Mrd. DM	in Mrd. DM	% vom BSP
1975	1 040	134,6	12,9
1976	1 125	144,0	12,8
1977	1 201	152,6	12,7
1978	1 294	167,1	12,9
1979	1 395	179,2	12,8
1980	1 485	196,3	13,2
1981	1 545	208,2	13,5
1982	1 597	209,9	13,1
1983	1 679	217,4	12,9
1984	1 763	229,5	13,0
1985	1 847	241,5	13,1
1986	1 949	251,3	12,9

Bruttosozialprodukt für Gesundheit im weitesten Sinn verwendet – trotz des medizinischen Fortschritts und seiner Kosten, trotz gestiegener durchschnittlicher Lebenserwartung und weiter zunehmender Vergreisung unserer Bevölkerung mit gewachsenem Rentneranteil und kostentreibender Multimorbidität unserer hochbetagten Mitbürger.

Unter den Industriestaaten liegt die Bundesrepublik Deutschland derzeit an vierter Stelle, was die Gesamtausgaben für Gesundheit angeht. Das ist kein Grund, uns nicht nach Einsparmöglichkeiten umzusehen und uns in allen medizinischen Tätigkeitsbereichen um eine Verbesserung der Nutzen-Kosten-Relation zu bemühen, aber wir sollten mit dem hysterischen Geschrei aufhören, morgen oder spätestens in einigen Jahren wäre die Medizin unseres Landes nicht mehr bezahlbar.

Der Sozialökonom Walter Krämer hat sich in einem im Frühjahr

1989 erschienenen Buch kritisch mit unserem Gesundheitswesen auseinandergesetzt und dabei die berechtigte These vertreten, Gesundheitspolitik habe nicht in erster Linie den Krankenkassen Kosten zu sparen, sondern uns alle möglichst lange am Leben und gesund zu erhalten. An dieser wichtigsten Aufgabe und Funktion ändere sich auch dadurch nichts, daß der Grenzertrag unseres Medizinbetriebes mit steigendem Leistungsniveau bzw. weiter ansteigendem medizinischem Fortschritt immer geringer werde.

Wir müssen den Menschen unseres Staates auch einmal reinen Wein einschenken, was es unsere Gesellschaft kostet, daß wir auch hochbetagten, chronisch und meist multimorbid kranken Mitbürgern so lange, wie es medizinisch möglich ist, das Leben erhalten.

Welch fatale Folgen dies für die notwendig werdenden Aufwendungen in unserem Gesundheitssystem haben wird, ergibt sich schon aus dem Faktum, daß 70 % der medizinischen Kosten im Leben eines Menschen in den letzten zwei Jahren seiner Existenz anfallen, 50 % davon sogar im letzten Lebensjahr. Zyniker haben daher formuliert, wir Ärzte würden heute mehr in den Tod als in das Leben investieren. Je mehr Lebensqualität wir dank des medizinischen Fortschritts für die Menschen durch unser berufliches Tun zustande bringen, um so weiter werden wir die kostenintensive Lebensphase dieser Bürger vom Erkrankungsbeginn bis zum Tode verlängern mit allen sich daraus leider ergebenden ökonomischen Konsequenzen.

Auch eine neue Schwerpunktbildung in unserem Gesundheitswesen – etwa im Sinne von »mehr Geld für Prävention, weniger für kurative Medizin« – würde daran nichts Entscheidendes ändern. Das gleiche gilt aus der Kostenperspektive auch für die leider unwahrscheinliche Annahme, daß unsere Bevölkerung in Zukunft gesundheitsbewußter leben würde. Derzeit steht ja einem zweifellos gewachsenen Gesundheitsbewußtsein noch keine daraus resultierende biologisch sinnvollere Lebens- und Verhaltensweise gegenüber.

Zur Zeit beruht zwar tatsächlich die Mehrzahl aller vorzeitigen Erkrankungen im Erwachsenenalter auf gesundheitsschädlichem Verhalten, die Menschen könnten sich also die zeitliche Phase ihres Gesundseins und -bleibens durch biologisch sinnvollere Lebensgestaltung sicher verlängern, der Zeitraum zwischen dann doch einsetzendem langsamem Zerfall bis zum endgültigen Tod würde dadurch trotzdem nicht kürzer. Dies stellt Sinn und Früchte einer verstärkten Prävention in keiner Weise in Frage, nur wird eine damit erzielbare Kosteneinsparung im Gesundheitswesen offenbar noch von allzu vielen Gesundheitspolitikern überschätzt.

Dennoch ist aus diesen bitteren Erkenntnissen keine Resignation und kein fatalistisches Die-Dinge-treiben-Lassen abzuleiten. Denn auch und trotz dieser Unvermeidbarkeiten gibt es durchaus erfolgversprechende Ansätze zu durchsetzbarer und sinnvoller Kostendämpfung in unserem Gesundheitswesen.

Hierzu war eine kritische Ist-Analyse unserer gegenwärtigen medizinischen Wirklichkeit erforderlich, die im Vorangegangenen versucht worden ist. Es kann kein Zweifel daran bestehen, daß in der Vergangenheit alle Anbieter im Gesundheitswesen durch mangelndes Kostenbewußtsein und fehlende gesellschaftliche Kontrollinstanzen hemmungslos die Chancen zur Gewinnmaximierung oder beruflichen Befriedigung und Profilierung genutzt haben, die um so stärker kostentreibend wurden, je mehr sie in eine Übertechnisierung der Medizin gemündet sind.

Schuldig geworden an dieser Fehlentwicklung sind nicht nur die verantwortlichen Gesundheitspolitiker und Krankenkassenfunktionäre. Jahrzehntelang haben wir alle – verständlicherweise gebannt von den spektakulären Erfolgen unseres medizinisch-industriellen Komplexes – dessen überwucherndem Wachstum praktisch tatenlos zugesehen. Zugleich haben wir alle die Augen verschlossen vor der schizophrenen Verhaltensweise der Nachfrager an Gesundheitsleistungen, die – besonders im ambulanten Sektor – zunehmend Bedarf entwickelt und in Anspruch genommen und damit ihrerseits an der Kostenspirale gedreht haben, ohne daß ihrem gestiegenen Gesundheitsbewußtsein eine geänderte, ihre Gesundheit länger erhaltende Lebensweise gegenübergestanden hätte.

Um sozialethisch bedenkliche, einer wohlhabenden sozialen Demokratie unwürdige Leistungsausgrenzungen für die Zukunft zu vermeiden, sollten die Nachfrager weniger als in der Vergangenheit ihre kollektiven Absicherungssysteme schon für die Finanzierung von Bagatellerkrankungen oder gar nur Bagatellbefindensstörungen in Anspruch nehmen, während von den Medizinern ein zurückhaltenderer und kostenbewußterer Umgang mit der Medizintechnik, insbesondere in der Krankheitserkennung, zu verlangen ist. Denn die aufwendigsten Bemühungen für differentialdiagnostische Abklärungen erfolgen gerade und überwiegend bei der Gruppe der Hochbetagten, wo oft schon vor der genauen Diagnosestellung mit hoher Wahrscheinlichkeit feststeht, daß das Endergebnis aller differentialdiagnostischen Bemühungen für die folgende Behandlungsstrategie nicht mehr von wesentlicher Bedeutung ist.

In den vorangegangenen Kapiteln gab es leider wenig Erfreuliches zu berichten. Es soll daher zum Abschluß als ermutigender Hoffnungsschimmer vermeldet werden, daß auf den großen medizinischen Fachkongressen in den Jahren 1988 und 1989 erstmals neue Töne über ärztliches Denken und medizinische Handlungsorientierung zu vernehmen waren. In selbstkritischer Hinterfragung machten sich Mediziner unseres Landes in einer Eindeutigkeit und Eindringlichkeit wie nie zuvor klar, daß sie in der Vergangenheit die wichtige Frage nach der Lebensqualität der Kranken in ihren Bemühungen sträflich vernachlässigt hätten. Sie gelobten sich gegenseitig, Apparatemedizin und Technik in Zukunft mehr auf den Umfang zu reduzieren, der sich allein aus der Perspektive sinnvoller Heilmaßnahmen ergibt. Wir müßten von den heute noch so häufigen diagnostischen Rundumschlägen ebenso abkommen wie von der sich an technokratischen Eigengesetzlichkeiten orientierenden Übertherapie, die – besonders deutlich sichtbar in der schulmedizinischen Tumorbehandlung unserer Tage – das persönliche Schicksal des Kranken weitgehend aus den Augen verloren hat.

Auf dem 85. Internistenkongreß im April 1989 hat der Tagungspräsident Prof. Dr. Egon Wetzels gefordert: Diagnostik und Therapie müssen in Zukunft mehr nach dem Prinzip »soviel wie nötig, aber nicht soviel wie möglich« erfolgen. Wenn diese Idee in die Tat umgesetzt würde, wäre unsere bundesdeutsche Medizin sicher bald das Geld wert, das sie kostet. Dafür, daß dies derzeit nicht so ist, sollte von dieser Gesellschaft und insbesondere von ihren politischen Repräsentanten und Sozialbürokraten nicht allzu vorschnell und gedankenlos allein der deutschen Ärzteschaft die alleinige Schuld zugesprochen werden.

Zum Weltgesundheitstag 1989 hat unsere Gesundheitsministerin alle Bürgerinnen und Bürger der BRD aufgerufen:

»Reden Sie über das Thema Gesundheit. Tragen Sie zu Verbesserungen im Bereich Gesundheitsförderung und Gesundheitsvorsorge bei. Ergänzen Sie, soweit notwendig, möglichst Ihre gesundheitsbewußten Verhaltens- und Lebensweisen immer mehr zu einem Ganzen. Es macht Spaß, es lohnt sich!«

Ob dem Leser die dargebotene Materie einer kritischen Bestands-
aufnahme unserer medizinischen Gegenwartswirklichkeit wirklich
»Spaß gemacht« hat, muß wohl mit Fug und Recht bezweifelt werden. Als Rechtfertigung für den Versuch, so manche Eiterbeule in
unserem Medizinbetrieb aufgestochen zu haben, sei ein Ausspruch
meines leider allzu früh verstorbenen Kollegen Paul Lüth, Landarzt
und Medizinkritiker, zitiert: »Wo niemand ruft, gibt es kein Echo.«
Ich wollte rufen. Mit dem Echo werde ich leben müssen.

Anhang

Quellennachweis

1 Badinter, Elisabeth:»Die Mutterliebe«, Piper, München 1981 (zitiert aus dem Vorwort)
2 in:»Born Unwanted«, Springer, New York 1988
3 Gross, R.:»Geistige Grundlagen der Medizin«, Springer, Berlin 1985, und Benowitz, N.L.:
   N. Engl. J. of Med. 319 (1988), S. 1328–1330
4 Klopfleisch, Koch, Mywald:»Die Gesundheit der Nation«, Kiepenheuer & Witsch, Köln
   1986
5 Herlbauer et al.: Radiol. Diagnost. 25 (1984), S. 359–360
6 Wennberg, J. E., McPherson, K., Caper, P.: N. Engl. J. of Med. 311 (1984), S. 295–300
7 Angell, M.: J. Am. Med. Ass. 259 (1988)
8 Martin, A. R., Wolf, M. A., Thibodean: N. Engl. J. of Med. 303 (1980), S. 1330–1336
9 Horeyseck, G.: Aktuelle Chirurgie 23 (1988), S. 14
10 Daschner, F.: Dt. Ärzteblatt 86 (1989), Heft 6
11 Goldmann-Posch, Ursula:»Tagebuch einer Depression«, Kindler, München 1985
12 Strupp, H. H., Hadley, S. W.: Am. Psychologist 32 (1977) S. 187–196
13 Strupp, H. H., Hadley, S. W.: Arch. Gen. Psychiat. 36 (1979), S. 1125–1136
14 Luborsky, L., Singer, B.: Arch. Gen. Psychiat. 32 (1975), S. 995–1008
15 Leonhardt, A.: Geburtshilfe u. Frauenheilkunde 48 (1988), S. 92–98
16 Eddy, D. M. et al.: J. Am. Med. Ass. 259 (1988), S. 1512–1519
17 Rozen, Retal: Cancer 60 (1987), S. 2553–2558
18 Fenner, D., Hofmann, V.: Schweiz. Med. Woch. 119/5 (1989), S. 156–159
19 Münch. Med. Woch. 130/ 15 (1988)
20 zitiert nach Reich-Ranicki, M.:»Herz, Arzt und Literatur«, Ammann, Zürich 1987
21 Noll, Peter:»Diktate über Sterben und Tod«, Pendo, Zürich 1984
22 Der Kassenarzt 30/1987
23 Winau, R., Rosemeier, H. P. (Hrsg.):»Tod und Sterben«, de Gruyter, Berlin 1984
24 Kinlen, L. J., Rogot, E.: Brit. Med. J. 297 (1988), S. 657
25 Carpentier, Jean:»Aufwiegelung zur Gesundheit«, Rotbuch Verlag, Berlin 1984
26 Zerbin-Rüdin, E.: Genetik und pränatale Einflüsse, in: Feuerlein, W.:»Theorie der Sucht«,
   Springer, Berlin 1986
27 Doll, R., Peto, R.: Brit. Med. J. 2/1976, S. 1525
28 Medical Tribune vom 17.3.1989 (11/89)
29 Leow, D. K.: Brit. J. of Surg. 75 (1988), S. 428
30 Hellstern, A., Leuschner, U.: Der Internist 29/1988, S. 788–791
31 Greenspan, A. M. et al.: N. Engl. J. of Med. 318 (1988), S. 158–163
32 Lagergren, H.: The Lancet 1/1988, S. 636
33 Dres, E. J., Tropol et al.: N. Engl. J. of Med. 318 (1988), S. 1083–1088 und 1123–1125
34 Medical Tribune vom 10.3.1989 (10/89), ausgelöst durch ein Referat von Williams, B. et al.:
   The Lancet 2/1988, S. 1349–1351

Verzeichnis einiger medizinischer Fachbegriffe

abdominal, abdominell: den Bauch betreffend, zum Unterleib gehörend

Abort: Schwangerschaftsunterbrechung, Fehlgeburt

Abusus: Mißbrauch, übermäßiger Gebrauch (z. B. von bestimmten Arznei- und Genußmitteln)

Adipositas: Fettsucht, Fettleibigkeit

Analgetika: schmerzstillende Mittel

Anamnese: Krankenbefragung; Vorgeschichte einer Krankheit nach den Angaben des Patienten

Anencephalie: angeborenes Fehlen des Großhirns

Angina pectoris: anfallartig auftretende Schmerzen hinter dem Brustbein infolge Erkrankung der Herzkranzgefäße

Angiographie: Darstellung von Blutgefäßen auf Röntgenbildern injizierter Kontrastmittel

Appendektomie: operative Entfernung des Wurmfortsatzes

Appendicitis: Blinddarmentzündung; genauer: Entzündung des Wurmfortsatzes des Blinddarms

Appendix: Wurmfortsatz (des Blinddarms)

ARC: Abkürzung für Aids Related Complex

ARC-Stadium: das erste Stadium der Aidserkrankung, in dem verschiedene aids-bezogene Symptome sichtbar werden

Basaliom: Hautkrebs; von den Basalzellen ausgehender bösartiger Hauttumor

Bioäquivalenz: die Wirungsgleichheit zweier Medikamente im menschlichen Organismus

Biopsie: Gewebsentnahme

Briden-Ileus: die Darmpassage behindernde Verwachsungen

Bronchoskopie: Untersuchung der Luftröhrenäste mit einem optischen Instrument (Bronchoskop)

BTM: Abkürzung für Betäubungsmittel

Bypass: (engl.: Umleitung) Überbrückung eines krankhaft veränderten Gefäßabschnittes durch Einpflanzung eines Stückes einer (meist körpereigenen) Vene oder eines Kunststoffschlauchs

Carotis: Halsschlagader

Computertomographie: computergestützte Röntgenuntersuchung

CT: Abkürzung für Computertomographie

Defibrillator: Gerät zur Behandlung des lebensbedrohlichen Herzkammerflimmerns durch Stromstöße

Demenz: Verblödung; erworbene, dauerhafte Geistesschwäche
Differentialdiagnose: Unterscheidung und Abgrenzung einander ähnlicher Krankheitsbilder
Dilatation: Erweiterung eines Hohlorgans
Duodenoskopie: Zwölffingerdarm-Spiegelung, Untersuchung des Zwölffingerdarms mit einem optischen Instrument (Duodenoskop)

EKG: Abkürzung für Elektrokardiogramm, eine graphische Darstellung der elektrischen Herzaktionsströme
Empathie: Bereitschaft und Fähigkeit, sich in die Einstellungen und Empfindungen anderer Menschen einzufühlen
Endoskopie: Ausleuchtung und Ausspiegelung von Hohlorganen oder Körperhöhlen mit Hilfe des Endoskops
Epidemiologie: Lehre von der Entstehung und Verbreitung epidemischer Infektionskrankheiten; Wissenschaft von der Verteilung der Infektionskrankheiten in der Bevölkerung
Ergometrie: Messung der Arbeitsleistung von Muskeln, insbesondere des Herzmuskels
Euthanasie: (griech.: der schöne Tod) Erleichterung des Sterbens, besonders durch Schmerzlinderung mit Narkotika; absichtliche Herbeiführung des Todes bei unheilbar Kranken durch Anwendung von Medikamenten oder durch Abbruch der Behandlung

Fraktur: Bruch; Knochenbruch

Galenik: Lehre von der Zubereitung und Herstellung von Arzneimitteln
Gastroenterologie: Lehre von den Krankheiten des Magens und Darms
Gastroskopie: Magenspiegelung
Generika: Arzneimittel mit gleichen Wirkstoffen als Zweitanbieterpräparate
Geriatrika: Arzneimittel zur Behandlung von Altersbeschwerden und -krankheiten
GKV: Abkürzung für gesetzliche Krankenversicherung

Halbwertszeit: (biologisch) Zeit, in der die Hälfte eines Stoffes im Körper abgebaut oder ausgeschieden wird
Hämatom: Blutbeule, Bluterguß
Hämoglobin: Farbstoff der roten Blutkörperchen
Histologie: Lehre von den Körpergeweben
Hodgkinsche Krankheit: Auftreten bösartiger Granulome (Geschwülste) des lymphatischen Gewebes
Hypercholesterinämie: Erhöhung der Cholesterinwerte im Blut

Hyperlipidämie: Erhöhung der Blutfettwerte

Hypertonie: Bluthochdruck

Hypertriglyzeridämie: Fettstoffwechselstörung mit Erhöhung der Triglyzeridwerte im Blut

Hypertrophie: übermäßige Größenzunahme von Geweben oder Organen

Indikation: Heilanzeige; Umstand, aus dem die Anwendung einer bestimmten Diagnostik oder Therapie angezeigt erscheint

Insuffizienz: Funktionsschwäche; ungenügende Arbeitsleistung eines Organs

Insult: Anfall

intrauterin: innerhalb der Gebärmutter

Intubation: Einführung einer Röhre aus Metall, Gummi oder Plastik vom Mund aus in den Kehlkopf

invasiv: a) aggressiv, gefährlich; b) (von Krebszellen:) eindringend, in das umgebende Gewebe hineinwuchernd

In-vitro-Fertilisation: Befruchtung im Reagenzglas; in einem Kulturgefäß herbeigeführte Verschmelzung von Ei- und Samenzelle

irreversibel: nicht umkehrbar; nicht rückgängig zu machen

kanzerogen: krebserzeugend

kardiopulmonal: Herz und Lunge betreffend

kardiovaskulär: Herz und Gefäße betreffend

Kernspintomographie: diagnostisches Verfahren zur Darstellung von Gewebsstrukturen und Fließvorgängen unter Zuhilfenahme der unterschiedlichen Magnetresonanz

Kolonkarzinom: Dickdarmkrebs

Koloskopie: Darmspiegelung, direkte instrumentelle Untersuchung des Dickdarms

Konzeption: Empfängnis

kurativ: heilend

Laparoskopie: Untersuchung der Bauchhöhle mit einem optischen Instrument, dem Laparoskop

Letalität: Sterblichkeit; Sterbewahrscheinlichkeit bei einer Krankheit

Leukämie: Blutkrebs

Lipide: Blutfette

Lipidstatus: Erhebung der Blutfettwerte

Lumbalpunktion: »Lendenstich«; Einstich in den Wirbelkanal

Lymphadenopathie: Erkrankung infolge Wucherung des lymphatischen Gewebes, z. B. im zweiten Stadion der Aidserkrankung

maligne: bösartig, gefährlich (von Tumoren)

Mammakarzinom: Brustkrebs

Mammographie: röntgendiagnostische Untersuchung der weiblichen Brust mit Weichstrahltechnik

Melanom: bösartige Geschwulstbildungen der Haut

Morbidität: a) das Vorliegen einer Erkrankung; b) Krankenstand, zahlenmäßiges Verhältnis zwischen erkrankten und gesunden Personen einer Bevölkerung

Morbus: Krankheit

Morbus Crohn: Crohn-Krankheit, in Schüben verlaufende Darmentzündungen

Mortalität: Sterblichkeitsrate; Verhältnis der Zahl der Todesfälle (bei einer bestimmten Krankheit) zur Zahl der Gesamtbevölkerung

Multimorbidität: das gleichzeitige Bestehen mehrerer Krankheiten bei einem Patienten

Myokardinfarkt: Herzinfarkt

Narkotika: Betäubungsmittel; Rauschmittel

Nekrose: Gewebstod; das Absterben von Zellen, Gewebs- und Organteilen

Nephrologe: Arzt mit speziellen Kenntnissen auf dem Gebiet der Nierenkrankheiten

Neuroleptika: Arzneimittel zur Behandlung von Nervenkrankheiten

neurotrop: auf das Nervensystem einwirkend

Onkologe: Spezialist für Geschwulstkrankheiten (Krebsarzt)

palliativ: krankheitsmildernd (ohne zu heilen)

Palliativtherapie: Behandlung von Krankheitssymptomen, nicht -ursachen

Pankreaskarzinom: Bauchspeicheldrüsenkrebs

parenteral: unter Umgehung des Verdauungstraktes, z. B. durch Injektion

paroxysmale Tachykardie: anfallsweises Herzjagen

PAVK: Abkürzung für periphere arterielle Verschlußkrankheit

Pharmakotherapie: Arzneimittelbehandlung

postoperativ: nach der Operation

präventiv: vorbeugend, verhütend

Promiskuität: Geschlechtsverkehr mit ständig wechselnden Partnern

Prophylaxe: Vorbeugung (mit Hilfe medizinischer und sozialhygienischer Maßnahmen)

prothetische Medizin: das mit der Herstellung von Prothesen (künstlichen Gliedern, Ersatzkörperteilen) befaßte Teilgebiet der Medizin

psychotrop: auf die Psyche einwirkend

PTA: Abkürzung für perkutane transluminale Angioplastie; Behebung von arteriellen Gefäßverengungen mittels eines Kunststoffkatheters durch Druck, Laserstrahl, Medikamente oder eine rotierende Spirale

PTCA: Abkürzung für perkutane transluminale koronare Angioplastie; Beseitigung von Verengungen an den Herzkranzgefäßen mit Hilfe der PTA-Verfahren (siehe dort)

Punktion: Einstich mit einer Hohlnadel zur Entnahme (oder Einbringung) von Flüssigkeit oder Gewebe

Reanimation: Wiederbelebung

Rektum: Enddarm

Rezidiv: Rückfall, Wiederauftreten, Wiederkehr (bestimmter Krankheitssymptome)

Screening: Siebtest; Vorfelddiagnostik, z. B. Reihenuntersuchung anhand bestimmter ausgewählter Kriterien

Sectio: Kaiserschnitt; siehe auch Sektion

Sedativa: Beruhigungsmittel

Sektion: a) Operationsschnitt; b) Leichenöffnung

Sero-Konversion: das Positivwerden bestimmter immunologischer Nachweisverfahren (z. B. bei Aids)

Sonographie: Ultraschalluntersuchung

Suizid: Selbstmord, Freitod

Szintigraphie: Untersuchungsverfahren, bei dem die Strahlung radioaktiver Stoffe zur Darstellung oder Funktionsmessung innerer Organe verwendet wird

teratogen: Mißbildungen hervorrufend (z. B. durch Arzneimittel)

Thanatika: Medikamente zur Selbsttötung

T-Helfer-Zellen: für die Immunabwehr wichtige Zellen der lymphatischen Reihe im Blut, die bei Aids stark vermindert sind

Tomographie: Schichtaufnahmeverfahren mit Röntgenstrahlen zu Gewebsdarstellungen in verschiedener Tiefe

Urographie: Untersuchung der Nieren und Harnwege mit Hilfe von Röntgenkontrastbildern

zerebrale Angiographie: Gefäßdarstellung der Hirnarterien mit Hilfe von Kontrastmitteln

Zytostatika: das Zellwachstum hemmende Substanzen

Personen- und Sachregister